JN244838

非結核性抗酸菌症
診療 Up to Date

監修

倉島篤行
小川賢二

編集

森本耕三
中川 拓

南江堂

■監　修
倉島　篤行　結核予防会複十字病院呼吸器センター内科
小川　賢二　国立病院機構東名古屋病院呼吸器内科

■編　集
森本　耕三　結核予防会複十字病院呼吸器センター内科
中川　　拓　国立病院機構東名古屋病院呼吸器内科

■執　筆 （執筆順）
大楠　清文　東京医科大学微生物学分野
伊藤　　穣　名古屋市立大学大学院医学研究科呼吸器・免疫アレルギー内科学
西内由紀子　広島大学 IDEC 国際連携機構
牧　　輝弥　近畿大学理工学部
松山　政史　筑波大学医学医療系呼吸器内科
岩渕　和久　順天堂大学大学院医学研究科環境医学研究所
中山　仁志　順天堂大学大学院医学研究科環境医学研究所
南宮　　湖　慶應義塾大学医学部感染症学教室
上蓑　義典　慶應義塾大学医学部臨床検査医学
濱口　由子　結核予防会結核研究所臨床・疫学部
金城　武士　琉球大学大学院医学研究科感染症・呼吸器・消化器内科学
星野　仁彦　国立感染症研究所ハンセン病研究センター
君塚　善文　防衛医科大学校内科学講座（感染症・呼吸器）
塩沢　綾子　東邦大学医学部地域連携感染制御学講座
倉島　篤行　結核予防会複十字病院呼吸器センター内科
吉田志緒美　国立病院機構近畿中央呼吸器センター臨床研究センター
濱田菜々子　大阪大学免疫学フロンティア研究センター自然免疫学
福島　清春　大阪大学免疫学フロンティア研究センター自然免疫学
松本　悠希　大阪大学微生物病研究所附属遺伝情報実験センター
中村　昇太　大阪大学微生物病研究所附属遺伝情報実験センター
御手洗　聡　結核予防会結核研究所抗酸菌部
卜部　尚久　東邦大学医療センター大森病院呼吸器内科
蛇澤　　晶　国立病院機構東京病院
木田　　博　国立病院機構大阪刀根山医療センター呼吸器内科
長谷衣佐乃　総合南東北病院呼吸器内科
長谷川直樹　慶應義塾大学医学部感染症学教室
古内　浩司　結核予防会複十字病院呼吸器センター内科
中川　　拓　国立病院機構東名古屋病院呼吸器内科
渡辺　史也　明治薬科大学薬物動態学研究室
伊藤　明広　公益財団法人大原記念倉敷中央医療機構倉敷中央病院呼吸器内科
矢野　大和　国立感染症研究所薬剤耐性研究センター
打矢　惠一　名城大学薬学部微生物学研究室
立石　善隆　新潟大学医学部細菌学
松本　壮吉　新潟大学医学部細菌学

森本　耕三　　結核予防会複十字病院呼吸器センター内科
佐々木結花　　国立病院機構東京病院呼吸器センター
吉田　光範　　国立感染症研究所ハンセン病研究センター
藤原　啓司　　結核予防会複十字病院呼吸器センター内科
小林　岳彦　　国立病院機構近畿中央呼吸器センター臨床研究センター
瀬戸真太郎　　結核予防会結核研究所生体防御部
倉原　優　　国立病院機構近畿中央呼吸器センター臨床研究センター
髻谷　満　　結核予防会複十字病院リハビリテーション科
大松　峻也　　結核予防会複十字病院リハビリテーション科
白石　裕治　　結核予防会複十字病院呼吸器センター外科
山田　勝雄　　大同病院呼吸器外科
武藤　義和　　公立陶生病院感染症内科
近藤　康博　　公立陶生病院呼吸器・アレルギー疾患内科
草場　勇作　　国立国際医療研究センター呼吸器内科
森野英里子　　国立国際医療研究センター呼吸器内科
髙坂　直樹　　東京慈恵会医科大学附属第三病院呼吸器内科
田村　厚久　　国立病院機構東京病院呼吸器センター
藤田　浩平　　国立病院機構京都医療センター呼吸器内科
青野　祐也　　聖隷浜松病院呼吸器内科
穂積　宏尚　　浜松医科大学内科学第二講座
森　俊輔　　国立病院機構熊本再春医療センターリウマチ科
木村　俊貴　　熊本大学病院呼吸器内科
坂上　拓郎　　熊本大学病院呼吸器内科
鎌田　啓佑　　結核予防会結核研究所抗酸菌部
伊藤　優志　　結核予防会複十字病院呼吸器センター内科
慶長　直人　　結核予防会結核研究所
朝倉　崇徳　　北里大学薬学部臨床医学（生体制御学）/北里研究所病院呼吸器内科
林　悠太　　国立病院機構東名古屋病院呼吸器内科
武田　啓太　　国立病院機構東京病院呼吸器センター
竹内　均　　結核予防会複十字病院放射線診断部
松本　知博　　高知大学医学部放射線診断・IVR 学講座
川上　徹　　結核予防会複十字病院呼吸器センター外科
門脇　徹　　国立病院機構松江医療センター呼吸器内科・教育研修部
藤田　昌樹　　福岡大学病院呼吸器内科
下田由莉江　　杏林大学医学部付属病院皮膚科
稲木　俊介　　東京慈恵会医科大学附属柏病院呼吸器内科
桑野　和善　　国際医療福祉大学三田病院呼吸器内科
萩原　恵里　　神奈川県立循環器呼吸器病センター呼吸器内科
大野　達也　　聖マリアンナ医科大学横浜市西部病院臨床検査部
富永　正樹　　久留米大学医学部地域医療連携講座
伊藤　功朗　　京都大学大学院医学研究科呼吸器内科学
長尾　元太　　慶應義塾大学医学部呼吸器内科
八木　一馬　　慶應義塾大学医学部呼吸器内科

平林　亮介	神戸市立医療センター中央市民病院呼吸器内科
永吉　洋介	日本赤十字社長崎原爆諫早病院呼吸器内科
水野　清行	豊川市民病院形成外科
澤井　豊光	長崎みなとメディカルセンター呼吸器内科
細井　慶太	市立伊丹病院呼吸器内科
鈴木　翔二	さいたま市立病院呼吸器内科
深野　華子	国立感染症研究所ハンセン病研究センター
長野　宏昭	沖縄県立中部病院呼吸器内科
上田　航大	国立病院機構茨城東病院内科診療部呼吸器内科
本木　裕也	国立病院機構茨城東病院臨床検査科
荒井　直樹	国立病院機構茨城東病院内科診療部呼吸器内科
齋藤　武文	国立病院機構茨城東病院内科診療部呼吸器内科
三木　誠	仙台赤十字病院呼吸器内科
清水川　稔	仙台赤十字病院呼吸器内科
竹内　栄治	国立病院機構高知病院臨床研究部
松田　周一	東京都立多摩総合医療センター呼吸器・腫瘍内科
三上万理子	横浜駅西口菅原皮膚科
鈴木　幸一	帝京大学医療技術学部臨床検査学科
山崎　進	埼玉医科大学病院呼吸器内科
永田　真	埼玉医科大学病院呼吸器内科
小川　賢二	国立病院機構東名古屋病院呼吸器内科

　倉島篤行先生は，肺MAC症を「猫のようだ」と表現されました．その臨床像はまさにこの比喩に合致します．肺MAC症の治療に関しては，WallaceやGriffithらがマクロライドをキードラッグとした多剤併用療法を示し，本邦では田中らや小橋らによる前向き試験の成果が大きく貢献しました．そして，MAC症に対する初の新規薬剤であるALISが開発され，現在にいたっています．

　しかし，感受性結核の標準6ヵ月治療に匹敵する治療法の確立には，いまだ課題が残されています．この問いに対し，病態の解明を含め，産官学が一体となって取り組むことが求められています．MAC症をはじめ，肺非結核性抗酸菌（NTM）症のブレークスルーには，宿主・環境・菌の各要因を多角的に解析することが不可欠です．

　本書には，本邦における最前線の研究者が執筆を担当し，そのタイトルにふさわしく，最新の知見を興味深く記述しています．初版から10年以上が経過しましたが，この間の進歩の大きさを改めて実感できる内容となっています．執筆いただいた先生方に，この場を借りて心より感謝申し上げます．本疾患に興味を持たれている若い先生方には，ぜひ本書を手に取っていただきたいと思います．身近に執筆者がいれば，疑問に対する貴重なアドバイスを得られるかもしれません．本書が，本疾患に関心を持つすべての方にとって有益なものとなることを願っています．

　コロラド大学の門には，"If I have seen further, it is by standing on the shoulders of giants." という有名な言葉が刻まれた石碑があります．また，結核研究所の図書館の入り口には，David Moore 教授の言葉，"As so often happens in the field of tuberculosis, the old literature reveals important opportunities to relearn the lessons our predecessors so clearly described." が記されています．

　私が複十字病院研究所に来て最初に調べたのは，「結核空洞病巣内の菌数に関する原著論文はどれか？」でした．孫引きを繰り返し，ついにたどり着いたときの喜びは今でも忘れられません．そのコピーは今も机に大切に保管しています（なお，様々な手法があるため，ひとつに限定できるものではないかもしれません）．邦文の重要な論文としては，束村道雄先生，下出久雄先生らの研究が『結核』誌や『日本胸部臨床』誌などに多く掲載されています．ちなみに，下出先生は倉島先生の上司であり，*M. shimoidei* の命名者でもあります．これらの論文を改めて読み直すことで，新たな発見があるかもしれません．先人の業績に感謝しつつ，いっしょに学んでいきましょう．

　倉島先生は，講演の最後のスライドに常に猫の写真とともに肺MAC症に関する疑問を提示されていました．私はこの場を借りて，現在の目標を記したいと思います（私一人のものではなく，また，網羅するものではありませんが，著者の先生方にも共通する目標であると考えます）．

1. NTMの疫学状況をサーベイランスシステムの構築により明らかにする．
2. 感染源を特定し，その介入方法を見出すことで，感染者（罹患率）を低下させる．
3. 感染しやすい体質（宿主因子）を明らかにし，予防医療を確立する．
4. 各薬剤の耐性機構を解明し，標準治療をより効果的なものにする．
5. 標準的な管理（多職種連携を含む）を広く普及させる．
6. 治療開始のタイミングや期間の個別化医療を確立する．
7. 肺NTM症の管理をバイオマーカーにより標準化（簡略化）する．
8. マクロライド耐性菌（特にMAC, *M. abscessus* species）に対する新規治療法の開発に貢献する．
9. NTM症を世界規模で捉え，なぜ増加しているのかを解明する．
10. 一般細菌や真菌を含む複雑な多菌種感染症例のマネジメントを改善する．

　本書の著者または読者の誰かがこれらの課題のいずれかを達成し，よりよいNTM診療へとつながるならば，これ以上嬉しいことはありません．

2025年3月

　　　　　　　　　　　　　　　　　　　　　　　　　　　　　　　　森本　耕三

序文

2013年に南江堂から「肺MAC症診療Up to Date ―非結核性抗酸菌症のすべて―」が発行されてから，10年以上が経過しました．本書は日本の非結核性抗酸菌（NTM）に関する書籍の決定版として，長らく呼吸器・感染症診療にかかわる医師に愛用されてきました．今回，タイトルを「非結核性抗酸菌症診療Up to Date」に変更し，実質的な改訂版として刊行することになりました．

本書の特徴として，まず総論では基礎的な微生物学，感染源としての環境，免疫応答を中心とした宿主因子，そして世界の疫学動向について，最新の研究成果をまじえて執筆していただきました．随所に挿入された「Tea Break」がとても興味深い内容となっています．

「Ⅳ章. 併存疾患と肺外症状」では，併存疾患と肺NTM症とのかかわり，肺外NTM症，近年世界的に注目されている気管支拡張症，合併症の治療など，NTM診療にかかわる医師が経験する様々な問題について，広い視野からとりあげています．

前書でも大変好評であった「Ⅴ章. まれな非結核性抗酸菌症の臨床」では，まれな菌種についての論文の筆者に執筆をお願いするという，なかなか大変な作業を南江堂さんにやっていただきました．既知の菌種をほぼ網羅する内容となりました．

本書を通読しますと，わが国の研究者たちが素晴らしい研究をされていることがわかります．また近年，韓国から質の高い大規模な観察研究が多数報告され，本疾患の理解は確実に進歩しています．

一方で，まだ未解明のことばかりであることも痛感します．どの疾患でもそういう部分はあると思いますが，特にNTM症についてはエビデンスが不足しており，実際の診療において明確な答えを見い出せない場合が少なくありません．患者との対話を通じた個別の状況に応じた全人的ケア，いわゆるnarrative based medicine（NBM）の考え方が必要になりますが，一方で自戒を込めて，「私の治療」「私はこう考える」が強すぎてはいけないと思います．

日本結核・非結核性抗酸菌症学会の非結核性抗酸菌症対策委員会，および日本呼吸器学会の感染症・結核学術部会から発出された「成人肺非結核性抗酸菌症化学療法に関する見解― 2023年改訂」，および「肺非結核性抗酸菌症診断に関する指針― 2024年改訂」はいずれもエキスパートオピニオンであり，いわゆる正式な診療ガイドラインの策定にはいたっていません．しかし，明確な結論を導き出せない現状だからこそ，専門家の見解をまとめた意義は大きいと考えます．

国際ガイドラインで推奨される標準治療レジメンと，日本で行われている標準治療とが異なっているという問題認識から，空洞のない結節・気管支拡張型肺MAC症患者を対象とした間欠的治療と連日治療のランダム化比較試験（iREC試験）をNHOネットワーク研究として実施しました．新たな知見も得られましたが，結論はそう簡単ではありませんでした．今後はNTM症に対しても他疾患のように，より大規模で厳密にデザインされた，臨床的に意義のあるエンドポイントを長期的に評価するような臨床試験を行えるようにしなければならないでしょう．

がん治療のブレークスルーとなった免疫チェックポイント阻害薬の開発には，長年の腫瘍免疫の基礎研究による地道な進歩が礎となりました．NTM症においても，すべてを変えるような革新的な創薬が，将来生まれることを願います．

本書は基礎研究から臨床現場の疑問まで，幅広い視点からの内容を網羅しており，国際的にも遜色のない水準に達していると自負しております．お忙しいなか，ご執筆いただいた先生方，また企画からとりまとめまで尽力いただいた南江堂の皆様に，編集者として心より感謝申し上げます．

2025年3月

中川 拓

目 次

I 章

非結核性抗酸菌症 総論

1

非結核性抗酸菌（NTM）とは？
─ NTM の世界は広い，その進化と分類─

1　*Mycobacterium* 属菌の新種記載の状況

　Mycobacterium 属菌は結核菌群と非結核性抗酸菌（NTM），らい菌に大別される．NTM は，発育速度，発育集落の性状および光照射後の発色変化によって，いわゆる Runyon のⅠ～Ⅳ型に分類されている．1986 年に発刊の Bergy's Manual of Systematic Bacteriology（第 1 版）に記載されていた *Mycobacterium* 属菌は 54 菌種であったが，1990 年代以降，遺伝子学的な解析の普及と相まって，新たな NTM が爆発的に増加しており，2024 年 12 月現在，*Mycobacterium* 属菌 198 菌種（13 亜種）が記載されている（表 1）．

2　NTM 分類の再編

a *M. abscessus* の分類（3 亜種）

　Mycobacterium abscessus（*M. abscessus*）は Runyon 分類のⅣ群菌，迅速発育菌（1 週間以内に集落形成）である．1992 年に *M. chelonae* subsp. *abscessus* から独立した菌種で種形容語の *abscessus* は膿瘍 abscess から分離されたことに由来する．現在，3 亜種；*M. abscessus* subsp. *abscessus*，*M. abscessus* subsp. *bolletii*，*M. abscessus* subsp. *massiliense* が記載されている[1]．

b *M. intracellulare* の分類変遷

　現在，*M. intracellulare* subsp. *intracellulare* と *M. intracellulare* subsp. *chimaera* の 2 亜種である．2013 年に記載された "*M. yon-gonense*" は，韓国の肺疾患患者からはじめて培養され，当初はいくつかのハウスキーピング遺伝子の塩基配列に基づいて，*M. intracellulare* とは別種であると報告[2] された．その後，2018 年に Castejon ら[3] が全ゲノム配列の解析を行い，*M. intracellulare* と全ゲノムの類似度（average nucleotide identity：ANI）97％，DNA/DNA ハイブリッド形成（DDH）値 70％であったことから，"*M. yongonense*" は *M. intracellulare* の亜種として位置づけられた．その後，Nouioui ら[4] による分類学的なゲノムベースの解析では，*M. intracellulare* subsp. *yongonense* は *M. intracellulare* subsp. *chimaera* と同一亜種であることが示され，発表年の関係から *M. intracellulare* subsp. *chimaera* の亜種名が優先された[5]．

　M. intracellulare と *M. chimaera* は質量分析法（MALDI-TOF MS）による同定では鑑別できなかったため，*M. chimaera/M. intracellulare* と報告されていた．今後は，両菌種が亜種レベルになったことから，両亜種を鑑別しない限り，単に *M. intracellulare* と同定・報告できる．

c *M. kansasii* complex の構成菌種

　M. kansasii はこれまでに *hsp65* 遺伝子の制限断片長多型（RFLP）分析に基づいて 7 つの近縁の亜型に分類されてきたが，これらは表現型の特徴や従来の生化学的な検査では実質的に区別することができなかった．*M. kansasii* のサブタイプ間の ANI 値は 88.4～94.2％であり，95～96％のカットオフ値よりも低いので，これらのサブタイプは異なる種である[6]．サブタイプ 1 と 2 は，臨床疾患との関連が最も多く，サブタイプのなかで最も病原性が高いと推定されている．サブタイ

表 1 *Mycobacterium* 属の菌種一覧（198 菌種 13 亜種；2024 年 12 月現在）

Year	Species	Growth rate	Year	Species	Growth rate
1880	M. leprae	S	1969	M. africanum→M. tuberculosis；2018	S
1883	M. tuberculosis	S	1970	M. bovis→M. tuberculosis；2018	S
1889	M. smegmatis	R		M. triviale	S
1899	M. phlei	R	1971	M. asiaticum	S
1901	M. avium（M. avium subsp. avium；1990）	S		M. duvalii	R
				M. gilvum	R
1912	M. lepraemurium	S		M. obuense	R
1923	M. chelonae→M. chelonae subsp. chelonae；2017	R	1972	M. szulgai	S
				M. neoaurum	R
	M. paratuberculosis→M. avium subsp. paratuberculosis；1990	S	1973	M. farcinogenes	R
1926	M. marinum	S		M. senegalense	R
1938	M. fortuitum（M. fortuitum subsp. fortuitum；1986）	R	1974	M. gadium	R
			1977	M. malmoense	S
1949	M. intracellulare（M. intracellulare subsp. intracellulare；2018）	S	1978	M. haemophilum	S
			1979	M. komossense	R
1950	M. ulcerans	S	1980	M. sphagni	R
1953	M. abscessus（M. abscessus subsp. abscessus；2011）	R	1981	M. aichiense	R
				M. agri	R
1955	M. kansasii	S		M. chubuense	R
1956	M. scrofulaceum	S		M. rhodesiae	R
1957	M. microti→M. tuberculosis；2018	S		M. tokaiense	R
1959	M. xenopi	S	1982	M. shimoidei	S
1962	M. flavescens	S	1983	M. austroafricanum	R
	M. gordonae	S		M. diernhoferi	R
1964	M. vaccae	R		M. fallax	R
1965	M. simiae	S		M. porcinum	R
	M. nonchromogenicum	S		M. pulveris	R
	M. parafortuitum	R	1986	M. fortuitum subsp. acetamidolyticum	R
1966	M. gastri	S		M. chlorophenolicum	R
	M. terrae	S		M. moriokaense	R
	M. thermoresistibile	R	1987	M. poriferae	R
	M. aurum	R	1990	M. avium subsp. silvaticum	S
1967	M. chitae	R		M. cookii	S

（表つづく）

（表のつづき）

Year	Species	Growth rate	Year	Species	Growth rate
1992	M. peregrinum	R	2002	M. holsaticum	R
	M. alvei	R		M. lacus	S
	M. confluentis	R		M. palustre	S
	M. madagascariense	R		M. vanbaalenii→M. austroafricanum；2019	R
1993	M. brumae	R	2003	M. caprae→M. tuberculosis；2018	S
	M. celatum	S		M. montefiorense	S
	M. genavense	S		M. pinnipedii→M. tuberculosis；2018	S
	M. hiberniae	S			
	M. intermedium	S		M. shottsii	S
1995	M. branderi	S	2004	M. boenickei	R
	M. interjectum	S		M. brisbanense	R
	M. mucogenicum	R		M. canariasense	R
1996	M. conspicuum	S		M. chimaera→M. intracellulare subsp. chimaera；2018	S
	M. lentiflavum	S			
	M. hodleri	R		M. cosmeticum	R
1997	M. hassiacum	R		M. houstonense	R
	M. mageritense	R		M. nebraskense	S
	M. triplex	S		M. neworleansense	R
	M. novocastrense	R		M. parascrofulaceum	S
1998	M. bohemicum	S		M. parmense	S
	M. heidelbergense	S		M. psychrotolerans	R
1999	M. goodii	R		M. pyrenivorans	R
	M. murale	R		M. saskatchewanense	S
	M. tusciae	S	2005	M. florentinum	S
2000	M. wolinskyi	R		M. pseudoshottsii	S
	M. botniense	S	2006	M. arupense	S
	M. elephantis	R		M. aubagnense	R
	M. kubicae	S		M. bolletii→M. abscessus subsp. bolletii；2011	R
	M. septicum	R			
2001	M. doricum	S		M. colombiense	S
	M. frederiksbergense	R		M. conceptionense	R
	M. heckeshornense	S		M. fluoranthenivorans	R
	M. immunogenum	R			

（表つづく）

（表のつづき）

Year	Species	Growth rate	Year	Species	Growth rate
2006	*M. massiliense→M. bolletii→M. abscessus* subsp. *massiliense*；2017)	R	2012	*M. koreense*	S
				M. bacteremicum	R
	M. monacense	R	2013	*M. minnesotense*	S
	M. phocaicum	R		*M. yongonense→M. intracellulare* subsp. *chimaera*；2018	S
2007	*M. kumamotonense*	S			
	M. salmoniphilum	R		*M. engbaekii*	S
	M. seoulense	S		*M. heraklionense*	S
2008	*M. arosiense*	S		*M. longobardum*	S
	M. llatzerense	R		*M. iranicum*	R
	M. senuense	S		*M. parakoreense*	S
	M. setense	R		*M. fragae*	S
	M. stomatepiae	S		*M. sediminis*	R
2009	*M. aromaticivorans*	R		*M. arabiense*	R
	M. bouchedurhonense→M. avium；2019	S		*M. bourgelatii*	R
			2014	*M. paragordonae*	S
	M. crocinum	R		*M. hippocampi*	R
	M. insubricum	R	2015	*M. celeriflavum*	R
	M. kyorinense	S		*M. paraense*	S
	M. mantenii	S		*M. franklinii*	R
	M. marseillense	S		*M. anyangense*	R
	M. noviomagense	S		*M. saopaulense*	R
	M. pallens	R		*M. angelicum*	S
	M. riyadhense	S	2016	*M. alsense*	S
	M. rufum	R		*M. paraintracellulare→M. intracellulare*；2019	S
	M. rutilum	R			
	M. timonense	S		*M. lutetiense*	R
	M. vulneris	S		*M. montmartrense*	R
2010	*M. paraffinicum*	S		*M. arcueilense*	R
	M. paraseoulense	S		*M. sarraceniae*	R
2011	*M. sherrisii*	S		*M. helvum*	R
	M. europaeum	S		*M. oryzae*	R
	M. algericum	S		*M. paraterrae*	S
	M. shinjukuense	S	2017	*M. malmesburyense*	R
2012	*M. litorale*	R		*M. persicum*	S

（表つづく）

（表のつづき）

Year	Species	Growth rate	Year	Species	Growth rate
2017	M. talmoniae	S	2019	M. pseudokansasii	S
	M. stephanolepidis	R		M. innocens	S
	M. eburneum	R		M. attenuatum	S
	M. aquaticum	R		M. basiliense	S
	M. virginiense	S		M. neglectum	R
	M. chelonae subsp. bovis	R		M. palauense	R
	M. aquiterrae	R		M. stellerae（orphaned species；Mycolicibacterium stellerae）	R
	M. lehmannii	R			
	M. neumannii	R	2021	M. helveticum	S
	M. grossiae	R		M. nivoides（orphaned species；Mycolicibacterium nivoides）	R
2018	M. komaniense	R			
	M. shigaense	S		M. vicinigordonae	S
	M. decipiens	S	2022	M. senriense	S
	M. syngnathidarum	R	2023	M. kiyosense	S
	M. kyogaense	R	2024	M. salfingeri	S
2018	M. chelonae subsp. gwanakae	R		M. barrassiae	R

プ3〜6は患者から分離されることがなく，病原性が比較的低いと考えられている．サブタイプ7はこれまでにひとつの分離株しか報告されていないため，その病原性や臨床疾患は不明である．これらの7つのサブタイプに加えて，*M. gastri* と *M. persicum* の2つの近縁種が報告されており，これらを合わせて *M. kansasii* complex を形成している[7]．

サブタイプ2は2017年に記載された *M. persicum* と99.77%のANIを共有していたことが判明したので，*M. persicum* に変更されることが示唆された[7]．2018年には，サブタイプ3，4，5が各々，*M. pseudokansasii*，*M. innocens*，*M. attenuatum* と命名された[6]．

以上のように，病原性が比較的低いと考えられていたサブタイプが別々の種に命名されたことによって，病原性が最も高いサブタイプ1である *M. kansasii* を特定することが容易となる．

3　NTM分類の今後の展開

今日では，ゲノムを比較するために，信頼性が高く客観的な計算技術がWebでも利用可能である．ANIやゲノム間距離（genome to genome distance：GGD）を用いることでDDHと同等のレベルで菌種の異同を判定できるようになった．実際，*Mycobacterium* 属菌のゲノムを解析した結果，同一菌種と思われる種や亜種が多数存在することが報告[8]されている．今後，菌種や亜種の変更と再編が実施される可能性の高い菌種（菌群）をいくつかご紹介したい．

M. fortuitum には *M. fortuitum* subsp. *fortuitum* と *M. fortuitum* subsp. *acetamidolyticum* の2つの亜種が単一の分類群への融合が示唆されている．したがって，*M. fortuitum* という菌種には，もはや亜種が含まれない可能性が高い．

M. avium には，M. avium subsp. avium，M. avium subsp. paratuberculosis，M. avium subsp. silvaticum の3つの亜種がある[9]．なお，Mijs ら[10] が提唱した第4の亜種"M. avium subsp. hominissuis"も記載されているが，命名規約上の正式な位置づけはない．上記のすべての亜種は，ANI と GGD の値が非常に高く，亜種の基準値をはるかに超えていることが特徴である．このことから，これらの亜種はひとつの分類群に統合されるであろう．さらに，以前は M. leprae に近縁と考えられていた培養不可能な種 M. lepraemurium が，M. avium と類似性が高いことが明らかになり，M. lepraemurium は M. avium の亜種として再分類されることが示唆されている[11]．したがって，M. avium は今後，2つの亜種 M. avium subsp. avium と M. avium subsp. lepraemurium に再編される可能性がある．一方，M. avium subsp. paratuberculosis については，疫学，病原性，進化などで他の亜種と大きく異なるので，例外的に亜種の地位を維持する可能性もある[8]．

M. marinum，M. ulcerans，M. pseudoshottsii の3菌種は ANI 値と GGD 値から明らかに同一菌種である．しかしながら，M. marinum と M. ulcerans とは感染症の背景や臨床像がまったく異なるため，これらの分類群をひとつの種に統合することは，臨床医にとって大きな混乱の原因となる．このケースでは変更が推奨されないであろう[8]．

今後は，ゲノムの識別力が高まったことで，どの菌種がヒトの疾病に関与しているかについての理解が深まり，その後の病原性や疫学に関する検討が可能になるであろう[12]．すなわち，新たな菌種が発見されたり，既存の種が細分化されたり，再分類されたりすることで，ヒトの疾患におけるそれぞれの種や亜種の役割についての理解が深まる可能性がある．NTM という大きな枠組みでの病態の把握だけでなく，MALDI-TOF MS や遺伝子解析[13] によって同定された個々の菌種と病態との関係を明らかにして，よりよい治療方針の策定に結びつけていくことが今後の重要な課題である．

文　献

1) Tortoli E, et al. Emended description of Mycobacterium abscessus, M. abscessus subsp. abscessus, Mycobacterium abscessus subsp. bolletii and designation of Mycobacterium abscessus subsp. massiliense comb. nov. Int J Syst Evol Microbiol 2016；66：4471-4479

2) Kim BJ, et al. Mycobacterium yongonense sp. nov., a slow-growing non-chromogenic species closely related to Mycobacterium intracellulare. Int J Syst Evol Microbiol 2013；63：192-199

3) Castejon M, et al. Wholegenome sequence analysis of the Mycobacterium avium complex and proposal of the transfer of Mycobacterium yongonense to Mycobacterium intracellulare subsp. yongonense subsp. nov. Int J Syst Evol Microbiol 2018；68：1998-2005

4) Nouioui I, et al. Genome-Based Taxonomic Classification of the Phylum Actinobacteria. Front Microbiol 2018；9：2007

5) Oren A, Garrity GM. Notification of changes in taxonomic opinion previously published outside the IJSEM. Int J Syst Evol Microbiol 2019；69：13-32

6) Tagini F, et al. Phylogenomics reveal that Mycobacterium kansasii subtypes are species-level lineages. Description of Mycobacterium pseudokansasii sp. nov., Mycobacterium innocens sp. nov. and Mycobacterium attenuatum sp. nov. Int J Syst Evol Microbio 2019；l69：1696-1704

7) Jagielski T, et al. Genomic insights into the Mycobacterium kansasii complex：an update. Front Microbiol 2020；10：2918

8) Tortoli E, et al. Genome-based taxonomic revision detects a number of synonymous taxa in the genus Mycobacterium. Infect Genet Evol 2019；75：103983

9) Thorel MF, et al. Numerical taxonomy of mycobactin-dependent mycobacteria, emended description of Mycobacterium avium, and description of Mycobacterium avium subsp. avium subsp. nov., Mycobacterium avium subsp. paratuberculosis subsp. nov., and Mycobacterium avium subsp. silvaticum subsp. nov. Int J Syst Bacteriol 1990；40：254-260

10) Mijs W, et al. Molecular evidence to support a proposal to reserve the designation Mycobacterium avium subsp. avium for bird-type isolates and 'M. avium subsp. hominissuis' for the human/porcine type of M. avium. Int J Syst Evol Microbiol 2002；52：1505-1518

11) Benjak A, et al. Insights from the genome se-

quence of *Mycobacterium lepraemurium*：
massive gene decay and reductive evolution.
mBio 2017；**8**：e01283-17
12) Ratnatunga CN, et al. The rise of non-tuberculous mycobacterial lung disease. Front Immunol

2020；**11**：303
13) 大楠清文. いま知りたい臨床微生物検査実践ガイド―珍しい細菌の同定・遺伝検査・質量分析―. 医歯薬出版, 東京, p.110-135, 2013

2 NTM症と環境
―どこから感染する？　どう説明する？―

非結核性抗酸菌（NTM）は，自然水，飲料水，水道配管，浴室，シャワーヘッド，自然土，農地，家庭の庭や塵埃などの環境中に常在する．NTMは，脂質が豊富な疎水性の細胞外膜を持ち，環境や組織表面に接着してバイオフィルムを形成し，高温，低酸素，酸性条件下でも生存することができる[1]．環境中に生息するNTMを含むエアロゾルの吸入や接触によりヒトへと感染すると考えられている．

1 生活環境水，土壌，塵埃からのNTMの分離とヒトへの感染

一般の飲料用の水道水からNTMは分離されうるが，その多くは *M. gordonae* のような病原性の低い菌で，*M. avium* などのヒト病原菌は低率である．しかし，シャワーヘッドのバイオフィルムにはシャワーの流水に比べ100倍以上のNTMが検出されており，バイオフィルム中に菌が濃縮されることが示されている．国内の *M. avium* complex（MAC）症患者の家庭の浴室のシャワーヘッド，シャワー水，排水から *M. avium*（52％），*M. intracellulare*（3.4％）と高率に分離されている[2]．米国からの報告でもNTM症患者の家庭の水道水，台所の流し台やシャワー水，バスタブを含む水回りからNTMは高率に検出され，*M. avium*，*M. intracellulare* はそれぞれ32％から検出された報告や結節・気管支拡張型のMAC症患者の84.6％，MAC感染のない対照者の72.7％から *M. avium* を検出した報告がある[3]．年齢，性別，居住地をマッチさせた対照者との比較では，肺MAC症患者宅のシャワーエアロゾルからNTMを有意に多く分離したが，台所，浴室，室内，室外の土壌からの分離率に両群間で有意差は

なかった．

NTMは自然界の土壌に常在し，米国の河川域の土壌からMACは30～60％と高率に検出されている．国内の肺MAC症患者100例とMAC感染のない気管支拡張症患者35例の患者自宅の農地，庭，鉢植えから採取した土壌サンプルの48.9％（66/135検体）からMACが分離されている．患者のMAC感染の有無や回収した土壌の種類にかかわらずにMACが分離されており，MACは患者自宅土壌に広く生息していると考えられる[4]．また，ドイツからの報告でも *M. avium* のヒト病原菌亜種である *M. avium* subsp. *hominissuis* が植木鉢，庭土などの土壌サンプルの20％から分離され，掃除機のクリーナーバッグなどの家庭の塵埃サンプルからも33％と高率に検出されている．

環境中の感染源は，パルスフィールドゲル電気泳動（pulsed-field gel electrophoresis：PFGE），制限酵素断片長多型（restriction fragment length polymorphism：RFLP），randomly amplified polymorphic DNA PCR（RAPD-PCR），variable numbers of tandem repeats（VNTR），全ゲノムシーケンス（whole genome sequencing：WGS）などの分子疫学解析によりヒト臨床検体由来菌と環境分離菌の遺伝子型の相同性を示すことで特定されている．国内の肺MAC症患者の喀痰からの検出菌と患者の浴室からの分離菌がPFGEおよびRFLP法の遺伝子型の同一性が示され，浴室が感染源と考えられた[2]．米国の肺 *M. avium* 症患者の気道検体由来菌と自宅のシャワー水，加湿器，水道水などの水環境からの分離菌のVNTR法での比較で11例に同一遺伝子型を認めている[3]．国内の肺MAC症患者の気道検体由来菌と患者自宅の土壌分離菌の比較でも，*M. avium*

症の 5 例, *M. intracellulare* 症の 1 例の計 6 例で同一の VNTR 遺伝子型を示していた[4]. このように肺感染症では, 家庭でのシャワー使用やガーデニングなどの土壌曝露により NTM を含むエアロゾルを吸引することで感染する可能性が考えられている.

2 NTM による院内環境汚染と医療関連感染症

　透析施設を含む院内の給排水設備, 給湯, 製氷機などの水環境に NTM は混入しうる. 内視鏡の洗浄水に NTM が混入して感染徴候のない患者の内視鏡検体から汚染菌として分離されることがあり (pseudo-outbreak), 内視鏡室は院内の環境感染管理上の課題となっている. 国内の造血幹細胞移植センターでの *M. chimaera* の pseudo-outbreak では, 患者と病室の手洗い器から VNTR 法で同一遺伝子型の菌が分離されている[5].

　AIDS 患者由来の *M. avium* が病院内の給湯水システムから検出された *M. avium* と PFGE 法でほぼ同一の遺伝子型を示したことが 1990 年代はじめごろからすでに報告されており, AIDS 患者での腸管感染, 播種性感染では NTM を含む自然水や水道水を飲むことで消化管を通じて感染する経路が考えられている[6]. 血液悪性腫瘍患者における *M. mucogenicum*, *M. canariasense* による中心静脈カテーテル感染事例では浴室のシャワーから同一菌が検出されている. LASIK 術後の *M. chelonae* 感染症では, 術後のドライアイ予防に使用したミストを発生する超音波ネブライザー式加湿器が感染源とされた[7]. 心臓外科手術後に *M. chimaera* による人工弁や血管グラフト感染した事例では, 人工心肺装置に連結した冷温水槽より患者由来菌と RAPD-PCR 法で同一の遺伝子型の菌が検出され, 術中に冷温水槽より発生したエアロゾルに含まれた菌が術創部に付着し感染したと考えられている[8]. 同様に冷温水槽より *M. chimaera* が検出された報告が相次ぎ, 適切に消毒を行っても除菌ができずに装置を新たに購入したなど, 対応に苦慮する医療関連感染症事例として報告されている. 心臓外科手術後に発症した血流感染を含む 4 例の *M. abscessus* 症の

クラスターでは, 製氷機と給水装置からの分離菌が患者由来菌と WGS で同一菌であった.

3 環境因子と宿主因子

　菌遺伝子型の検討から飲料水, シャワー水, 庭土などの生活環境や病院内の水環境が感染源と考えられる NTM 症患者の報告が数多くなされてきたが, 環境中に広く生息している NTM に感染し, 発症する患者は比較的少数である. NTM 症の発症には環境要因とともに宿主因子が重要で, 高齢, 低体重や陳旧性肺結核, COPD/肺気腫や気管支拡張症などの既存の肺疾患, 関節リウマチ患者などでの生物学的製剤使用を含む免疫抑制状態などが関与するとされている. また, 農業や土壌運搬, 建設業や鉱山労働者などの土壌に曝露する職業に従事する者で NTM の感染者, 発病者が多いとされる.

　NTM 感染者と非感染者を比較して, 環境曝露に関連した行動様式や宿主因子から NTM 発病の危険性因子を探索する検討がなされてきた. 一般住民を対照とした検討では, 米国において年齢, 性別をマッチさせランダムに抽出した住民を対照とした場合, COPD, ステロイド使用, 胸郭異常, 肺炎の入院歴の宿主因子とスプレーボトルによる水撒きの環境因子が肺 MAC 症の危険因子であった[9]. 年齢をマッチした国内の健康診断受診者を対照とした際の女性の肺 MAC 症患者の危険因子は BMI 低値とシャワー使用であった[10]. 一方, NTM 症の宿主因子を有する集団での検討では, MAC の検出がない気管支拡張症患者を対照としたときに肺 MAC 症患者では, 農作業やガーデニングなどの活動を週 2 回以上行っている高頻度土壌曝露者を多く認め (23.6% vs. 9.4%, $p=0.032$), 基礎疾患などのほかの肺 NTM 症の危険因子で調整してもなお有意であった[11]. そして, 患者由来菌と土壌由来菌が同一遺伝子型を示した 6 例はすべて週 2 時間以上土壌を扱っている高頻度曝露群に含まれた[4]. NTM 症の発症リスクのある嚢胞性線維症患者に関する米国の検討においては, NTM 症合併者は非合併者に比べ, 菌量が多いと考えられる濁った水道水

表 1　家庭内で *M. avium* の曝露を減らす方法

- 2 週間ごとに給湯タンク内の温水を排水，貯水する
- 給湯水の温度を 55℃以上に上げる
- シャワーヘッドを外して，清掃する
- シャワーヘッドの噴出口は霧状のものではなく流水（口径 1 mm 以上）にする
- 浴室内でのエアロゾル曝露を減らす（換気，開窓）
- シャワーや水道取水口に細菌除去フィルターを取り付ける
- 2 週間ごとに活性炭フィルターを取り換える
- 加湿器は使用しない
- エアコンの加湿モードを使用しない
- 10 分間煮沸で抗酸菌を殺菌する
- 鉢植え土壌からのほこりを避ける

(Falkinham JO Ⅲ. Ann Am Thorac Soc 2013；**10**：378-382[15]) より引用)

の使用や室内プールでのスイミングなどの水曝露のある患者の頻度が有意に高かった[12]．国内のMAC 症患者で同一の *VNTR* 遺伝子型を持つ単クローン感染者と異なる遺伝子型を持つもしくはほかの抗酸菌菌種に交代した多クローン／複数抗酸菌感染者の比較において，NTM の再感染をきたしたと考えられる後者では気管支喘息の既往，高頻度土壌曝露，シャワー使用，プールでのスイミングが有意な危険因子あった[13]．韓国での NTM症以外の肺感染症患者を対照とした検討では，NTM 症患者は BMI が低値で週 1 回以上の公衆浴場の使用をしていた[14]．

4　環境曝露と感染予防

　肺 MAC 症患者宅の浴室などから菌が分離されても，その生活環境を共有しているほかの家族内からの MAC 症の発症についての報告がまれなように，NTM 症発症の宿主因子を有さない多くの人にとって環境常在菌の NTM と接触することに注意する必要はない．気管支拡張症や囊胞性線維症，免疫抑制者などの NTM 症発症のリスクを有する患者や，すでに NTM 症を発症した者では再感染を予防するという観点からその宿主因子の程度や環境曝露の程度に応じて，環境危険因子となる日常生活活動に留意していく（表 1）[15]．環境曝露の頻度，強度の評価は重要であり，職業的な曝露や週 2 時間以上のガーデニングを含む

高頻度の土壌曝露や習慣的なスイミング，公衆浴場の使用などが危険因子とされたが，曝露頻度の少ない症例やその頻度が少ない集団での検討ではリスクにはなっていない．年に数回行う程度のガーデニング，スイミングや鉢植えに水やりする程度の，エアロゾルを吸引しない活動には留意する必要ではない．一方，心臓外科や眼科の手術後感染の事例では周術期のみで曝露回数が少なくても，大量のエアロゾルが術創部などにさらされると感染が成立しており，感染源の菌量やエアロゾルも重要になる．シャワーは使用する者にとっては恒常的なエアロゾル曝露となり重要な感染源ではあるが，その使用を避けるというよりも菌量の多さを反映した浴室内やシャワーヘッドのぬめり（バイオフィルム）や流水が濁っていないかなどに留意して，清掃，交換などにて局所の菌量を減らすことを検討するのがよい．職業的な曝露も含めて環境曝露の制限に関する前向き研究で感染，発病を減らしたという報告はないので，過度な日常生活活動の制限はしないようにも留意すべきである．

文　献

1) Falkinham JO Ⅲ. Ecology of nontuberculous mycobacteria--where do human infections come from? Semin Respir Crit Care Med 2013；**34**：95-102
2) Nishiuchi Y, et al. The recovery of *Mycobacterium avium-intracellulare* complex (MAC) from the residential bathrooms of patients with

pulmonary MAC. Clin Infect Dis 2007 ; **45** : 347-351

3) Lande L, et al. *Mycobacterium avium* in community and household water, suburban Philadelphia, Pennsylvania, USA, 2010-2012. Emerg Infect Dis 2019 ; **25** : 473-481

4) Fujita K, et al. Genetic relatedness of *Mycobacterium avium-intracellulare* complex isolates from patients with pulmonary MAC disease and their residential soils. Clin Microbiol Infect 2013 ; **19** : 537-541

5) Nakamura S, et al. Pseudo-outbreak of *Mycobacterium chimaera* through aerators of hand-washing machines at a hematopoietic stem cell transplantation center. Infect Control Hosp Epidemiol 2019 ; **40** : 1433-1435

6) von Reyn CF, et al. Persistent colonisation of potable water as a source of *Mycobacterium avium* infection in AIDS. Lancet 1994 ; **343** : 1137-1141

7) Edens C, et al. *Mycobacterium chelonae* eye infections associated with humidifier use in an outpatient LASIK clinic--Ohio, 2015. MMWR Morb Mortal Wkly Rep 2015 ; **64** : 1177

8) Sax H, et al. Prolonged outbreak of *Mycobacterium chimaera* infection after open-chest heart surgery. Clin Infect Dis 2015 ; **61** : 67-75

9) Dirac MA, et al. Environment or host? A case-control study of risk factors for *Mycobacterium avium* complex lung disease. Am J Respir Crit Care Med 2012 ; **186** : 684-691

10) Uwamino Y, et al. Showering is associated with *Mycobacterium avium* complex lung disease : An observational study in Japanese women. J Infect Chemother 2020 ; **26** : 211-214.

11) Maekawa K, et al. Environmental risk factors for pulmonary *Mycobacterium avium-intracellulare* complex disease. Chest 2011 ; **140** : 723-729

12) Prevots DR, et al. Environmental risks for nontuberculous mycobacteria. Individual exposures and climatic factors in the cystic fibrosis population. Ann Am Thorac Soc 2014 ; **11** : 1032-1038

13) Fujita K, et al. Association between polyclonal and mixed mycobacterial *Mycobacterium avium* complex infection and environmental exposure. Ann Am Thorac Soc 2014 ; **11** : 45-53

14) Park Y, et al. The association between behavioral risk factors and nontuberculous mycobacterial pulmonary disease. Yonsei Med J 2021 ; **62** : 702-707

15) Falkinham JO Ⅲ. Reducing human exposure to *Mycobacterium avium*. Ann Am Thorac Soc 2013 ; **10** : 378-382

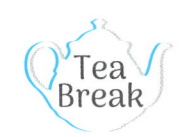

環境研究の最新動向
—アメーバと NTM の共生関係は再感染の危険因子？—

1) 再感染が多い肺 NTM 症と感染源の NTM の生態

肺 NTM 症のうち主な疾患である肺 MAC 症や肺 *M. abscessus* 症は，難治性の疾患で菌陰性化後も再感染が多い[1,2]．NTM 症は，シャワーや入浴，土いじりなどの日常生活を通して環境からバイオエアロゾルを吸入して感染することから，感染源における NTM の生態を理解し，NTM を除去して感染・再感染を防ぐことが肝要である．環境の NTM は自由生活型，バイオフィルム型，アメーバ内生存型の 3 とおりの生態型で存在し，相互に影響していると考えられている．広範な分布研究により，MAC は自由生活型またはバイオフィルム型として世界中に広く分布していることが明らかになった[3]．アメーバとの共生関係の実態研究は増えているものの，まだ十分とはいえない．

2) アメーバと NTM

アメーバは細菌を捕食し，環境中に広く存在する．結核菌，MAC や *M. abscessus* などの病原性抗酸菌はレジオネラと同様，アメーバに捕食されないように進化しており，アメーバ耐性菌と呼ばれている．実験室研究によれば，*M. avium* は *Acanthamoeba castellanii*，*Acanthamoeba polyphaga*，*Tetrahymena pyriformis* などのアメーバの栄養型の液胞内で複製し，休眠型のシストの外壁に存在する．*M. abscessus* もアメーバの栄養型やシスト内で生存する．アメーバとの共生はモノクロラミンなどの消毒剤に対する抵抗性を増し，遺伝子変異を起こしやすくする[4]．注目すべきは，アメーバと共培養後の *M. avium* や *M. abscessus* は病原性が増し，マウスへの感染力も増加するとの報告[5,6]で，*M. abscessus* ではアメーバとの共培養で phospholipase C（PLC）が産生する．この PLC は毒性が高く，おそらくマウスのマクロファージの細胞膜の phospholipids を加水分解する[6]．これらのことから感染源におけるアメーバとの共生によって NTM が感染・再感染する危険性を増している可能性がある．

3) 環境中のアメーバと NTM

冷却塔水，飲料水とその処理プラント，病院，家庭用井戸，温泉，河川，噴水，湖沼など様々な環境で NTM とアメーバが同時に分離されたことから環境中で NTM とアメーバが相互作用していると考えられる．アメーバ内 NTM の存在を検出して共生関係を実証した報告もある．ブラジルの水道蛇口から分離した *Acanthamoeba* sp. から *M. gordonae* を分離した例や，フランスの飲料水処理施設のオゾン処理後の水から *Echionamoeba* を分離し，*Mycolicibacterium mucogenicum* が共生していた例，オーストラリアの塩素処理した飲料水貯水タンクから分離したアメーバ内に *Mycobacterium* sp. を検出した例，スペインの廃液試料から分離したアメーバの DNA を用いて菌叢解析により *Mycobacterium* 属を検出した例がある．同様に，フランスの飲料水，スペインの貯水池や浄水場でもアメーバ内の NTM を確認している．環境から分離されるアメーバは様々であるが，NTM と共生関係にある主なアメーバは *Acanthamoeba* sp. と *Vermamoeba* sp. の 2 属であったことから，NTM とこれらのアメーバの共生関係は，両者の生存に相互に寄与していると考えられる．*Acanthamoeba* sp. は結膜炎を起こし *Vermamoeba* sp. はレジオネラの宿主として知られていることから，感染源ではアメーバを除去する必要がある．

4) 環境中のアメーバと MAC

日本の浴室にもアメーバは存在する．*M. avium* を分離した浴室から *Acanthamoeba* sp.，*Vermamoeba vermiformis* を分離し，これらのアメーバ内に抗酸性染色陽性の *Mycobacteria* の存在を確認した．アメーバ DNA を用いて *Mycobacterium*，*M. avium* の遺伝子を検出したことから，*M. avium* とアメーバは浴室内で共生関係を築いている．同一浴室から分離する複数の *M. avium* 株のなかには，遺伝子型が相似した関連株（pulsed field gel 電気泳動で 3 本以内のバンド変異）をしばしば検出する事実は，共生関係の影響で遺伝子変異が起きているかもしれない．アメーバとの共生関係が病原性や遺伝子変異を増し，感染・再感染の危険性を伴うことを考慮すると，NTM とアメーバの両者を感染源から除去する対策を立てることは，予防と治療の両面から喫緊の課題である．

文 献

1) Wallace RJ, et al. Macrolide/Azalide therapy for nodular/bronchiectatic *mycobacterium avium* complex lung disease. Chest 2014 ; **146** : 276-282
2) Koh W, et al. Mycobacterial Characteristics and Treatment Outcomes in *Mycobacterium abscessus* Lung Disease. Clin Infect Dis 2017 ; **64** : 309-316
3) Nishiuchi Y, et al. Infection Sources of a Common Non-tuberculous Mycobacterial Pathogen, *Mycobacterium avium* Complex. Front Med（Lausanne）2017 ; **4** : 27

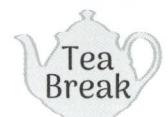
Tea
Break

4) Hasan NA, et al. Measurable genomic changes in *Mycobacterium avium* subsp. *hominissuis* after long-term adaptation in Acanthamoeba lenticulata and reduced persistence in macrophages. J Bacteriol 2021 ; **203** : e00257-20

5) Cirillo JD, et al. Interaction of *Mycobacterium avium* with environmental amoebae enhances virulence. Infect Immun 1997 ; **65** : 3759-3767

6) Bakala N'Goma JC, et al. *Mycobacterium abscessus* phospholipase C expression is induced during coculture within amoebae and enhances *M. abscessus* virulence in mice. Infect Immun 2015 ; **83** : 780-791

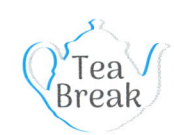

大気研究の最前線
―立山はバイオエアロゾルの冷凍庫？―

中国大陸から吹く偏西風は，日本海の海水を巻き上げ，湿った状態で北陸地方に上陸すると，山岳に遮られ，冬には大量の雪を降らす．標高 2,000 m を超える北陸山岳地域になると，積雪は深度 10 m にも及ぶ．降雪には，日本海で巻き上げた水分や塩（海塩）だけでなく，中国大陸から越境輸送された大気粒子（エアロゾル）も含まれる．そのため，北陸の名峰である立山には，アジア沙漠地帯を起源とする黄砂の鉱物粒子や，中国沿岸の都市部からの汚染粒子（PM2.5）のススなどが降雪といっしょに沈着し，冬から早春にかけて零下の状態で積雪中に閉じ込められる．実際，積雪の融解が始まる前の春先（例年 4 月半ば）に，立山山頂付近の積雪を掘り，高さ数 m もある積雪断面を整えると，その雪の壁に，幾筋もの黄砂や煙霧の黄土色の層が確認できる．しかも，近年，黄砂や煙霧の積雪層には，鉱物やススなどの無機物以外にも，微生物由来の DNA が含まれることがわかってきた．微生物は分離培養できるため，生きた微生物が黄砂や煙霧とともにも越境輸送されるといえる．積雪中では微生物の生命活動はほぼ停止しているため，エアロゾルは，気中での状態（化学成分，種組成など）を保ったまま，黄砂や煙霧の飛来した順に降雪とともに重なっていく．大気中を浮遊する微生物は，「バイオエアロゾル」と呼ばれ，中国大陸から運ばれてきた微生物を時系列に調べるにあたり，立山は「バイオエアロゾルの冷凍庫」といえる．

黄砂や煙霧とともに越境する微生物は，立山積雪以外にも，東アジア全域の大気から捉えにエアロゾルからも検出されており，そのヒト健康影響が危惧される．その一例として，非結核性抗酸菌（NTM）症の原因となる Mycobacterium 属の種がある．NTM 種のひとつである M. intracellulare は，関西から九州地方の日本の西側に偏って患者から検出され，通常は山野や土壌など野外環境に多くみられる[1]．また，中国大陸でも，M. intracellulare が NTM 症の全症例に占める割合は高い傾向にある．そのため，「黄砂や煙霧が飛来しやすい西日本には，M. intracellulare が中国大陸から越境されているのでないか」という仮説が提唱されるようになった．そこで，立山積雪に含まれる微生物の DNA（細菌分類指標となる遺伝子）データベースを調べたところ，Mycobacterium 属の種は 1 月から 2 月初旬の冬に形成された積雪から多く検出された[2]．また，Mycobacterium 属の DNA 配列が全細菌に占める割合（相対比）は，煙霧を含む積雪層で最大 6.5％の高い値を示し，積雪中に煙霧のスス粒子密度が高くなるに従い増える傾向にあった．したがって，Mycobacterium 属の細菌は，煙霧が飛来しやすい冬季に越境するとみなせる．

立山積雪試料を，上空や地上で採取したエアロゾル試料と比較すると，Mycobacterium 属の配列の相対比は，立山積雪＝黄砂煙霧時の日本上空（能登半島の上空 2,500 m）＞大陸都市部（北京，蘭州，龍仁）＝黄砂煙霧時の日本地上（米子，珠洲，金沢）＞沙漠地帯の順に高くなった．この結果，大陸都市部の大気中で優占した Mycobacterium 属の種は，煙霧とともに日本上空に飛来すると，乾燥や紫外線などの大気ストレスに耐えて生残し，沈着後に日本本土の山野や沿岸域の微生物群と混合すると推察できる．よって，大陸都市部から NTM が潜在的に越境輸送されている可能性は十分にある．今後，NTM を種レベルで定量できるリアルタイム PCR や in situ ハイブリダイゼーションなどの検出手法を駆使して，バイオエアロゾルを介した NTM 症の拡散プロセスを詳細に明らかにしたい．

文　献

1) Morimoto K, et al. A steady increase in nontuberculous mycobacteriosis mortality and estimated prevalence in Japan. Ann Am Thorac Soc 2024；**11**：1-8
2) Maki T, et al. Long-range transport of airborne bacteria over East Asia：Asian dust events carry potentially nontuberculous *Mycobacterium* populations. Environ Int 2022；**168**：107471

3 NTM 症の宿主因子
―最新の知見から―

　肺非結核性抗酸菌（NTM）症は難治性の慢性肺感染症であり，その罹患率は過去 20 年間で著しく増加している．日本では，*M. avium* あるいは，*M. intracellulare*（両者をまとめて MAC，あるいは MAI と呼ぶ）が原因菌の約 90%を占めている．NTM 疾患には 5 つのタイプがある：①結節・気管支拡張型（nodular-bronchiectatic [NB] type），②線維空洞型（fibro-cavitary [FC] type），③孤立性肺結節型，④全身性播種型，⑤過敏性肺炎型である．④播種型の罹患率は変わっていないが，肺 NTM 症（①から③）は増加している．NTM は水や土壌に存在するため，生活環境（浴室でのエアロゾル，家庭菜園の土壌からの曝露など）や自然環境（島や湖岸に居住している，1 日の蒸発散量が多い）などの環境因子の影響が考えられる．一方，本疾患は明らかな免疫不全や基礎肺疾患のない中高年女性に多いことから宿主因子が関与している可能性が示唆されている．本項では，最新の知見を紹介しながら，肺 NTM 症の宿主因子について概説する．

1 NTM 感染免疫における IFN-γ/IL-12 軸の役割

　NTM 感染の病態を理解するためには，NTM に対する免疫応答である IFN-γ/IL-12 軸を理解する必要がある．NTM が体内に感染したのち，NTM はマクロファージや樹状細胞上の toll 様受容体（TLR）を介して認識され，TLR が NTM を感知すると，受容体シグナルを介して IL-12 や TNF-α などのサイトカインが産生される．産生された IL-12 は，T 細胞/Th1 細胞上の IL-12 レセプターに結合し，IFN-γ 産生と Th1 細胞の分化を促進する．Th1 細胞によって産生された

IFN-γ はマクロファージや樹状細胞を活性化し，細胞内の NTM を死滅させ，再び IL-12 と TNF-α の産生を促進する．IL-12 と IFN-γ による自然免疫と獲得免疫の活性化における，この正のフィードバック機構は，IFN-γ/IL-12 軸と呼ばれる（図 1）．この IFN-γ/IL-12 軸は，結核菌や NTM などの抗酸菌感染に対する免疫反応において重要である．メンデル遺伝型マイコバクテリア易感染症（MSMD），後天性免疫不全症候群（AIDS），抗 IFN-γ 中和抗体の存在下では，この軸に関与する分子や細胞の欠失や抑制が観察されている．

　IFN-γ の肺 NTM 症への関与を示す研究として，興味深い介入研究がある．Milanés-Virelles らは，アジスロマイシン（AZM）を含む多剤併用療法が施行されている肺 MAC 症患者に対し，IFN-γ 筋注投与の二重盲検試験を行った．IFN-γ 投与群ではプラセボ投与群と比較して，呼吸器症状，画像所見の改善がみられ，補助療法としての IFN-γ の有用性を示唆する所見であった[1]．また，IFN-γ 投与群では，インフルエンザ様の症状（発熱，悪寒）が観察された．

　IFN-γ/IL-12 軸の一端を担う TNF-α（図 1）はマクロファージのアポトーシスと肉芽腫形成を促進する．TNF-α 阻害薬は，関節リウマチの治療に使用されているが，これらの使用は肺 NTM 症の高い発生率と関連している[2]．したがって，TNF-α が肺 NTM 症に対する防御に重要な役割を果たしていることが理解される．

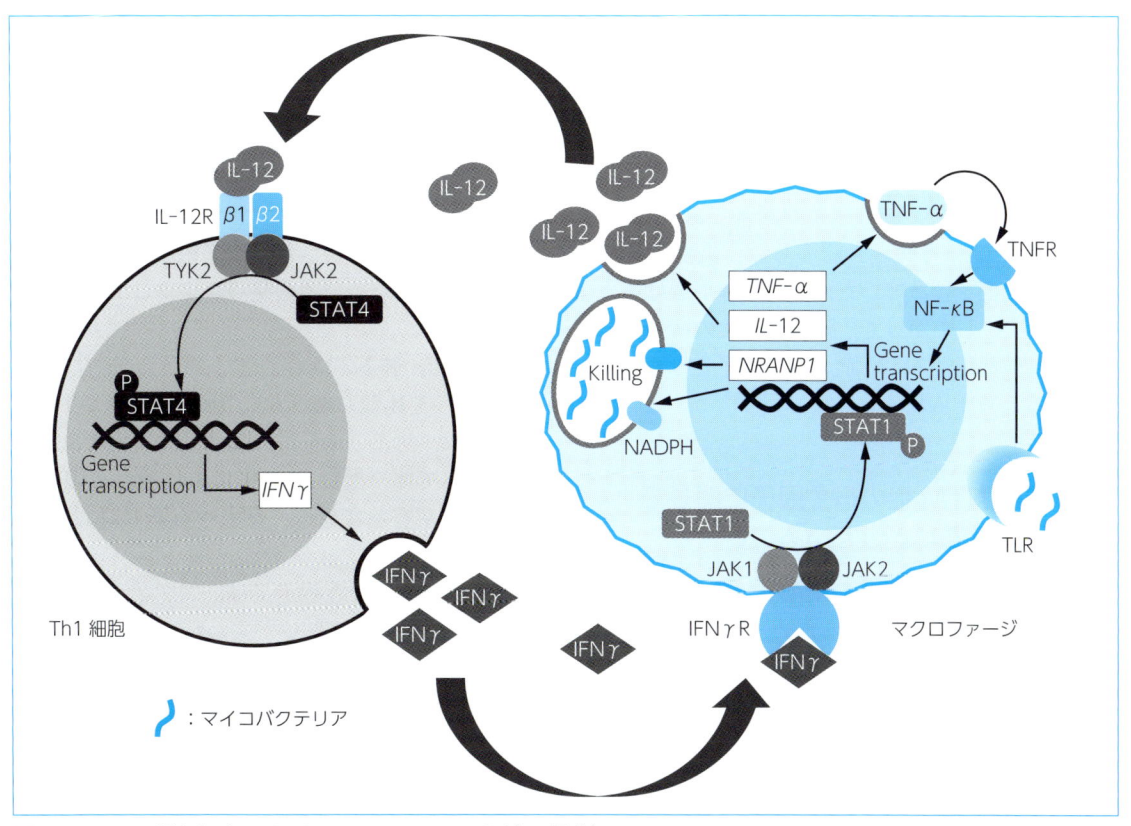

図1 NTM 感染免疫における IFN-γ/IL-12 軸の役割

抗 NTM 免疫には，IFN-γ と IL-12 を介した Th1 細胞とマクロファージ間の相互作用が重要である．マクロファージ上の Toll 様受容体（TLR）は，NTM のリポ蛋白質，蛋白質，糖脂質を認識する．感染マクロファージによって産生された IL-12 は，IL-12R を活性化し，ナイーブ T 細胞を Th1 細胞に分化させ，STAT4 リン酸化シグナル伝達経路を利用して Th1 細胞を活性化し，IFN-γ を産生させる．次に，産生された IFN-γ は，マクロファージ上に発現する IFN-γR に結合し，シグナル伝達物質および転写活性化因子 1（STAT1）のリン酸化，二量体化，核内移行を経て，IL-12，TNF-α，natural resistance-associated macrophage protein（NRAMP1）などのいくつかの遺伝子の転写を引き起こす．NRAMP1 と nicotinamide adenine dinucleotide phosphate（NADPH）は NTM の殺菌に関与している．マクロファージはまた TNF-α をオートクラインで産生し，活性化する．マクロファージが産生する IL-12 は，Th1 細胞上の IL-12R を再び活性化する．この正のフィードバック機構は IFN-γ/IL-12 軸と呼ばれている．
JAK：ヤヌスキナーゼ，TYK：チロシンキナーゼ

（Matsuyama M, et al. Respir Investig 2023；**61**：135-148[14] Figure 1 より引用）

2 播種性 NTM 症と肺 NTM 症の違い

　肺 NTM 症は NTM による肺の慢性感染症で，病変は肺に限局している．肺 NTM 症の典型的な胸部 CT 所見は気管支拡張，細気管支病変，小葉中心性病変，浸潤影，空洞，結節，粒状影である．病理学的には，気道に広範な肉芽腫形成が明瞭に認められ，免疫組織化学染色では，①類上皮

細胞および巨細胞，②空洞壁に広範に浸潤する筋線維芽細胞，③類上皮細胞肉芽腫近傍に凝集する B 細胞が認められるとされている．

　一方，播種性 NTM 症は，NTM 感染が全身に及ぶ疾患で，主に上記の IFN-γ/IL-12 軸の破綻による免疫不全が原因である．肺 NTM 症と全身性の播種性 NTM 症は，臨床所見，CT 画像所見，病理所見の点で明確に異なることが報告されている．O'Connell らは，肺 NTM 症の 11 例の剖検

例と全身播種性 NTM 症の 5 例の剖検例を比較した[3]．肺 NTM 症の剖検例の特徴は，比較的高齢の女性と，境界明瞭な肉芽腫を伴う気管支拡張であった．肺 NTM 症では肺外病変は認められなかった．一方，全身性播種性 NTM 症の剖検例はすべて若年男性で，肺外病変が顕著であった．5 例中 3 例では肺野病変も認められ，炎症性浸潤や粟粒性結節を伴っていたが，肉芽腫形成は不十分であった．したがって，肺 NTM 症の宿主因子は，全身性播種性 NTM 症の宿主因子とはまったく異なると考えられる．

3 肺 NTM 症の宿主因子に関して現状でわかっていること

a 肺 NTM 症の表現型の特徴

NTM は環境常在菌であるため，健常者を含め，常に曝露されている菌である．実際，健常人 10 人の上気道の遺伝子解析では，NTM の痕跡が認められた[4]．健常人は常に NTM に曝露されているが，曝露されたすべての人が肺 NTM 症を発症するわけではないため，環境要因のみでなく，宿主側の何らかの問題が肺 NTM 症に関与していることを示している．1991 年，Iseman らは 67 人の肺 MAC 症患者と 55 人の肺結核患者を比較した．その結果，漏斗胸，短縮した胸郭前後径，脊柱側彎が，肺結核患者や一般集団よりも肺 MAC 症患者に有意に多いことが示された[5]．また，2007 年，ATS は肺 NTM 症に関するガイドラインを発表し，NTM 感染と免疫に関する IFN-γ/IL-12 軸の重要性が述べられている．また，肺 NTM 症は，慢性閉塞性肺疾患，気管支拡張症，囊胞性線維症（CF），じん肺，陳旧性結核のような既往の肺疾患で一般的に発生し，肺疾患がはっきり認められない女性でも発生すると報告されていた．さらに，肺 NTM 感染は CF と関連していることから，肺 NTM 症における粘液線毛クリアランスの重要性についても言及されていた[6]．

その後，2008 年に，63 人の肺 NTM 患者を対象とした前向き観察研究により，95％が女性で，68％が非喫煙者であったことが報告されている．さらに，健常者と比較して，高身長で，痩せており，僧帽弁逸脱，側彎症，漏斗胸，cystic fibrosis

transmembrane conductance regulator（*CFTR*）の遺伝子変異が多かった[7]．*CFTR* は CF の原因遺伝子であり，気道の粘液線毛クリアランスに関与する重要な遺伝子である．CFTR は上皮細胞に発現するクロライドチャネルで，クロライドと水の輸送を調節している．CFTR に異常があると，この調節機構が障害され，気道粘液は著しく粘稠になり，そのため気道の粘液線毛クリアランスが低下する．

2013 年，肺 NTM 症患者 103 人と非感染対照者 101 人を比較した症例対照研究が行われた[8]．その結果，前述のように，肺 NTM 症患者は対照群に比べて体格指数（body mass index：BMI）と体脂肪が有意に低く，身長も有意に高かった．肺 NTM 症患者では側彎症と漏斗胸が有意に多かった．肺 NTM 症患者では，アディポカインと体脂肪の正常な相関関係が失われていた．さらに，肺 MTM 症患者の刺激された全血細胞中の IFN-γ および IL-10 レベルは有意に抑制されていた．

これらの報告は，肺 NTM 症が単なる感染症ではなく，特徴的な宿主因子が関与する疾患であることを示している．

b 家族性に発症する肺 NTM 症の解析

家族性に発症する肺 NTM 症が報告されている．田中らは，家族性に肺 MAC 症が発症することをはじめて報告した[9]．彼らは 170 人の肺 MAC 症患者の 622 人の兄弟姉妹を調査し，3 組の家族性症例を発見した．このことから，有病率は一般集団よりも兄弟姉妹で高いことが示唆された．その後，NIH のグループは，少なくとも 2 人の血縁者が肺 NTM 症に罹患している 6 家族を同定し，症例報告した[10]．ほとんどの患者は女性で，その 31％に側彎症がみられた．12 例中 5 例に *CFTR* 遺伝子の変異が認められたが，典型的な CF 患者は確認されなかった．また，家族構成員は，異なる種類の NTM に感染していた．

2015 年，肺 NTM 症に対する包括的な全エクソーム解析（whole exome sequencing：WES）が実施された[11]．69 人の白人肺 NTM 症患者とその罹患していない家族 18 人の全エクソーム解析が行われ，1000 G コントロールと比較された．WES 解析の結果，肺 NTM 症患者は，免疫，

CFTR，線毛，結合組織に関連する遺伝子において，低頻度で蛋白に影響を及ぼす変異を，コントロールよりも多く持っていることが示された．興味深いことに，罹患していない家族メンバーと肺 NTM 症患者はともにコントロールと比較して，線毛，結合組織に関連する遺伝子変異が多く観察され，罹患していない家族メンバーの 28%はNTM 感染がないにもかかわらず，気管支拡張が確認された．そして，肺 NTM 症患者は，罹患していない家族メンバーと比較して免疫に関する遺伝子変異が多く観察され，免疫に関する遺伝子変異が両者の違いに関与していることが示唆された．さらに，本報告において，肺 NTM 症は，播種性NTM 症における MSMD とは異なり，単一の遺伝子変異だけでは引き起こすことは不可能であり，免疫，CFTR，線毛，結合組織に関連する遺伝子や環境因子などが，複雑に関係する多因子疾患であることが言及された[11]．

このような家族性に発症する肺 NTM 症の解析結果から，肺 NTM 症は遺伝的要因が関与するが，メンデル遺伝する病態ではなく，環境要因に加えて，粘液線毛クリアランス，免疫にかかわる遺伝子などが関与する多因子疾患であると考えられている．

c 肺 NTM 症における粘液線毛クリアランスの役割

様々な環境に常在する NTM は，粘液線毛クリアランスが低下すると気道に容易に感染することから，粘液線毛クリアランスの低下が肺 NTM 症の病因に関与している可能性が考えられている．実際，気道における線毛の動きを示す線毛運動周波数（CBF）は，肺 NTM 症患者では健常対照群よりも低いことが明らかにされている[12]．また，NTM に感染したヒトの気道上皮では，線毛に関連する遺伝子の発現が低下し，線毛の数が減少していることも示されている[13]．粘液線毛クリアランスが低下した部位に NTM が感染し，NTMが感染した部位の線毛が障害され，さらに粘液線毛クリアランスが低下するという悪循環が，肺NTM 症の病因と進行に関与している可能性が考えられた．

一方で，粘液線毛クリアラスの低下をきたす代表的疾患である，副鼻腔気管支症候群に肺 NTM 症がどれぐらい合併するかを文献で探索してみた[14]．表 1 は，粘液線毛クリアランスの低下を引き起こす疾患［副鼻腔気管支症候群に含まれる，CF，原発性線毛機能不全（PCD），びまん性汎細気管支炎（DPB）］と NTM 感染との関係を示している[14]．CF，PCD，DPB で検出されるNTM の頻度は，それぞれ 3~23%，10%，20%と報告されている．さらに，CF を伴わない気管支拡張症患者における NTM 感染率は 10%であると報告されている[15]．これらの報告から，粘液線毛クリアランスが低下している背景を持つ患者の最大 20%が NTM 感染を発症することが示された．この割合は，健常者と比較すると高い数字であるが，同時に，粘液線毛クリアランスの低下は，肺 NTM 症発症の十分条件ではないことも意味している．粘液線毛クリアランスは肺 NTM 症の病態生理において重要な役割を果たしているが，免疫や環境要因も関与していることが推測される．

d 肺 NTM 症における免疫応答

上記のように，IFN-γ/IL-12 軸は NTM 感染において重要である．肺 NTM 症における宿主免疫応答に関しては，肺 NTM 症患者の末梢血単核球（PBMC）または全血細胞から，どのようなサイトカインが産生されるかを調べた研究が報告されている．いずれの報告でも，患者の PBMC または全血細胞を抗 CD3 抗体，purified protein derivative of tuberculin（PPD），phytohemagglutinin（PHA），または，*M. avium* の加熱死菌などで刺激し，産生されるサイトカインの濃度を測定している．いくつかの報告では，刺激後の PBMC における IL-12，TNF-α，IFN-γ産生能は，肺 MAC 症患者では健常人より低いことが報告されている[16]．一方，IL-1，IL-6，IL-12，TNF-α，IFN-γのサイトカイン産生能に，肺 MAC 症患者と健常人との間に有意差はないという報告もある[7]．さらに，肺 MAC 症患者では，PBMC からの Th1 サイトカインではなく，IL-17 産生が低く，IL-10 産生が高いことが報告されている[17]．一方，結核患者からの PBMC のIFN-γ産生は，健常人や肺 NTM 患者からの産生よりも有意に高いことが報告されている[18]．

表1　粘液線毛クリアランスが低下する疾患と NTM 感染について

基礎疾患	NTM	他の菌種	対象症例数	肺NTM感染合併数	肺NTM感染の割合(%)	報告年
CF	MAC or M. abscessus	P. aeruginosa, or Staphylococcus aureus	986	128	13	2003
CF	M. simiae, M. abscessus, or MAC	P. aeruginosa, Staphylococcus aureus, or Aspergillus sp.	186	42	22.6	2008
CF	M. abscessus complex, MAC	N/A	1,582	104	6.6	2009
CF	N/A	P. aeruginosa, or Stenotrophomonas maltophilia	13,593	374	2.75	2016
CF	MAC or M. abscessus	P. aeruginosa, or MRSA	11,348	1,462	12.9	2020
CF	MAC or M. abscessus	P. aeruginosa, Staphylococcus aureus, or Aspergillus sp.	177	7	6	2018
DPB	M. avium M. intracellulare M. kansasii	P. aeruginosa, Haemophilus influenzae, or Streptococcus pneumoniae	33	7	21.2	2015
Non-CF BE	MAC, M. simiae M. gordonae	N/A	メタ解析	メタ解析	10	2022
PCD	MAC, M. abscessus, M. gordonae, or mixed MAC/ M. gordonae：	P. aeruginosa	78	8	10	2004

CF：囊胞性線維症，DPB：びまん性汎細気管支炎，BE：気管支拡張症，PCD：原発性線毛機能不全症，MAC：Mycobacterium avium-intracellulare complex，N/A：not available

(Matsuyama M, et al. Respir Investig 2023；**61**：135-148[14]) Table 2 より作成)

IFN-γ/IL-12 軸は結核でも NTM 感染でも必須であるが，末梢血中の IFN-γ 産生反応は結核と NTM 感染でまったく異なることは興味深い．

　NTM に対する免疫応答が，宿主にとって害を及ぼしている可能性もある．NTM 感染における好中球の役割は複雑であり，防御的に働くという報告と組織の障害に関与するという報告がある[19]．詳細は別項を参照されたい．

　Tatano らは，M. intracellulare 感染がマウスに抑制性マクロファージを誘導し，それらの抑制性マクロファージが Th1 および Th2 の活性を低下させるが，Th17 細胞の活性化を通じて IL-17A および IL-22 の産生を増加させることを示した[20]．池上らは，肺 MAC 症患者の気管支肺胞洗浄液において，貪食能の低下した肺胞マクロファージ（HLA-DR$^+$，CD40$^-$，CD163$^-$）の割合が上昇していることを報告した[21]．さらに，M. intracellulare に感染したマクロファージは，黄色ブドウ球菌の殺菌活性を低下させた．これらの結果は，NTM に感染したマクロファージが，かえって生体に負の働きをしていることを示している．

e 肺 NTM 症における女性ホルモンの影響

本症は閉経後の女性に多い疾患である．閉経後女性における血清エストラジオール（E2）値の低下と肺 MAC 症との関連を明らかにした報告がある[22]．

女性ホルモンと本症の病態生理との関係については，基礎研究から報告がある．卵巣摘出マウスに M. avium を感染させたところ，コントロールマウスに比べて肺内の菌量が増加し，エストロゲンの活性型である E2 の投与により菌量が減少し，改善することが報告されている[23]．また，E2 が Th1 免疫を増強することも示唆されている．

女性ホルモンと粘液線毛クリアランスの関係について，Jain らは，プロゲステロンが線毛運動周波数を低下させることを示した[24]．血清プロゲステロン濃度は，男性よりも女性のほうが高く，変動が大きいことが知られている．この血清プロゲステロン濃度の違いが，女性で肺 NTM 症や気管支拡張症が多い理由のひとつとして考えられている．また，別の研究では，高濃度 E2 が気道の Cl^- 分泌を障害し，粘液クリアランスを低下させることも示されている[25]．

4 肺 NTM 症の予後不良因子

2020 年に韓国で，肺 NTM 症を発症した 1,445 人を最長 15 年間観察した研究成果が報告された．その結果，肺 NTM 症患者の死亡率と関連する因子として，65 歳を超える年齢，男性，低 BMI，空洞，赤血球沈降速度の上昇が示された[26]．さらに，NTM 菌種の分析では，M. avium よりも M. abscessus と M. intracellulare の死亡率が高いことが報告された[26]．この研究成果に基づいて，BACES スコアが提案された[27]．このモデルでは，BMI＜18.5 kg/m^2（1 点），年齢≧65 歳（1 点），空洞の存在（1 点），赤血球沈降速度の上昇（男性では 15 mm/hr，女性では 20 mm/hr）（1 点），および男性（1 点）とスコア化し，合計点を算出することで，死亡率の予測を可能とした．5 年後の死亡リスクは，BACES スコア 0 で 1.2%，BACES スコア 5 で 82.9% であった[27]．これら 5 つの因子が，なぜ増悪に関与するかの

詳細なメカニズムについて，今後，基礎研究を含めて明らかにしていく必要がある．

5 肺 NTM 症の宿主因子のまとめ

以上のことから，肺 NTM 症の病態は完全には解明されていないが，これまでの報告では，少なくとも環境因子（NTM 曝露量），気道の粘液線毛クリアランス，免疫機能が重要な役割を果たしていることが示唆されている．著者は，肺 NTM 症患者ではこれらの要素がそれぞれ大きく異なり，患者ごとにユニークな表現型を示すと考えている．これら 3 つの因子の相互関係を明らかにすることで，肺 NTM 症の病態生理を解明することができると考えられる（図 2）．さらに，女性ホルモンは粘液線毛クリアランスと免疫の機能に影響を与えている可能性がある．

詳細は他項を参照いただきたいが，肺 NTM 症患者を対象にゲノムワイド関連解析（genome-wide association study：GWAS）解析も実施されている．マクロファージのアポトーシスにかかわる STK17A という遺伝子[28]や，イオンホメオスタシスにかかわる CHP2 という遺伝子[29]の遺伝子多型が，肺 NTM 症の疾患感受性と関連があることが報告されている．今後は，患者検体を用いた，オミクス解析を実施することで，肺 NTM 症の宿主因子がより詳細に明らかにされると思われる．

文　献

1) Milanés-Virelles MT, et al. Adjuvant interferon gamma in patients with pulmonary atypical Mycobacteriosis：a randomized, double-blind, placebo-controlled study. BMC Infect Dis 2008；8：17

2) Winthrop KL, et al. Mycobacterial diseases and antitumour necrosis factor therapy in USA. Ann Rheum Dis 2013；72：37-42

3) O'Connell ML, et al. Lung manifestations in an autopsy-based series of pulmonary or disseminated nontuberculous mycobacterial disease. Chest 2012；141：1203-1239

4) Macovei L, et al. The hidden 'mycobacteriome' of the human healthy oral cavity and upper re-

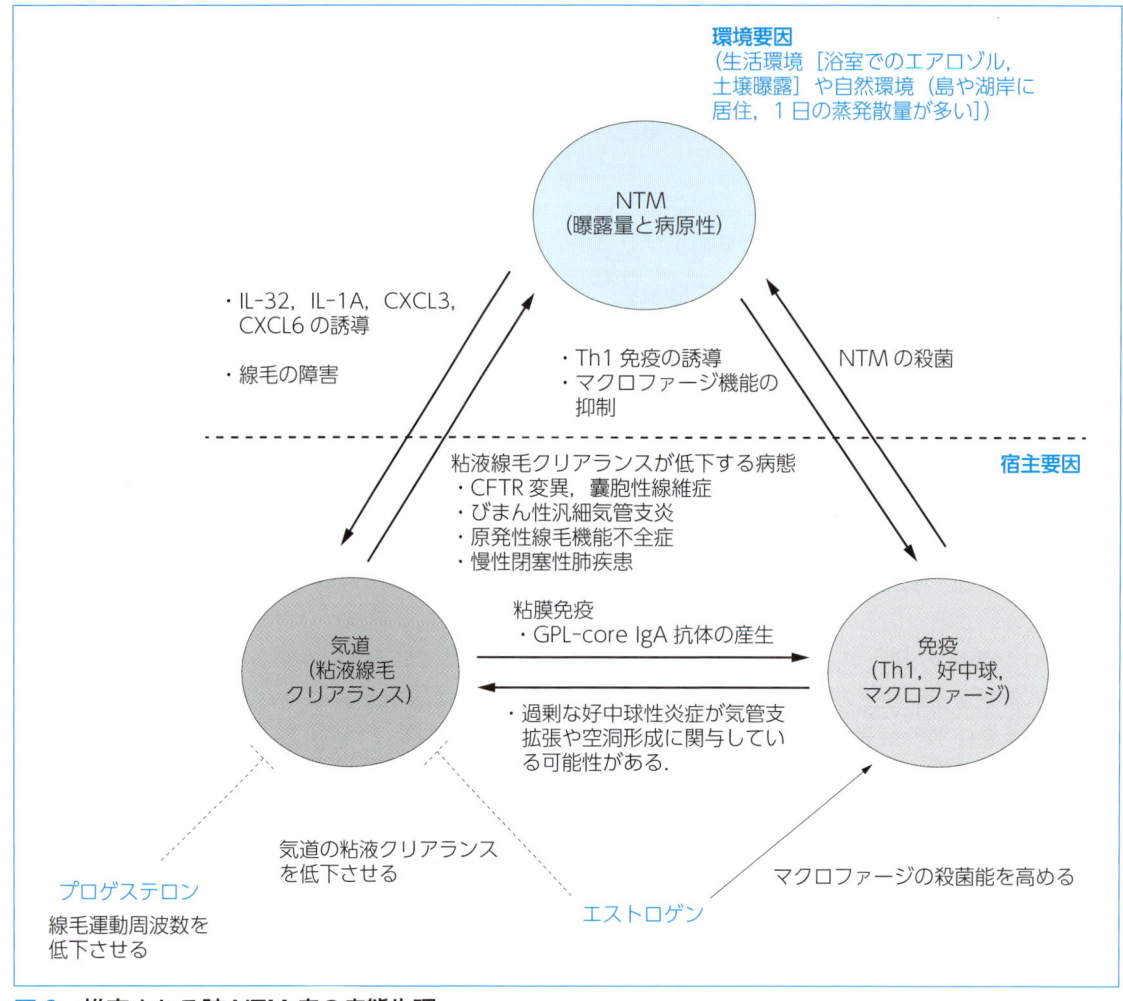

図 2　推定される肺 NTM 症の病態生理

肺 NTM 症では環境因子と宿主因子が重要である．宿主因子は気道因子と免疫因子の 2 つに大別され，NTM，気道，免疫の三角関係が肺 NTM 症の病態生理に関与していると推定される．NTM は Th1 免疫を誘導する一方で，マクロファージの機能を抑制する可能性がある．粘液線毛クリアランスの障害と Th1 免疫の抑制は，NTM の感染を誘導し持続させる．NTM 自身も気道の線毛を傷つけ，さらに粘液線毛クリアランスが低下するという悪循環を引き起こす．NTM 感染によって引き起こされる気道炎症と過剰な好中球性炎症は気道を障害し，気管支拡張，空洞形成につながる気道の病理学的リモデリングを引き起こす可能性がある．女性ホルモンは免疫と粘液線毛クリアランスの調節に関与している．

灰色の矢印は相互関係を示す．黒い矢印は亢進を示す．点線の矢印は抑制を示す．

(Matsuyama M, et al. Respir Investig 2023；**61**：135-148[14] Figure 2 より作成)

spiratory tract. J Oral Microbiol 2015；7：26094

5) Iseman MD, et al. Pectus excavatum and scoliosis. Thoracic anomalies associated with pulmonary disease caused by *Mycobacterium avium* complex. Am Rev Respir Dis 1991；**144**：914-916

6) Griffith DE, et al. An official ATS/IDSA statement：diagnosis, treatment, and prevention of nontuberculous mycobacterial diseases. Am J Respir Crit Care Med 2007；**175**：367-416

7) Kim RD, et al. Pulmonary nontuberculous mycobacterial disease：prospective study of a distinct preexisting syndrome. Am J Respir Crit Care Med 2008；**178**：1066-1074

8) Kartalija M, et al. Patients with nontuberculous mycobacterial lung disease exhibit unique body

and immune phenotypes. Am J Respir Crit Care Med 2013；**187**：197-205

9）Tanaka E, et al. Familial pulmonary *Mycobacterium avium* complex disease. Am J Respir Crit Care Med 2000；**161**：1643-1647

10）Colombo RE, et al. Familial clustering of pulmonary nontuberculous mycobacterial disease. Chest 2010；**137**：629-634

11）Szymanski EP, et al. Pulmonary Nontuberculous Mycobacterial Infection. A Multisystem, Multigenic Disease. Am J Respir Crit Care Med 2015；**192**：618-628

12）Fowler CJ, et al. Abnormal nasal nitric oxide production, ciliary beat frequency, and Toll-like receptor response in pulmonary nontuberculous mycobacterial disease epithelium. Am J Respir Crit Care Med 2013；**187**：1374-1381

13）Matsuyama M, et al. Transcriptional Response of Respiratory Epithelium to Nontuberculous Mycobacteria. Am J Respir Cell Mol Biol 2018；**58**：241-252

14）Matsuyama M, et al. Pathophysiology of pulmonary nontuberculous mycobacterial（NTM）disease. Respir Investig 2023；**61**：135-148

15）Zhou Y, et al. Global prevalence of non-tuberculous mycobacteria in adults with non-cystic fibrosis bronchiectasis 2006-2021：a systematic review and meta-analysis. BMJ Open 2022；**12**：e055672

16）Ratnatunga CN, et al. The Rise of Non-Tuberculosis Mycobacterial Lung Disease. Front Immunol 2020；**11**：303

17）Lim A, et al. Susceptibility to pulmonary disease due to *Mycobacterium avium-intracellulare* complex may reflect low IL-17 and high IL-10 responses rather than Th1 deficiency. Clin Immunol 2010；**137**：296-302

18）Greinert U, et al. Low *in vitro* production of interferon-gamma and tumor necrosis factor-alpha in HIV-seronegative patients with pulmonary disease caused by nontuberculous mycobacteria. J Clin Immunol 2000；**20**：445-452

19）Alkarni M, et al. The roles of neutrophils in nontuberculous mycobacterial pulmonary disease. Ann Clin Microbiol Antimicrob 2023；**22**：14

20）Tatano Y, et al. Unique macrophages different from M1/M2 macrophages inhibit T cell mitogenesis while upregulating Th17 polarization. Sci Rep 2014；**4**：4146

21）Ikegami H, et al. Reduced phagocytic activity of human alveolar macrophages infected with *Mycobacterium avium* complex. J Infect Chemother 2022；**28**：1506-1512

22）Uwamino Y, et al. Low serum estradiol levels are related to *Mycobacterium avium* complex lung disease：a cross-sectional study. BMC Infect Dis 2019；**19**：1055

23）Tsuyuguchi K, et al. Effect of oestrogen on *Mycobacterium avium* complex pulmonary infection in mice. Clin Exp Immunol 2001；**123**：428-434

24）Jain R, et al. Sex hormone-dependent regulation of cilia beat frequency in airway epithelium. Am J Respir Cell Mol Biol 2012；**46**：446-453

25）Coakley RD, et al. 17beta-Estradiol inhibits Ca2+ -dependent homeostasis of airway surface liquid volume in human cystic fibrosis airway epithelia. J Clin Invest 2008；**118**：4025-4035

26）Jhun BW, et al. Prognostic factors associated with long-term mortality in 1445 patients with nontuberculous mycobacterial pulmonary disease：a 15-year follow-up study. Eur Respir J 2020；**55**：1900798

27）Kim HJ, et al. BACES Score for Predicting Mortality in Nontuberculous Mycobacterial Pulmonary Disease. Am J Respir Crit Care Med 2021；**203**：230-236

28）Cho J, et al. Genome-wide association study of non-tuberculous mycobacterial pulmonary disease. Thorax 2021；**76**：169-177

29）Namkoong H, et al. Genome-wide association study in patients with pulmonary *Mycobacterium avium* complex disease. Eur Respir J 2021；**58**：1902269

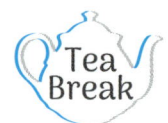

好中球とNTM
―好中球はどんなふうにかかわっているの？―

　好中球は末梢血中に最も多く存在する白血球であり，病原微生物を貪食・殺菌することで生体防御する重要な自然免疫担当細胞である．貪食反応には，補体や特異抗体が微生物に結合するオプソニン化貪食と，オプソニンに依存しない経路による貪食がある．オプソニン化貪食の場合，MAC などの非結核性抗酸菌（NTM）や結核菌であっても，効率よく食胞にリソソームが融合して，殺菌される[1, 2]．ところが，オプソニン非依存性の系では，病原性抗酸菌は殺菌を回避してしまう．好中球は細胞膜上に様々なパターン認識受容体（PRR）を発現し，各病原微生物がその表面に特異的に発現する病原体関連分子パターン（PAMPs）と結合することで，オプソニン経路とは異なった自然免疫応答を発揮する．スフィンゴ糖脂質はセラミドに様々な糖鎖が結合した細胞膜表面に発現する糖脂質である．なかでも，ラクトシルセラミド（LacCer）は，*Candida albicans* の様な病原性真菌から，大腸菌や赤痢菌，ウイルスにいたる様々な病原微生物に特異的に結合する[3]．ヒトの好中球はほかの動物とは異なり，細胞膜上に LacCer（CD17）を大量に発現し，細胞内情報伝達分子の Lyn と会合した脂質ラフトと呼ばれる膜ドメインを形成し，CD11b/CD18 分子のオプソニン非依存性の貪食反応を仲介するだけではなく，自らも PAMPs との結合を介して遊走や貪食，活性酸素産生を誘導する[4, 5]．特に好中球の貪食反応は，LacCer の脂質ラフトが Lyn と会合していないと起こらない．抗酸菌は細胞膜上に多様な PAMPs を発現している．なかでもリポアラビノマンナン（LAM）と呼ばれる糖脂質は病原性によらず抗酸菌に共通のPAMPs であり，ヒトの好中球とマクロファージの主要な貪食ターゲットとなっている（図1）[5, 6]．マンナンコア構造のマンノース側鎖は LAM の共通構造であり，好中球が貪食するためには必須のモチーフである[3, 6]．そして，好中球は貪食した菌を殺菌するために食胞膜上に新たな Hck と会合した LacCer の脂質ラフトを形成する[5]．NTM や結核菌は LAM の先端部分にマンノースキャップ構造を発現させることで，Hck が LacCer の脂質ラフトに会合することを阻止することで，食胞成熟を阻止し，殺菌から逃れている．

　肺 NTM 症で最も多い肺 MAC 症は，主に肺に感染し，軽快と増悪を繰り返して徐々に進行し，肺の組織障害を引き起こす．経過の個人差が大きく，無治療でもほとんど進行しない症例がある一方で，治療を行っても死にいたる場合もまれではない．マトリックスメタロプロテアーゼ（MMP）は，コラーゲンなどの細胞外マトリックスを分解する酵素であり，様々な肺疾患に関係する．好中球は MMP-8 や MMP-9 の肺における主な供給源であるが，不活性型の前駆体として感染・炎症部位に放出され，宿主由来の酵素によって活性化される．好中球は活性化されると NETs と呼ばれる網状に張り巡らされた DNA 繊維にヒストンや顆粒蛋白が絡んだ物質を細胞外へ放出する．NET 形成は感染防御に重要な役割を担う一方で，MMP も細胞外に放出する．患者から分離した MAC は，病態の重症度によらず健常者由来の好中球の NET 形成とそれに伴う MMP-8 や MMP-9，MPO の放出を強く誘導する[7]．さらに，MAC は好中球から選択的に IL-8 の産生も誘導する一方で，食胞成熟阻害活性については影響しない．また，非病原性抗酸菌はいずれの活性も好中球に誘導しない．肺 MAC 症において病変部位の主な細胞が好中球である患者は，重症度がより高い[8]．肺 NTM 症は，結核とは異なり，気管支拡張症・慢性閉塞性肺疾患（COPD）・囊胞性線維症（CF）など，病態の進展に MMP が関連する疾患の患者に多い[9]．好中球は NTM を貪食すると，殺菌できずに，IL-8 の作用により感染部位へ好中球をさらに集めてしまい，NET 形成を介した炎症と組織障害が慢性的に持続してしまうのであろう．今後，これら一連の分子機構を明らかにすることで肺 NTM 症の発症機構が明らかになることが期待される．

文　献

1) Mañes S, et al. Pathogens : raft hijackers. Nat Rev Immunol 2003 ; **3** : 557-568
2) Nakayama H, et al. Identification of anti-lipoarabinomannan antibodies against mannan core and their effects on phagocytosis of mycobacteria by human neutrophils. Tuberculosis（Edinb）2022 ; **132** : 102165
3) Nakayama H, et al. The regulatory roles of glycosphingolipid-enriched lipid rafts in immune systems. FEBS Lett 2018 ; **592** : 3921-3942
4) Iwabuchi K, Nagaoka I. Lactosylceramide-enriched glycosphingolipid signaling domain mediates superoxide generation from human neutrophils. Blood 2002 ; **100** : 1454-1464
5) Nakayama H, et al. Lipoarabinomannan binding to lactosylceramide in lipid rafts is essential for the phagocytosis of mycobacteria by human neutrophils. Sci Signal 2016 ; **9** : ra101
6) Kang PB, et al. The human macrophage mannose receptor directs *Mycobacterium tuberculosis* lipoarabinomannan-mediated phagosome biogenesis. J Exp Med 2005 ; **202** : 987-999
7) Nakamura K, et al. *Mycobacterium avium-intracellu-*

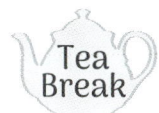

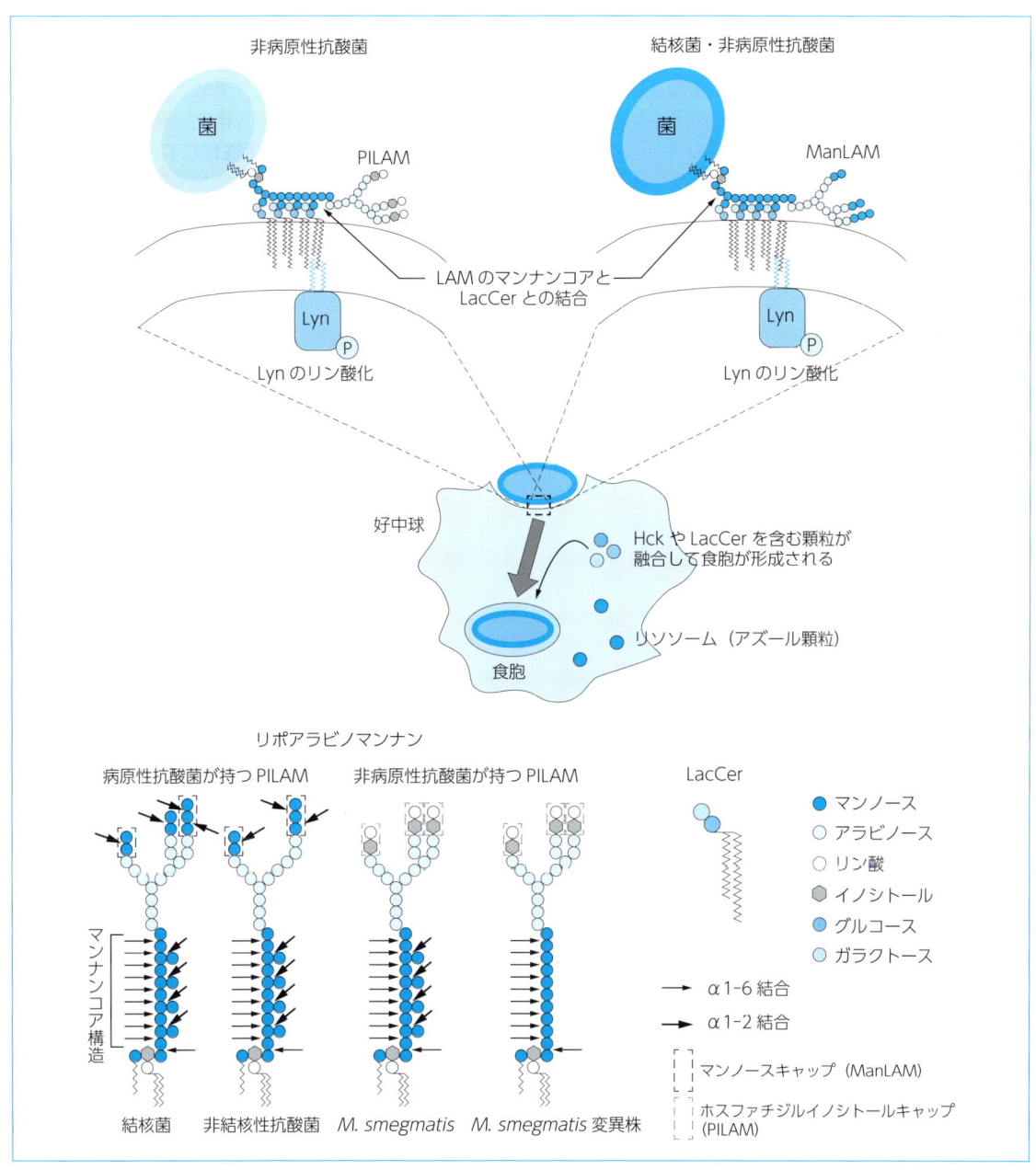

図 1　ヒト好中球の LacCer を介した抗酸菌の取り込みの仕組み

lare complex promote release of pro-inflammatory enzymes matrix metalloproteinases by inducing neutrophil extracellular trap formation. Sci Rep 2022 ; **12** : 5181

8) Inomata T, et al. Neutrophil predominance in bronchoalveolar lavage fluid is associated with disease severity and progression of HRCT findings in pulmonary *Mycobacterium avium* infection. PLoS One 2018 ; **13** : e0190189

9) Alkarni M, et al. The roles of neutrophils in non-tuberculous mycobacterial pulmonary disease. Ann Clin Microbiol Antimicrob 2023 ; **22** : 14

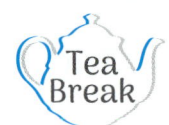

国際共同研究で紐解く宿主疾患感受性遺伝子
―世界の研究者とともに解明を目指す―

　筆者は，日本において肺 NTM 症の罹患率は 7 年間で約 2.6 倍と急激に増加し，すでに肺結核の罹患率を超え，肺 NTM 症が公衆衛生上重要な感染症であることを明らかにしてきた[1]．2020 年には日本において，肺 NTM 症の死亡者数は結核の死亡者数を凌駕し，世界においても肺 NTM 症による死亡者数が増加傾向にある．

　肺 NTM 症はヒトからヒトへの感染は基本的になく，感染・発症には宿主・病原菌の両者の関与が推測されるが，その病態にはいまだに不明な点が多かった．NTM は水や土壌などの環境中に常在する弱毒菌だが，他集団に比較してアジア人集団の罹患率が高いこと[2]，家族集積性のあること，やせ型の中高年女性に好発すること[3] が報告され，疾患感受性遺伝子の存在が強く推察されていた．

　そこで，筆者らのグループは，宿主ゲノム情報を併せ持つ肺 NTM 症の大規模コホートを構築した．肺 NTM 症のなかでも臨床的に 9 割以上の頻度を占める肺 MAC 症に着目し，1,066 例の肺 MAC 症の GWAS を行い，ゲノムワイド有意水準（$p<5.0\times10^{-8}$）を満たす疾患感受性 SNP（rs109592）を同定した[4]．

　16 番染色体上に位置する rs109592 では，minor allele をホモで保持する割合が $p=1.6\times10^{-13}$ と肺 MAC 症群において有意に低頻度であり（オッズ比：0.54），この SNP は *CHP2* のイントロン領域に位置し，GTEX のデータベースより肺 MAC 症の risk allele である rs109592（C）が肺において有意に *CHP2* の発現が低下しており発現量を調節する expression Quantitative Trait Locus（eQTL）効果を認めることから，肺 MAC 症の疾患感受性遺伝子と考えられた．*CHP2* は上皮細胞に発現している NHE（Na^+-H^+ exchanger）を介して pH を調整することから[5,6]，気道上皮細胞が肺 MAC 症で重要な役割を担う可能性が示唆され，肺 MAC 症の切除肺を用いた免疫染色では実際に気道上皮細胞に発現を認めた．さらに，本 SNP は日本人集団のみならず，韓国人・米国人集団においても集団を越えて肺 MAC 症のリスクであることが明らかになった．

　今回の GWAS のサンプルサイズは小規模であったが，幸運にも筆者のグループは肺 MAC 症の疾患感受性遺伝子を同定することができた．宿主因子の強い関与が疑われる肺 NTM 症/肺MAC 症にはさらなる疾患感受性遺伝子が存在することが当然のことながら推察される．未解明の疾患感受性遺伝子を明らかにすることができれば，新規病態解明や重症化予測に役立つだけでなく，国際的な共同研究を展開することで，肺NTM 症の集団間の共通性と個別性を紐解く，日本国内だけの研究では得られない新たな知見が見出される可能性がある．また，宿主研究においては，何よりも研究のサンプルサイズが重要な因子である．

　筆者は現在，米国・欧州・豪州・韓国・台湾をはじめとする世界の研究者とともに NTM Host Research Consortium という国際コンソーシアム（https://pulmonaryinfection.com/）を形成し，国際共同メタ GWAS を推進している．本研究に関心のある医療従事者・研究者は筆者まで一報をいただければ幸甚である．

文　献

1) Namkoong H, et al. Epidemiology of Pulmonary Non-tuberculous Mycobacterial Disease, Japan. Emerg Infect Dis 2016；**22**：1116-1117
2) Adjemian J, et al. Prevalence of Nontuberculous Mycobacterial Lung Disease in U.S. Medicare Beneficiaries. Am J Respir Crit Care Med 2012；**185**：881-886
3) Prevots DB, et al. Nontuberculous mycobacterial lung disease prevalence at four integrated health care delivery systems. Am J Respir Crit Care Med 2010；**182**：970-976
4) Namkoong H, et al. Genome-wide association study in patients with pulmonary *Mycobacterium avium* complex disease. Eur Respir J 2021；**58**：1902269
5) Bartoszewski R, et al. Ion channels of the lung and their role in disease pathogenesis. Am J Physiol Lung Cell Mol Physiol 2017；**313**：L859-L872
6) Ammar YB, et al. Crystal structure of CHP2 complexed with NHE1-cytosolic region and an implication for pH regulation. EMBO J 2006；**25**：2315-2325

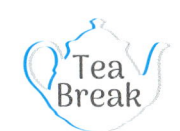

性ホルモンとの関係
―結局どこまでわかっている？―

1）なぜ肺 MAC 症は中高年女性に多いのか？

　十数年前，医学部の呼吸器内科の試験前に，NTM に関して筆者が唯一覚えたことは，「肺 MAC 症は中高年やせ型女性に多い」である．むしろ当時は，「その他は，いろいろ抗菌薬を組み合わせて投与するが治らないし，よくわかっていない病気である」くらい覚えておけばよかった．その後，NTM 症の診断，治療は少しずついろいろなことがわかってきたが，結局，なぜ中高年やせ型女性に多いのかは，誰にもわかっていない．

　中高年女性で多いとなると，誰しもが女性ホルモンとの関連性，特に閉経との関連性を疑いたくなる．Danley らは，この点に注目して，肺 MAC 症女性（$n＝35$）と対照群女性（$n＝27$）の性ホルモンの比較を行った．その結果，女性ホルモンのエストロン（E1），エストラジオール（E2）に差はなかった（E2 の結果：MAC 9 pg/mL vs. control 9 pg/mL）が，男性ホルモンの一種で，加齢とともに男女で減少するデヒドロエピアンドロステロン硫酸塩（DHEA-S）が肺 MAC 症女性で低かったと報告している[1]．この検証を行うため，筆者も閉経後の肺 MAC 症女性（$n＝42$）と対照群女性（$n＝91$）で E2，DHEA-S の比較を行ったが，こちらでは DHEA-S に有意差はなく，E2 が肺 MAC 症女性で低かった（MAC 2.20 pg/mL vs control 15.0 pg/mL）という結果に終わった[2]．しかしながら，両研究とも E2 のレベルは 10 pg/mL 前後と，通常の E2 測定法の検出限界周辺の非常に低いレベルの値であり，このレベルの差がどの程度病態に真に関連しているのかは明らかではない．また，因果関係も不明であり，肺 MAC 症罹患の結果として E2 や DHEA-S 低下が生じている可能性もあり，これらの研究から，性ホルモンの低下が肺 MAC 症の罹患と関連していると言い切ることは難しい．

　そもそも，肺 MAC 症の罹患と性ホルモンの関連を示すには，罹患前の性ホルモンの曝露状況を評価することが必要である．しかし，女性ホルモンの評価は実は難しい．閉経前は性周期により大きく変動するため定常値が評価しづらい一方，性周期の影響を受けなくなる閉経後は非常に低値になってしまうため，LC-MSMS による特殊な方法での測定が必要になり大変高額である．閉経後女性のホルモンを調査する大規模前向きコホートが存在すれば，性ホルモンと肺 MAC 症の関連については解決するかもしれないが，肺 MAC 症の罹患率を考えるとサンプルサイズを計算するだけで頭が痛くなるような状況である．

2）ホルモン補充療法が肺 MAC 症に関連する？

　大規模前向きコホートでホルモンと肺 MAC 症の関連に注目した研究としては，2022 年に韓国のグループが発表した研究がある．2009 年に national health screening exam に参加した肺 NTM 症罹患歴のない閉経後女性 1,400,095 例を非常に長期（追跡期間中央値 8.4 年）に追跡し，初潮年齢，閉経年齢，出産数，授乳期間，ピルの使用期間，ホルモン補充療法（HRT）の使用期間を調査し，その後の肺 NTM 症の罹患の有無との関連性を調べた研究である[3]．こんなに大きな健診システムのデータを研究に使えるだけでも羨ましいが，それをしっかり追いかけているのも本当に韓国はすごいなあと思う．

　この研究の結果では，初潮年齢，閉経年齢，出産数，授乳期間，ピルの使用期間と肺 NTM 症発症の関連はなかったものの，HRT の期間が長いほど肺 NTM 症の罹患率が高いというという結果を示している．この結果に従って考えれば，閉経後に HRT により，女性ホルモンが高いほど，肺 NTM 症にかかりやすくなるという結果である．

　しかし，HRT の普及率が非常に低い日本において，閉経後の女性ホルモンの微妙な差が肺 NTM 症の罹患に関連しているのかはよくわからない．やっぱり，population-base に大規模に女性ホルモンを評価し，その後の肺 NTM 症罹患の関連をみる疫学研究を行うほかないのかもしれない．あと，実際にホルモンが肺 NTM 症に関連していたとしても，どのような機序でその現象が説明できるのかはさっぱりわからない．ホルモンと NTM の謎は深まるばかりである．

文　献

1) Danley J, et al. Normal estrogen, but low dehydro-epiandrosterone levels, in women with pulmonary *Mycobacterium avium* complex. A preliminary study. Ann Am Thorac Soc 2014；**11**：908-914
2) Uwamino Y, et al. Low serum estradiol levels are related to *Mycobacterium avium* complex lung disease：a cross-sectional study. BMC Infect Dis 2019；**19**：1055
3) Choi H, et al. Female Reproductive Factors and Incidence of Nontuberculous Mycobacterial Pulmonary Disease Among Postmenopausal Women in Korea. Clin Infect Dis 2022；**75**：1397-1404

4 NTM症の日本と世界の疫学的動向
―どんな方法で何がわかった？―

非結核性抗酸菌（NTM）が肺NTM症の病原体として最初に認知されたのは，1954年のことであり，肺結核としてサナトリウムで療養中の患者から検出された[1]．遺伝子検査技術の進歩に伴い，現在200種以上の菌種が確認されており，そのうちヒトに病原性のある菌は110種程度である．いずれも環境生息菌であり，自然界の土壌，水系，都市の給水システム（浴槽，シャワー），ハウスダストなどに生息する．一般に，NTMを含むエアロゾルを経気道的に吸引することにより感染し，ヒトからヒトへの感染の可能性はほぼないと考えられている．肺NTM症例から最も多く分離される菌種は，*M. avium, M. intracellulare, M. kansasii, M. abscessus* である．肺NTM症の経過は長く，*M. kansasii* を除くこれらの症例の多くは，化学療法に抵抗性を示し，再燃・再感染が起こりやすく，難治性である．したがって，診断された肺NTM症例のすべてが治療の対象となるわけではない．さらに，肺NTM症と肺外NTM症，それぞれから分離・同定される菌種はそれぞれ大きく異なる特徴を有することも考慮しなければならない[1~3]．

1 疫学研究の手法

NTMによる難治性疾患が人口規模でどの程度蔓延しているのかは，公衆衛生上の重大な関心事項である．NTMによる疾病負荷を明らかにするためには，集団を対象とした疫学研究が必要である．こうした疫学研究による知見の積み重ねが，近年，肺NTM症が世界的な増加傾向にあることを明らかにしてきた．NTMの疫学研究では，主に表1にまとめた指標が用いられる．それぞれの詳細については，次に述べていく．

表1　NTM疫学研究における主な疫学指標

罹患率（発生率）	発生率（incidence）は，一定期間内にどれだけの疾病が発生したかを示す指標であり「罹患率」と訳されることが多い．罹患率とは，ある「期間」，観察集団で発生した新規診断者の数を，その期間の観察集団人口（期間×人口）で除した値．一般に1年単位で算出され，単位人口を「人口10万人」とすることが多い．
有病率	有病率とは，ある「一時点」において，健康問題を有する人の割合である．集団の健康負荷を定量化し，介入方法を考えるなど公衆衛生で有用な指標である．ある一時点における疾病を有する者の数（有病数）を観察集団の人口で除すことで得られる．罹患率と同じく単位人口を「人口10万人」とすることが多い．
死亡率	死亡率は，ある期間内，ある集団内において観察された，疾患による死亡数を，その期間の観察集団人口（期間×人口）で除した値．一般に1年単位で算出され，単位人口を「人口10万人」とすることが多い．
抗体保有率	感染症の流行動態を定量化する指標．皮膚反応試験や抗体検査，またはインターフェロン遊離試験などによる感染診断法を用いる．ある期間内，またはある一時点の，観察集団内における既感染者数の割合で示される．

表2　肺 NTM 症罹患率の計算式

TB_{case}	母集団の肺結核罹患数 （肺結核届出数）
$\widetilde{TB_{case}}$	観察集団の肺結核罹患数 （PCR 検査陽性数）
$TB_{coverage}$	観察集団の肺結核カバー率 （肺結核届出数に対する観察集団内の肺結核症例の割合） $TB_{coverage}＝\widetilde{TB_{case}}/TB_{case}\cdots(1)$
NTM_{case}	母集団の肺 NTM 症罹患数（推定）
$\widetilde{NTM_{case}}$	観察集団の肺 NTM 症罹患数 （肺 NTM 症の細菌学的症例定義に当てはまる者の数）
$NTM_{coverage}$	観察集団の肺 NTM 症カバー率 $NTM_{coverage}＝\widetilde{NTM_{case}}/NTM_{case}\cdots(2)$
TB_{rate}	年間肺結核罹患率（人口 10 万対） $TB_{rate}＝[TB_{case}/$母集団の人口×観察期間 1 年$]×100,000\cdots(3)$
NTM_{rate}	年間肺 NTM 症罹患率（人口 10 万対） $NTM_{rate}＝[NTM_{case}/$母集団の人口×観察期間 1 年$]×100,000\cdots(4)$

2　NTM の疫学研究

a 肺結核罹患率を用いた肺 NTM 症の罹患率の推定

1968 年，全国 13 施設の国立療養所を対象に，日本ではじめて肺 NTM 症の全国調査が行われた[4]．以降 1971〜1997 年までの 26 年間，統一した計算方法で全国調査を継続し，肺 NTM 症の罹患率が報告された．この罹患率とは，次の計算式で定義される．

肺 NTM 症罹患率（人口 10 万対）＝
（新規肺 NTM 症診断数/新規肺結核診断数）×
活動性肺結核届出率（人口 10 万対）

毎年新規に診断された肺結核症例における肺 NTM 症例の割合（比）をとり，全国統計である同年の人口 10 万対活動性肺結核届出率に乗じることで，人口 10 万対肺 NTM 症罹患率が算出される（表2）．この単一指標を用い，その年次推移を追跡した結果，肺 NTM 症の罹患率は，1971 年の 0.89 から，1980 年には，1.51，さらに 1997 年には 3.0 を上回る罹患率であると推計され，1970 年代以降の肺 NTM 症が増加傾向にあるこ

とが明らかとなった．

以降は，2001 年，2007 年[5]，および 2014 年[6]と断続的ながら全国調査は継続されている．上述のとおり，2014 年における肺 NTM 症罹患率は，人口 10 万対 14.7 と推計されており，2000 年代以降，その増加傾向は加速していることがわかる（図1）．

民間検査施設の抗酸菌検査（観察集団）の肺結核カバー率を肺 NTM 症カバー率 $NTM_{coverage}$ の近似値と仮定すると，（2）式より，

$$NTM_{coverage}≈TB_{coverage}＝\widetilde{NTM_{case}}/NTM_{case}$$

ゆえに，

$$NTM_{case}＝\widetilde{NTM_{case}}/TB_{coverage}\cdots(6).$$

（1）式より，（6）式を展開すると，

$$NTM_{case}＝\widetilde{NTM_{case}}[\widetilde{TB_{case}}/TB_{case}]-[\widetilde{NTM_{case}}/\widetilde{TB_{case}}]×TB_{case}\cdots(7).$$

（4）式より，

$$NTM_{rate}＝[\widetilde{NTM_{case}}/\widetilde{TB_{case}}]×TB_{case})/$$
母集団の人口×観察期間 1 年$]×100,000$

すなわち，

29

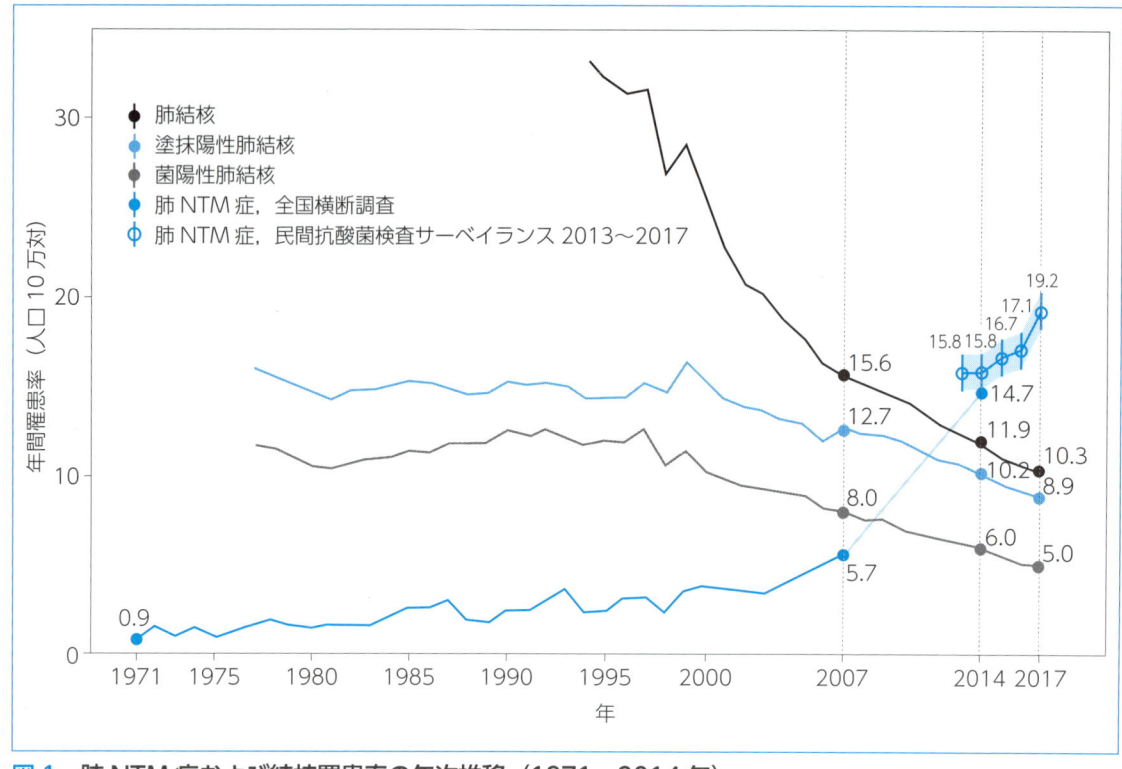

図1 肺NTM症および結核罹患率の年次推移（1971～2014年）
1971～1997年は国立療養所非定型抗酸菌症共同研究班[4]，2001年と2007年は非結核性抗酸菌症研究協議会[5]，2014年は日本医療研究開発機構（AMED）の委託研究開発事業[6]による報告（以降については後述）．

$$NTM_{rate} = [\widetilde{NTM_{case}}/\widetilde{TB_{case}}] \times [TB_{case}/$$
母集団の人口×観察期間1年] ×100,000

となり，（3）式より以下を得る．

$$NTM_{rate} = [\widetilde{NTM_{case}}/\widetilde{TB_{case}}] \times TB_{rate} \cdots (8).$$

（8）式は，肺NTM症罹患率が，抗酸菌検査データの肺NTM症例数と肺結核症例数の比に，肺結核届出率を乗じて計算される推定値であることを示している．

b 肺NTM症の診断基準を用いた全国横断調査

肺NTM症の診断基準（表3）をもとにした横断的疫学調査について，2001年，2007年および2014年に報告がある[7]．全国200床以上の医療機関を対象として，表3の診断基準を満たす肺NTM症例と，同期間における結核届出数を質問票として回収し，肺NTM症罹患率を推定したも

のである[7]．2001年の調査では，「6ヵ月間」に受診した患者のうち，新規の肺NTM症および同期間の菌陽性肺結核症と診断された症例について，2,051医療機関中521（25.4%）の回答があり，罹患率は人口10万対5.9と推定された．一方，2007年の調査では，受診期間が変更され，「2ヵ月間」に受診した患者のうち，新規の肺NTM症および菌陽性肺結核症と診断された症例について，2,674医療機関に対し質問票調査を実施し，532（19.9%）の回答を得て，罹患率は人口10万対5.7と推定された．

さらに2014年の全国調査では，肺NTM症の診断基準が米国呼吸器学会および米国感染症学会に準じて改定された．2014年1～3月の3ヵ月間，日本呼吸器学会の認定あるいは関連施設であった，664施設を対象とした質問票調査が実施された（回収率62.3%）．また，上述の肺NTM症罹患率を求めるための指標を，「菌陽性肺結核」の代わりに結核届出率（人口10万対12.9）と変

表3 肺NTM症の診断基準

A 臨床的基準（以下の2項目を満たす）
　1. 胸部画像所見（HRCTを含む）で，結核性陰影，小結節性陰影や分枝状陰影の散布，均等性陰影，空洞性陰影，気管支または細気管支拡張所見のいずれか（複数可）を示す．ただし，先行肺疾患による陰影がすでにある場合は，この限りではない．
　2. 他の疾患を除外できる．
B 細菌学的基準（菌種の区別なく，以下いずれか一項目を満たす）
　1. 2回以上の異なった喀痰検体での培養陽性．
　2. 1回以上の気管支洗浄液での培養陽性．
　3. 経気管支生検または肺生検組織の場合は，抗酸菌症に合致する組織学的所見と同時に組織，または気管支洗浄液，または喀痰での1回以上の培養陽性．
　4. まれな菌種や環境から高頻度に分離される菌種の場合は，検体種類を問わず2回以上の培養陽性と菌種同定検査を原則とし，専門家の見解を必要とする．

以上のA, Bを満たす．

(Fukuoka T, et al. Respir Investig 2017；**55**：376-379[7] より引用)

更している．その結果，2014年の肺NTM症の罹患率は，人口10万対14.7と推定され，2007年と比較して2.6倍であった．また，2017年の菌陽性肺結核届出率（人口10万対10.7）を上回っていることがわかった[6]．さらに，肺NTM症の診断例2,327件から分離・同定された菌種は，*M. avium-intracellulare* complex が88%，次いで *M. kansasii*（4.3%），*M. abscessus*（3.3%）であった．これらの分離・同定株の地理的な分布については，*M. avium-intracellulare* complex のうち，*M. intracellulare* は，北海道地方11.1%，東北地方24.6%，関東地方23.5%，中部地方30.9%，近畿地方36.3%，中国地方36.7%，四国地方49.1%，九州地方59.7%，沖縄地方66.7%と報告され，南西へ向かうほど割合が多くなる傾向を認めていた[8]．

C 死亡統計を用いた疫学調査

肺NTM症は，一般的に予後が良好であるとされているが，その死亡率について，人口規模での調査報告は少なく，死亡動態も十分に明らかではない．

死亡に関する指標として，年齢調整死亡率が用いられることが主であるが，地域比較をするには，標準化死亡比（standard mortality ratio：SMR）を用いるとよい．SMRとは，地域による人口構成の違いを除去して死亡率を比較するための指標であり，以下のとおり求められる．

$$SMR = 観察集団の実際の死亡数 / \sum_{i=1}^{n}[基準集団の年齢階級 i の死亡率 × 観察集団の年齢階級 i の人口]) × 100$$

SMRが1より大きい観察集団は，基準集団より肺NTM症死亡率が高く，1より小さい場合は基準集団より死亡率が低いことを意味する．また，SMRの算出には年齢階級別死亡率が必要だが，そのようなデータが得られない場合や，人口規模の小さい集団で年齢階級別死亡率の偶然変動が大きい場合の年齢調整の手法として用いることもできる．言い換えれば，分子が実際の観測数であるのに対し，分母はその期待値となるため，SMRは，

$$SMR = 観察集団の実際の死亡数 / 観察集団の期待死亡数 × 100$$

と説明することができる．

たとえば，日本の都道府県（観察集団）の肺NTM症死亡率を比較する場合を考える．基準となる集団の死亡率として，一般に全国値が用いられ，SMRが1より大きい都道府県は全国平均より肺NTM症死亡率が高く，1より小さい場合は全国平均より死亡率が低いことを意味する．すなわち，A県の肺NTM症のSMRは，

$$SMR_{A県} = A県の肺NTM死亡数 / \sum_{i=1}^{n}[日本全体の年齢階級 i の死亡率 × A県の年齢階級 i の肺NTM死亡数] × 100$$

により，求められる．

　このSMRと年齢調整死亡率を約40年分の死亡統計から算出し，肺NTM症による死亡数の年次推移と死亡率の地域差を明らかにした調査研究が実施された[9]．その結果，肺NTM症の人口10万対死亡率は，1990年の0.13に対し，2005年には0.65となり，15年間で約5倍に増加していることがわかった．死亡率は，1970年以降は男女ともに増加しており，2005年以降は女性が男性より高くなっていた．年齢調整死亡率についても同様に，2010年まで女性が男性よりも増加率が高い傾向が認められている．さらに，SMRを都道府県ごとに算出し，肺NTM症の年齢調整別死亡率の地域差を比較したところ，肺NTM症死亡率は日本の中部および西部，特に太平洋に沿った南部沿岸地域で高い傾向があることが明らかになっている．

d 肺NTM症のコホート研究による有病率調査

　有病率（prevalence）とは，ある一時点に疾病を有している人の割合を指し，以下により求めることができる（表1）．

　　有病率＝(ある一時点における疾病を有する者の数（有病数))/観察集団の人口×10^n（単位人口)

　ある時点における人口集団の健康問題の大きさや負荷を定量化する指標である．しかし一般に，分子の要素である「有病数」を知ることは容易ではない．その場合，死亡率から肺NTM症の有病率を求める方法がある．肺NTM症の有病率は，以下によって算出することができる[10,11]．

　　肺NTM症の有病率＝[平均有病期間×肺NTM症の死亡数/肺NTM症の死亡率]/対象人口×10^n（単位人口)…(1)

　ここに，肺NTM症の有病率を明らかにしたひとつのコホート研究の報告がある[12]．呼吸器専門外来を持つ医療施設において，2004〜2006年の間に肺NTM症（*M. avium-intracellulare* complex）と診断された新規診断309症例を初診から5年間追跡調査することにより，肺NTM症による死亡率および有病率が明らかにされた．

この施設で新たに *M. avium-intracellulare* complexによる肺NTM症と診断された症例は，2004年の88/291例（30%），2005年の108/324例（33%）および2006年の113/325例（33%）であった．5年間の追跡期間中に死亡した症例は10%（31例）であり，そのうち *M. avium-intracellulare* complexによる肺NTM症により死亡した症例は4.2%（13例）だった．年間死亡率は，平均して約1.5%前後（1〜2%）であった．2012年の *M. avium-intracellulare* complexによる肺NTM症634症例を対象とした先行研究[12]によると年間死亡率は1.1%と報告されていたことから，この肺NTM症の死亡率を1〜2%として，日本人口の代表値と仮定した．2005年の肺NTM症関連の死亡数832（人口動態統計）であるから，上記(1)式により，肺NTM症死亡数832を死亡率0.01および0.02（1〜2%）で除すと，*M. avium-intracellulare* complexによる肺NTM症の有病数は，全国で41,600〜83,200人と推計される．さらに同年の総人口で除すと，2005年の肺NTM症の有病率は，人口10万対33〜65となる．したがって，*M. avium-intracellulare* complexによる肺NTM症の有病率は，2007年に推定された人口10万対5.7の罹患率よりも，6〜10倍高いことが明らかとなった．

e レセプト情報を活用した疫学調査

　2011年以降，厚生労働省はレセプト情報・特定健診等データベース（以下NDB）をパブリックドメイン（ただし申請条件あり）とした．レセプト情報とは，診療報酬明細書に記載された情報のことを指している．保険診療を行った医療施設が，診療報酬請求のために月末に患者ごとに集計した情報が含まれている．NDBのレセプトから取得できる情報は，主に，診療開始日，医療機関，疾患名，投薬，注射，処置，手術，検査，および画像診断などである．医科・調剤レセプトの電子化割合は99.9%であり，NDBは日本の医療施設のほぼすべてをカバーしている．しかしながら，レセプト情報には，検査結果および疾患の経過など具体的な診療情報が含まれていないため，情報は限定的である．

このNDBのレセプト情報を活用した肺NTM症の疫学調査の結果が2017年に報告されている[13]. 2010年1月〜2014年12月までの日本国内のレセプトのうち，調査対象は，NTM症のレセプトに該当する約1億件に絞られた（約37万人）. 肺NTM症の症例定義を「肺NTM症に関連するレセプトが5件以上の者」として分析したところ，2011年に新たに発症・診断された肺NTM症例数は3万人，人口10万対罹患率は25と推定され，2007年罹患率（5.7）をさらに上回っていた. 一方，2011年の肺NTM症有病数は約11万人，人口10万対有病率は90と推定され，「**c** 死亡統計を用いた疫学調査」で前述した死亡率をもとに算出された2005年有病率（33〜65）よりも高いことが明らかになった.

さらに，2010〜2014年までの5年間の観察期間を通して，肺NTM症の人口10万対有病率は平均12.5%（10〜16%）ずつ増加を続け，1.62倍となった. 新規肺NTM症例の平均年齢は71歳（標準偏差値59〜83），年齢階級別では，20〜39歳で3.4%，40〜59歳で13.0%，60〜79歳で55.8%，80歳以上で27.5%であり，60歳以降の有病率が高い. 性別では，女性が6割近くを占めていた. 肺NTM症有病率は，南西の地域が全国平均より高く，北東の地域は平均より低い傾向にあり，顕著な地域差を認めている.

3 諸外国におけるNTMの疫学的動向

a 北米，欧州，大洋州（オセアニア）地域

2000年代に行われた調査では，日本における肺NTM症の罹患率および有病率は，米国，カナダ，オーストラリア，および欧州諸国に比べて高い傾向が示されている[14〜16]. 肺NTM症の罹患率（人口10万対）は，米国2.0（ニューヨーク州，2000〜2003年），デンマーク1.08（1997〜2008年），フランス0.73（2001〜2003年），ギリシャ0.7（2004〜2006年），オーストラリア3.2（2005年），ニュージーランド1.17（2004年）と報告されているのに対し，日本は5.7（2007年）と高い. 肺NTM症の有病率（人口10万対）についても同様，米国（Integrated Health Care

Delivery Systems：IHDS）では，1994〜2006年の間に1.4から6.7へと増加傾向，カナダでは2008年にオンタリオ州で6.8と報告されており，同時期の2005年に推定された日本の有病率（35〜65）がはるかに高いことがわかる[9].

b アジア地域

アジア地域のNTMに関する疫学研究は，主に台湾や韓国の報告が散見されるのみであり，流行動態はよくわかっていない[12]. その報告によると，台湾および韓国では，*M. abscessus* の分離・同定の頻度が高い傾向にあるとされている. 日本でも，*M. avium-intracellulare* complex による肺疾患の増加から転じて，*M. abscessus* による菌交代現象の可能性が示唆されているが，増加しているという報告はこれまでになかった. しかし，2013〜2017年にかけての衛生検査施設の抗酸菌検査情報を用いた日本の調査研究の報告によると，（細菌学的定義よる）肺NTM症例からの *M. abscessus* の分離・同定頻度が *M. kansasii* を上回り，増加している可能性がはじめて示唆された[17]. 日本の近傍であるアジア諸国においてもNTMによる高い疾病負荷が懸念されるため，これらの地域におけるNTMの流行動態の把握が急務である.

4 NTMのサーベイランス・システムの現状

NTMによる難治性疾患の増加は，世界中で公衆衛生上の重大かつ喫緊の課題となっていることはいうまでもない. しかしながら，環境菌であるとされるNTMについては，ヒトからヒトへの感染についての科学的根拠が欠如しているため，日本を含むほとんどの国で感染症としての法的な位置づけは低く，全国的なサーベイランス・システムが確立されていない（表4）. そのため，NTMによる疾病負荷を明らかにするために，時間や費用といった膨大なコストをかけた大規模な調査研究に頼らざるを得ない. しかし，多大な労力にもかかわらず，感染症サーベイランスに求められる迅速性や逐次性に欠け，極めて限局的な情報しか得られないのが現状である[16〜19]. また，前述の

表 4　各国の NTM サーベイランス・システムの現状

オーストラリア	オーストラリアのクイーンズランド州で，NTM 症の新規診断症例から分離・同定された菌種の届出制度があり，病原体サーベイランスが行われている[17].
米国	米国疾病管理予防センター(CDC) が，新興感染症プログラム（EIP）の一環として，4 つの地域（コロラド州，ミネソタ州，ニューヨーク州，オレゴン州）で，衛生検査施設の情報を用い，病原体を含む定点サーベイランスを実施している．NTM による肺および肺外感染症の流行動態に加え，細菌学的検査，薬剤感受性，および分子疫学に関する情報を公開している[18].
フランス	フランスでは，French Mycobacteria Study Group の衛生検査施設ネットワークの一部から定点サーベイランスによる有病率の報告があるが，制度化はされていない[19].
日本	日本では，現在のところ NTM に関する届出制度はない.

とおり，NTM は菌種によって症状や発症部位，薬剤感受性などに大きな差異が認められるため，診断と治療選択には，細菌学的検査所見が極めて重要な役割を果たす（表 3）．したがって，NTM のサーベイランスにおいては，個々の NTM 症例の臨床情報と細菌学的情報を紐づけることが必要不可欠である．このようなシステムは，NTM 症の発生動向をモニタリングするだけでなく，NTM の疫学分野の発展のために重要な役割を果たす.

a 民間の衛生検査施設と抗酸菌検査情報

　日本では，全国の医療施設の抗酸菌検査のおよそ 8 割以上を民間の衛生検査施設が受託しており，結核および NTM による感染症の診断にかかわる膨大な細菌学的情報が蓄積されている．各抗酸菌検査受検者の性・年齢，地理情報などの個人属性が，抗酸菌検査情報（検体材料，培養検査，核酸増幅検査（NAT），DNA-DNA ハイブリダイゼーション（DDH），マトリックス支援レーザー脱離イオン化飛行時間型質量分析計（MALDI-TOF MS）による遺伝子解析など）にリンクされている．科学的な価値が非常に高い情報である.

b 衛生検査施設の抗酸菌検査情報を用いた疫学研究

　ここに，衛生検査施設の抗酸菌検査情報を用いた肺 NTM 症の疫学研究の試みがある[20]．大手検査会社の日本全国の衛生検査施設より，2012〜2013 年の 2 年間の抗酸菌検査情報の提供を受けて，表 3 のア）喀痰検体による培養検査で陽性 2 回，またはイ）気管支鏡（気管支洗浄含む）・生検による培養検査で陽性 1 回の細菌学的診断基準[21]を満たす合計 7,523 人の肺 NTM 症例について分析を行った．その結果，先行研究と同様に，*M. avium-intracellulare* complex による肺疾患において，東日本では *M. avium*，西日本では *M. intracellulare* が同定される割合が高いことが示された[9]．さらに，近畿地方で *M. kansasii* が，九州・沖縄地方で *M. abscessus* が多く同定されるなど，地域差を明らかにした．罹患率を推定するには十分な観察期間がなかったが，サーベイランス・システムへの応用可能性について，予備的な知見として重要な研究となった.

c 民間衛生検査施設の抗酸菌検査情報を活用したサーベイランス・システム

　上述の知見は，民間衛生検査施設の抗酸菌検査情報をベースにした NTM の全国的なサーベイランス・システムの開発を目的とした研究に発展した[22]．大手検査会社 2 社の研究協力のもと，日本全国から収集した抗酸菌検査情報の一元化データベースを作成し，表 3 の細菌学的診断基準に基づく肺 NTM 症の症例定義アルゴリズムを組み込んで，肺 NTM 症の罹患率および可視化された記述疫学的なレポートを逐次生成することを主目的としたコンピュータ・システムのプロトタイプを開発・実装し，サーベイランス・システムとしての実用可能性について検証したものである.

　肺 NTM 症の人口 10 万対罹患率は，2013 年の15.8（信頼区間：14.9〜16.8）から 2017 年には 19.2（信頼区間：18.2〜20.4）へと，17.7% の増加傾向を示した（図 1，図 2）．さらに肺

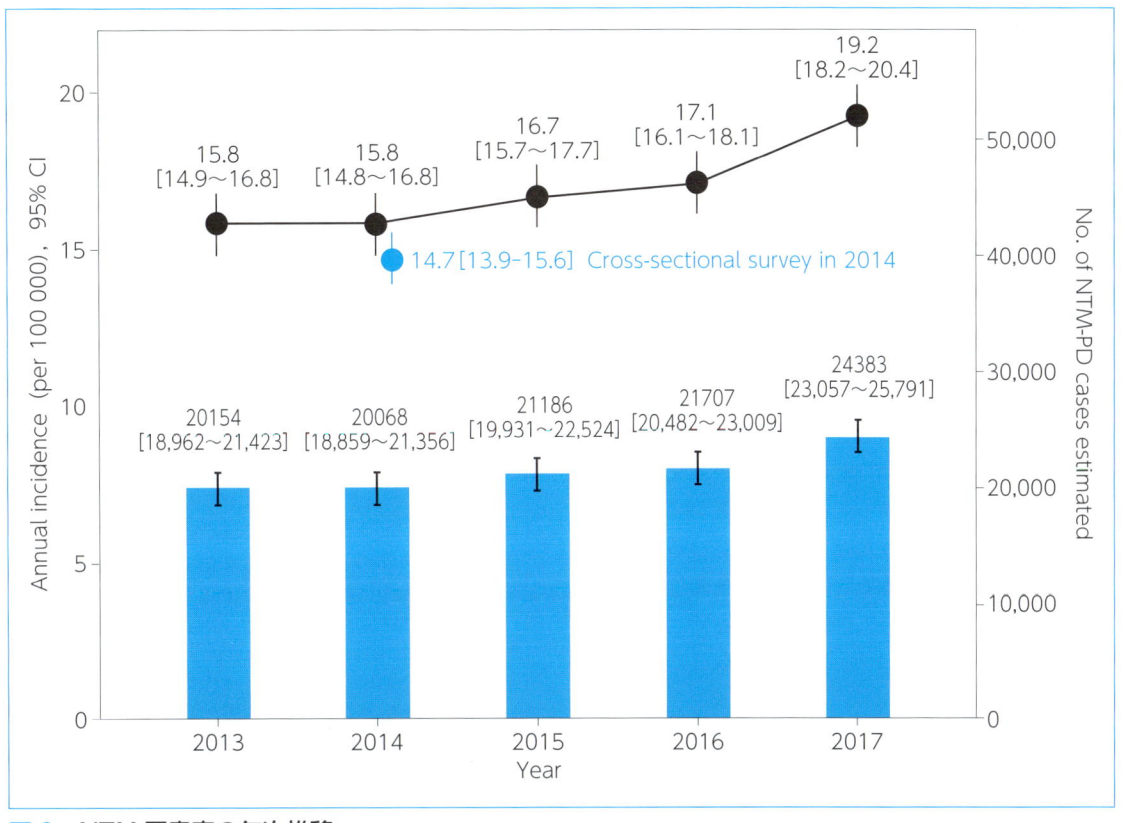

図2　NTM 罹患率の年次推移

(Hamaguchi Y, et al. ERJ Open Res 2025 ; **11** : 00337-2024[22]) より引用)

NTM 症例から分離・同定された NTM 種の 93.0% が *M. avium-intracellulare* complex と大半を占める一方，*M. abscessus* が *M. kansasii* の割合を観測史上はじめて上回った．肺 NTM 症例の性・年齢分布は先行研究と類似していた．特に，民間衛生検査施設の肺結核症例数と全国感染症発生動向調査の肺結核届出数との間に，性・年齢分布におおむね一致した特徴がみられたことから，民間衛生検査施設の抗酸菌検査情報の，NTM のサーベイランス・システムとしての実用性を示す有力な選択肢であることを示した．こうした抗酸菌検査情報による NTM サーベイランス・システムは，疾病負荷のモニタリングのみならず，NTM に数多く残された未知の領域，自然史や病態メカニズムの解明を目的とする研究の加速化が期待される．

5　今後の展望

a　地球規模の環境因子がもたらす NTM の健康課題

　NTM の環境細菌としての側面から，環境因子が NTM や私たちの身近な生態系と相互作用していることが多くの研究で示されている[23~25]．住環境因子（水道設備や機器，生活圏を取り巻く土壌や鉱物など）が，リスク因子として NTM 症の感染・発病に影響を与えていることは知られているが，近年になって，地球規模の環境因子（気象変動，地殻変動，自然災害など）が，ヒトの属する生態系に影響し，NTM 症の環境リスク因子となりうることが明らかになってきた．したがって，NTM をミクロレベルの視点から地球規模の健康問題としてマクロレベルまで視野を広げ，理解することが重要である．したがって，NTM の

病態解明のために，世界中の学際的協力を通じた取り組みの必要性がますます増していくだろう．

b NTM の感染様式

近年の遺伝子検査法など診断技術の進歩による診断率の向上が，NTM の罹患率の急増に影響している可能性を差し引いても，日本の NTM 症の増加傾向に疑いの余地はない．しかしながら，NTM 症の発生頻度を retrospective にモニタリングし続けても，NTM の真の流行実態を捉えているとはいえない．なぜなら，「発症」や「死亡」は氷山の一角として観測されているに過ぎず，水面下に潜伏する「感染」という状態がみえていないからである．したがって，日本における NTM の感染人口，すなわち人々が曝されている感染リスクを明らかにし，将来 NTM が公衆衛生に与えるインパクトを定量的に評価することで（将来予測），感染拡大防止という策を講じることは，極めて重要である．

疫学研究の進展により，世界中で肺 NTM 症の罹患率，有病率，および死亡率の増加傾向と，地域差が明らかとなってきた．日本における肺 NTM 症罹患率は，諸外国で報告されているよりも高く，肺 NTM 症の蔓延状態にあるといえる．このため，NTM による感染症の発生動向の逐次把握に加え，ガイドラインに沿った診断・治療法の遵守，および公衆衛生上 NTM への感染拡大に加な限りの歯止めをかけ，有効なワクチンあるいは治療薬の開発の早期実現が望まれる．

文　献

1) Timpe A, Runyon EH. The relationship of atypical acid-fast bacteria to human disease ; a preliminary report. J Lab Clin Med 1954 ; **44** : 202-209
2) Winthrop KL, et al. On the Reportability of nontuberculous mycobacterial disease to public health authorities. Ann Am Thorac Soc 2016 ; **14** : 314-317
3) Salfinger M, et al. Has the time come to require nontuberculous mycobacteria reporting? NTM-TB Insights : 1-4, 2016
4) 束村道雄ほか．日本における非定型抗酸菌感染症の研究．結核 1982 ; **57** : 299-310
5) 日本結核・非結核性抗酸菌症学会（編）．抗酸菌検査ガイド 2020, 南江堂，東京，2020
6) Namkoong H, et al. Epidemiology of Pulmonary Nontuberculosis Mycobacterial Disease, Japan. Emerg Infect Dis 2016 ; **22** : 1116-1117
7) Fukuoka T, et al. Health checkup system and pulmonary nontuberculous mycobacterial disease. Respir Investig 2017 ; **55** : 376-379
8) 倉島篤行．7 年ぶりに行われた肺非結核性抗酸菌症全国調査結果について．結核 2015 ; **90** : 605-606
9) Morimoto K, et al. A steady increase in nontuberculous mycobacteriosis mortality and estimated prevalence in Japan. Ann Am Thorac Soc 2014 ; **11** : 1-8
10) Morrison AS. Sequential pathogenic components of rates. Am J Epidemiol 1979 ; **109** : 709-718
11) Corbett EL, et al. The growing burden of tuberculosis : global trends and interactions with the HIV epidemic. Arch Intern Med 2003 ; **163** : 1009-1021
12) Simons S, et al. Nontuberculous mycobacteria in respiratory tract infections, eastern Asia. Emerg Infect Dis 2011 ; **17** : 343-349
13) Hayashi M, et al. Prognostic factors of 634 HIV-negative patients with *Mycobacterium avium* complex lung disease. Am J Respir Crit Care Med 2012 ; **85** : 575-583
14) Morimoto K, et al. A steady increase in nontuberculous mycobacteriosis mortality and estimated prevalence in Japan. Ann Am Thorac Soc 2014 ; **11** : 1-8
15) Izumi K, et al. Epidemiology of adults and children treated for nontuberculous mycobacterial pulmonary disease in Japan. Ann Am Thorac Soc 2019 ; **16** : 341-347
16) Prevots DR, et al. Global Epidemiology of Nontuberculous Mycobacterial Pulmonary Disease : A Review, Clinics in Chest Medicine 2023 ; **44** : 675-721
17) Thomson R, et al. Notification of nontuberculous mycobacteria : an Australian perspective. Ann Am Thorac Soc 2017 ; **14** : 318-323
18) Grigg C, et al. Epidemiology of Pulmonary and Extrapulmonary Nontuberculous Mycobacteria Infections at 4 US Emerging Infections Program Sites : A 6-Month Pilot. Clin Infect Dis 2023 ; **77** : 629-637
19) Maugein J, et al. Sentinel-site surveillance of *Mycobacterium avium* complex pulmonary disease. Eur Respir J 2005 ; **26** : 1092-1096
20) Morimoto K, et al. A Laboratory-based Analysis of Nontuberculous Mycobacterial Lung Disease

in Japan from 2012 to 2013. Ann Am Thorac Soc 2017；**14**：49-56

21）Daley CL, et al. Treatment of nontuberculous mycobacterial pulmonary disease：an official ATS/ERS/ESCMID/IDSA clinical practice guideline. Clin Infect Dis 2020；**71**：905-913

22）Hamaguchi Y, et al. Laboratory-based surveillance of nontuberculosis mycobacterial pulmonary disease in Japan. ERJ Open Res 2025；**11**：00337-2024

23）Thomson RM, et al. Influence of climate variables on the rising incidence of nontuberculous mycobacterial（NTM）infections in Queensland, Australia 2001-2016. Sci Total Environ 2020；**740**：139796

24）Mercaldo RA, et al. Environmental risk of nontuberculous mycobacterial infection：Strategies for advancing methodology. Tuberculosis（Edinb）2023；**139**：102305

25）Morimoto K, et al. Prevention of aerosol isolation of nontuberculous mycobacterium from the patient's bathroom. ERJ Open Res 2018；**4**：00150-2017

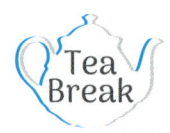

アジアの NTM
―沖縄の NTM 研究―

　沖縄県は日本で唯一，県全域が亜熱帯気候に属し，感染症の疫学が日本本土と大きく異なる疾患が多数存在する．たとえば，HTLV-1 感染症，糞線虫症，D 型肝炎ウイルス感染症，ヒトヘルペス 8 型ウイルスによる古典型 Kaposi 肉腫は沖縄県で多い．また，沖縄県は胃癌が最も少ない県であるが，沖縄県で検出されるヘリコバクター・ピロリは低病原性であることが知られている．このように，沖縄県には独特な感染症の疫学がある．肺 NTM 症に関しては，日本で実施された原因菌種調査では *M. abscessus* species（MABS）の検出率は 3％程度であるが，沖縄県で診療している肌感覚ではこの割合よりも多い印象があった．そこで，沖縄県における肺 NTM 症の原因菌種を調査したところ，2 つの主要病院を対象に行った先行研究では MABS の割合は 36％であった[1]．その後，2 つの離島（石垣島，宮古島）も含めた沖縄県内の 15 病院に対象を広げて調査したところ，23％という結果となったが，上述の日本全体のデータと比較すると極めて高い検出頻度であることに変わりはない．

　沖縄県の土壌 pH は地域によって大きく異なり，沖縄県中北部と石垣島の土壌は主に強酸性，沖縄県南部の土壌は主にアルカリ性である．この点に着目し，沖縄県中北部と石垣島に位置する医療機関とそれ以外の 2 群で，MABS を含む迅速発育抗酸菌（RGM）の検出率を比較したところ，後者が低い傾向であった．

RGM はアルカリ処理に弱いことが知られており興味深い結果であるが，土壌 pH との関連を示すにはさらなる検討が必要である．世界における肺 NTM 症の疫学に関する総説[2] をもとに，MABS の検出率が多い国や地域（MABS の検出率が 20％以上）を表 1 にまとめた．これをみると，亜熱帯，熱帯気候の国や地域が多く含まれており，気候の関与も示唆される．また，地表水中の微量金属と肺 NTM 症との関連を示す研究結果も示されており，モリブデン濃度が高い地域では MABS，バナジウム濃度の高い地域では *M. avium* complex（MAC）による肺 NTM 症が多かったと報告されている[3]．このように，様々な環境因子が肺 NTM 症の発症に関与していると考えられるが，まだまだ不明な点が多く，今後の研究が待たれる．

　また，アジアでは肺 NTM 症の疫学を十分把握できていない国が多く，特に結核の高蔓延国では「抗酸菌染色で菌がみえる＝結核」と診断されているケースも多いようである．WHO の報告によれば，2021 年の新規結核患者のうち WHO 推奨の結核同定検査が行われているのはわずか 38％である[4]．つまり，62％の症例は結核同定検査なしに"結核"と診断されていることになる．肺 NTM 症の患者が結核と誤診され治療が開始されてしまうと，当然のことながらほとんどのケースで抗結核薬は無効であるため，間違いが間違いを生み，ついには多剤耐性結核と診断される可能性

表 1　MABS の検出頻度が高い国や地域

都市・地域（国名）＊	気候	MABS 検出割合（%）
シンガポール	熱帯	56
広州（中国）	亜熱帯	40.5
ラクナウ（インド）	温帯	31.1
台湾	亜熱帯〜熱帯	30.8
フロリダ（米国）	亜熱帯	30.5
メキシコシティ（メキシコ）	温帯	27.3
リヤド（サウジアラビア）	乾燥帯	25
ラホール（パキスタン）	亜熱帯	24
沖縄（日本）	亜熱帯	23
ソウル（韓国）	温帯	22
ハワイ（米国）	亜熱帯	19.1〜21

＊：特定地域のデータではない場合，国名のみ記載

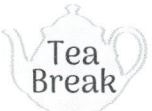

もある．実際，多剤耐性結核と診断された患者から分離した 117 株のうち，35 株（30％）は NTM だったという驚くべき報告もある[5]．結核高蔓延国では肺 NTM 症は二の次となっており医療者の関心も低い．したがって，まずは医療者に対する肺 NTM 症の教育が重要である．

文　献

1) Nagano H, et al. Causative species of nontuberculous mycobacterial lung disease and comparative investigation on clinical features of *Mycobacterium abscessus* complex disease : A retrospective analysis for two major hospitals in a subtropical region of Japan. PLoS One 2017 ; **12** : e0186826
2) Prevots DR, et al. Global Epidemiology of Nontuberculous Mycobacterial Pulmonary Disease : A Review. Clin Chest Med 2023 ; **44** : 675-721
3) Lipner EM, et al. Nontuberculous Mycobacteria Infection Risk and Trace Metals in Surface Water : A Population-based Ecologic Epidemiologic Study in Oregon. Ann Am Thorac Soc 2022 ; **19** : 543-550
4) World Health Organization. Global tuberculosis report 2022
5) Shahraki AH, et al. "Multidrug-resistant tuberculosis" may be nontuberculous mycobacteria. Eur J Intern Med 2015 ; **26** : 279-284

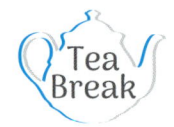

Towards zero leprosy
―ハンセン病患者ゼロのビジョン―

ハンセン病（Leprosy）はらい菌（*M. leprae*）による感染症で，皮膚や神経に病変を起こす．感染は乳幼児期に感染者との濃厚接触によって生じ，感染後数年から数十年の潜伏期を経て発症する．本邦では1900年に約3万人のハンセン病有病者が報告されたが，1955年頃から公衆衛生の向上，栄養状態の改善，治療薬の登場などで新規患者数は急速に減少した．最近日本人新患者は年間0〜1人である．一方，外国出生患者は1991年頃から増加し毎年10人前後いたが，こちらも2008年頃より減少してきている．全国13の国立ハンセン病療養所には，ハンセン病は治癒しているが後遺症や高齢化などのため2023年9月現在約777人（平均年齢88歳）が入所している．入所者の数は激減している．

WHOが推進している早期発見・早期治療により新規患者数は激減し，近年は年間20万人前後となっている（表1）．新規患者数が多いインド，ブラジル，インドネシアなどを中心に，WHO，各国保健省，NGOなどが新規患者減少に向けて活動を行っている．ほかの顧みられない熱帯病（neglected tropical diseases：NTDs）特に皮膚病変を持つ skin NTDs（ハンセン病，Buruli 潰瘍，Yaws，リーシュマニア症，マイセトーマ症，疥癬など）などと協調した疾病対策も試みられている．さらに2021年に WHO は NTD ロードマップ 2021-2030 に沿った「Towards zero leprosy：世界のハンセン病戦略 2021-2030」を発表した．この戦略は，ハンセン病患者ゼロのビジョ

ン，すなわち，①感染・疾病ゼロ，②障害ゼロ，③偏見・差別ゼロ，④ハンセン病の撲滅（伝播の中断と定義する）を目標としている．4つの戦略的柱には，すべてのハンセン病蔓延国における各国特有のゼロハンセン病ロードマップの実施が含まれている．これには①発症予防と活動性症例検出の向上，②ハンセン病とその合併症の管理，③新たな障害の予防，そして④偏見との闘い・人権の尊重が含まれる．本戦略は，ハンセン病ゼロを達成するためには，研究への国際的および国内的な投資が不可欠であるとされ主要な研究優先事項も含んでいる．

https://www.who.int/publications/i/item/9789290228509

https://openwho.org/courses/NTDs-leprosy

最近（といっても10年程前だが）「サルコイドーシスと診断されていた多菌型ハンセン病の日本人新規発症例」（日皮会誌 2016；126：2433-2439）が報告された．サルコイドーシスを示唆する皮膚病理所見と血中 ACE 値の上昇がみられたため臨床的に典型的ではないもののサルコイドーシスと診断されていたものである．ハンセン病を鑑別診断するために皮膚のスメア検査や PCR 検査が必要であったと考えられた．血中 ACE 上昇率はサルコイドーシスでは60%であるのに対し，ハンセン病においても30〜40%と報告されていることは呼吸器内科医も知っておく必要があるかもしれない．

表1　ハンセン病新患数（2022，WHO）

国名	新患数	国名	新患数
インド	103,819	ソマリア	2,307
ブラジル	19,635	ネパール	2,285
インドネシア	12,441	タンザニア	1,705
コンゴ民主共和国	3,720	マダガスカル	1,450
バングラデシュ	2,988	スリランカ	1,401
エチオピア	2,966	ミャンマー	1,234
モザンビーク	2,608	フィリピン	1,005
ナイジェリア	2,393	世界合計	174,087

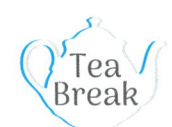
Tea Break

BCG ワクチンと NTM
—疫学的にどのような影響を受けている？—

Bacille Calmette-Guérin（BCG）はウシ型結核菌である *M. bovis* の継代培養を繰り返して弱毒化した株であり，ワクチンとして乳幼児期に皮内接種すると結核の発症や結核による重篤な合併症の発生をある程度予防することができる．メタアナリシスでは，BCG の接種により，結核の発症を 52〜74％，髄膜炎や全身性結核の合併を 64〜78％程度抑制することが報告されており[1]，わが国では予防接種法に基づいて 1 歳にいたるまでの小児が定期接種の対象者となっている．

この BCG ワクチンは，結核以外にもインフルエンザ，単純ヘルペス，B 型肝炎，日本脳炎などのウイルス感染症に対する防御効果があることが示唆されている[2]．このような，ワクチンが本来目的とする病原体以外の疾患の発症抑制にも有効な現象を標的外効果（off-target effects）と呼ぶ．弱毒牛ワクチンである BCG ワクチンには細胞壁に含まれるミコール酸などの糖脂質をはじめとして自然免疫を強力に誘導する病原体成分が豊富に含まれている．BCG の接種により，骨髄に存在する単球やナチュラルキラー細胞などの集団のエピジェネティックなリプログラミングとサイトカイン遺伝子の産生が起こる．こうして，誘導された非特異的な自然免疫は，訓練免疫（trained immunity）と呼ばれる[3]．高齢者を対象とした ACTIVATE 試験では，BCG 接種者に感染症無罹病期間を延長し，すべての呼吸器疾患をはじめとする感染症罹患を減らす作用を認めた[4]．ただし，注意が必要なのは BCG による訓練免疫は，ある程度の非特異的な感染防御を提供する可能性があるが，特定の病原体に対して設計されたワクチンや治療の必要性を代替するものではないという点である．

さて，細菌学的に類似した構造を持つほかの抗酸菌に対する BCG の交叉反応はどうだろうか．これまでの疫学研究の結果は，BCG の集団接種が非結核性抗酸菌（NTM）罹患に対して影響を与えている可能性を示唆している．ハンセン病に対する BCG の予防効果を調査した疫学研究では，26〜61％の有効性が示された[5]．また，ウガンダで実施された比較対照試験では，*M. ulcerans* が原因の Buruli 潰瘍に対して BCG が 47％の予防効果を示している[6]．結核低蔓延国であるフィンランドでは，2006 年に BCG の集団接種を廃止して特定のリスク群に対する選択的接種へと政策を変更した．これにより，小児の NTM の発症率は，BCG 集団接種から選択的接種への変更後に，10 万人年あたり 0.2 人から 3.9 人へ増加した[7]．スウェーデンやチェコでも同様の観察がなされている[8,9]．さらには，高所得国を対象としたメタアナリシスで，BCG 接種児は NTM リンパ節炎のリスクが，BCG 未接種児に比べて 96％低いことも示されている[6]．

このように，BCG ワクチンは疫学的に小児の NTM 罹患を減少させる作用を持つ．一方，実臨床において問題となる中高年患者の NTM に関しては未知である．少なくとも，BCG ワクチンの成人の結核予防効果は限定的と考えられ，ワクチンの供給も乳児への接種に合わせた製造量であることから，訓練免疫や交叉反応を介した NTM の発症予防や治療効果を目的とする小児期以降の使用は認められていない．さらには，国・地域により免疫原性の異なる BCG 株が採用されていること，接種対象者の有効な選定法，などをはじめとして様々な検討・議論が必要であり，今後の臨床研究の進展が期待される．

文　献

1) Colditz GA, et al. The efficacy of bacillus Calmette-Guérin vaccination of newborns and infants in the prevention of tuberculosis : meta-analyses of the published literature. Pediatrics 1995 ; **96** (1 Pt 1) : 29-35
2) Moorlag S, et al. Non-specific effects of BCG vaccine on viral infections. Clin Microbiol Infect 2019 ; **25** : 1473-1478
3) O'Neill LAJ, Netea MG. BCG-induced trained immunity : can it offer protection against COVID-19? Nat Rev Immunol 2020 ; **20** : 335-337
4) Giamarellos-Bourboulis EJ, et al. Activate : Randomized Clinical Trial of BCG Vaccination against Infection in the Elderly. Cell 2020 ; **183** : 315-323 e9
5) Setia MS, et al. The role of BCG in prevention of leprosy : a meta-analysis. Lancet Infect Dis 2006 ; **6** : 162-170
6) Zimmermann P, et al. Does BCG Vaccination Protect Against Nontuberculous Mycobacterial Infection? A Systematic Review and Meta-Analysis. J Infect Dis 2018 ; **218** : 679-687
7) Kontturi A, et al. Increase in Childhood Nontuberculous Mycobacterial Infections After Bacille Calmette-Guérin Coverage Drop : A Nationwide, Population-Based Retrospective Study, Finland, 1995-2016. Clin Infect Dis 2018 ; **67** : 1256-1261
8) Romanus V, et al. Atypical mycobacteria in extrapulmonary disease among children. Incidence in Sweden from 1969 to 1990, related to changing BCG-vaccination coverage. Tuber Lung Dis 1995 ; **76** : 300-310
9) Trnka L, et al. Six years' experience with the discontinuation of BCG vaccination. 4. Protective effect of BCG vaccination against the *Mycobacterium avium intracellulare* complex. Tuber Lung Dis 1994 ; **75** : 348-352

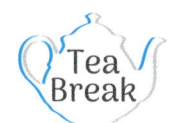

NTMとオートファジー
―機能している？　機能させる？―

オートファジー（autophagy）はギリシャ語で「自己を食べる」という意味を持つ，真核細胞が備える細胞内分解システムである．このプロセスでは，不要な自己成分が分解され，リサイクルが行われる．リサイクルはオートファゴソームと呼ばれる膜構造体内で行われ，ここに細胞質やオルガネラが包まれ，リソソームが融合することで内容物が分解される．この機能は，「今必要のないものを，今必要なものに変える資源のリサイクル」によって細胞の恒常性を維持するため，特に飢餓時に活発に作用する．また，これは病原性細菌から宿主細胞を保護するための防御機能としても働いている．たとえば，Ａ群連鎖球菌やサルモネラ菌などが宿主細胞に侵入すると，オートファジーによって排除される[1, 2]．しかし，リステリア，結核菌などはオートファジーに対して抵抗性を示し[3, 4]，レジオネラや *Brucella abortus* はオートファゴソーム内の栄養を利用して増殖することが知られている[5, 6]．オートファジーが宿主防御的に働くか否かは菌種により，異なる．

非結核性抗酸菌（NTM）と宿主細胞のオートファジーの関係については，報告がまだ少ないものの，結核と同様に，NTMも宿主オートファジー経路を操作し，乗っ取るための複数の戦略を進化させていると考えられる．ただし，NTMには約200種類もの異なる菌種が存在し，菌種ごとに異なる特性があるため，ここではその一部をご紹介する．

たとえば，*Mycolicibacterium smegmatis* や *Mycolicibacterium fortuitum* は，宿主マクロファージのオートファジーを強く誘導すると報告されている[7]．ただし，誘導する機構はそれぞれ異なり，*M. smegmatis* によって誘導されるオートファジーはmTOR活性とは無関係であり，*M. smegmatis* の脂質成分はmTORシグナルを活性化することが知られている．

また，*M. avium* はマクロファージに感染すると，オートファジーの活性化と *M. avium* の細胞内生存の抑制に必要なmiR-125a-5pを含む多くのマイクロRNAが増加することが報告されている．このmiR-125a-5pを介したオートファジー活性化は，マクロファージにおけるシグナル伝達物質および転写活性化因子3の標的化によって誘導されることが示されている[8]．

一方で，*M. abscessus* species はオートファジーから逃れる方法を複数持つと報告されている．なかでも，糖ペプチド脂質（GPL）の有無により，Ｓ型とＲ型の2つの形態型に分類される本菌種は，形態により宿主オートファジーへの抵抗力が異なるとされている．Ｓ型株はＲ型株に比べて，ファゴソームの酸性化による抵抗性があり，貪食やアポトーシスの誘導が少なく，さらにオートファジーフラックスを阻害する機構を有していることが知られている[9]．

このように，宿主オートファジー経路への影響は菌種ごとに異なり，その結果も異なる．これらの知見は治療法のターゲットを特定するうえで非常に重要であると考えられ，今後の研究が期待される．

文　献

1) Yoshimori T, et al. Group a Streptococcus : a loser in the battle with autophagy. Curr Top Microbiol Immunol 2009 ; 335 : 217-226
2) Birmingham CL, et al. Autophagy controls Salmonella infection in response to damage to the Salmonella-containing vacuole. J Biol Chem 2006 ; 281 : 11374-11383
3) Mitchell G, et al. Listeria monocytogenes triggers noncanonical autophagy upon phagocytosis, but avoids subsequent growth-restricting xenophagy. Proc Natl Acad U S A 2018 ; 115 : E210-E217
4) Maphasa RE, et al. The Macrophage Response to *Mycobacterium tuberculosis* and Opportunities for Autophagy Inducing Nanomedicines for Tuberculosis Therapy. Front Cell Infect Microbiol 2020 ; 10 : 618414
5) Thomas DR, et al. Interfering with Autophagy : The Opposing Strategies Deployed by *Legionella pneumophila* and *Coxiella burnetii* Effector Proteins. Front Cell Infect Microbiol 2020 ; 10 : 599762
6) Dorn BR, et al. Bacterial interactions with the autophagic pathway. Cell Microbiol 2002 ; 4 : 1-10
7) Silwal P, et al. Autophagy and Host Defense in Nontuberculous Mycobacterial Infection. Front Immunol 2021 ; 12 : 728742
8) Wang Y, et al. Levels of miR-125a-5p are altered in *Mycobacterium avium*-infected macrophages and associate with the triggering of an autophagic response. Microbes Infect 2020 ; 22 : 31-39
9) Roux A-L, et al. The distinct fate of smooth and rough *Mycobacterium abscessus* variants inside macrophages. Open Biol 2016 ; 6 : 160185

隣接分野：結核病学における驚くべき独創的な進歩

今まで誰もが目にしたことのない新しい見地からの挑戦である.

これをひもとくには 1970〜1990 年代に探求された結核菌強毒が示すコード形成の理解が必須である.

結核菌が長桿菌であり，その染色固定標本像では，しばしば菌束が密に集塊を形成していたことはすでにコッホの時代から理解されていた. しかし，顕微鏡の発達に伴いその構造精細が明らかになるにつれ，多くの抗酸菌のなかで特定の一群のみに著しく曲線を成す塊状の構造を示すことが知られ，しかもそれは結核菌強毒菌株のみに発現することが注目を浴びるようになった.

1950 年に Bloch らはヒト H37RV 生菌（結核菌強毒株）から石油エーテル抽出を行うと菌索に絡まっていた因子は速やかに遊離し，この抽出物は菌自体の生死には無関係であるが，これをマウス腹腔に複数回注入するとヒト結核症と類似する消耗状態になりやがて死亡する致死毒性を持つことを明らかにした以後 Bloch はこの索状形成因子を Cord Factor と命名した[1].

これらの結果は臨床的には培養結果を待つことなく結核菌塗抹検査中に判明するので，多くの研究者の成績が収集され，ここで引用したのは最も多数例を現した McCarter の一覧である（図 1）[2].

コード形成とは界面活性剤無添加の抗酸菌培養で図 1a のように多数の菌が長軸方向に並び，かつそれが曲線を成して集簇している場合を典型とし，図 1b や図 1c の場合は不完全としている.

表 1 に示すように BACTEC 12B で培養したこのシリーズ結果では結核菌は 221 件中 198 件（98%）でコード形成がプラスであり，M. avium complex ではコード形成は 210 件中 1 件（0.5%）であり，他の菌種抗酸菌 11 種ではすべて陰性であった.

なぜ抗酸菌の有毒性の有無が，このように特異な形態学的カテゴリーにのみ依存するのか多くの研究者が追求した.

わが国では，藤原，矢野などが永らく cord factor 研究を行ってきたが，なかでも国療刀根山病院の加藤允彦は 1970 年代に精力的に行ってきた（26 編にの

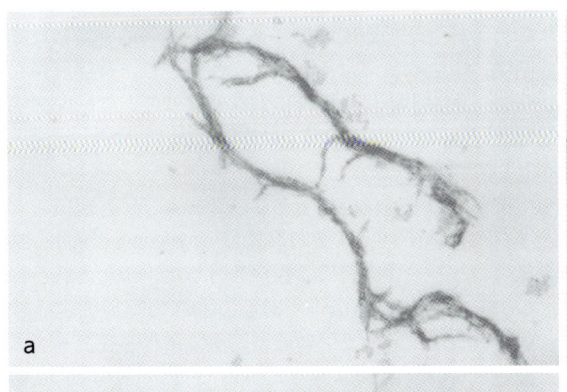
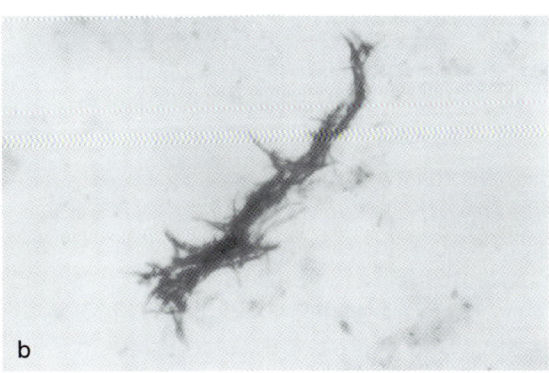
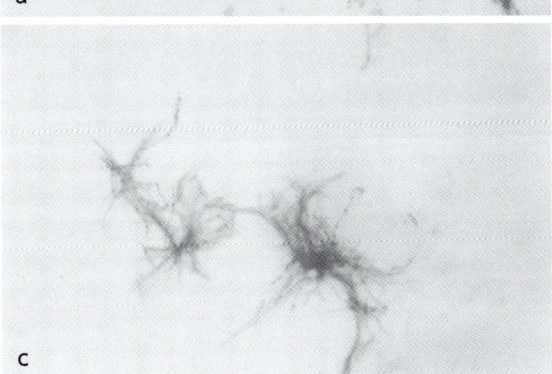

図 1　BACTEC 12B で培養，キニヨン染色でみた
a：*M. tuberculosis* の多数の索状菌束からなる曲線を呈するコード形成（×900）.
b：NTM での曲線状コード形成にいたらない集簇を示す.
c：NTM での不規則な集塊を示す.
(McCarter YS, et al. J Clin Microbiol 1998；**36**：2769-2771[2] より引用)

表1　1993年1月から1997年3月まで，344人の患者から採取した合計666個の陽性マイコバクテリウム培養物に対するBACTEC 12Bバイアル内のコーディング結果

Species	No. (%) of cultures	cord formation	
		No. positive (%)	No. negative (%)
M. tuberculosis	221 (35.9)	198 (98.0)	23 (5.6)
M. avium complex	210 (34.1)	1 (0.5)	209 (50.5)
M. gordonae	134 (21.8)	2 (1.0)	132 (31.9)
M. xenopi	17 (2.8)	0	17 (4.1)
M. kansasii	10 (1.6)	0	10 (2.4)
M. chelonae	5 (0.8)	0	5 (1.2)
M. fortuitum	5 (0.8)	0	5 (1.2)
M. marinum	3 (0.5)	0	3 (0.7)
M. scrofulaceum	1 (0.2)	0	1 (0.2)
M. genavense	1 (0.2)	0	1 (0.2)
M. avium complex and *M. gordonae*	5 (0.8)	0	5 (1.2)
M. tuberculosis and *M. gordonae*	2 (0.3)	1 (0.5)	1 (0.2)
M. avium complex and *M. chelonae*	2 (0.3)	0	2 (0.5)
Total	616 (100)	202 (100)	414 (100)

(McCarter YS, et al. J Clin Microbiol 1998；**36**：2769-2771[2] より引用)

ぼる）[3]．当時これらコード因子成分としては，結核菌細胞壁のミコール酸とトレハロースが関与していることはわかっていたが，これらには詳細な検討でも免疫的な作用はみられなかった．

　彼はcord factorがマウスに遅延性の致死毒作用を示す原因のひとつに *in vivo* で宿主細胞内のミトコンドリア内膜の膨化と断裂を引き起こし，呼吸とリン酸化反応の代謝障害を起こしていたと報告していた．いずれにせよ当時は強毒株結核菌での遺伝子組換え操作は危険度の高い操作としてBCG菌などによる代替研究以外は長い間，国際的に禁じられており，2000年にGlickmanらにより発結核菌細胞壁成分のひとつであるミコール酸に働き菌のコード化をきたす遺伝子としての *pcaA* が発明されたが[4]，それ以外では目立った進展はなかったのが実情であった．

　しかし，2023年9月に今までまったくなかった新たな方法論―バイオフィルム様結核菌コードの機械病理学による解明がスイスのMishraらから登場した[5]．

　その概略は細胞表面の脂質の圧縮によって可能になる細胞膜のエネルギー貯蔵により，個々の結核菌はコードとして知られる高アスペクト比の機械的弾力性

のある細胞超構造に成長する．コード内に密集した細菌は，抗生物質による死滅から保護され，炎症反応を弱め，細胞小器官や組織に力を及ぼすことで細菌の播種を可能にする．この発表は雑誌Cellにopen accessとして掲載された．

　彼らはコード化結核菌をマウスおよびヒト組織をマイクロ流体デバイス上で展開し（lung on chip），共焦点レーザー顕微鏡での観察を行った．またそれらについてコード化遺伝子である *pcaA* の有無による検討も行った．原著では対象物質量により生成コードは黄色，リンパ管網は緑など異なった呈色が可能であり，厚さ150 mmの凍結固定肺での3次元カラー立体映像での観察を行った（図2）．

　彼らはこのなかで結核菌 *pcaA* 欠損株ではコード形成は行われず菌束は規則的には並ばず，無秩序な集塊となるが，野生型かつ *pcaA* 保有株では菌糸が縦方向に整列集束しその全体の形状の縦横比（アスペクト比）は1.0以上で長く，かつ全体はミコール酸とトレハロース複合体との複合脂質膜で覆われ，長軸方向は強く屈曲し連続し伸びていく．これらの索形成は感染後5日目にはすでに多数の成長が観察され，3次

Human LoCs；4 dpi

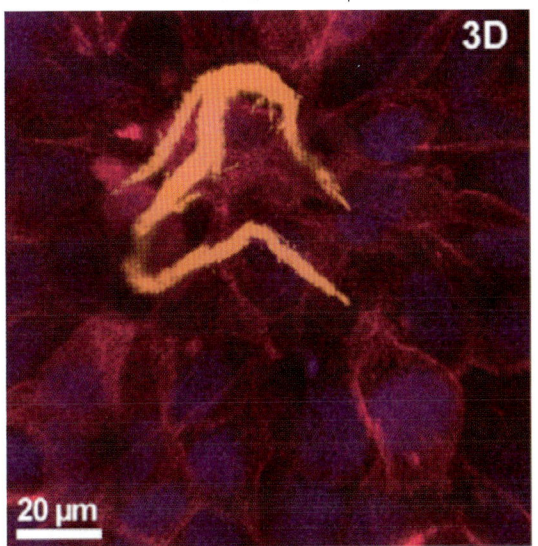

図2 ヒト肺組織標本チップ上でみられる細胞間に存在する wild 株結核菌コード形成（原図はカラー共焦点画像写真で形成コードは鮮やかな黄色）

(Mishra R, et al. Cell 2023；**186**：5135-5150[5]）より引用）

C3Heb/FeJ；28 dpi

図3 C3HeB/FeJ マウスにおける wild 株結核菌コード形成 Z 軸積層スライス像

(Mishra R, et al. Cell 2023；**186**：5135-5150[5]）より引用）

元凍結固定肺の多くの観察から，彼らはこのコードは特に細胞の核を強く取り巻き拘束され体積の縮小を招いていた（図3）．脂質単層膜での内部への力学的動向の解析はすでに確立された方法論があり，彼らは菌コロニー培養液へ一定の外力を加え，それに対する内部への力の伝逹を検討しコード形成された結核菌野生株では非コード化細胞の約 4 倍の力が保存されるメカニズムをマイクロコロニー中の菌索の断裂を用いた可視的検討で解明した．

これらの索構造による力学的メカニズムが RNA 解析で IL-17 低下や脾臓への菌散布の増加など宿主の免疫学的反応を抑制し，やがてコード産生結核菌の増成をきたす mechanopathology をはじめて提唱した．

次に紹介したい論文はやはり世界ではじめての Shenoy らのトライアルである[6]．

冒頭から前置きなしにカーボンナノマテリアル（CNM）は新しい抗菌効果がされる炭素含有ナノ微粒子であると始まり，抗酸菌として *M. smegmatis* と *M. abscessus* の 2 菌種に対しての Middlebrook7H9 培地での *in vitro* 実験効果の詳細な検討を記載している．

その結果はの走査電顕の写真（図4）で一目瞭然である．

2 種の菌で 24 時間曝露までの結果を示しているが菌のみの列では 24 時間後までまったく変化はなく，DMSO という溶媒は通常細胞凍結時に用いるが，ここでの使用は後に使うカーボンナノマテリアル投与量が少量でも適切な分散状態を保つため使用と記載している．これ自身は菌に特に影響はない．

しかし最終濃度 0.4 μg/mL の C_{60} というカーボン構造の列，やはり終濃度 0.4 μg/mL の C_{90} というカーボンチューブでの列では *M. smegmatis* 24 時間後ではほとんどの細胞壁が破壊され，それぞれの残存生細胞数は C_{60} では 15%，C_{90} ではわずか 3% だったとしている．なお培養液に INH を加えても相乗変化はなくはなく，菌の破壊は極めて微量な濃度であっても有効な炭素六角グリッド構造が持つ力物理的損傷と主張している．

私は，この Shenoy らの図をみて，つい最近他の本でみたばかりの他の図を思い出した．

それは東京大学理学部の長谷川修司先生が書いた「トポロジカル物質とは何か」という啓蒙書にある図である（図5）[7]．そのなかにナノカーボンがつくる種々の形態のなかで C_{60}，C_{90} が羅列してあった．

実はちょうどこの頃，この分野で画期的なノーベル物理学賞授与が行われた．イギリスの Geim らが黒鉛を接着テープで何回も剥がすという作業を繰り消す

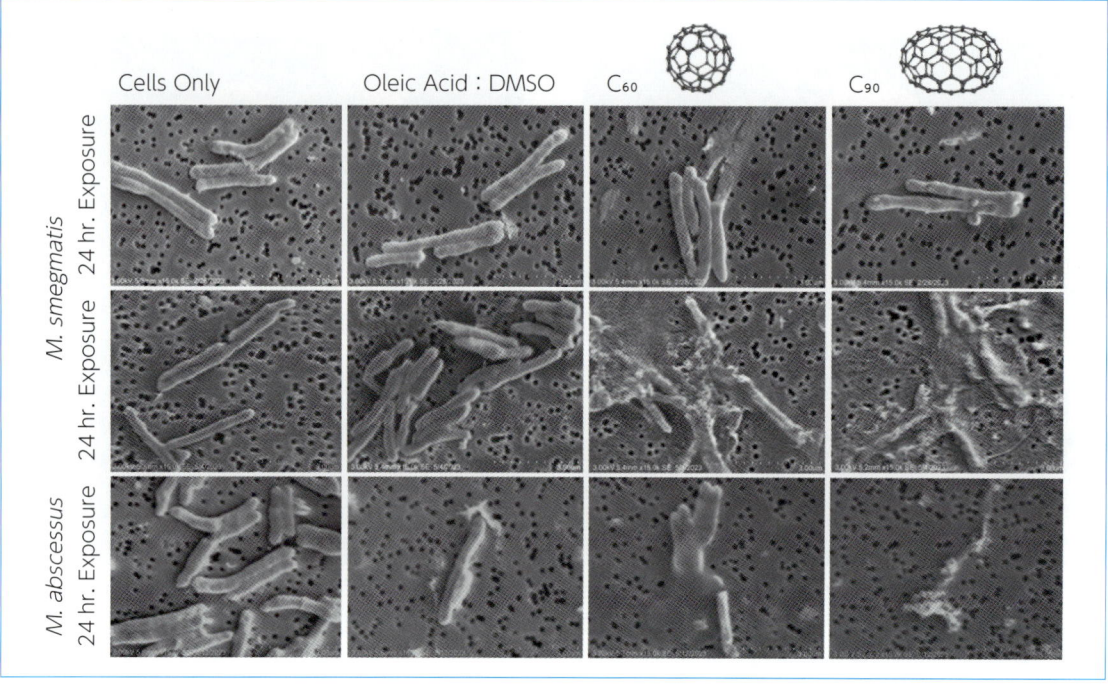

図 4　Middlebrook7H9 培地へのカーボンチューブ C_{60}, C_{90} 混入液曝露 24 時間までの *M. smegmatis* と *M. abscessus* の走査電顕病理形態学的変化一覧

(Shenoy V, et al. Cell Biochem Funct 2024；**42**：e3963[6] より引用)

と厚さ炭素 1 分子で六角グリッドが平面としてつながったグラフェンシートができあがるという発明である．今まで誰も行わなかった low technology への受賞であるが，Shenoy らの研究時期ではナノカーボン入手はかなり困難だったが，一気に製法上での隘路は解消されたといえる．

このグラフェンシートはダイアモンドと同じく炭素原子の共有結合だがそれは 6 角のうち 3 ヵ所だけで，残り 3 ヵ所はいわばフリー電子であり，それらは質量 0 として扱える「量子ホール効果」を示す極めてスピードが早い特殊な状態ということがわかった．

今日物理学グラフェン領域では，特に位相幾何学的な視点での解明自体が最先端で世界中が沸き立つような競争のなかにあり，あらゆる場所から毎週新たなテーマが Web などで展開されているほどである．

現在ナノカーボン使用が広範囲な産業用途へ急速に拡がっているが，ヒトでの障害発生は世界中でいまだ報告されていない．難消化性のナノマテリアル物質はアスベスト同様の様態であり，特にマクロファージ径を貫くようなカーボンチューブ（CNT）大量使用はヒトでの中皮腫発症などの可能性が指摘されている．

今までわが国からは，津田洋幸などがラットにおいて世界ではじめて CNT の短期期間内気管肺内噴霧吸入法（2 週に 8 回）で発がん性のあることを報告している．

しかし，カーボンチューブはアスベストとは異なり，単層の単純なパイプ状のみならず，多層で相互に絡み合ったり，布シート状に編み込むようなつくりなど種々の加工が可能であり，3 年にわたり中皮腫発生がないラットモデルなどがみられており，将来への検討が期待されている．

文　献

1) Bloch H：Studies on the virulence bacilli isolation and biological properties of a constituent of virulent organisms. J Exp Med 1949；**91**：197-217
2) McCarter YS et al：Cord Formation in BACTEC Medium Is a Reliable, Rapid Method for Presumptive Identification of *Mycobacterium tuberculosis* Complex. J Clin Microbiol 1998；**36**：2769-2771
3) 加藤允彦．結核感染における Cord factor の意義．結核 1974；**49**：229-238
4) Glickman MS, et al. A Novel Mycolic Acid Cyclopropane Synthetase Is Required for Cording, Persistence, and Virulence of *Mycobacterium tuberculosis*. Mol Cell 2000；**5**：717-727

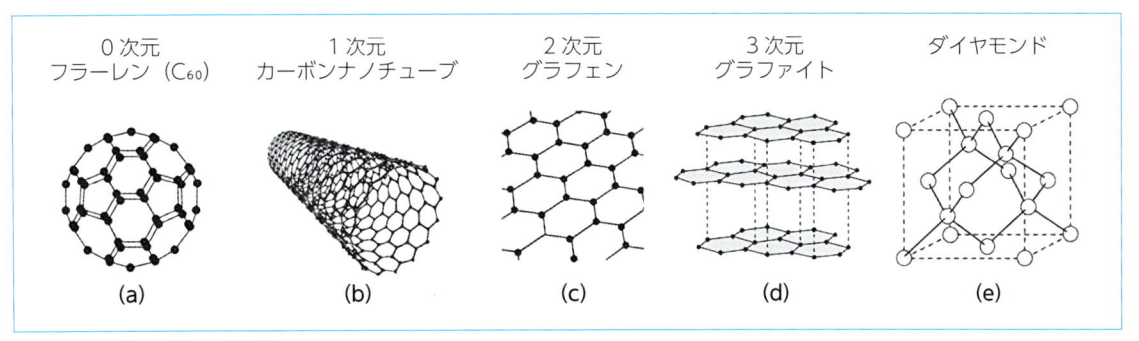

図 5　トポロジカル物質

(長谷川修司. トポロジカル物質とは何か—最新・物質科学入門—ブルーバックス B-2162，講談社，p120，2021[7] より引用)

5) Mishra R, et al. Mechanopathology of biofilm-like *Mycobacterium tuberculosis* cords. Cell 2023；**186**：5135-5150

6) Shenoy V, el al. Fullertubes inhibit mycobacterial viability and prevent biofilm formation by disrupting the cell wall. Cell Biochem Funct 2024；**42**：e3963

7) 長谷川修司. トポロジカル物質とは何か—最新・物質科学入門—ブルーバックス B-2162，講談社，p3-302，2021

8) 津田洋幸ほか. カーボンナノチューブ等の肺，胸腔及び全身臓器における有害性並びに発癌リスクの新規高効率評価手法の開発. 厚生労働科学研究 H-28：1-38，2019

Ⅱ章

非結核性抗酸菌症の検査・診断

1 日常診療における菌検査と同定法
―喀痰サンプルの理解と検査フロー，痰の性状と検査結果の相関は？―

非結核性抗酸菌（NTM）症の患者数増加は日常診療において実感するところであり，決してまれな疾患ではなくなってきている．そこで本項では，日常診療での抗酸菌検査のフローと喀痰サンプルの理解を深めるとともに，同定検査までの結果の臨床的意義を再考する．

1 肺 NTM 症の臨床検体

本症は，一般的に環境内でエアロゾル化した病原体を吸入することで感染するとされ，小児の頸部リンパ節炎，皮膚軟部組織病変や HIV 感染に伴う播種性病変といった病態を除けば，ほとんどの症例は呼吸器に病変を形成する．したがって，検体として最も多く利用されるのは，喀痰（吸引痰，誘発喀痰も含む）である．

a 喀痰とは
一言で"喀痰"といっても，それには，唾液，鼻汁，そして，肺や気管から排出される老廃物と小さな外気の粉塵を含んだ粘液，の3つの成分が含まれている．つまり，喀痰は咽頭・喉頭・気管・気管支・肺から分泌されたものの総称であり，経口で摂取する患者なら，嚥下しきれない食物や水分も混じる．もし胃食道逆流を伴っていれば，逆流してきた胃液や栄養剤も含まれる．

臨床における抗酸菌検査の意義は，「抗酸菌症の診断における細菌学的基準を満たすか否か」である．したがって，抗酸菌にとどまらず，あらゆる検査において診断の確立度を向上させるためには，「なるべく新鮮な検体」を採取することが条件となる．

2 肺 NTM 症における喀痰の成り立ち

肺 NTM 症を引き起こす NTM は，気道に定着した一般細菌叢による気道クリアランスの低下が誘因となってヒトに感染し，気管支の持続性炎症の結果，炎症がある気管支の壁は徐々に破壊され，陰圧の肺組織は周囲から引っ張られて気管支が拡張する（気管支拡張症：BE）[1]．BE と肺 NTM 症は関連性がみられ，近年の研究では，気道での炎症性サイトカインの過剰応答は必ずしも定着している菌量と関係せず[2]，細菌叢（microbiome）の乱れ（dysbiosis）が，宿主免疫の乱れ（dysregulation）を引き起こし，さらなる慢性炎症性疾患の成立に密接に関与していることが明らかにされつつある[3]．したがって，抗酸菌検査と一般細菌検査はできる限り並行して行い，菌種の変動と病態の進展を把握する必要がある．

人間ドックや健康診断で自覚症状のない患者から NTM が分離される場合がある．このような肺 NTM 症疑い患者の一部は5～10年くらいで画像上の陰影が広がり，慢性の気道炎症が何年にもわたって持続するため，そこに膿が貯留することで喀痰が生じる．つまり，肺 NTM 症の喀痰排出は，急性の細菌性肺炎の排痰とは異なり，体内で持続している慢性の炎症を反映したものである．

3 喀痰の品質評価

a 一般細菌
喀痰を対象とする細菌学的検査において，喀痰への上気道由来の口腔内常在菌の混入は避けられない．一般細菌でも NTM でも，本来は水道水や

表1　喀痰の分類

1. Miller & Jones 分類

分類	性状
M1	完全な粘性痰
M2	粘性痰のなかに膿性痰が少量含まれる
P1	膿性部分が 1/3 以下の痰
P2	膿性部分が 1/3〜2/3 の痰
P3	膿性部分が 2/3 以上の痰

2. Geckler 分類（主に成人市中肺炎の指標）

Group	細胞数/視野（100 倍）		Geckler らの判定*
	扁平上皮	多核白血球	
G1	>25	<10	－
G2	>25	10〜25	－
G3	>25	>25	－
G4	10〜25	>25	＋
G5	<10	>25	＋＋
G6	<25	<25	－〜＋＋

*：培養の意義；－なし，＋＋あり
誤嚥性肺炎の場合は扁平上皮が下気道に流れ込むため，G1〜G3
評価となりやすい.

河川，土壌など，日常生活に密接な自然界で長期間生息できる環境常在菌である．健康なヒトは，これらを気道内に吸引しても，咳反射や粘液線毛運動，肺胞マクロファージやリンパ球などのヒトが有する免疫学的な防御機能により，感染は成立しない．しかし，気道クリアランスの低下した宿主へ比較的病原性が高いとされる微生物が感染した場合，市中肺炎が成立する．高齢者やがんなどで入院中の患者には，*Pseudomonas aeruginosa*，*Streptococcus pneumoniae*，*Haemophilus influenzae* など，気道に定着している病原性の弱い細菌が医療・介護関連肺炎を引き起こす．したがって，患者の病歴や背景から，喀痰の品質や起炎菌をある程度推測できる．

また，下気道感染症（肺炎や気管支炎など）診断における検査材料としての喀痰は，下気道からの分泌物とみなされ，前処理を原則行わない．したがって，検査の実施前に喀痰の病原性（起炎菌による炎症）を見極める必要がある（検体の品質評価）．その評価法には，肉眼的観察からの Miller & Jones 分類と顕微鏡下におけるグラム染色標本からの Geckler 分類がある（表1）．M1〜P3 までの 5 段階で構成される Miller & Jones の分類では，唾液成分が主体である M1〜M2 の場合は，一般細菌検査を行う意義が少ない検体であると判断され，Geckler の分類では，上気道からの扁平上皮の割合が多い G1〜G3 の検体は，上気道の常在菌の汚染を受けていると考えられ，培養の意義は少ないと判断される[4]．つまり，Miller & Jones 分類で P2 と P3，Geckler 分類で G4 と G5 の膿性痰は，微生物検査での起炎菌決定率が高く呼吸器感染病巣を反映するとされている．また，一般社団法人日本衛生検査所協会がまとめた「細菌検査検体取り扱いガイドライン第 2 版」では，血痰の血液凝固物はこれらの評価ができず，検査に不適とされており，常在菌の混入を避けるために，喀痰採取の際には歯磨きと水道水でのうがいが推奨されている[5]．

b NTM

病変の進展の早さは疾患によって異なり，「肺炎やインフルエンザなどの呼吸器疾患」なら数日で進行するが，「肺 NTM 症」では数年の単位で進行する．NTM が呼吸器に感染した場合は，わずかな気管支病変であっても，徐々に痰が蓄積し，排出される[6]．一般的に，肺 NTM 症は症状が緩慢であり，病変には個人差が大きいため，肺 NTM 症の喀痰は，唾液様から膿性痰まで多様な性状で排出される．近年の報告では，膿性度と塗抹のグレードは相関があり，診断基準を満たした患者のうち，非膿性痰（P2 以下）を排出した患者は，全体の 72% を超えている[7]．この割合は，培養結果に関係なく，肺結核と肺 NTM 症で同様であり（図1），膿性度と空洞の有無による重症度との間

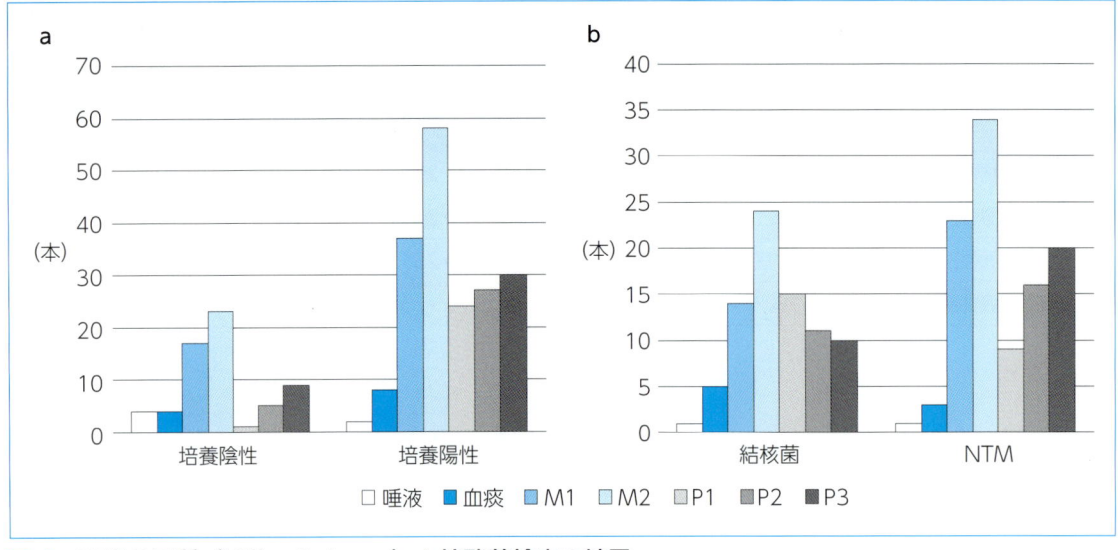

図1 喀痰の品質（Miller & Jones）と抗酸菌検査の結果
a：培養検査（MGIT，小川）
b：菌種同定検査（結核菌，NTM）

に関連があるとされている．ただし，疾患の治療成績とは相関がなく，治療奏効性の予測はできない[7]．

　多くの肺NTM症患者はその病歴の間に血痰や喀血を経験する．NTMによる炎症が持続すると，リンパ球など様々な免疫細胞群を炎症部位に送るために血流が増加し，その部位の充血が強くなる．緩慢ながら病勢が進むと，炎症部位の充血が進行し，何らかの刺激で血管が破れて出血することになる．しかし，菌分離の割合は，血痰と血痰以外で差はないことが確認されている[7]．したがって，どのような喀痰性状であっても抗酸菌検査に適すると考えられる．

4　抗酸菌検査における喀痰の排痰指導

　肺の深部から喀痰が排出された場合，高い感度の抗酸菌検査が可能になると思われる．しかし，喀痰を排出することは患者にかなりの努力を強いる．加齢や栄養不足，身体の不活動などで呼吸機能や全身的な筋力/体力が低下した患者では，痰を排出すること自体が難しい．外来診察中に採痰指導を受けられない場合や，気道粘膜線毛に対す

る共鳴効果を利用した喀痰誘発器具（ラングフルート）を上手に使用できない場合もある．どうしても痰が出にくい場合は，3%の高張生理食塩水のネブライザー吸入や経気管吸引を行うが，患者に苦痛を与えてしまう．このような患者が自身のペースで在宅で上手に喀痰を排出することができれば，これらの負担を軽減させ，患者自身での喀痰の管理や呼吸器系の状態を把握することにもなる．そのためには，以下の3つのポイントを踏まえて，理学療法士の指導の下，体位ドレナージによる排痰援助や咳嗽介助の手技を患者と在宅・療養スタッフ間で習得することが大切である．

a 水分量

　水分量が低下する痰は粘性を増し，気道に停滞しやすくなる．さらには線毛運動が阻害されて，痰の移動が困難となる．適度な水分補給により痰を軟らかくすれば効果的な排痰が促される．肺NTM症の場合，水分補給の主目的は，排痰援助であり，その際，環境に混在するNTMの影響がある水道水を使わないように努める[8, 9]．一方，*Pseudomonas aeruginosa*, *Streptococcus pneumoniae*, *Haemophilus influenzae*, *Moraxella catarrhalis* などが原因の細菌性肺

炎の診断においての水分補給の主目的は，口腔内常在菌の洗い流しである.

b 動作

痰は重力の影響を受けて移動する．したがって，体位を変換させたり，離床したりすることは痰の排出に効果的である．食物残渣の混入を避けるために，食事の前に排痰することが望ましい．軽く首や肩を回すなど，筋肉の緊張を緩むのを待つ配慮も必要である.

c 呼気量と呼気速度

末梢気道からの痰の移動には呼気の気流量と速度が大きく関与する．ハフィング（息を早く吐き出すことで呼気の流速を高め，痰を喀出させる方法）と，深呼吸後の咳嗽により，末梢へのエアエントリーの改善と呼気流量の増加が見込め，排痰が促される.

5 肺 NTM 症診断のために必要な検査の回数

肺 NTM 症診断時の細菌学的検査は，基本的に毎日 1 回，できれば 3 回の回数が必要とされている．この理由のひとつは，肺 NTM 症の診断基準が，「複数回の抗酸菌の分離」を必須としていることである[10].

結核の場合は一度でも菌がみつかれば診断が確定するが，NTM は土や水という環境中に存在するため，喀痰から NTM が検出されてもすぐに発病していると断定できない．このため，わが国の肺非結核性抗酸菌症診断に関する指針（2024 改訂）では，「異なった喀痰で 2 回以上の培養陽性とする細菌学的基準と，胸部画像所見による臨床的基準をともに満たした場合」に肺非結核性抗酸菌症と確定する，としている[10]．ここでの「2 回以上の培養陽性」は「生体内で菌が増殖している状態」であると解釈し，1 回のみの菌分離と区別している.

もうひとつの理由は，3 回の検査で検査感度が頭打ちになることである．結核患者を対象とした報告ではあるが 1 回目の検体での陽性寄与率は「77〜94％」で，2 回目では「5〜18％」が上乗せされ，3 回目では「1〜8％」が累積されるとしている[11, 12].

このように，肺 NTM 症の場合，理想的には早期発見・早期治療開始が望ましいとはいえ，医療的には根治が極めて難しく容易に再感染する肺 NTM 症に対し長期多剤併用療法を行うか否かの判断には，より柔軟性が必要となる．特に，ゲノム情報などを利用した高感度な菌検出技術の進歩が進むにつれて，より俯瞰的かつ慎重な判断が必要になると考える.

6 抗酸菌検査のフロー

抗酸菌検査の方法は，結核菌を検出することに重きを置いている．これは結核菌のヒトへの高い病原性と公衆衛生的に高い感染力を考慮したうえでの優先順位であり，日本の結核罹患率が低下したからといって，その優先度が揺らぐことはない．しかし，結核菌の検出を主目的とした方法（前処理や培養法など）が必ずしも NTM に適しているとは限らない．抗酸菌の性質を十分に理解して，NTM の菌検査における問題点や診断上の限界を考慮して利用しないといけない[13].

抗酸菌検査は「集菌塗抹検査」と「培養検査」，「遺伝子検査（核酸増幅法）」，「菌種同定検査」，「薬剤感受性試験」に大別される（図 2）．塗抹検査と培養検査は抗酸菌の性質をうまく利用して，検体（主に喀痰）のなかから抗酸菌を見つけ出し，分離する方法である．そのためにも，適切な処理をする必要がある.

結核の場合は感染対策上，エアロゾルによる他者への感染拡大を早期に予防するため，迅速な診断が求められる．しかし，塗抹検査は菌種が鑑別できないうえに感度が低く，培養検査は時間がかかり過ぎる．そのため，検体中に存在する菌特有の遺伝子を人為的に増幅させて検出する核酸増幅法を行う.

喀痰から菌体が分離されれば，市販キットなどを用いて菌種を決定し，診断を確定して，治療方針を策定する．さらに，薬剤感受性試験により各種薬剤に対する活性を評価することで，薬剤治療のシミュレーションを行う.

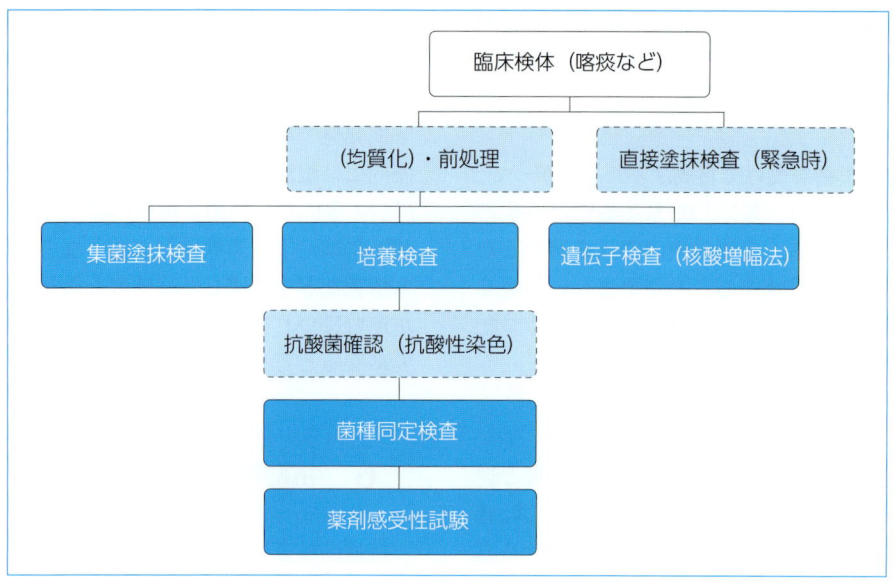

図2　抗酸菌検査の流れ

a 抗酸菌塗抹検査

　抗酸菌の「抗酸性」を利用して，検体中の抗酸菌を染色し定量的に観察する方法である．塗抹検査は緊急時を除き，基本的に集菌した検体から標本を作製する．本検査は迅速であるが，抗酸性と形態しか観察できないため，起炎菌が結核菌かNTMかの判断はできない．

　染色法は，チール・ネルゼン（Ziehl-Neelsen：ZN法）と蛍光染色法がある．基本的にZN法は500～1,000倍の油浸で観察する必要があるが，蛍光法は200倍の暗視野下で検鏡するため，可視範囲が広がり，ZN法より感度が高い．ただし，弱抗酸性がある *Nocardia* や *Rhodococcus*，*Cornebacterium* も染まるため，培養コロニーで確認する必要がある．蛍光法で±の結果が得られた場合は，同じ標本をZN法で染めて，確認する．蛍光染色法は結核菌を高感度に検出する目的で開発されたため，同じ抗酸菌群でもミコール酸構成が異なる菌種や，アルカリによるダメージが大きいNTM（特に迅速発育菌）では，染まり具合にムラが観られたり，染まらなかったりする[14]．そのような場合には，ZN法で加温したほうが染色性の向上がみられる場合がある．

　蛍光抗酸染色液の保管には注意が必要である．特に染色液の保管温度や検査室内の温度は染色性に影響を与え，温度の低下により急激に染色性は損なわれる．また，水道水や井戸水に含まれるNTMが，標本を流水水洗するときに付着することがまれにあるため，施設での配管工事や建て替えの際には注意を要する．塗抹標本が厚いと脱色が適切に行われず，存在する抗酸菌が覆い隠されて観察できない場合がある．基本的に塗抹標本は薄く塗り広げたほうが検鏡しやすい．

　蛍光抗酸染色の主要な染料には，アクリジンオレンジ，オーラミンO，オーラミンO/ローダミンB染色，がある．さらにこれらは，染料濃度や試薬組成および対比染色剤などの組み合わせによりいくつかの変法に分かれる．

　塗抹検査の結果については，2008年の日本結核病学会の肺非結核性抗酸菌症診断に関する指針[15]から改訂され，米国胸部学会の診断基準（2007年）[16]でも塗抹検査の評価は除外されているが，塗抹検査は検査精度管理上重要な検査である．近年，塗抹陽性・培養陰性となる検体が増えていることから，雑菌汚染により抗酸菌が分離できない場合を考慮し過ぎて前処理を過剰に行う傾向が問題視されている．

b 抗酸菌培養検査

　抗酸菌培養は，肺NTM症の診断はもとより，

得られた菌を同定して，薬剤感受性を確かめるうえで，必要な検査である．塗抹検査に比べて感度は高く，培養されるまでの日数や培地上での発育コロニーをカウントできる定量性を有している．迅速発育菌を除けば発育は遅く，多くの日数の培養を要する．

1）培養温度

至適な培養温度は結核菌が 37℃前後であるのに対し，NTM は 25〜42℃と幅が広い．低温度帯（25〜30℃）で発育が良好な *M. marinum*, *M. ulcerans*, *M. pseudoshottsii*, *M. cookii* や，高温度帯（40〜45℃）が至適温度である *M. xenopi*, *M. heckeshornense* などの菌種もあるので，塗抹結果に比べて培養結果が芳しくない場合は，追加で温度を変更すると発育旺盛な菌が得られることがある．

2）固形培地と液体培地

液体培地はコロニーの観察が可能な固形培地とは違って複数の菌種が混在している場合は区別することができない．また，培養陽性日数は増殖速度の目安にはなるが，検体中の菌量は測定できないため，一般的にはコロニーカウントが可能な固形培地との併用が望ましい．また，液体培地は固形培地に比べて雑菌汚染の頻度が高く，抗酸菌検査の雑菌汚染率は，液体培養の場合は 5〜10%，固形培地の場合は 2〜5%の範囲におさまるようにすることが求められている[13]．このように，塗抹検査は検査室の検体前処理が適切に行われているかを評価する精度管理上重要な因子である．

抗酸菌検査で用いられる固形培地には，工藤PD 培地や小川 SP 培地，Löwenstein-Jensen（LJ）培地に代表される鶏卵をベースとした培地と，7H10 あるいは 7H11 をベースとした寒天培地がある．寒天培地は鶏卵培地に比べて検出感度が優れているが，雑菌汚染率が高いため，抗酸菌の分離目的での使用が多い．検体からの抗酸菌回収には鶏卵培地が汎用されている．

液体培地には，BACTEC MGIT 960/320（ベクトンディッキンソン社）や，バクテアラート3D（ビオメニュー社），VersaTREK（コージンバイオ社）による自動培養・検出装置を使用した培養法が一般的である．液体培地は基本的にアルカリ処理された検体を接種する．ただし，抗酸菌

以外の微生物も発育しうるため，これらの方法で培養陽性になっても抗酸菌染色を行って，菌の形態や抗酸性を確認する．この際，迅速発育菌はアルカリでダメージを受けていることが多く，抗酸性が低下している場合がある[14]．したがって，抗酸性確認は蛍光染色法ではなく，ZN 法で行う．一般的に 42 日（6 週）培養で陽性・陰性の判定を行うが，*M. genavense* など，6 週以降に発育を認める NTM もあるため，何らかの NTM の感染が疑われるような場合は，培養日数を延長する．また，陰性判定された場合でも，液体培養チューブ内に菌塊のようなものが認められる場合は，抗酸性染色で確認する．

3）喀痰の前処理

肺 NTM 症診断において，喀痰を前処理する方法は，①検体の溶解・均質化，②雑菌汚染の除去，③集菌・濃縮，の 3 つの作業から構成されている[13]．

①溶解・均質化

肺 NTM 症患者の喀痰は，抗酸菌と一般細菌，白血球などのヒト由来細胞，残渣の混合物である．一般的に喀痰は，ムコ多糖類により粘性が高く，炎症による膿性部分が多くなると固くなる．そのような喀痰では，汚染除去剤（アルカリ試薬）との親和性が低下し，十分に汚染除去がされずに培養ができなくなる．このような場合，セミアルカリプロテアーゼ（SAP）を用いて喀痰を溶解し，ボルテックスミキサーなどで十分に均質化することで，汚染除去の効率を上げることができる．

②喀痰の汚染除去

抗酸菌培養検査を行うには，発育の遅い抗酸菌を分離するために，混在する一般細菌を除去する必要があり，通常無菌状態の検体（血液，胸水，骨髄液など）を除いて，一般細菌の汚染の除去が避けられない．具体的には，NALC-NaOH やスプータメンドゾルなどを用いて，喀痰の消化・汚染除去を行う．NALC はムコ多糖類の S-S 結合を切断し，喀痰の粘性を低下させる作用がある．この際，ボルテックスミキサーで十分に攪拌し，消化させると効率的である．強アルカリの 2% NaOH 溶剤は雑菌（一般細菌）を殺菌するが，抗酸菌に対しても損傷を与えるため注意を要する．特に迅

速発育菌（*M. fortuitum*, *M. abscessus* species, *M. chelonae* など）は結核菌に比べて高率に NaOH で不活化されてしまうことから，作用時間と濃度の厳守が重要である[14, 17]．

スプータメンドゾルは，酸処理法に基づく酸性試薬であり，塩化セチルピリジニウム，食塩，コハク酸の作用により検体の消化・汚染除去を行う．同処理はアルカリへの感受性が高い迅速発育菌への影響が少なく，中和処理を行わずに酸処理用の小川培地へ直接接種できる．

③集菌・濃縮

NALC-NaOH で処理された喀痰は，10 倍量のリン酸緩衝液（pH 6.8）を添加して十分に中和させる．中和後は 3,000 G，20 分，4℃で遠心し，上清をデカントさせたあと，底に残った沈渣を再懸濁させた検体を培地に接種する．

c 核酸増幅法検査

結核診断における核酸増幅法は，迅速かつ高感度に結核菌の遺伝子を特異的に検出するが，肺 NTM 症の場合は，約 200 種類もの NTM 菌種が含まれる．年々稀少な菌種も増加していることから，NTM を特異的に検出できる遺伝子領域は現時点でない．2017 年の Hamaguchi らの全国調査によると，日本国内で分離される NTM の 93% は *M. avium-intracellulare* complex で，*M. abscessus* species, *M. kansasii* が続くことから[18]，臨床で比較的遭遇するこれらの菌種を検出可能な市販キットは有用であり，体外診断用医薬品の「同定検査用」として保険収載されている．反面，検出できない稀少菌種の場合は，ハウスキーピング遺伝子（16S rRNA, *hsp65*, 16S-23S ITS, *rpoB* など）を増幅し，シーケンスされた配列をデータベース上で検索・比較することで，99% 以上の相同性が得られれば，同一菌種とする．

核酸増幅法検査では，検体から DNA が得られれば菌種同定は可能だが，生菌と死菌の判別ができないため，あくまでも「定性的」な結果を示している．多くの既報の論文では，核酸増幅法検査の臨床感度は培養検査とほぼ同程度とされており，遺伝子同定としての診断根拠とすることも可能である[19, 20]．また，培養が困難もしくは培養

が極めて遅い菌を検体から直接検出できる利点もある．

同検査の注意点として，検体や試薬の汚染による偽陽性を考慮する必要がある．実際には，作業工程ごとのエリア（①試薬調整・分注，②検体およびコントロール調整，③増幅および検出）に分け，偽陽性の結果が示された場合にどのエリアで生じたのかを振り返りできるような対策をとる．

また，臨床検体に血液成分や酵素，薬剤が過剰に含まれている場合は，核酸増幅に阻害が生じ，見かけ上の陰性（偽陰性）になる場合がある．このような偽陰性を確認する目的で，多くの市販キットには内部コントロールが設けられており，内部コントロールの結果を指標にした結果解釈が行える．

d 抗酸菌種同定検査

抗酸菌の同定検査には，検体から直接検出できる核酸増幅法（前述）と培養菌から行う質量分析法および薄層（イムノあるいは DNA）クロマトグラフィー法がある．

質量分析法（MALDI-TOF MS）による菌種同定は，次の 3 つのステップから成る［①菌体とマトリックス試薬を混合し，乾燥させる，② MALDI-TOF MS でマススペクトルを取得する，③得られたパターンとデータベースを照合させる］．抗酸菌は脂質に富むため，ギ酸による不活化操作を追加して蛋白質を抽出する．測定機器に登録されているデータベースライブラリーの菌種に違いがあり，使用するライブラリーによっては，遺伝的に近縁な菌種やコンプレックスに属する菌種の鑑別が難しい．

クロマトグラフィー法は，固定相または担体と呼ばれる物質の表面あるいは内部を，移動相と呼ばれる溶媒（検体）が通り抜ける過程で，固定相の標識物質と移動相内の物質の間で生じた相互作用複合体をセルロース膜上のキャプチャー物質で検出する方法である．国内で使用可能な抗酸菌検査用の薄層クロマトグラフィー法は，結核菌群に特異的な分泌蛋白 MPB64 に対する単一クローン抗原（MPT64）を検出する市販キットと，*M. abscessus* species の亜種とマクロライドの誘導耐性能に関与する *erm*（41）遺伝子の特異配

列をマーカーとして検出する研究用試薬がある．ともに培養陽性となった菌株を対象とした使い切りタイプで，核酸増幅法検査と違い専用の機器を必要としない．

　肺 NTM 症における抗酸菌検査で，最も重要な臨床材料である喀痰をメインに，検査の特徴や問題点を概説した．しかし，難治性の本症を理解するうえで，喀痰はどこまで病態を反映しているのか？　現在の培養検査は培地上で発育しやすい菌を選択的に検出しているのではないか？　NTM の病原性とはいったい何なのか？　など，検討すべき問題は多い．しかし，われわれ臨床の医療に携わる者にとって重要なことは，NTM の細菌学的特徴を十分に把握し，その知識を日常業務に役立たせることである．そのためにも研究は必要であり，本項が肺 NTM 症のよりよい診療の糧になるのであれば，幸いである．

文　献

1) Boyton RJ, et al. Bronchiectasis：current concepts in pathogenesis, immunology, and microbiology. Annu Rev Pathol 2016；**11**：523-554
2) Angrill J, et al. Bronchial inflammation and colonization in patients with clinically stable bronchiectasis. Am J Respir Crit Care Med 2001；**164**：1628-1632
3) Hurst JR. Microbial dysbiosis in bronchiectasis. Lancet Respir Med 2014；**2**：945-947
4) 日本呼吸器病学会．咳嗽・喀痰の診療ガイドライン 2019，メディカルレビュー社，東京，p.23，2019
5) 日本衛生検査所協会．細菌検査検体取り扱いガイドライン第 2 版．5，2023
6) 倉島篤行．増加している非結核性抗酸菌症（中編）．複十字 2020；**393**：20-21
7) Yoshida S et al. Effect of sputum quality on *Mycobacterium avium-intracellulare* complex lung disease diagnosis and treatment initiation according to disease type. Diagn Microbiol Infect Dis 2022；**104**：115773
8) 吉田志緒美ほか．病院内に設置された飲料水供給装置に起因する Mycobacterium chelonae による疑似アウトブレイク．環境感染誌 2009；**24**：109-112
9) 日本臨床微生物学会検体採取・輸送・保存方法および POCT 検査法ガイド．日臨微生物会誌 2022；**32**：21-25
10) 長谷川直樹ほか；日本結核・非結核性抗酸菌症学会非結核性抗酸菌症対策委員会，日本呼吸器学会感染症・結核学術部会．肺非結核性抗酸菌症診断に関する指針—2024 年改訂．結核 2024；**99**：267-270
11) Walker D, et al. An incremental cost-effectiveness analysis of the first, second and third sputum examination in the diagnosis of pulmonary tuberculosis. Int J Tuberc Lung Dis 2000；**4**：246-251
12) Van Deun A et al. Optimal tuberculosis case detection by direct sputum smear microscopy：how much better is more? Int J Tuberc Lung Dis 2002；**6**：222-230
13) 日本結核・非結核性抗酸菌症学会．抗酸菌検査ガイド 2020，南江堂，東京，2020
14) 吉田志緒美ほか．*Mycobacterium fortuitum* を対象とした Ziehl-Neelsen 染色法と蛍光染色法における抗酸性の比較検討．結核 2013；**88**：461-467
15) 日本結核病学会非結核性抗酸菌症対策委員会，日本呼吸器病学会感染症・結核学術部会．肺非結核性抗酸菌症診断に関する指針— 2008 年．結核 2008；**83**：525-526
16) Griffith DE, et al. An official ATS/IDSA statement：diagnosis, treatment, and prevention of nontuberculous mycobacterial diseases. Am J Respir Crit Care Med 2007；**175**：367-416
17) 阿部千代治ほか．検体前処理液 NALC-NaOH の抗酸菌の生存に及ぼす影響．結核 2011；**86**：68
18) Hamaguchi Y, et al. Laboratory-based surveillance of non-tuberculous mycobacterial pulmonary disease in Japan. ERJ Open Res 2024；00337-2024；DOI：https://doi.org/10.1183/23120541.00337-2024
19) Bennedsen, et al. Utility of PCR in diagnosing pulmonary tuberculosis. J Clin Microbiol 1996；**34**：1407-1411
20) Bergmann JS, et al. Clinical evaluation of the Roche AMPLICOR PCR *Mycobacterium tuberculosis* test for detection of *M. tuberculosis* in respiratory specimens. J Clin Microbiol 1996；**34**：1083-1085

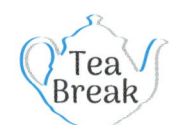

菌同定の最新研究
—ベッドサイドで全ゲノムシーケンス—

肺非結核性抗酸菌（NTM）症は，日本で2007〜2014年の間に罹患率が2.6倍増加し，現在では肺結核をしのぐ罹患者数となっている．NTM症では，原因菌種・亜種を迅速に同定することが治療方針を立てるうえでカギとなる．しかし，従来主流となっている検査法は時間と手間がかかり，同定できる菌種も少なく，亜種レベルまでの正確な同定が困難であることが問題点としてあげられる．

現在汎用されている培養検査は，前処理として臨床検体の溶解・均質化，および雑菌処理が必要である．培養は液体培地のMycobacterial Growth Indicator Tube（MGIT）培地もしくは固形培地の小川培地を用いて行われ，それぞれ培養確認まで1〜6週間，4〜8週間を要する．種同定においては，質量分析法（MALDI-TOF MS法）が汎用されており，この方法では亜種を正確に鑑別できないので，種レベルの同定をしてから，種ごとに異なる亜種同定検査を行う必要がある．さらに，治療薬の反応性をみるには二次培養後に薬剤感受性試験を7〜14日間かけて行うか，薬剤感受性遺伝子配列を調べなければならない．また，これらの設備がない病院では，培養確認から治療選択に必要な情報を得るまでに1ヵ月程度かかることも少なくない．

NTM症のなかでも近年特に増加している肺 *M. abscessus* 症に関しては，亜種を個別に同定してから治療を進めることが各種ガイドラインでも推奨されており，迅速かつ手軽で正確な診断手法の開発が切望されている状況である．

そこで私たちは，NTM 175種を網羅した大規模ゲノムデータベースと，既知の薬剤耐性遺伝子を応用した薬剤耐性予測アルゴリズムを併用することで，ナノポアシーケンスとコアゲノム解析による抗酸菌の同定手法を確立した（図1）．本手法では，培養検体において最短30分程度で亜種同定・薬剤耐性変異予測が可能である．ナノポアシーケンスに必要な実験設備は，小型次世代シーケンサーMinIONのほかに小型のドライインキュベーターと卓上遠心機のみである．また，クラウドコンピューティングシステムによるデータ解析を行うので大型計算機を必要とせず，離れた医療機関でも同定結果をタイムリーに受け取ることができる．このように，設備面とコスト面の両方においても実用化しやすい技術となっている．

本手法を用いることで，喀痰より同定不能菌が繰り返し検出されたNTM症患者を解析すると，通常臨床検査では検出できない菌（*M. shinjukuense*，*M. shi-*

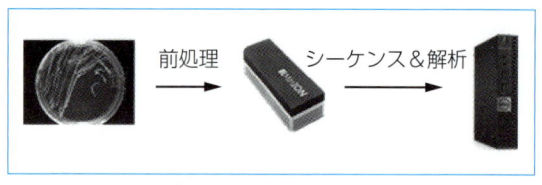

前処理　　シーケンス&解析

図1　NTM同定のワークフロー
MinIONシーケンサー（図中央）を用いてゲノム配列を解読し，同定を行う．

moidei など）を同定し，治療を開始できた症例を経験するとともに，3つの新種を発見するにいたった[1〜3]．

また，実臨床への応用，特に迅速検査としての位置づけを行うことを目的に，本手法を取り入れたMGIT培地からの亜種レベルの菌種同定と薬剤耐性検査を同時に行うMGIT-Seq法の有効性を前向き試験にて検証した（図2）．その結果，116例のNTM症症例において，種レベルの正診率は99.1%，亜種同定率は84.5%，マクロライド耐性およびアミカシン耐性の検出における特異度はそれぞれ97.6%および100%となった．これは，本手法が従来の方法と比較して亜種同定や薬剤耐性解析の迅速性・網羅性において優位であることを示している[4]．

本手法が臨床現場で広く普及すれば，多様な菌種を持つNTM症の亜種レベルでの同定，薬剤感受性の把握などがより迅速かつ正確に行われることが期待される．感染症の治療方針決定のゴールドスタンダードである同定・感受性検査に次世代シーケンサー技術を早期に導入することで，病気の早期発見，菌種・亜種に基づいた適切な治療，さらには新たな予防法や治療法の確立といった感染症診療の発展に寄与することができるのではないだろうか．

文　献

1) Kuge T, et al. Chronic Pulmonary Disease Caused by *Tsukamurella toyonakaense*. Emerg Infect Dis 2022；**28**：1437-1441
2) Abe Y, et al. *Mycobacterium senriense* sp. nov., a slowly growing, non-scotochromogenic species, isolated from sputum of an elderly man. Int J Syst Evol Microbiol 2022；**72**（5）. doi：10.1099/ijsem.0.005378
3) Kuge T, et al. Pulmonary disease caused by a newly identified mycobacterium：*Mycolicibacterium toneyamachuris*：a case report. BMC Infect Dis 2020；**20**：888. doi：10.1186/s12879-020-05626-y
4) Fukushima K, et al. MGIT-seq for the Identification of Nontuberculous Mycobacteria and Drug Resistance：

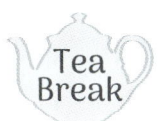

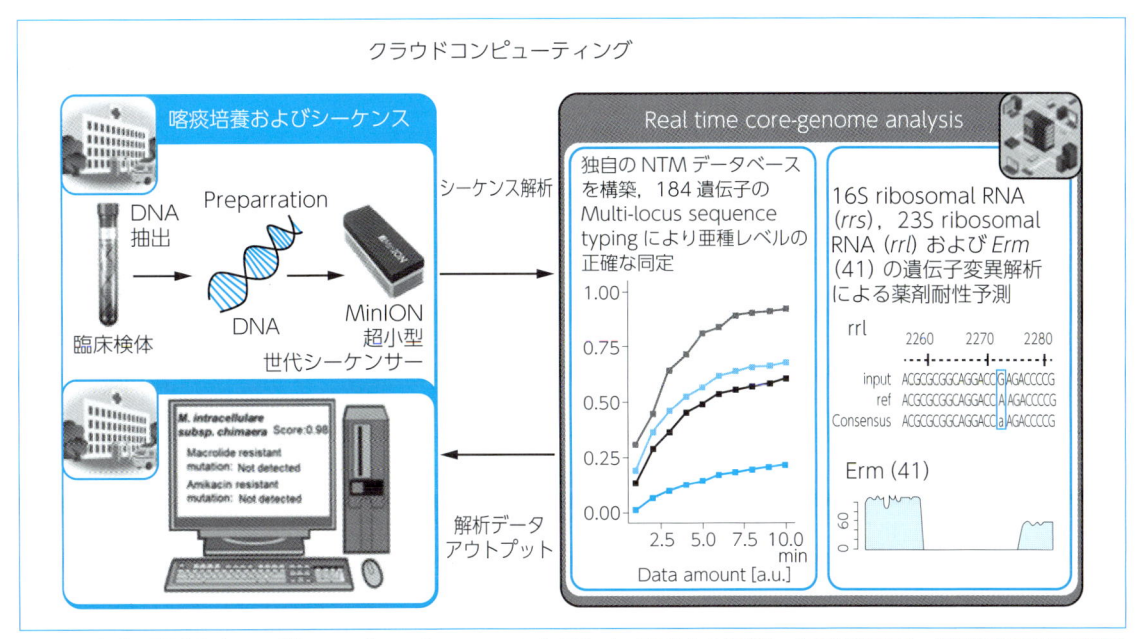

図2 臨床現場近くでの単一のプラットフォームを用いた NTM の迅速・網羅的同定・薬剤感受性予測手法の確立

a Prospective Study. J Clin Microbiol 2023 ; **61** : e0162622. doi : 10.1128/jcm.01626-22

2 感受性検査と遺伝子耐性
―専門家として知っておきたい知識―

　非結核性抗酸菌（NTM）の感受性検査法は基本的に確立されていない．これは表現型においても，遺伝子型においても同様である．そんな状況下で執筆するので，本項のみ「専門家として知っておきたい知識」という副題がついているのであろう．事ほど左様に NTM に関して薬剤感受性検査結果を何らかの方法で得たとしても，それは患者と病原体の間の相対関係の一部を示しているに過ぎない．できる限りは「専門家」に臨床的に翻訳してもらう必要がある．その意味で，本書で唯一「専門家」を相手にしているのがこの項である．NTM 症に対する化学療法を実施する際の多少の手助けになれば幸い，という程度の情報と認識されることを希望する．

1 NTM の表現型薬剤感受性検査の方法論

　抗酸菌は正式に登録されているだけで 200 種程度存在する．簡単に分類すると，結核菌が 6 種（あるいは 'M. canettii' を加えて 7 種），らい菌が 1 種，そしてその他が NTM ということになる．したがって NTM だけで 190 種程度あり，遅発育性・迅速発育性抗酸菌がおよそ半々である（迅速発育性のほうがやや多い）．全ゲノム解析が簡単に利用可能な現代にあっては年々歳々新種の登録があり，NTM は増える一方である．このような状況にあって，簡単に「NTM の感受性検査法」と一括りにしてしまえるとは到底考えられないし，実際そのとおりである．本来は菌種別に方法あるいは基準を考えるのが通常であり，これだけ多くの菌種をまとめて取り扱うことは難しい．しかるに，とりあえず遅発育性と迅速発育性の NTM だけは分けて検査する（本来はもっと細かくするべ

きかもしれない）．

　また，同一種であっても，環境常在菌という性質からか，分離株で株間差がみられるのが NTM の特徴でもある．したがって，結核菌のように「野生型はすべて薬剤感受性」という前提が設定できない．これは薬剤感受性検査上の方法論的な制限となり，いわゆるブレイクポイントテスト（1 濃度に対する耐性・感受性による判定）が使用できないことを示す．つまりは NTM の薬剤感受性検査は本質的に定量的でなければならないということになり，臨床での利用/実践を考慮すると実質的に最小発育阻止濃度（minimum inhibitory concentration：MIC）測定という方法に，しかも微量液体希釈法（microbroth dilution method）にほぼ限定されてしまうことになる．

　ここで MIC という方法について再考してみる必要がある．結核菌において薬剤感受性検査が比較的確立されていることもあり，その対比で考えるのがわかりやすいかと考える．前述のとおり，結核菌の薬剤感受性検査では標準法として比率法と呼ばれるブレイクポイントテスト（イソニアジドのみ例外的に 2 濃度）が用いられている．ブレイクポイント（カットオフ濃度/critical concentration）の設定にあたっては，まず試験する当該薬剤に対して臨床的に感受性と考えられる結核菌株を多数準備する．具体的には単剤療法で効果を示すことが理想的であるが，現代では倫理的に実施不可能なので，耐性結核菌の蔓延していない地域から初感染（結核治療歴がない）と思われる患者を特定し，それらの患者から初回分離された結核菌をこれにあてる．この集団を probable susceptible（PS；推定的感受性）株とする．一方で対象となる当該薬剤に対して耐性と考えられる結核菌株も必要となる．これは比較的簡単で，

当該薬剤を含む治療が無効であった患者の最終分離株を収集する．これを probable resistant（PR；推定的耐性）株とする．PS 株と PR 株の MIC を測定し，これら 2 群を最も効率的に区別/分離できる濃度を設定する．最終的にこの MIC が実質的なカットオフ濃度となる．比率法の利点は臨床的な感受性あるいは耐性という情報が含まれた 2 群を区別するという点であり，定量的ではないが臨床情報（具体的には薬剤の bioavailability などの宿主側の因子）が含まれている点である．当然カットオフ濃度付近に MIC を持つ株については感受性/耐性の分離精度が低下するし，偽陽性・偽陰性も発生しうる．それでも臨床情報をある程度反映しているという点で単なる細菌学的検査よりも臨床的有用性は高いと考えられる．一方で MIC は当該薬剤に対する当該細菌固有の性質を示すのみであり，それが生体内で実現されるかどうかについてはまったくわからない．さらに，MIC 値において被験菌は静菌的であると考えることも必要である．pharmacokinetics/pharmacody-namics（PK/PD）といった宿主に関連する因子を考慮して生体内での細菌との相対的反応を推定することは可能であるが，本質的に推定の域を出ない．MIC を利用するにあたっては，その MIC 値が臨床的な治療効果と相関することを証明することが本来必要となる．ついでながら薬剤の bio-availability は個々の患者によって異なる可能性があるので，therapeutic drug monitoring（TDM）を実施してデータに基づく治療を行うことが望ましい．

MIC の測定法自体にも問題がある．基本的に MIC は被験薬剤が当該細菌の発育を抑制する最小濃度とされているが，判定は基本的に肉眼で実施するものであり，日本化学療法学会によると以下を参考にその濃度（終末点）を MIC とするとされている[1]．

① その濃度で顕著な発育の抑制がみられ，発育がまったくみられない．
② 徐々に発育が悪化し，その濃度でわずかな発育あるいは全体に haze（接種菌液の痕跡が極微細な点の集まりとして観察される）のみがみられる．
③ その濃度で顕著な発育抑制がみられるが，多

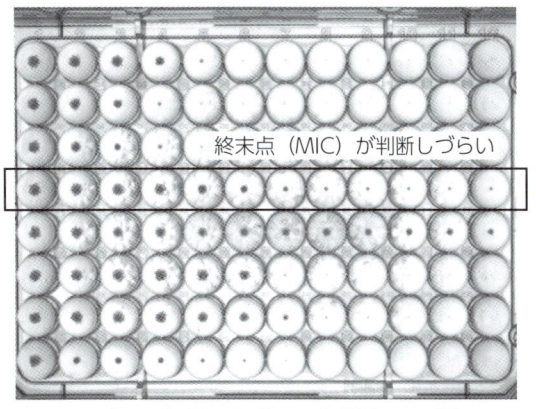

図 1　Tailing を起こした MIC 測定の一例

数の微小集落が残っている．
④ その濃度で顕著な発育抑制がみられるが，数個の正常サイズの集落が残っている．
⑤ その濃度で顕著な発育抑制がみられるが，haze が残っている．
⑥ 発育が徐々に悪化し，その濃度で少数の大きな集落がみられる．

実際に MIC を測定すると，どのウェルで「発育が抑制」されているのかわかりにくい場合も多い．たとえば図 1 のように trailing/tailing と呼ばれる連続して小さな点が観察されるような場合，どこを終末点としたらよいのかは，実際個人の判断によっている．本質的に定量的であるはずが，実際にどの程度の発育阻止を評価しているのかわからない．現在実施している MIC は実際には半定量的であり，精度管理も困難であると言わざるを得ない．少なくとも機械的（ヒトという不確定因子を介さず）に何%の発育阻害を評価しているのか判断できる方法が必要であろう（残念ながら現状存在しないので，ある程度の曖昧さを受け入れる必要がある）．MIC 測定が熟練の職人技であり続ける限り，データの標準化は困難と言わざるを得ない．

MIC 測定法のもうひとつの問題点は，基本よく使用されている二段階希釈法であろう．1,000 µg/mL から開始して 500, 250, 125, 62.5, 31.3, 15.6, 7.8, 3.9, 1.95, 0.98, 0.49…（µg/mL）と希釈していく場合と，1,024 µg/mL から開始して 512, 256, 128, 64, 32, 16, 8, 4, 2, 1, 0.5, 0.25, 0.125…（µg/mL）と希釈する場合があるが，抗

酸菌では後者が多いと思われる．この数字に慣れてしまっているうえ，グラフ化した際に一定間隔（実数表示ではなく 2 を底とする対数表示）で表示するので違和感を覚えないのが通常であるが，たとえば $0.125\,\mu g/mL$ と $0.25\,\mu g/mL$ との差は $0.125\,\mu g/mL$ しかないのに対して，$256\,\mu g/mL$ と $128\,\mu g/mL$ 差は $128\,\mu g/mL$ もあり，前者の 1,024 倍である．こんな雑な間隔で測定していてよいのであろうか．実際に MIC 測定用のプレート（多くは 96 ウェルのマイクロプレート）を in house で自己作成することを考慮しての二段階希釈法と思われるが，現実的に達成可能な濃度範囲でもっと細密に測定するべきと考える．PK/PD との関連で効果を推定する以上はもっと詳細なデータが必要なはずである．自動分注装置も発達している現代において，疑問を抱くべき状況であろう．

とはいえ，化学療法の指標となる臨床上の何らかの方法は必要である．以下に具体的な NTM の表現型薬剤感受性検査の方法を述べる．

2　NTM の薬剤感受性検査の標準的方法

抗酸菌の薬剤感受性検査の標準的な方法は確立されていない．しかしながら，一般的には米国 CLSI（Clinical & Laboratory Standards Institute）が標準手順書として使用される．これは実際上ほかに選択肢がないからである．CLSI M24 3rd ed（2018）には遅発育性と迅速発育性の 2 群に分けて NTM の薬剤感受性検査法が示されている[2]．ちなみに最新のゲノム解析によると，迅速発育性菌が先に存在し，遅発育性菌に分岐したものと考えられている．ヒトに適応するための進化の結果と思われる．

3　遅発育性抗酸菌の MIC 測定とその解釈 — M. avium および M. intracellulare の感受性検査

M. avium あるいは M. intracellulare 症の治療には基本的にクラリスロマイシン（CAM）をはじめとするマクロライド，リファンピシン（RFP）

あるいはリファブチン（RBT）といったリファマイシン，エタンブトール（EB）およびストレプトマイシン（SM）あるいはアミカシン（AMK）などのアミノグリコシド注射剤が使用される．

培地は市販の Mueller-Hinton 培地を pH 7.3〜7.4 に調整して使用する（cation-adjusted Mueller-Hinton broth：CAMHB）．迅速発育性抗酸菌は CAMHB にそのまま発育するが，遅発育性抗酸菌用の培地には OADC（Oleic Albumin Dextrose Catalase）Growth Supplement を最終濃度 5% で添加する．2024 年 1 月時点で極東製薬工業からブロスミック SGM（CLSI M24 3rd ed 準拠）が市販されており，以降の手順は同キットの使用を前提とする[3]．

手順としては，固形培地上で被験菌が純培養であることを確認し，コロニー性状を確認しながらエーゼで回収する．2 種以上の菌種が混在すると結果が不定となる．基本的に接種後 2〜3 週間の新鮮な分離菌株を使用する．M. avium あるいは M. intracellulare の場合は基本的に透明なコロニーを回収する．ブロスミック SGM ではマイコブロス（極東製薬工業）あるいはマイコビーズ（極東製薬工業）液体培地による前培養を推奨している．これらの液体培地に 1/4〜1/2 白金耳量のコロニーを接種し，キャップを閉めて 15〜30 秒間ボルテックスで攪拌する．そのまま 36±1℃ で培養し，McFarland No. 1.0 に相当する濁度が得られるまで 3〜5 日間培養する（M. marinum は 30±1℃ で培養する）．培養後の菌液を滅菌精製水で McFarland No. 0.5 に相当する濁度（吸光度 530 nm 0.08〜0.10）に調製し，これを調製菌液とする．調製菌液 $55\,\mu L$ を 11 mL の滅菌精製水に加えボルテックスでよく攪拌し，これを接種用菌液とする．プレートには表 1 に示す薬剤が培地とともに固着しており，接種用菌液 $100\,\mu L$ をそれぞれのウェルに接種することで目的の薬剤濃度含有培地（CAMHB＋5% OADC）となる．もちろんブロスミック SGM を使用しなくても，目的の薬剤に関して CAMHB＋5% OADC をベースとして同様の MIC プレートを作製すれば in house での実施も可能である．この時接種される菌数は 10^4 CFU/ウェル程度となる．接種菌数は MIC 測定上重要であり，比較的厳密にコント

表1　ブロスミック SGM（極東製薬工業）の薬剤と濃度配置

	1	2	3	4	5	6	7	8	9	10	11	12
A	CAM											
A	64	32	16	8	4	2	1	0.5	0.25	0.12	0.06	Cont
B	AZM											
B	64	32	16	8	4	2	1	0.5	0.25	0.12	0.06	Cont
C	MFLX						STFX					
C	8	4	2	1	0.5	0.25	4	2	1	0.5	0.25	0.12
D	AMK						KM					
D	256	128	64	32	16	8	64	32	16	8	4	2
E	MINO						DOXY					
E	16	8	4	2	1	0.5	16	8	4	2	1	0.5
F	INH						LZD					
F	4	2	1	0.5	0.25	0.12	64	32	16	8	4	2
G	EMB						ETH					
G	16	8	4	2	1	0.5	16	8	4	2	1	0.5
H	RFP						RBT					
H	4	2	1	0.5	0.25	0.12	8	4	2	1	0.5	0.25

CAM：Clarithromycin, AZM：Azithromycin, MFLX：Moxifloxacin, STFX：Sitafloxacin, AMK：Amikacin, KM：Kanamycin, MINO：Minocycline, DOXY：Doxycycline, INH：Isoniazid, LZD：Linezolid, EMB：Ethambutol, ETH：Ethionamide, RFP：Rifampicin, RBT：Rifabutin

ロールされる必要がある．

　プレートを酸素透過性のフィルムでシールし，36±1℃で培養する（*M. marinum* は 30±1℃で培養する）．7日目にプレートを観察し，MIC を判定する．コントロールの発育が不十分であれば培養を継続し，10〜14日の間で判定する．

　ブロスミック SGM で測定可能な薬剤は CAM，RBT，RFP，EB，AMK のほかにアジスロマイシン（AZM），モキシフロキサシン（MFLX），シタフロキサシン（STFX），カナマイシン（KM），ミノサイクリン（MINO），ドキシサイクリン（DOXY），イソニアジド（INH），リネゾリド（LZD）およびエチオナミド（TH）である．

　表2に CLSI M24S に示されている MIC の判定基準を示す[4]．M24S には CAM，AMK，MFLX および LZD の判定基準しか示されていない．2022年まで CLSI 準拠の MIC 測定キットがなかった

ことを考えれば，それだけでも新たな判断材料になると考える．その他の薬剤については明確な基準がなく，使用および効果の判定については治療にあたる医師の判断に委ねられる．判断基準のある薬剤に明らかな耐性（実現不可能な MIC 濃度など）がある場合など，MIC 値を参考に PK/PD などに考慮しながら使用を判断されること，またそれによってデータが蓄積されることを期待した設計である．CAM および AMK 以外に明確な効果を証明した薬剤がない現状を考慮し，研究的要素が含まれている．これが *M. avium* あるいは *M. intracellulare* の感受性検査の現状であることを理解する必要がある．

表2　*M. avium* および *M. intracellulare* の MIC 測定対象薬剤とその解釈

薬剤	MIC （μg/mL）		
	感受性	判定保留	耐性
一次選択薬剤			
クラリスロマイシン	≦8	16	≧32
アミカシン（静注）	≦16	32	≧64
アミカシン（リポソーム包埋・吸入）	≦64	—	≧128
二次選択薬剤*			
モキシフロキサシン	≦1	2	≧4
リネゾリド	≦8	16	≧32

＊：効果に関するエビデンスは不十分とされている.

4　*M. kansasii* の感受性検査

　M. kansasii 感染症に対して，臨床的に有効とされる抗菌薬として INH，RFP，EB があげられる．INH の代わりに CAM を利用する方法もある．RFP がキードラッグとされており，耐性化の有無が治療上においても問題となる.

　検査の手順は前述のブロスミック SGM を使用した場合と同様であり，現在も一定程度の患者発生をみる *M. kansasii* のために INH，DOXY，MINO を搭載している．ブロスミック SGM にはその判定の困難さゆえに ST 合剤は搭載しなかった．表3 に M24S に示されている MIC の判定基準を示す.

5　*M. avium*，*M. intracellulare*，*M. kansasii* 以外の遅発育性抗酸菌の感受性検査

　MIC 測定の実施手順は基本的に前述のブロスミック SGM を使用した場合と同様である．臨床的意義が明確な NTM のみを対象とするが，基本的に稀少菌種が多くなるため，臨床的意義の判断には注意を要する．表4 に M24S の判定基準を示す．培養自体が比較的容易に実施可能な菌種（non-fastidious species）については *M. kansasii* と同様に実施可能である．一方，特殊な栄養要求性のある *M. haemophilum* や，培養に時間がかかる *M. genavense* および *M. ulcerans* については感受性試験を容易に実施できない．*M. haemophilum* についてはストレプト・ヘモサプリメント（栄研化学）を加えた培地による MIC 測定例が報告されている.

6　迅速発育性抗酸菌の MIC 測定法とその解釈

　前述のとおり，NTM の半数以上は迅速発育性抗酸菌である．特に臨床的に分離頻度が高いのは *M. abscessus* species（MABS），*M. fortuitum*，*M. chelonae* の3種である．特に MABS は *M. abscessus* subsp. *abscessus/bolletii* と *M. abscessus* subsp. *masilliense* で CAM に対する感受性が異なる場合が多いので MIC 測定は必須である．一般に多くの抗菌薬に対して自然耐性を有する場合が多いので，その意味でも MIC を測定する意義はあると考えられる.

　近年ではカルバペネムに MABS に対応した β ラクタマーゼを組み合わせて治療し効果を示したとする論文があるが，これを評価する測定キットは販売されていない．迅速発育性抗酸菌の MIC 測定に現状利用可能なのは，ブロスミック RGM（極東製薬工業，CLSI M24 3rd ed 準拠）である．以下，ブロスミック RGM の使用手順に従って方法を示す[5].

表3 *M. kansasii* の MIC 測定対象薬剤とその解釈

薬剤	MIC (µg/mL)		
	感受性	判定保留	耐性
一次選択薬剤			
クラリスロマイシン*	≦8	16	≧32
リファンピシン	≦1	—	≧2
二次選択薬剤			
アミカシン	≦16	32	≧64
シプロフロキサシン#	≦1	2	≧4
ドキシサイクリン	≦1	2〜4	≧8
リネゾリド	≦8	16	≧32
ミノサイクリン	≦1	2〜4	≧8
モキシフロキサシン	≦1	2	≧4
リファブチン	≦2	—	≧4
TS 合剤	≦2/38		≧4/76

* クラリスロマイシンはマクロライド系薬剤全体（クラリスロマイシン，アジスロマイシン，ロキシスロマイシン）のデータを反映していると考える（class representative）．

\# シプロフロキサシンはレボフロキサシンと読み替え可能．ただし *in vitro* ではモキシフロキサシンよりも効果が弱いと考えられている．

表4 *M. avium*，*M. intracellulare*，*M. kansasii* 以外の遅発育性抗酸菌の MIC 測定対象薬剤とその解釈

薬剤	MIC (µg/mL)		
	感受性	判定保留	耐性
アミカシン	≦16	32	≧64
シプロフロキサシン	≦1	2	≧4
クラリスロマイシン*	≦8	16	≧32
ドキシサイクリン	≦1	2〜4	≧8
リネゾリド	≦8	16	≧32
ミノサイクリン	≦1	2〜4	≧8
モキシフロキサシン	≦1	2	≧4
リファブチン	≦2	—	≧4
リファンピシン	≦1	—	≧2
ST 合剤	≦2/38	—	≧4/76

* クラリスロマイシンはマクロライド系薬剤全体（クラリスロマイシン，アジスロマイシン，ロキシスロマイシン）のデータを反映していると考える（class representative）．

表5　ブロスミック RGM（極東製薬工業）の薬剤と濃度配置

	1	2	3	4	5	6	7	8	9	10	11	12
A	AMK						ST					
	128	64	32	16	8	4	152/8	76/4	38/2	19/1	9.5/0.5	4.8/0.25
B	TOB						DOXY					
	16	8	4	2	1	0.5	16	8	4	2	1	0.5
C	IPM						MEPM					
	64	32	16	8	4	2	64	32	16	8	4	2
D	FRPM						LZD					
	64	32	16	8	4	2	32	16	8	4	2	1
E	LVFX						CLF					
	32	16	8	4	2	1	2	1	0.5	0.25	0.125	0.06
F	MFLX						STFX					
	8	4	2	1	0.5	0.25	8	4	2	1	0.5	0.25
G	AZM											Cont.
	64	32	16	8	4	2	1	0.5	0.25	0.125	0.06	
H	CAM											Cont.
	64	32	16	8	4	2	1	0.5	0.25	0.125	0.06	

AMK：Amikacin, ST：Trimethoprim-sulfamethoxazole, TOB：Tobramycin, DOXY：Doxycycline, IPM：Imipenem, MEPM：Meropenem, FRPM：Faropenem, LZD：Linezolid, LVFX：Levofloxacin, CLF：Clofazimine, MFLX：Moxifloxacin, STFX：Sitafloxacin, AZM：Azithromycin, CAM：Clarithromycin

ブロスミック RGM で測定可能な薬剤は AMK, DOXY, LZD, MFLX, STFX, AZM, CAM, スルファメトキサゾール/トリメトプリム（ST 合剤），トブラマイシン（TOB），イミペネム（IPM），メロペネム（MEPM），ファロペネム（FRPM），レボフロキサシン（LVFX）およびクロファジミン（CLF）である．表5 に薬剤配置と被験濃度設定を示す．ブロスミック SGM よりも先行して発売されたこと，維持治療時の内服薬が少ないことなどを考慮して判定困難性（80% 阻害を評価）を顧みず ST 合剤が含まれている．

手順としては，固形培地上で純培養であることを確認し，コロニー性状を確認しながらエーゼで回収する．小川培地などに発育した初代分離株を継代し，通常大気で 3~5 日間（30±2℃）前培養する．発育したコロニーを菌液調整用試験管に採取し，0.5~1 mL の滅菌生理食塩水または滅菌精製水を添加し，キャップを閉めてボルテックスミキサーで懸濁する．滅菌生理食塩水あるいは滅菌精製水で McFarland No. 0.5 に相当する濁度（吸光度 530 nm 0.08~0.10）に調製し，これを調製菌液とする．調製菌液 50 μL をキットに同梱されている CAMHB に加えボルテックスでよく撹拌し，これを接種用菌液とする．この接種用菌液 100 μL をそれぞれのウェルに接種すると，固着されている薬剤が再溶解してそれぞれ目的の薬剤濃度が得られる．プレートに蓋をしたあと，密封容器に入れて通常大気（30±2℃）で培養する．

培養 3~5 日で判定を行う．陽性コントロールに十分な発育が認められることを目視で確認する．5 日目の時点でコントロールウェルの発育が不十分な場合は，判定不能として再試験を行うとされている．

マクロライド系薬剤についてはメチル化による

表6　迅速発育性抗酸菌の MIC 測定対象薬剤とその解釈

薬剤	MIC （µg/mL）		
	感受性	判定保留	耐性
アミカシン[1]	≦16	32	≧64
セフォキシチン	≦16	32～64	≧128
シプロフロキサシン[2]	≦1	2	≧4
クラリスロマイシン[3]	≦2	4	≧8
ドキシサイクリン	≦1	2～4	≧8
イミペネム[4]	≦4	8～16	≧32
リネゾリド	≦8	16	≧32
メロペネム	≦4	8～16	≧32
モキシフロキサシン	≦1	2	≧4
チゲサイクリン[5]	―	―	―
トブラマイシン[6]	≦2	4	≧8
ST 合剤[7]	≦2/38	―	≧4/76

1. *M. abscessus* complex で MIC 値が ≧64 µg/mL の場合は再検するか，*rrs* 遺伝子変異を検索する.
2. レボフロキサシンでも可
3. 誘導耐性がありうるので，最終判定は培養 14 日後
4. もし *M. fortuitum* group，*M. smegmatis* group あるいは *M. mucogenicum* group で MIC＞8 µg/mL の場合は培養 3 日以内で再検する．再検後も同様なら報告しない．これらの菌種はイミペネムに感受性とされているため，薬剤の力価が低下していることが考えられる．*In vitro* での感受性はメロペネムよりもイミペネムのほうが高い.
5. チゲサイクリンの MIC と臨床効果との相関は確立されていない．そのため，MIC のみ報告する，とされている.
6. トブラマイシンは主に *M. chelonae* 感染症の治療に使用される．もし MIC＞4 µg/mL の場合は再検する．再検時も同様であれば *M. chelonae* であるか再同定する.
7. MIC は 80％の発育阻害をもって判断する.

誘導耐性がありうる．培養 3～5 日目に感受性であっても，誘導耐性化を確認するため CAM と AZM は培養 14 日目に最終判定を行う．ST 合剤については，前述のとおり，コントロールウェルの発育と比較し，80％発育が阻止されたウェルを MIC とする．表6 に M24S にある判定基準を示す.

7　MIC 測定時の精度管理[4]

MIC 測定に関する様々な不確定因子を考慮しても，検査ごとの精度管理は必須である.

遅発育性抗酸菌の MIC 測定時には，*M. marinum* ATCC927 を精度管理株として使用する.

培養温度は 30±2℃である．AMK の MIC は 1～4 µg/mL，CAM は 0.5～2 µg/mL の範囲におさまる必要がある.

迅速発育性抗酸菌の MIC 測定時には，*Mycobacterium peregrinum* ATCC700686 を使用する．培養温度は 30±2℃である．AMK の MIC は ≦1～4 µg/mL，CAM は ≦0.06～0.5 µg/mL の範囲におさまる必要がある.

8　遺伝子変異あるいは耐性遺伝子による薬剤耐性

NTM は一般に多くの薬剤に自然耐性を持っている．耐性機序としては，①薬剤の菌体内への取り込みの抑制，②薬剤の活性阻害，③排出ポンプ

の活性化，④遺伝子変異による作用の低下があげられる．以下，薬剤ごとに耐性機序を解説する．

a マクロライド耐性

マクロライド（CAM，AZM）耐性でよく知られているメカニズムは，23S rRNA（*rrl*）遺伝子の変異によるものである．2058 あるいは 2059 番目の遺伝子変異がよく知られており，マクロライドのリボソームへの結合に影響を与えると考えられる[6]．この変異による耐性化は *M. avium*, *M. intracellulare*, MABS, *M. fortuitum*, *M. chelonae*, *M. kansasii* などで知られている．

もうひとつのマクロライド耐性機序としてよく知られているのは，ribosomal methyltransferase をコードしている *erm* 遺伝子によるもので，MABS での *erm*（41）による標的部位のメチル化による結合阻害がよく知られている[7]．*M. abscessus* subsp. *abscessus/bolletii* は完全な *erm*（41）を有しており，一般にマクロライド耐性（メチル化による誘導耐性）であるが，T28C sequence variant（sequevar.）は *erm*（41）が不活化されており，マクロライド感受性となる．論文によって T28C sequevar の頻度は異なるが，およそ 10～30％程度存在すると考えられる．また *M. abscessus* subsp. *massiliense* は *erm*（41）に大きな欠失があり，もとからマクロライド感受性である．

M. fortuitum, *M. neworleansense*, *M. houstonense*, *M. porcinum*, *M. goodii*, *M. smegmatis*, *M. mageritense* および *M. wolinskyi* は *erm* 遺伝子を保有しており，CAM 耐性と考えられている．

b アミノグリコシド耐性

アミノグリコシド（AMK，KM，SM など）はもとより細胞内移行性が低いとされている．また *rrs* 遺伝子変異（A1408G，C1496T，T1498A など）により ribosome 30S subunit への結合が阻害され，耐性化することが *M. avium*, *M. intracellulare*, MABS, *M. chelonae* などで知られている[8]．Aminoglycoside phosphotransferases あるいは acetyltransferase による不活化も複数の NTM で報告されている．

c フルオロキノロン耐性

フルオロキノロンは一般的に DNA の合成阻害により作用する薬剤であり，結核菌では *gyrA* および *gyrB* の変異が耐性に関与していることが証明されている．しかしながら NTM ではこれらの遺伝子の関与は確定していない．LfrA 排出ポンプの関与を示した報告もあるが，これも未確定であり[9]，NTM におけるフルオロキノロン耐性機序ははっきりしていない．

d オキサゾリジノン（リネゾリド，テジゾリドなど）耐性

結核菌では 23S rRNA（*rrl*）と *rplC* の関与が証明されているが，NTM では関連する耐性機序は不明である．

e ジアリルキノリン（ベダキリン）耐性

ベダキリン（BDQ）は ATP 合成酵素を阻害することで作用を示す．その遺伝子 *atpE* の変異が耐性を誘導する．*M. avium*, *M. intracellulare*, *M. kansasii*, MABS, *M. flavescens* あるいは *M. fortuitum* などで *atpE* の変異がみられる場合がある[10]．また，*M. intracellulare* で排出ポンプ系の発現レギュレーターと考えられる *mmpT5* に変異を認めたとする報告がある[11]．

f リファマイシン（RFP, RBT など）耐性

結核菌では RFP 耐性は主に *rpoB* の変異による．*M. kansasii* や *M. avium* で *rpoB* の変異が認められている．MABS では Arr（ADP-ribosyltransferase）によってリファマイシンに対する自然耐性を有すると考えられている[12]．

繰り返しになるが，NTM の薬剤感受性検査は表現形的にも遺伝子的にも確立されているとは言い難い．多くの NTM でデータを収集し，臨床効果との相関を評価する必要がある．

文　献

1）抗菌薬感受性測定法検討委員会. 抗菌薬感受性測定法検討委員会最終報告（2007 年）. 日本化学療法学会雑誌 2008；**56**：49-57

2）Clinical and Laboratory Standard Institute (CLSI). Susceptibility testing of Mycobacteria, Nocardia spp., and other aerobic Actinomyces. 3rd ed. CLSI standard M24. 2018

3）極東製薬工業. 薬剤感受性（抗酸菌）キット ブロスミック SGM. https://www.kyokutoseiyaku.co.jp/products/related_docs/package_insert/230134_08E1X80006000053_A_01_02.pdf

4）Clinical and Laboratory Standard Institute (CLSI). Performance Standards for Susceptibility Testing of Mycobacteria, Nocardia spp., and Other Aerobic Actinomycetes, 2nd Edition, 2023

5）極東製薬工業. 薬剤感受性（抗酸菌）キット ブロスミック RGM. https://www.kyokutoseiyaku.co.jp/products/related_docs/package_insert/230134_08E1X80006000050_A_01_02.pdf

6）Wu ML, et al. NTM drug discovery：status, gaps and the way forward. Drug Discov Today 2018；**23**：1502-1519

7）Brown-Elliott BA, et al. Antimicrobial susceptibility testing, drug resistance mechanisms, and therapy of infections with nontuberculous mycobacteria. Clin Microbiol Rev 2012；**25**：545-582

8）Kim SY, et al. Association between 16S rRNA gene mutations and susceptibility to amikacin in Mycobacterium avium Complex and *Mycobacterium abscessus* clinical isolates. Sci Rep 2021；**11**：6108

9）Esteban J, et al. Detection of lfrA and tap efflux pump genes among clinical isolates of non-pigmented rapidly growing mycobacteria. Int J Antimicrob Agents 2009；**34**：454-456

10）Pang Y, et al. In Vitro Activity of Bedaquiline against Nontuberculous Mycobacteria in China. Antimicrob Agents Chemother 2017；**61**：e02627-16

11）Alexander DC, et al. Emergence of mmpT5 Variants during Bedaquiline Treatment of *Mycobacterium intracellulare* Lung Disease. J Clin Microbiol 2017；**55**：574-584

12）Luthra S, et al. The Role of Antibiotic-Target-Modifying and Antibiotic-Modifying Enzymes in *Mycobacterium abscessus* Drug Resistance. Front Microbiol 2018；**9**：2179

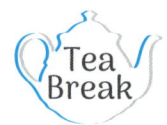

喀痰の遺伝子検査など新展開
―培養に代わるのか？　他のバイオマーカーは？―

肺非結核性抗酸菌（NTM）症の細菌学的診断基準である2回以上の喀痰培養陽性を3回の喀痰検査で満たす確率は，16.5％（23/139例）にとどまっており，喀痰検査の回数を増やしても，6回目以降の累計診断率はプラトーに達する傾向を認めた[1]．また，肺NTM症は治療効果判定においても，判定まで数週間の時間を要する喀痰培養検査に依存している状況である．肺NTM症には診断・治療評価・予後予測のための新たなバイオマーカーの確立が求められている．

本邦では，保険診療上1回のみ喀痰検体のPCR（polymerase chain reaction）を提出することができるが，高感度の定性検査では真の感染か判断が難しいことや，生菌と死菌を区別できないため，診断基準や治療効果判定には採用されていない．ほかの遺伝子検査として，細菌ゲノム中に必ず存在する16S rRNA遺伝子の定常領域をPCRにより増幅し，その塩基配列を次世代シーケンサーで読み取ることで検体中の細菌叢を解析することができる．肺NTM症患者15名の気管支肺胞洗浄液（bronchoalveolar lavage fluid：BALF）を使用した解析ではNTMを検出できたのは27％（4/15名）にとどまっており，感度の高い診断手法とは言い難い[2]．しかし，最近の報告では12名の肺NTM症患者のBALF 11検体と喀痰1検体を解析したところ，検体採取から4日間以内に全検体からNTMを検出できたため，この方法はNTMを迅速に特定するための効果的なツールであるという報告もされている[3]．

その他にも様々な新しいバイオマーカーの候補が報告されており，今後肺NTM症患者の早期診断に役立つ可能性があると考えられている．いくつかを下記に示す．Beccariaらは，ガスクロマトグラフィー質量分析計（gas chromatography-quadrupole mass spectrometry：GC-MS）と機械学習を用いた，新しい抗酸菌同定の手法を報告している．様々な種類の抗酸菌の培養液から揮発性有機化合物（volatile organic compounds：VOCs）を抽出し，GC-MSで分析したところ，抗酸菌の種別ごとに，特徴的なVOCsのパターンが存在することが明らかになった[4]．Hullらは，肺NTM症の喀痰分子プロテオミクス（蛋白質解析）の研究結果を報告している．肺NTM症患者の痰は非感染者と比較して，鉄キレートに関連する蛋白質が低下しており，NTMに対する治療は，喀痰蛋白の不均一性と関連があったとされている[5]．Kajiwaraらはマウス実験においてapoptosis inhibitor of macrophage（AIM）の産生がM. avium感染マクロファー

ジで亢進し，アポトーシスに対する抵抗性を高めることでM. aviumの増殖を促進している可能性を示した．肺MAC症患者の血清中AIMが健常ボランティアに比べて有意に高値であることも証明している[6]．Hanらは肺NTM症患者の血漿miRNA（マイクロRNA）発現をmiRNA-seq（マイクロRNAシーケンス）を用いて解析し，健康人と比較し4つのmiRNA（hsa-miR-484，hsa-miR-584-5p，hsa-miR-625-3p，hsa-miR-4732-5p）の発現量が肺NTM患者で有意に高いことを示した．今後，肺NTM症の早期診断や治療効果予測に，miRNAの発現プロファイルが役立つ可能性があると考えられている[7]．

また，治療効果や予後予測の指標として，韓国から報告されているBACESスコア[8]があるが，赤血球沈降速度の測定が実施されないことは多い．ほかにも血清CRP値単独で予後予測に使用できるという報告[9]や，血清KL-6値が病勢と関連していたという報告もある[10]．液体培地において培養陽性になるまでの時間（mycobacterial time to positivity：TTP）が5日以内であることが，治療における喀痰培養陰性化と関連を認めたという報告もある[11]．今後，このような指標を組み合わせることによる肺MAC症の治療効果の新たな指標の確立が期待される．

文　献

1) Urabe N, et al. Efficacy of three sputum specimens for the diagnosis of *Mycobacterium avium* complex pulmonary disease. BMC Pulm Med 2023；**23**：29
2) Sulaiman I, et al. Evaluation of the airway microbiome in nontuberculous mycobacteria disease. Eur Respir J 2018；**52**：1800810
3) Wang J, et al. Rapid diagnosis of non-tuberculous mycobacterial pulmonary diseases by metagenomic next-generation sequencing in non-referral hospitals. Front Cell Infect Microbiol 2022；**12**：1083497
4) Beccaria M, et al. Investigating Bacterial Volatilome for the Classification and Identification of Mycobacterial Species by HS-SPME-GC-MS and Machine Learning. Molecules 2021；**26**：460
5) Hull RC, et al. Sputum Proteomics in Nontuberculous Mycobacterial Lung Disease. Chest 2022；**161**：1180-1191
6) Kajiwara C, et al. Apoptosis Inhibitor of Macrophages Contributes to the Chronicity of *Mycobacterium avium* Infection by Promoting Foamy Macrophage Formation. J Immunol 2023；**210**：431-441
7) Han SA, et al. miRNA Expression Profiles and Potential as Biomarkers in Nontuberculous Mycobacterial Pulmonary Disease. Sci Rep 2020；**10**：3178
8) Kim HJ, et al. BACES Score for Predicting Mortality in

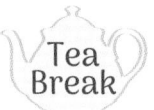

Nontuberculous Mycobacterial Pulmonary Disease. Am J Respir Crit Care Med 2021 ; **203** : 230-236

9) Park HJ, et al. Prognostic serum biomarkers in nontuberculous mycobacterial pulmonary disease. J Infect Chemother 2023 ; **29** : 1005-1007.

10) Asakura T, et al. Serum Krebs von den Lungen-6 level

in the disease progression and treatment of *Mycobacterium avium* complex lung disease. Respirology 2021 ; **26** : 112-119

11) Mingora CM, et al. Time-to-positivity of *Mycobacterium avium* complex in broth culture associates with culture conversion. BMC Infect Dis 2022 ; **22** : 246

3 MAC 症の病理
―何が特徴なのか？―

非結核性抗酸菌（NTM）症の代表的な菌は *M. avium* complex（MAC），*M. kansasii*，*M. abscessus* complex であるが，そのうちでも MAC がほとんどを占める．Namkoong ら[1] は 2014 年に本邦における NTM 症に関するアンケート調査を行い，年間罹患率を MAC 症では人口 10 万に対して 13.1，*M. kansasii* 症では 0.6，*M. abscessus* complex 症では 0.5 と予測している．本項では自験手術例をもとに MAC 症の形態学的特徴を記載したい．なお，これら自験例のほとんどが化学療法後に切除された手術例であることをお断りしておく．

MAC 症の基本的な反応は結核症とほぼ同様であり，マクロファージ・好中球・フィブリンなどから成る滲出性反応や，類上皮細胞性肉芽腫の形成を特徴とする繁殖性・増殖性反応，さらには肉芽腫が線維化に陥る硬化性反応から成る[1]．病変が大きいほど乾酪壊死が出現しやすく，乾酪壊死が肉芽腫や線維化によって囲まれた病変（増殖性・硬化性反応）は被包乾酪巣と表現される．滲出性壊死もしくは被包乾酪巣の壊死が軟化融解すると，気道を介して排出されやすくなり，代わりに空気が入り込めば空洞が形成される．空洞および軟化融解しつつある被包乾酪巣は，壊死内に多くの菌が含まれているため菌の散布源となる[2]．

MAC 症には代表的な病型として，①線維空洞型 MAC 症と，②小結節・気管支拡張型 MAC 症，③急性から亜急性に発症し両肺びまん性陰影を呈する hot tub lung，④血行性・リンパ行性に強い進展を示す播種型 MAC 症があげられている[3]．なお，臨床的に単結節型 MAC 症もひとつの病型にあげられているが，筆者には経験がないため本項では省略する．

1 線維空洞（fibro-cavitary：FC）型 MAC 症

以前は，この病型を示す症例の多くが男性であり，ほとんどは結核症治療後の遺残病変や胸膜炎・人工気胸による胸膜肥厚，気腫性嚢胞，肺線維症などを基礎病変として続発性に発症するとされてきた[4]．しかし，現在では臨床的な既往や基礎病変が明らかでなく，続発性と断定できない症例も増えてきている．男女差も少なくなっている[5]．

この病型は結核症に最も類似した病理形態像を示す．しかし，肉眼所見を含めて結核症と異なる特徴も有する．

a FC 型 MAC 症の病理像

空洞のほとんどは上葉もしくは S^6 に存在し，胸膜癒着を伴う[2] ことが多く（図 1a, b），空洞内腔と連続する気管支（誘導気管支）が確認されることなど，結核症と同様の肉眼像を呈する．

本病型の空洞内には結核症と同様に，壊死物質が含まれ，壁内層には類上皮細胞が層を成す（図 2）．空洞内の壊死物質は軟化融解し，経気道的にほかの領域に散布されるため，誘導気管支のみならず，周囲の気管支にも肉芽腫や高度の小円形細胞浸潤がみられ（図 3），気道潰瘍も多発する．

本病型では慢性的に，空洞から菌の経気道的散布が繰り返されるため，空洞外に被包乾酪巣や滲出性から硬化性までの肉芽腫性病変などの多種の病変が形成され，その大きさも細葉大から小葉大以上まで様々である．被包乾酪巣には軟化融解を示し，多数の菌を伴うものもあり（図 4），これら病変は新たな散布源となる．肉芽腫性病変は非乾酪性もしくは中心壊死を有する類上皮細胞性肉芽腫から成り，集簇性もしくは孤在性に分布する．

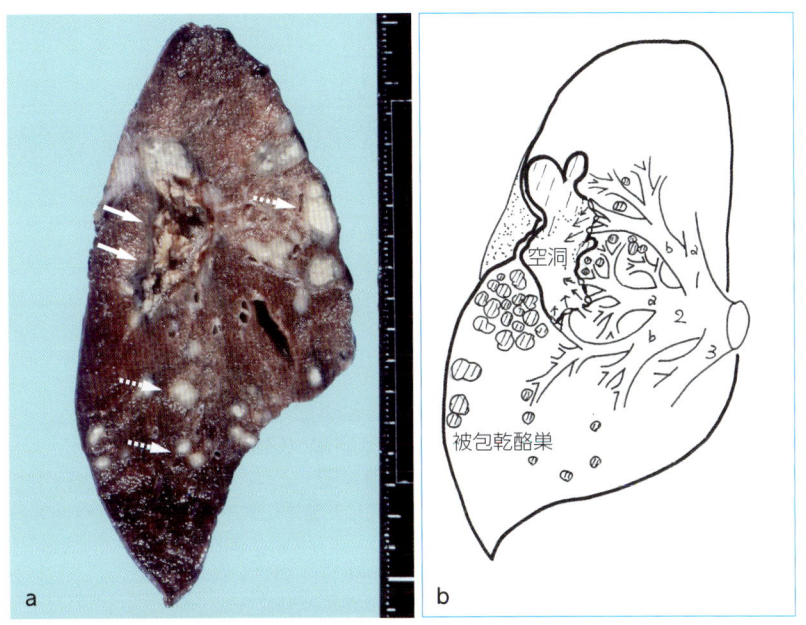

図1　FC 型 MAC 症の肉眼像（a）および肉眼的再構築像（b）
空洞（矢印）が形成されており，周囲に被包乾酪巣（点線矢印）や細葉性散布性病変が
認められる．誘導気管支を含め，太い気管支の閉塞は見当たらない．

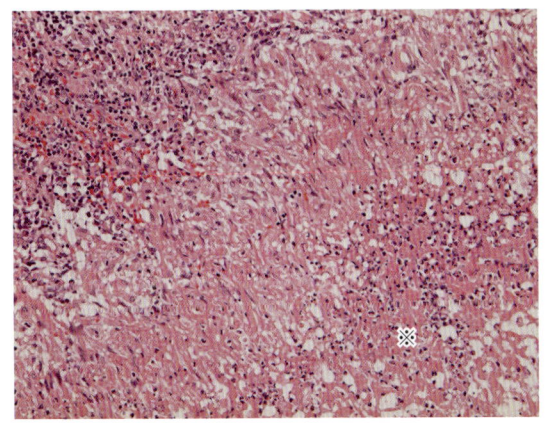

図2　空洞壁の組織像（HE，対物×20）
軟化融解を示し，好中球を伴う壊死組織（※）に接して類
上皮細胞が層を成している．

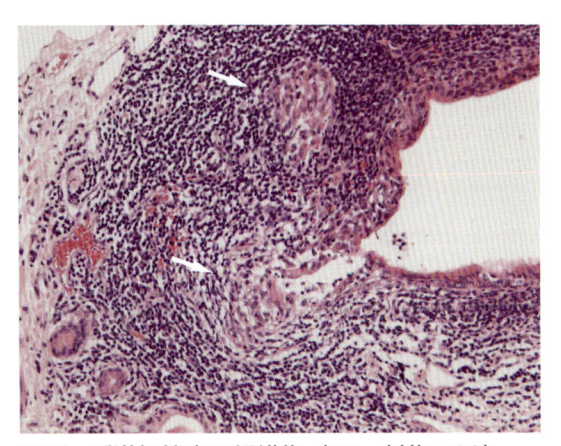

図3　誘導気管支の組織像（HE，対物×20）
高度の小円形細胞浸潤のなかに類上皮細胞性肉芽腫（矢
印）が確認される．

時には急性過敏性肺炎に類似した像，すなわち小
型の肉芽腫が形成され，周囲に胞隔炎や肺胞腔器
質化病変を伴う像も認められる（図5）．

ⓑ FC 型 MAC 症の病理像：結核症との差異（表1）

　結核症では誘導気管支のみならず，被包乾酪巣

に連続する気管支においても，亜々区域気管支レ
ベルにいたる太いレベルで乾酪物質の充填（乾酪
性気管支炎）（図6a, b）や線維化により高度の
狭窄もしくは閉塞をきたすことが多く，時には主
気管支に狭窄・閉塞病変がみられるのに対して，
FC 型 MAC 症では空洞近傍の細気管支に乾酪物
質・肉芽腫・線維組織による狭窄・閉塞が確認さ

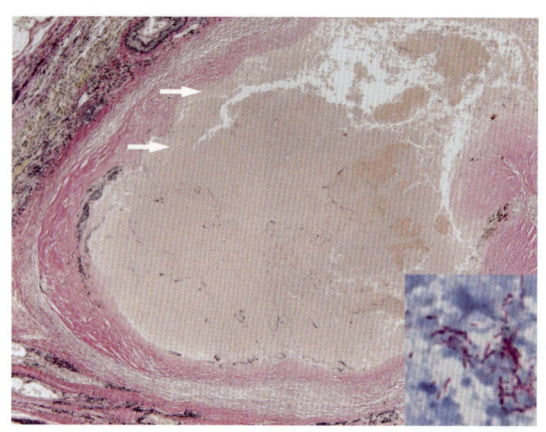

図 4　軟化融解を示す被包乾酪巣（Elastic van Gieson：EVG，対物×5）
類上皮細胞性肉芽腫を伴う線維化に乾酪壊死巣が囲まれている．一部は軟化融解し（矢印），既存の肺胞弾性線維が消失している．Inset（Ziehl-Neelsen，対物×100 trimming）：軟化融解部に多数の菌が染め出されている．

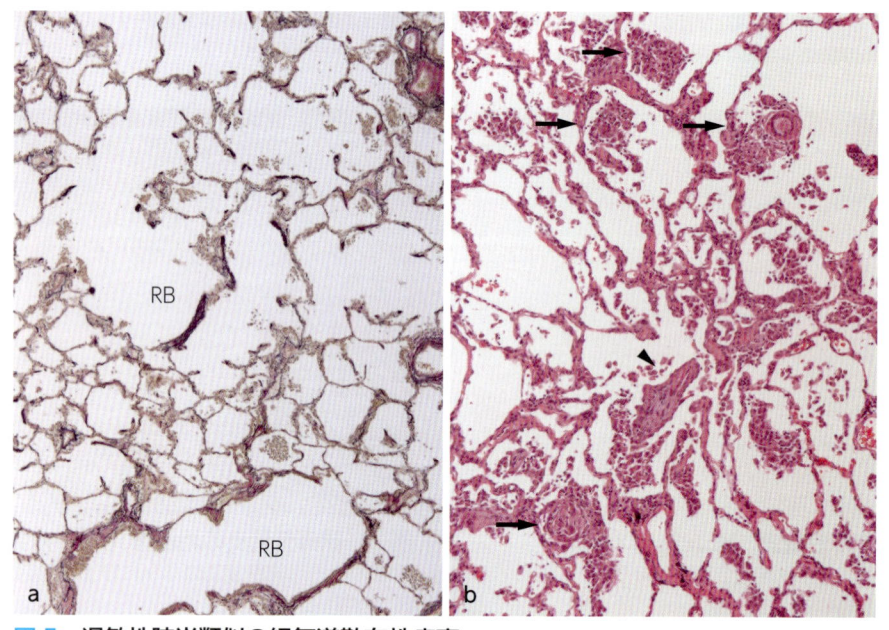

図 5　過敏性肺炎類似の経気道散布性病変
a：EVG，対物×5：呼吸細気管支（RB）および周囲肺胞腔に肺胞腔・間質病変が認められる．
b：HE，対物×10：肺胞腔に小肉芽腫（矢印），器質化病変（矢頭）が形成されており，胞隔には小円形細胞浸潤が認められる．

れることがあるが，太い気道に狭窄・閉塞性病変が形成されることはまれである．時に，陳旧性硝子性線維化により中枢気管支が閉塞している MAC 症例を経験するが，それら症例の多くは肺結核症の既往を有しており，このような気管支閉塞は肺結核症の遺残病変の可能性が高い．

　経気道散布性病変に関しては結核症とほぼ同様の病変がほとんどを占める．ただ本症では，壊死

表1　活動性病変からみた線維空洞（FC）型 MAC 症と結核症との比較

	FC 型 MAC 症		活動性結核症
例数	16		19
空洞	100%（16/16）		89.5%（17/19）
気管支閉塞（活動性）	6.2%（1/16）（乾酪性）	――☆――	63.2%（12/19）（乾酪性・肉芽組織・肉芽腫）
被包乾酪巣	100%（16/16）		100%（19/19）
石灰化乾酪巣	37.5%（6/16）		36.8%（7/19）
肉芽腫性肺炎	43.7%（7/16）	――☆――	10.5%（2/19）
LN 内の小肉芽腫	72.7%（8/11）		68.8%（11/16）

――☆―― Fisher の直接法（$p<0.05$）

ともに自験手術例の所見である．活動性病変による気管支閉塞は結核症に，肉芽腫性肺炎像は FC 型 MAC 症に有意に多い．

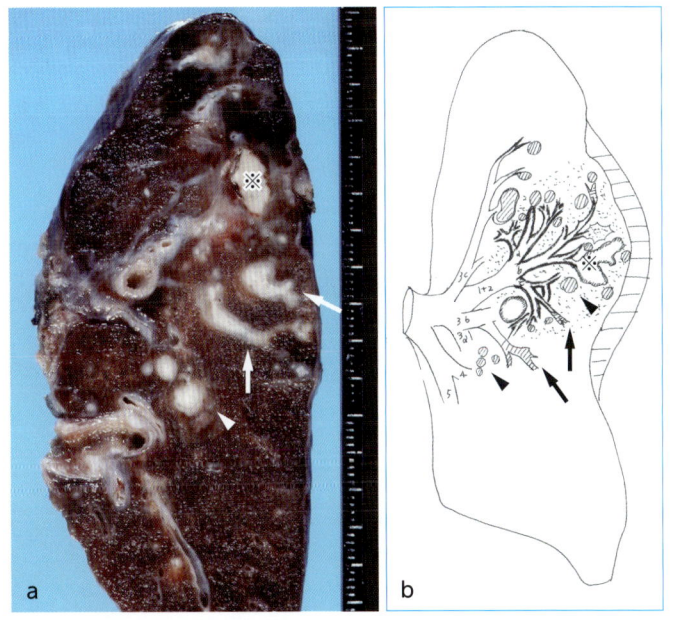

図6　結核症の肉眼所見（a）および肉眼的再構築像（b）

空洞（※）および被包乾酪巣（矢頭）とともに分岐を示す乾酪性気管支炎が認められる（矢印）．b における点は肉芽腫性病変を表す．結核症では MAC 症と異なり太い気管支が乾酪性物質や線維化により閉塞・狭窄していることが多い．

を伴わない，もしくはわずかに伴う類上皮細胞性肉芽腫が集簇した小葉大以上の病変（肉芽腫性肺炎像といわれる）[6, 7]に遭遇することがまれでない（図7）．対して結核症では小葉大以上の病変はほとんどが乾酪壊死に陥り[1]，肉芽腫肺炎像を呈する頻度は非常に低い．

結核症では感染成立時に，結核菌が個体に侵入して最初につくる小病巣（初感染原発巣）と，時を経ずして形成される所属リンパ節病巣との一対の病変，すなわち初期変化群が形成され，ともに乾酪壊死に陥る[8]．時間が経過するに従い石灰化，さらには骨化にいたることもまれでない．しかし，

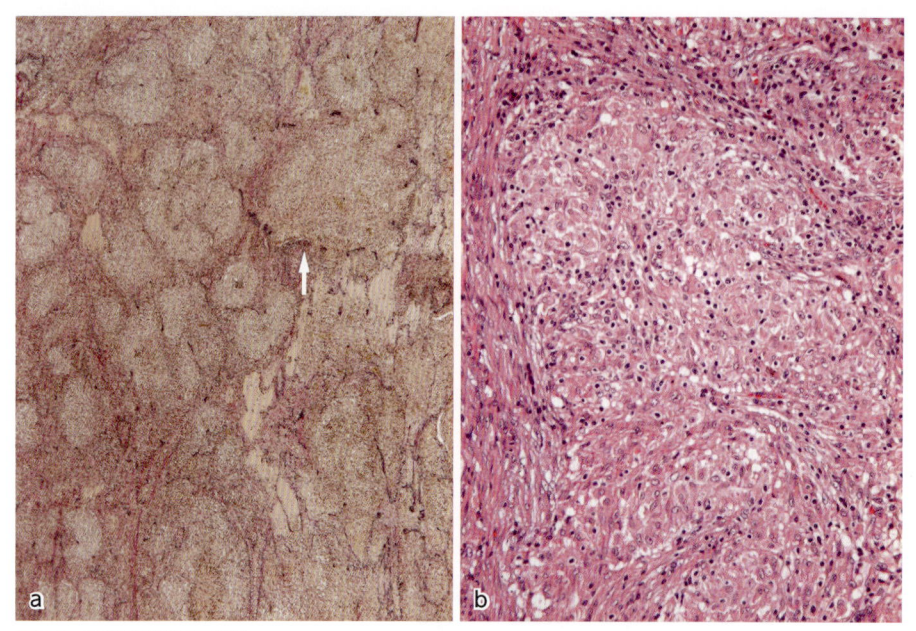

図7　肉芽腫性肺炎像
a：EVG，対物×2：類上皮細胞性肉芽腫が呼吸細気管支内腔（矢印）・肺胞腔を充塡している．壊
　死はわずかである．
b：HE，対物×20：ほとんどの肉芽腫は壊死を伴わない．

MAC症では初期変化群に相当する病変は形成されない．リンパ節に壊死病変や石灰化病変，骨化病変が認められることはなく，小型の萎縮性肉芽腫が散見されるのみである（図8）．ただし，再燃性発病の肺結核症ではリンパ節にMAC症と同様の小肉芽腫が確認されることが多い[9]（表1）．

　以上のように，FC型MAC症では結核症に比して，気道閉塞・狭窄の程度が軽い，小葉以上の大きさを示しながら乾酪壊死傾向の弱い肉芽腫性肺炎像がみられやすい，リンパ節に初期変化群に相当する病変がみられない，などの特徴があり，これらの像は，MACに対する組織反応性が結核菌に対するよりも弱いことを示しているものと考えられる．

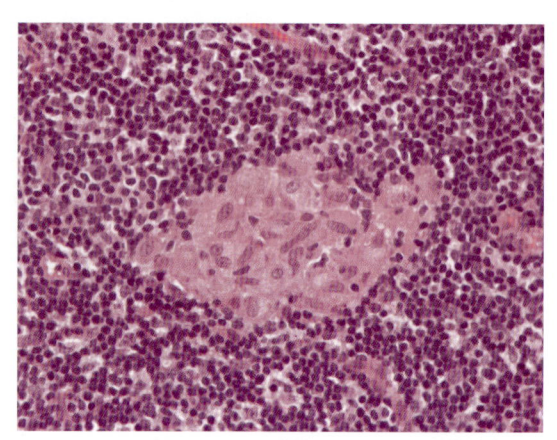

図8　リンパ節内の小肉芽腫（HE，対物×40）
MAC症のリンパ節に小さな肉芽腫が認められることが多い．

2　小結節・気管支拡張（nodular-bronchiectatic：NB）型MAC症

　この病型は，気管支拡張と末梢肺野の小結節陰影が混在するX線所見を特徴とするMAC症として1998年に報告されたもの[10]であり，近年症例数の増加が際立っているほか，肺結核症にはな

い特徴的な臨床・病理像を呈するため注目されている．中高年女性に多く発症し，ほとんどの症例では中葉舌区がおかされる．なお本邦ではこの病型を，1970年に山本が気管支拡張型として[11]，1980年に下出が中葉舌区型もしくは慢性気管支炎型として報告している[12]．

表2 小結節・気管支拡張症（NB）型 MAC 症と中葉舌区型限局性気管支拡張症（LBE）の自験切除例に関する臨床的所見

	NB 型 MAC 症 ($n=22$)	LBE ($n=14$)
症例数	22	14
男：女	3：19	1：13
年齢	56.3±9.5 (32〜72)	58.6±14.9 (34〜80)
右中：左舌	14：8	11：3

ともに女性が優位である.

表3 NB 型 MAC 症と中葉舌区 LEB の肉眼所見

	MAC 症 ($n=22$)	LBE ($n=14$)
拡張気管支	B^5（$+B^4$）	B^5（$+B^4$）
管状：混合（嚢胞状）拡張	3：19	10：4
拡張開始次数（区域支を1次として）	4.3±1.3（3〜7）	3.9±1.1（2〜5）
拡張末梢端次数	8.7±2.0（7〜15）	9.1±1.2（8〜12）

発症部位や，気管支拡張の開始次数，拡張末梢端次数に有意な差がみられない.

本項では自験手術例（22例，表2）の所見をもとに本病型の形態学的特徴とともに，中葉舌区にみられる非特異的病変の病理像を記載し，両者を比較しながら本病型の発症機序について考察したい．なお，今回は空洞の混在する NB 型 MAC 症を省略し，純粋な NB 型 MAC 症についてのみ記載する．

a NB 型 MAC 症の病理

1）拡張気管支

本病型に最も特徴的な肉眼的所見は気管支拡張である．拡張気管支は壁が肥厚しつつ，筒状もしくは筒状・囊状の混合型拡張を示す（表3）．拡張は区域気管支を1次として平均4〜5次末梢から始まり，拡張したまま分岐を繰り返すが，8次から9次末梢で閉塞・狭窄して肉眼的に内腔が追跡できなくなる（図9〜図11）．

気道壁には，FC 型 MAC 症における誘導気管支と同様に，小円形細胞浸潤やリンパ濾胞とともに類上皮細胞性肉芽腫が散見される．多核巨細胞内部には conchoid bodies や小石灰化結晶がよくみられる[13]（図12）．小円形細胞浸潤の程度や肉芽腫の密度は症例によって様々であるが，滲出性反応が巣状に確認され内部に菌が認められる気道（図13）や，肉芽腫が萎縮し多核巨細胞が孤立性に散見されるのみの気道もある．

潰瘍も頻発し，潰瘍面から気道内腔に向かって，フィブリンや組織球が滲出し，内部に抗酸菌が確認されることが少なくない（自験例の6例，27.3%）（図14）．潰瘍や炎症細胞浸潤などの激しい炎症のため気道の平滑筋・弾性線維は断裂・消失する．潰瘍が気道壁を越えて周囲肺胞領域に達するため，潰瘍底にあたる周囲肺胞領域に肉芽組織・線維組織が形成され，新たな気道壁のごとき役割を果たしている所見も頻発する（図15）．しかし，乾酪性気管支炎は非常にまれである．

拡張気管支の末梢にあたる細気管支では，増殖性から硬化性肉芽腫により内腔の閉塞・狭窄した肉芽腫性細気管支炎のほか，非特異的な細気管支炎，すなわちリンパ濾胞や小円形細胞浸潤・線維

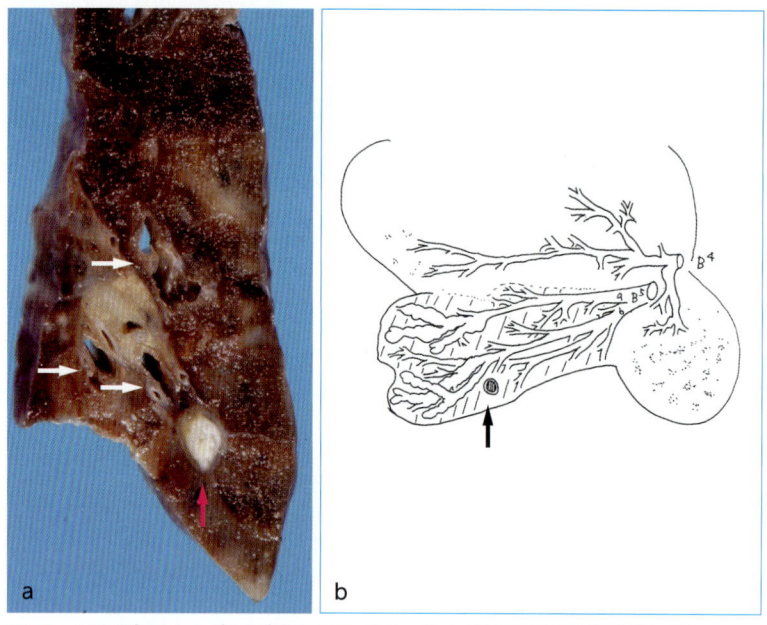

図9　NB 型 MAC 症の肉眼所見（a）および肉眼的再構築像（b）

a：拡張した気管支（白矢印）の支配領域に小さな被包乾酪巣（赤矢印）が認められる．拡張した気管支の内腔は胸膜直下まで追跡できる．

b：再構築像の小さな点は肉芽腫性経気道散布性病変を示す．

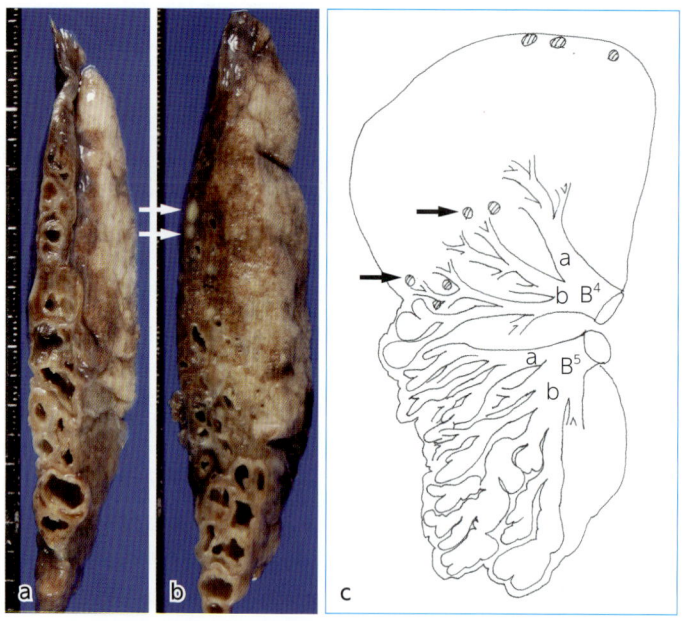

図10　NB 型 MAC 症の肉眼所見（a，b）および肉眼的再構築像（c）

この症例では，拡張気管支の支配領域に被包乾酪巣がなく，拡張していない気管支の支配領域のみに小さな被包乾酪巣（矢印）が存在している．なお，a は右中葉先端部付近，b はやや中枢よりの割面である．

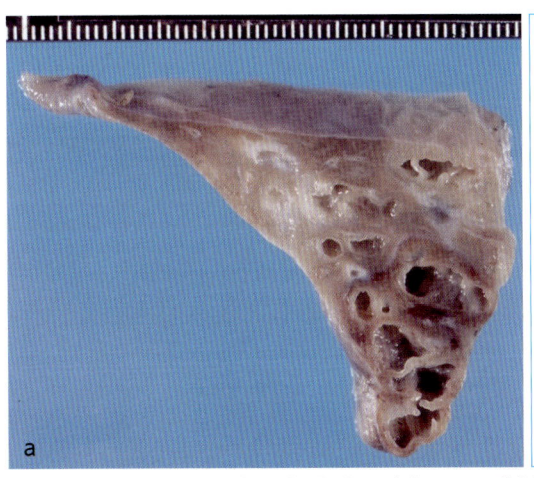
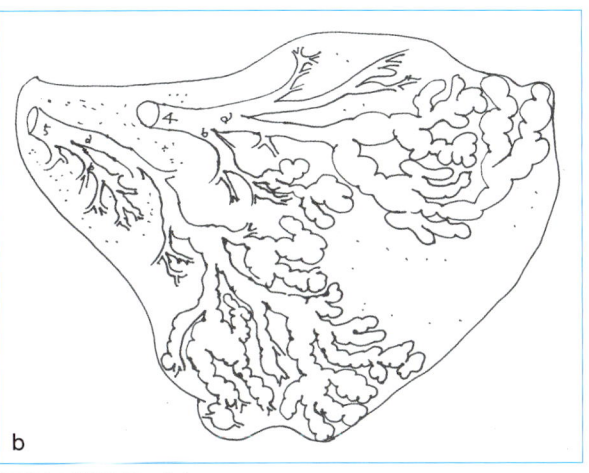

図11　NB型MAC症の肉眼所見（a）および肉眼的再構築像（b）
この症例の病変は気管支拡張症と細葉性気道散布性病変から成っているが，被包乾酪巣は見当たらない．再構築像（b）の小さな黒点は肉芽腫性経気道散布性病変を示す．

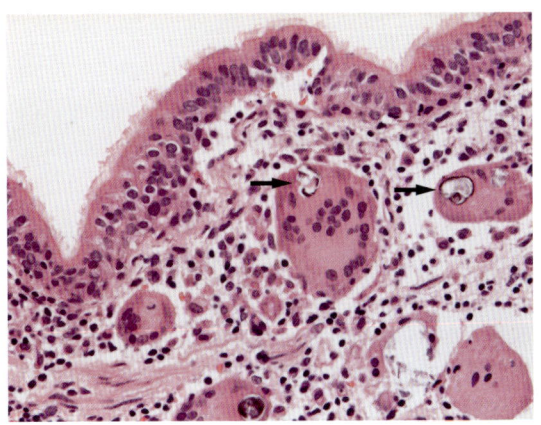

図12　NB型MAC症の拡張気管支壁（HE，対物×40）にみられるconchoid bodies（Schaumann bodies）（矢印）を有する多核巨細胞
小円形細胞浸潤とともに，このような所見が複数認められた場合にはサ症よりもMAC症を含むNTM症の可能性が高い[13]．

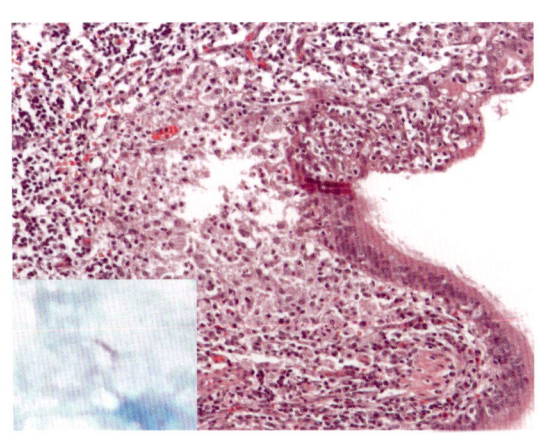

図13　NB型MAC症の拡張気管支壁（HE，対物×20）にみられる滲出性反応
マクロファージの集簇像が認められ，類上皮細胞への分化は明らかでないが，内部に抗酸菌が確認される（inset：Ziehl-Neelsen，対物×100 trimming）．

化を伴う非特異的細気管支炎が多くの症例に認められる（図16a, b, c）．

2）末梢肺病変
①特異的肉芽腫性病変
　NB型MAC症における末梢病変には被包乾酪巣のほか，滲出性から硬化性反応に及ぶ類上皮細胞性肉芽腫，周囲に胞隔炎を伴う小肉芽腫など，線維空洞型MAC症の末梢病変とほぼ同様の所見

が確認される．
　ただし，本病型における被包乾酪巣はFC型MAC症に比して少数かつ小さく，径が10 mmを超えることは少ない[13]．被包乾酪巣が認められない症例も存在する．乾酪巣のなかには軟化融解を示すもののほか，石灰化をきたすものも認められる．しかし，骨化病変は見当たらない．
　被包乾酪巣と拡張気管支の位置関係を自験例で

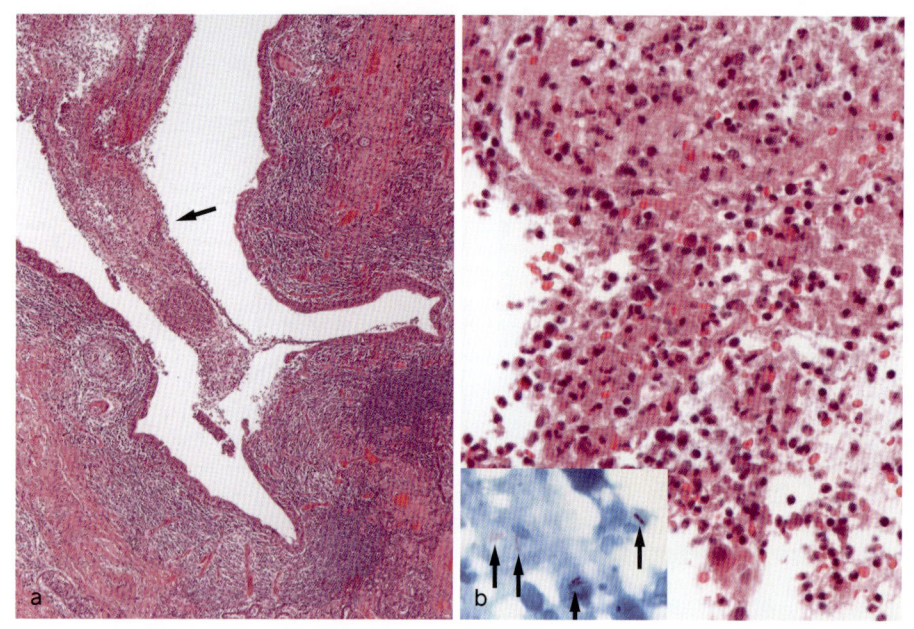

図14　NB型MAC症の拡張気管支にみられる潰瘍性病変
a：HE，対物×5
b：HE，対物×40
潰瘍部から内腔に向かって滲出が認められる（a，矢印）．滲出はフィブリンおよびマクロファージ，好中球から成っている（b）．滲出内に少なからぬ抗酸菌が確認される（inset：Ziehl-Neelsen，対物×100）．

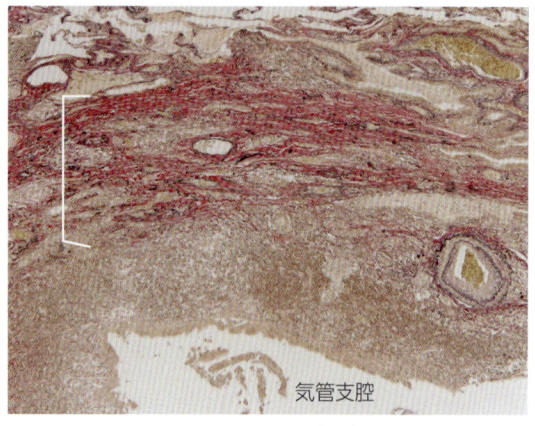

図15　NB型MAC症の拡張気管支壁（EVG，対物×4）
小円形細胞浸潤や肉芽腫から成る高度の炎症のため気道壁の平滑筋や弾性線維は消失しており，炎症は周囲の肺胞領域に及んでいる．“［”で囲んだ部は線維化に陥った肺胞領域である．

検討したところ（表4），（ⅰ）拡張気管支の末梢に被包乾酪巣の確認される症例（図9）が9例（40.9%），（ⅱ）気管支拡張の高度な領域にはみられず，気道病変の認められない領域のみに被包乾酪巣が形成されていた症例（図10）が10例（45.5%），（ⅲ）被包乾酪巣がまったく確認できなかった症例（図11）が3例（13.6%）存在した．

　慢性結核症やFC型MAC症の慢性抗酸菌症では，肺内に存在する空洞もしくは軟化融解した被包乾酪巣が慢性的な菌の散布源となり，気道病変や経気道散布性病変が形成されると理解される[14]．しかし，NB型MAC症では被包乾酪巣が確認されない症例があること，拡張気管支の末梢に被包乾酪巣が存在しない症例があることから，慢性結核症やFC型MAC症とは異なる散布源や病変の進展形式が存在することがうかがわれる．これらの点については後述の「NB型MAC症の散布源」および「NB型MAC症の発生機序」にて考察する．

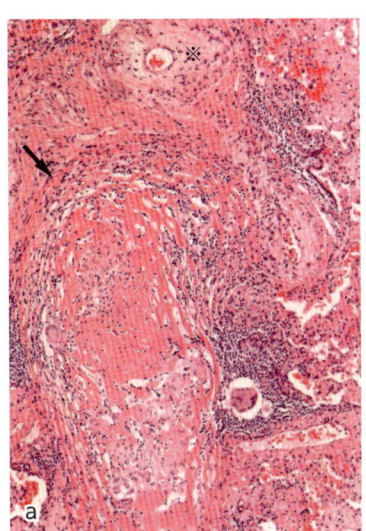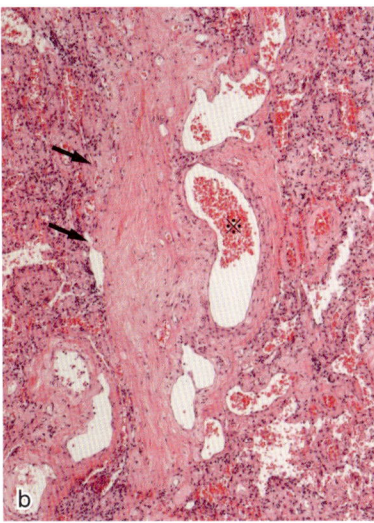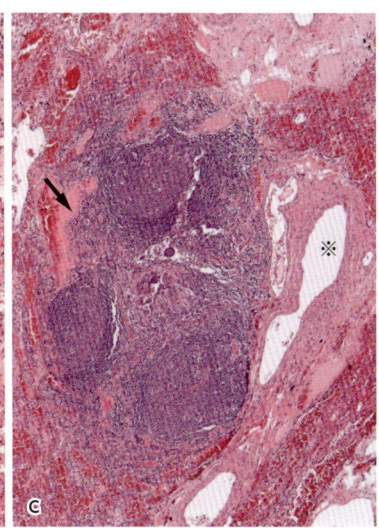

図 16　NB 型 MAC 症の拡張気管支の先端部にみられる気道病変

a：HE，対物×10
b：HE，対物×10
c：HE，対物×5

細気管支が硬化性肉芽腫により閉塞している（a）．細気管支の内腔が閉塞し，線維化により置換されている（b）．リンパ濾胞を伴う炎症により内腔が閉塞・狭窄している（c）．矢印は気道病変．※は肺動脈．

表 4　NB 型 MAC 症における拡張気管支と被包乾酪巣の分布

	NB 型 MAC 症（n=22）
拡張気管支の末梢に被包乾酪巣が存在する症例（図 9）	9（40.9%）
拡張気管支のない領域のみに被包乾酪巣が存在する症例（図 10）	10（45.5%）
被包乾酪巣の見当たらない症例（図 11）	3（13.6%）

②非特異的病変

　拡張気管支の末梢では，肺胞領域の非特異的な線維性虚脱を示す小葉が多くの症例に認められる[13]．自験例では 21 例（95.5%）に確認された．この小葉では，胞隔の線維性肥厚もしくは壁在性線維化を伴って肺胞が高度に虚脱し，肺胞弾性線維も肥厚する．炎症細胞浸潤は軽度である（図 17）．

3）NB 型 MAC 症における散布源

　NB 型 MAC 症においても，被包乾酪巣が存在する症例では，小さいとはいえ軟化融解した被包乾酪巣が散布源として機能している可能性がある．

　しかし，自験例では被包乾酪巣を伴わない症例が存在した．抗酸菌症の乾酪壊死は体内に吸収されにくい病変とされており[14]，化学療法により被包乾酪巣が消失したとは考えにくい．これら症例では，菌を有する慢性的な病変は拡張気管支のみであり，壁に菌を含む潰瘍や滲出性反応が認められるため，拡張気管支そのものが散布源となっている可能性が高いものと考えられる．また，被包乾酪巣を有する症例でも拡張気管支に同様の菌陽性病変が認められることがまれでなく，拡張気管支が散布源の一翼を担っている可能性がある．

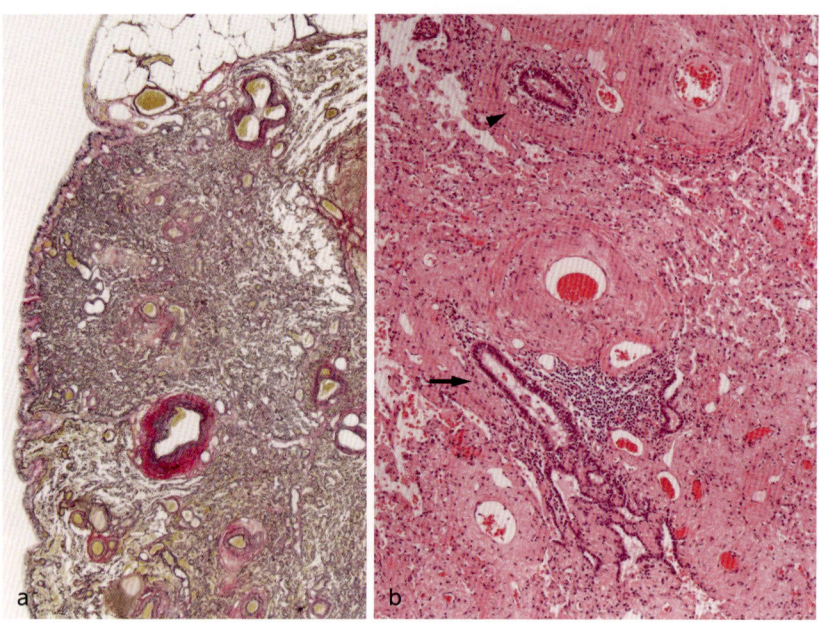

図 17　NB 型 MAC 症の拡張気管支先端部の肺胞領域にみられる非特異的線維性虚脱

a：EVG，ルーペ，b：HE，対物×10
胞隔の線維性肥厚を伴う虚脱が著しい．虚脱のため肺胞弾性線維が密となっている（a）．炎症細胞浸潤は軽微である．時に呼吸細気管支（b，矢印）・膜性細気管支（b，矢頭）への小円形細胞浸潤が認められる．

ⓑ 中葉舌区における非特異的病変

1）中葉舌区気管支拡張症（localized bron-chiectasis：LBE）（表 2，表 3）

　中葉舌区には非特異的な病変のみから成る非抗酸菌性の限局性気管支拡張症が発生することがまれでない[15]．圧倒的に女性の占める割合が高い，気管支拡張のほとんどが B^5 主体であるなど，NB 型 MAC 症に類似する点があり，臨床的に鑑別が問題となることが少なくない．ここでは自験中葉 LBE 手術例の形態学的特徴を記載するとともに，NB 型 MAC 症との異同を提示したい．

①中葉舌区 LBE の拡張気管支

　この疾患における拡張気管支を肉眼的に追跡すると，気管支壁は肥厚し，区域気管支より 3 次〜5 次末梢から筒状もしくは筒状・嚢状に拡張し，8 次〜10 次末梢（時に 12 次末梢）で内腔が閉塞する（図 18）．

　組織学的に中葉舌区 LBE の拡張気管支では当然のことながら肉芽腫性病変はみられない．しか

し，（ⅰ）拡張気管支壁には線維化や小円形細胞浸潤，リンパ濾胞形成などの炎症所見が広がっているため，平滑筋や弾性線維が減少・消失している，（ⅱ）気道潰瘍が多発し，（ⅲ）潰瘍底が周囲肺胞領域に及ぶため，潰瘍底にあたる周囲肺胞領域に肉芽組織・線維組織が形成され，新たな気道壁となることもまれでない．

　以上，LBE の肉眼所見，顕微鏡的な組織破壊性格は NB 型 MAC 症における拡張気管支との間に明確な違いがない．

②中葉舌区 LBE の末梢肺病変

　拡張気管支の先端には，いわゆる濾胞性細気管支炎や小円形細胞・線維化を伴う細気管支炎が認められるほか，末梢肺では非特異的線維性虚脱が確認される症例が多い[15]．線維性虚脱は，NB 型 MAC 症における拡張気管支の末梢にみられた病変とほぼ同一の形態を示す．

　気管支拡張の軽い，もしくは認められない領域の末梢肺には，新鮮な細気管支炎所見や巣状肺炎

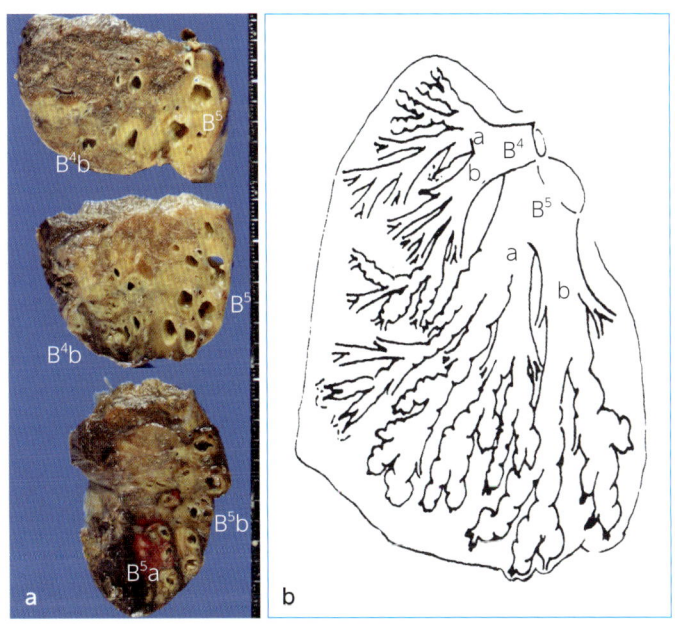

図18　中葉舌区 LBE の肉眼像（a）および肉眼的再構築像（b）
区域気管支より 3 次末梢から筒状・囊状に拡張し，8 次~9 次末梢で内
腔が閉塞している．B^5 の拡張が最も強い．気管支拡張の目立たない領域
に巣状肺炎が多発している．

像，器質化肺炎像などが確認されることが多い．
これらのうち少なくとも新鮮な病変は，拡張気管
支に惹起された気道感染からの経気道撒布性病変
である可能性が高い．

③中葉舌区 LBE と NB 型 MAC 症との鑑別

　中葉舌区 LBE と NB 型 MAC 症とは，性差な
どの臨床所見のほか，気管支拡張の発生部位や拡
張次数，気管支拡張の末梢における線維性虚脱や
非特異的細気管支病変の存在，など，多くの点で
類似している．また，拡張気管支を散布源として
周囲に経気道散布性病変を形成することも同様で
ある．これらの類似性により，臨床的・放射線学
的に両者の鑑別が困難となっている[16, 17]．

　日常診療のなかで，気管支拡張を含む画像所見
とともに喀痰・培養検査での菌陽性を根拠として
NB 型 MAC 症と臨床診断され，切除された症例の
なかに，形態学的に肉芽腫性病変が肺内に確認で
きず，術検体の組織培養も陽性とならない症例を
経験することがある．これら症例では，菌陽性所
見をもとに MAC の感染により気管支拡張が惹起
されたとする意見（特に臨床家）と，LBE に MAC

が感染したとする意見（特に病理医）とが議論に
なる．しかし，形態学的には菌の散布源が確認で
きないため，MAC 感染により気管支拡張が形成
されたとは考えにくく，① MAC に汚染された LBE
症例か，② LBE に軽度の MAC 病変が形成され
ていたが，自然にもしくは治療により消失した症
例と考えられる．

2）剖検例にみられる中葉舌区の非特異的病変

　NB 型 MAC 症・中葉舌区 LBE 症例では拡張
気管支の先端部，すなわち S^5 先端部に非特異的
な病変が認められることは前述した．中葉舌区に
非特異的な線維化病変が認められやすいことは
1980 年代より指摘されていた[18, 19]が，詳しい形
態学的記載はなされていなかった．筆者らが，明
らかな肺疾患を有さない中高年者の剖検 83 例を
対象として中葉舌区先端部（S^5）を切り出して調
査した結果では，非特異的線維性虚脱病変が NB
型 MAC 症の拡張気管支の末梢にみられた非特
異的病変と形態学的に類似しているほか，中高年・
女性優位に出現する共通点が存在した[13]（表 5）．
具体的には，胞隔の線維性肥厚もしくは壁在性線

表5　肺疾患を有さない剖検例の中葉舌区における非特異的病変（数字は症例数）

	全体（$n=83$）	男性（$n=48$）		女性（$n=35$）
年齢	66.9±10.8	64.3±9.9	——☆——	71.7±10.3
線維性虚脱	28（33.7%）	11（22.9%）	——☆——	17（48.6%）
細気管支炎	8（9.6%）	2（4.1%）		6（17.1%）
汎小葉性肺気腫	51（61.4%）	31（64.5%）		20（57.4%）

——☆—— χ^2 検定/Fisher の直接法（$p<0.05$）

中葉舌区には線維性虚脱および細気管支炎が認められ，ともに女性に有意に多かった．

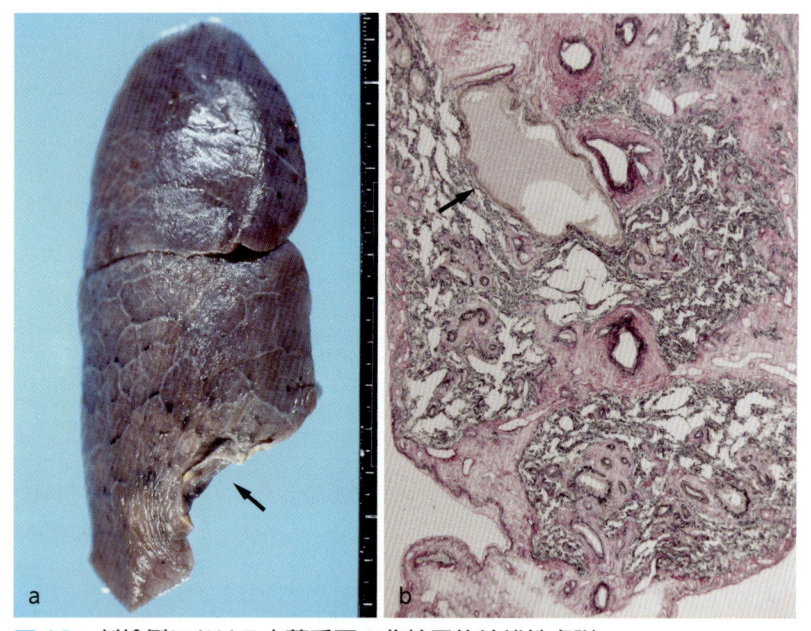

図 19　剖検例における中葉舌区の非特異的線維性虚脱

剖検肺の肉眼像（**a**）および同部位の弱拡大像（**b**：ElV，対物×2）．肉眼像では右中葉 S^5 の先端が虚脱し，変形している（矢印）ことがわかる．組織像（**b**）では，胞隔の線維化とともに肺胞が虚脱しており，図 17 の線維性虚脱と類似している．より中枢部の細気管支（矢印）は，内腔に粘液を入れ拡張している．

維化を伴って肺胞が虚脱し，肺胞弾性線維も肥厚している像である．内部の末梢細気管支壁は粘膜が水腫性・線維性に肥厚し，時に小円形細胞浸潤を伴っている．線維性虚脱の近傍には，内腔の拡張した膜性細気管支が認められることもまれでない（図 19）．

ほかに，線維性虚脱よりも頻度は低いが，非特異的細気管支炎や細気管支の線維性閉塞病変も確認され，こちらも女性に多かった[13]（表5，図 20）．

C NB 型 MAC 症の発生機序

NB 型 MAC 症の発生機序としては，既存の病変のない末梢肺野に MAC の散布源となる小病巣が形成されたあとに，中枢に向かって炎症が波及して気管支拡張が起こるとする主張がある[20~22]．NB 型 MAC 症の一次感染症説である．NB 型 MAC 症の臨床経過を観察すると，気管支拡張が MAC 感染の成立したあとに強い気道炎症のために明瞭化もしくは悪化する症例は少なからず存在する．しかし，一般的に抗酸菌症において散布源になりうる病変は軟化融解した被包乾酪巣もしく

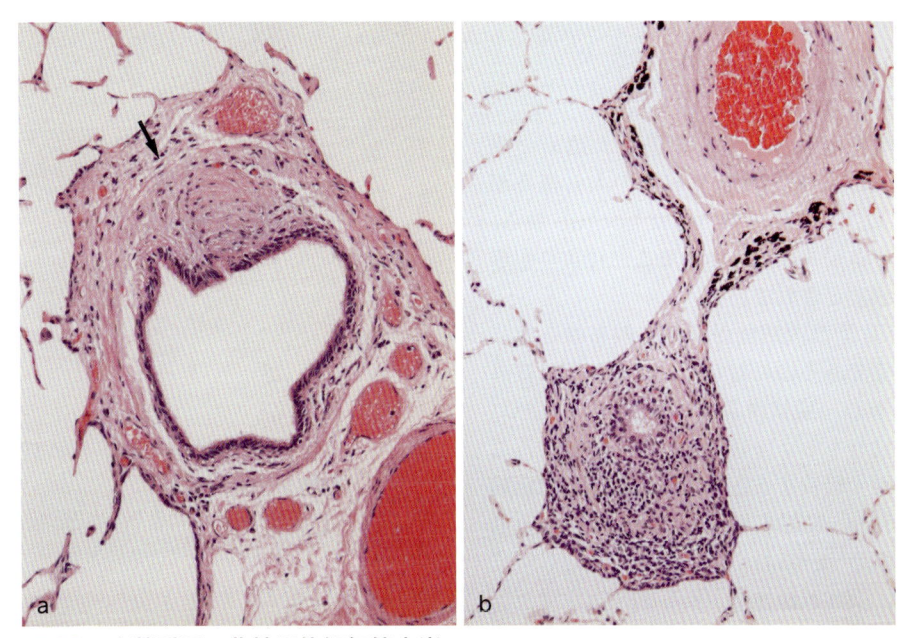

図 20　中葉舌区の非特異的細気管支炎
a：HE，対物×20
b：HE，対物×20
細気管支壁の一部に線維化組織（矢印）が内腔に突出している（a）．小円形細胞浸潤を伴う線維
化により膜性細気管支が高度の狭窄を示している（b）．

は空洞とされる[2]が，NB 型 MAC 症の自験例では肺内に被包乾酪巣の見当たらない症例や，被包乾酪巣が拡張気管支の末梢に存在しない症例が 60％弱を占めていた（表4）．この所見は，末梢に被包乾酪巣が形成されなくとも，すなわち明らかな菌の散布源がなくとも，気管支拡張が惹起されていることを示している．

　他方，中葉舌区は非特異的線維化の病理所見がみられやすい部位であり[18, 19]，これら既存病変に MAC が続発性に感染した結果として NB 型 MAC 症が形成されるとする，いわゆる二次感染説も提唱されている．

　自験 NB 型 MAC 症では，拡張気管支の末梢に非特異的線維性虚脱や細気管支病変が多くの症例に確認され，(i)女性に有意に多く出現する，(ii)ほとんどが S^5 先端に認められる，(iii)組織形態学的に類似点が多いなど，肺疾患を有さない剖検肺の中葉舌区に認められる非特異的病変と共通点を有しているうえに，(iv)NB 型 MAC 症における出現頻度が非常に高い．これらの点から非特異的線維

性虚脱が NB 型 MAC 症発症以前より存在し，MAC 感染の基礎病変となっている可能性が考えられる．また，一般剖検例で認められたような細気管支病変も NB 型 MAC 症の発生素因となっていることもありうる．さらには，完成された中葉舌区 LBE が基礎病変となり，発症する MAC 症例の存在が記載されている[17, 23]．NB 型 MAC 症の多くが非特異的な線維性虚脱・細気管支病変や中葉舌区 LBE への二次感染症とすれば，本病態が中葉舌区に惹起されやすいことの説明がつきやすい．

　筆者は以上の形態学的所見より NB 型 MAC 症は二次感染の可能性が高いと考えている．ただし，MAC 感染初期像を捉えられない限り断定はできない．今後も，中葉舌区先端部の形態学的検討を続ける必要があると思われる．

3　hot tub lung

　1990年代後半から欧米で報告され始めた病型[24, 25]であり，浴槽の清掃やお湯の入れ替えが不十分なためMACに汚染されたhot tubから，菌を含むエアロゾルが吸入されることにより引き起こされる病態とされている.

　FC型・NB型の両病型が肺内に散布源を有する慢性感染症であるのに対して，この病型は体外に散布源を有し，症状が急性〜亜急性に発症し，ステロイド投与もしくはhot tubから隔離することにより治癒・軽快する症例が多いなどの臨床的特徴から，MACに対する過敏性肺炎と捉える意見が主流である[17]. これらの症例の特徴的な病理像としては，(ⅰ)非乾酪性類上皮細胞性肉芽腫が広い範囲に形成されているが，小葉中心部（呼吸・終末細気管支や周囲の肺胞領域）に多発する傾向が強く，(ⅱ)肉芽腫周囲の間質に小円形細胞浸潤が浸潤しているなどの点があげられる. さらに，(ⅲ)胞隔の小円形細胞浸潤を伴う巣状の器質化肺炎像も報告[26]されており，いずれも過敏性肺炎の組織像として矛盾しないものである（図21）.

　しかし臨床的に，ステロイド投与で悪化した症例や，通常の過敏性肺炎に比して治癒までの期間が数ヵ月と長い症例[27]，喀痰・血液からMACが繰り返し培養された症例[28]など，MAC感染症として理解される症例も報告されている. 形態学的にも，壊死を伴う肉芽腫や抗酸菌染色陽性の肉芽腫など[25]，過敏性肺炎とは異なる，すなわち感染症の特徴を示す所見が記載されている.

　さらに，空洞や被包乾酪巣を有する明らかな感染症例においても，肺内の空洞や被包乾酪巣からの散布性病変が過敏性肺炎に類似した組織像，引いてはX線像を呈することがある. 特に散布源が小さく，散布される菌量が少ない場合に起こりやすい現象であり，hot tub lungと混同しないように留意しなければならない.

　いずれにしてもhot tub lungの診断は，(ⅰ)空洞性病変や被包乾酪巣，気管支拡張など明らかなMACの散布源が肺内に存在しないにもかかわらず，(ⅱ)肉芽腫および胞隔炎から成る病巣が両肺びまん性に認められ，かつ(ⅲ)患者からMACが培養

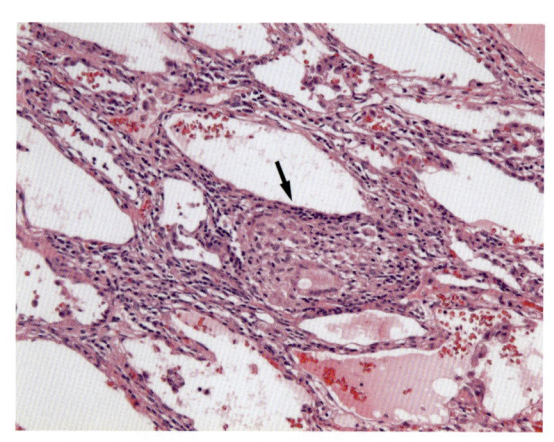

図 21　Hot tub lung の組織像（VATS 生検，HE，対物×20）
類上皮細胞性肉芽腫（→）とともに小円形細胞浸潤を伴う胞隔炎がみられる.

されるとともに(ⅳ)散布巣に相当する浴槽からも培養され，(ⅴ)遺伝子検索も含めた検査で，両方の菌が同一として矛盾しないと判断された場合に，はじめて確診されるべきものと考えられる.

4　播種型 MAC 症

a AIDS 症例

　HIV感染症に対する標準療法が確定される以前は，高度の免疫不全状態に陥ったAIDS症例に播種性MAC症が発生していた. 菌の侵入門戸はほかの病型とは異なり，消化管，特に十二指腸，が主体と考えられている[29]. 本病型の起炎菌の98％は*M. avium*であり[30]，その理由として消化管壁への侵入能力が*M. intracellulare*に比して高いことがあげられている[31].

　組織内に侵入した菌は貪食されたマクロファージ内で増殖するとともに，リンパ行性・血行性に全身へ散布される. 肺にみられる病変の多くは血行性散布巣であり，壊死傾向に乏しい小さな病巣が形成されるのみである[32]. 本症にみられる特徴的な病変は，腫大したマクロファージの集簇であり，類上皮細胞への分化や壊死巣はほとんど認められない. マクロファージの細胞質はhematoxylinに淡く染色され，縞状構造を示しており，多数の

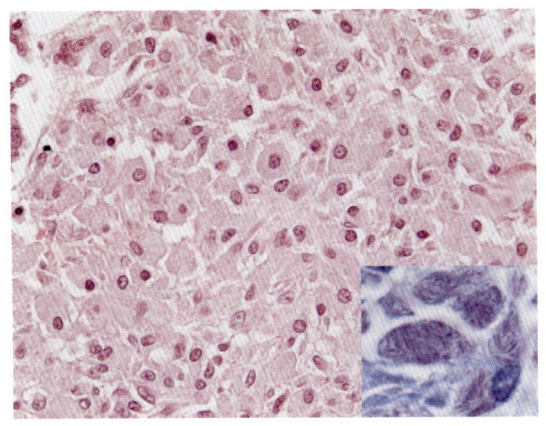

図22　AIDS症例における播種型MAC症（HE，対物×40）

小腸粘膜にhematoxylinに淡染するマクロファージが集簇しているが，類上皮細胞への分化はみられない．マクロファージ内で多数の抗酸菌が増殖している（inset Ziehl-Neelsen，対物×100 trimming）．

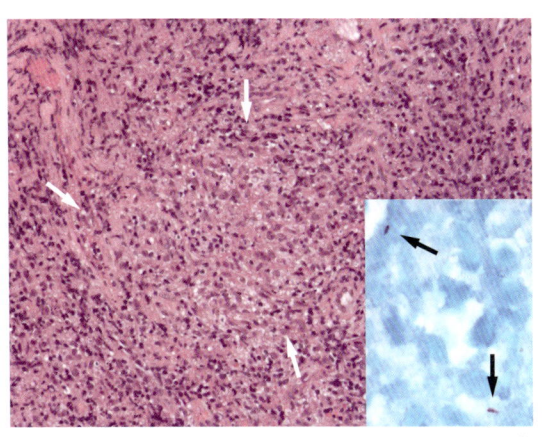

図23　抗INF-γ抗体陽性症例におけるMAC症（HE，対物×20）

境界不明瞭な肉芽腫が形成されており（矢印），一部に類上皮細胞への分化が認められるが，マクロファージの段階にとどまっている細胞も多い．肉芽腫内に抗酸菌が確認される（inset：Ziehl-Neelsen，対物×100 trimming）．

抗酸菌を含んでいる（図22）．結核症においても，免疫不全の著しいAIDSに合併した場合は肉芽腫の形成が不完全であるが，マクロファージが短紡錘形を呈しており，不十分ながら類上皮細胞への分化傾向を示しているほか，壊死もまれでない[33]．両者の組織像の違いは，MACはもともと結核菌よりも免疫原性の弱いことを示しているのであろう．

b 抗インターフェロン-γ（INF-γ）抗体陽性症例

臨床的に明らかな免疫不全がないにもかかわらず全身性NTM症をきたす症例が報告され[34~36]，その多くが，抗酸菌に対する免疫機構に重要な役割を果たすINF-γへの自己抗体を有していることが明らかになってきた．

最もおかされやすい臓器はリンパ節であり，特に頸部リンパ節の頻度が高い．3割強の症例では肺や骨・関節に病変が形成され[37]，臨床的に骨・リンパ節転移を伴う肺癌が疑われることもある[38, 39]．

まれな症例なため，肉眼所見を含む総合的な形態学的検討はいまだに十分ではなく，菌の侵入門戸や菌の進展経路などの理解がまだ不足してい

る．組織学的には肉芽腫性病変が主体を成すが，明瞭な類上皮細胞性肉芽腫のみられる症例ばかりではなく，肉芽腫の不明瞭な症例も存在するといわれる[37]．後者は，肉芽腫の境界が不鮮明で，多少の類上皮細胞への分化を示す紡錘形細胞のほかに好酸性細胞質を有する組織球の集簇から成ることが多い（図23）．また，明瞭な肉芽腫であっても抗酸菌が肉芽腫内に確認されることが少なくないことも特徴のひとつである[37]．

MAC症における病理像の特徴と問題点を概説した．MAC症には慢性肺感染症から過敏性肺炎類似病態，さらには播種性感染と種々の病態が含まれており，過敏性肺炎類似病態も含めてそれぞれに特徴的な散布源・経気道（もしくは血行性）散布源が存在している．これら所見を臨床的・病理学的に，十分把握することが各病態の理解のみならず治療を含む日常診療に必要と考えられる．

MAC症は増加の一途をたどっており，医療者が出会う機会が多くなってきている．本項が診療に役立つようであれば幸いである．

Hot tub lungに関しては静岡県立総合病院・神奈川県立循環器呼吸器病センターから，AIDS関

連播種型 MAC 症については旭中央総合病院から症例をお借りし，ご教示をいただいた．ここに深謝します．

文　献

1) 岩崎龍郎. 肺の基本的結核性病変の形態 結核の病理, 保健同人社, 東京, p.93-98, 1951

2) 隈部英雄. 人体内に於ける結核菌の生態, 保健同人社, 東京, 1949

3) 日本結核病学会教育委員会. 非結核性抗酸菌症. 結核症の基礎知識（改訂第 5 版）. 結核 2021；**96**：119-123

4) 国立療養所非定型抗酸菌症共同研究班. 肺非定型抗酸菌症の X 線学的研究. 結核 1975；**52**：391-398

5) Okumura M, et al. Clinical factors on cavitary and nodular bronchiectatic types in pulmonary *Mycobacterium avium* complex disease. Inter Med 2008；**47**：1465-1472

6) 奥村昌夫ほか. Nodular bronchiectasis 型肺 *Mycobacterium avium* complex 症―2 症例の切除肺病理所見―. 2002；**77**：717-723

7) 岩崎龍郎. 結核性肉変. 結核の病理, 保健同人社, 東京, p.111-112, 1951

8) 岡 治道. 結核初期変化群研究補遺. 東京医学会雑誌 1929；**43**：208-241

9) 岩崎龍郎. Torpide Tuberkel. 結核の病理, 保険同人社, 東京, 1951

10) Wallace RJ, et al. Polyclonal *Mycobacterium avium* complex infections in patients with nodular bronchiectasis. Am J Crit Care Med 1998；**158**：1235-1244

11) 山本正彦. 特殊な病状を呈した肺非定型抗酸菌症. 非定型抗酸菌症, 金原出版, 東京, p.114-123, 1970

12) 下出久雄. 非定型抗酸菌症の臨床的研究. 日胸 1980；**39**：866-877

13) 蛇澤 晶ほか. *Mycobacterium avium* complex 症の病理. 日胸 2009；**68**：1032-1045

14) 青木貞章, 久田太郎. 結核症の病理. 日本結核全書 2, 金原出版・克誠堂出版, 東京, p.393-494, 1957

15) 蛇澤 晶ほか. 気管支拡張症の病理像. 呼吸器ジャーナル 2024；**72**：197-206

16) 木田 博ほか；肺非結核性抗酸菌症の診断基準. 結核 2022；**97**：395-401

17) Griffith DE, Aksamit TR. Diagnostic criteria and the decision to treat nontuberculous mycobacterial pulmonary disease. Clin Chest Med 2023；**44**：757-765

18) Gaensler EA, Carrington CB. Open biopsy for chronic diffuse infiltrative lung disease：clinical, roentgenographic, and physiological correlations in 502 patients. Ann Thorac Surg 1980；**30**：411-426

19) Newmann SL, et al. Lingular lung biopsy；Is it representative? Am Rev Respir Dis 1985；**132**：1084-1086

20) Prince DS, et al. Infection with *Mycobacterium avium* complex in patients without predisposing conditions. N Engl J Med 1989；**321**：863-868

21) 田中栄作ほか. M. avium complex 症の臨床. 結核 1993；**68**：57-61

22) Fujita J, et al. Pathological and radiological changes in resected lung specimen in *Mycobacterium avium-intracellular* complex disease. Eur Respir J 1999；**13**：535-540

23) 岩井和郎, 田島 洋. 非定型抗酸菌症の病理. 臨床と微生物 1986；**13**：678-684

24) Kahana LM, et al. *Mycobacterium avium* complex infection in an immunocompetent young adult related to hot tub exposure. Chest 1997；**111**：242-245

25) Embil J, et al. Pulmonary illness associated with exposure to *Mycobacterium-avium* complex in hot tub water：hypersensitivity pneumonitis or infection? Chest 1997；**111**：813-816

26) 土屋典子ほか. ジェットバス使用後に症状・所見の再現することを確認した Hot tub lung の 1 例. 日呼吸会誌 2008；**46**：726-731

27) Grimes MM, et al. Obstructive granulomatous bronchiolitis due to *Mycobacterium avium* complex in an immunocompetent man. Respiration 2001；**68**：411-415

28) Khoor A, et al. Diffuse pulmonary disease caused by nontuberculous mycobacteria in immunocompetent people（hot tub lung）. Am J Clin Pathol 2001；**115**：755-762

29) Horsburgh CR Jr. The pathopysiology of disseminated *Mycobacterium avium* complex disease in AIDS. JID. 1999；**179**：S461-S465.

30) Horsburgh CB Jr. Epidermiology of *Mycobacterium avium* complex. Lung Biology in Health and Disease（Lenfant C. ed.）vol 87, *Mycobacterium avium*-complex infection,Marcel Dekker, New York, p.1-22, 1996

31) McGarvey JA, Bermudez LE. Phenotypic and genomic analyses of the *Mycobacterium avium* complex reveal differences in gastrointestinal invasion and genomic composition. Infect Immun 2001；**69**：7242-7249

32) Nash G, Fligiel S. Pathologic features of the lung in the acquired immune deficiency syndrome（AIDS）：an autopsy study of seventeen homosexual males. Am J Clin Pathol 1984；**81**：6-12

33) 蛇沢 晶. HIV と結核. 病理と臨床 1995；**13**：901-908

34）Patel SY, et al. Anti-IFN-gamma autoantibodies in disseminated nontuberculous mycobacterial infections. J Immunol 2005；**175**：4769-4776

35）Browne SK, et al. Adult-onset immunodeficiency in Thailand and Taiwan. N Engl J Med 2012；**367**：725-734

36）Aoki A, et al. Clinical significance of interferon-γ neutralizing autoantibodies against disseminated nontuberculous mycobacterial disease. Clin Infect Dis 2018；**66**：1239-1245

37）Hase I, et al. Patient ethnicity and causative species determine the manifestations of anti-interferon-gamma autoantibody-associated nontuberculous mycobacterial disease：a review. Diag Microbiol Infec Dis 2017；**88**：308-315

38）Yeh YK, et al. Disseminated *Mycobacterium avium* complex infection mimicking malignancy in a patient with anti-IFN-γ autoantibodies：a case report. BMC Infect Dis 2019；**19**：909

39）Ishii T, et al. Disseminated *Mycobacterium avium* complex infection in a patient carrying autoantibody to interferon-γ. J Infect Chemother 2013；**19**：1152-1157

4 NTM 症の診断基準
―学会診断指針―2024 年改訂―

1　学会診断指針―2024 年改訂

　現在の本邦の肺非結核性抗酸菌（NTM）症診断基準は，2008 年日本結核病学会（現 日本結核・非結核性抗酸菌症学会）の「肺非結核性抗酸菌症診断に関する指針―2008 年」として発表された[1]．先行する診断基準が煩雑であったことへの反省と[2]，肺 NTM 症増加により非専門医にも活用される診断基準の必要性が生じた結果，主に以下の 2 点において大幅な改訂がなされた．1 点目は，細菌学的基準の簡便化である．菌培養結果において菌量の定量評価を行うことや，菌種によって診断に必要とされる培養陽性回数の差などが撤廃された．2 点目は，臨床的基準における「臨床症状あり」の撤廃である．これは，CT 健診や人間ドックで発見される早期肺 NTM 症疑いの症例も細菌学的所見を満たせば診断可能とするものであり，一方で，診断基準と治療開始基準を分離する方針が注記として明記された．

　われわれが慣れ親しんだこの診断基準は，「幅広い多くの事象に耐えうる内容のものでありながら非専門医でも容易に使用でき，かつ国際的な基準にも合致した，優れた，しかも国際的にも最も簡潔な診断基準」である[3]．しかしそれでも，発表から 15 年経過し最近では，「別個の喀痰検体から 2 回以上培養陽性」の順守率の低さが，2007 年 ATS/IDSA 診断基準[4]（2008 年日本の診断基準とほぼ同じ）において米国で指摘されている[5]．「別個の喀痰検体から 2 回以上培養陽性」は，喀痰検体への NTM 菌の contamination や，気道粘膜への NTM 菌の colonization と発病を線引きするための要件である．確かに，喀痰検体への NTM 菌の contamination はまれにしか起こら

ないことであり，そのようなまれなことが同一の患者で 2 回以上起こることは，統計学的に異常な事態であり偶然とは考えらず，contamination と発病との線引きは合理的である[6]．しかし，われわれには colonization とは何か，発病とは何かという根本的な病態理解が欠落しているため，colonization と発病を線引きする方法を知らない．また，早期肺 NTM 症疑い症例が増えた現在，「別個の喀痰検体から 2 回以上培養陽性」を要件とすると早期診断に対する感度不良となり[7]，患者は通院検査の繰り返しにうんざりし，通院を自己中止してしまうこともある．

　診断基準として一番よい方法は何か？　病態理解に基づいた発病の定義，早期診断，治療開始基準の明確化などのすべての課題を克服した診断基準ということであろう．1967 年日本は世界で最初の肺 NTM 症診断基準を提唱し[8]，その後も先進的な診断基準を提唱してきた．また近年，キャピリア® MAC や胃液培養検査といった日本独自の臨床経験やエビデンスが蓄積されてきたことを受け，これらの検査の活用を目的として，2024 年 11 月「肺非結核性抗酸菌症診断に関する指針―2024 年」が発表された[9]．本指針は 2008 指針を引き継ぎ国際診断基準との整合性を鑑みた「表 1．肺非結核性抗酸菌症の診断基準（2024 診断基準）」（表 1）に加え，日本独自の診断基準として「表 2．暫定的診断基準（2024 暫定基準）」（表 2）が新たに示され，キャピリア® MAC や胃液培養検査の活用法が盛り込まれた．

2　気管支鏡はいつ行う？

　前述のように臨床的基準と喀痰培養検査で肺

表1 肺非結核性抗酸菌症の診断基準（日本結核・非結核性抗酸菌症学会・日本呼吸器学会基準）

A. 臨床的基準（以下の 2 項目を満たす）
 1. 胸部 CT（HRCT が望ましい）で，結節性陰影・小結節性陰影や分枝状陰影の散布・均等性陰影・空洞性陰影・気管支または細気管支拡張陰影のいずれかの所見（複数可）を示す．
 2. 他の疾患を除外できる．
B. 細菌学的基準（菌種の区別なく以下のいずれか 1 項目を満たす）
 1. 2 回以上の異なった喀痰検体での培養陽性．
 2. 1 回以上の気管支洗浄液および肺胞洗浄液での培養陽性．
 3. 病理組織検査（経気管支肺生検または肺生検検体）で抗酸菌症に合致する所見を認め，組織または喀痰検体で 1 回の培養陽性．
以上の A，B を満たす．

表2 暫定的診断基準

 1. 肺 MAC 症の初回診断時に限り，臨床的基準を満たし，1 回の喀痰検体で培養陽性かつ抗 GPL-core IgA 抗体陽性．
 2. 臨床的基準を満たし，胃液検体で培養陽性の場合，喀痰検体で 1 回以上の培養陽性．

〔付記〕
＊暫定的診断基準はわが国の基準であり国際ガイドラインでは認められていない．
＊通常，本疾患では検体採取には十分な時間的余裕があり，抗 GPL-core IgA 抗体，胃液を利用した診断は喀痰を得ることが難しい状況に限定すべきである．
＊暫定的診断基準を満たした後も，検体採取を継続し，国際ガイドラインの診断基準を満たすよう努める．なお，本暫定基準の妥当性については引き続き評価を行う．

〔注記〕
1. ATS/ERS/ESCMID/IDSA の診断基準（2020 年）[3] では臨床的基準において「臨床症状あり」を必須要件にしているが，本邦では臨床症状を伴わず胸部 CT 検査で相当する陰影を認め細菌学的基準を満たす例も発見されるため[5]，先の診断基準[2] と同様に，「臨床症状あり」を診断の必要要件から外した．
2. 診断時の画像評価には，解像度の低い胸部単純 X 線写真ではなく，胸部 CT 画像（HRCT が望ましい）を用いることとした．
3. 喀痰の場合，細菌学的基準を 2 回以上の異なった検体で培養陽性と定めたのは 1991 年の束村の研究[6] に準拠するとともに，国際ガイドライン（2020 年）[3] との整合性のためである．気管支洗浄液の場合，1 回の培養陽性としたのは 1998 年の田中らの研究[7] に準拠する．
4. 1997 年 ATS/IDSA 勧告[8] では，抗酸菌培養には固形培地と液体培地を併用すべきとされているが，液体培地を用いる培養法の普及に伴い固形培地を用いず液体培地だけで培養検査を行う施設が増えている．これらの実情を考慮し，固形培地の使用を必須としない．一方，混合感染が疑われる場合には，適宜，固形培地の使用を考慮する．
5. 核酸増幅法による非結核性抗酸菌の検出感度は培養法より低い．すなわち，核酸増幅法陽性は培養陽性を上回る菌量の存在を示唆すると考えられ，核酸増幅法陽性は細菌学的基準における培養陽性に相当する可能性があるが，核酸増幅法陽性で培養法陰性となる場合もあるため，その妥当性について検証を要する[9]．
6. 高張食塩水吸入や排痰誘発具による誘導喀痰は診断に有用である．
7. 水道水や自然水（井戸水など）には非結核性抗酸菌が含まれることがあるため，採痰前にこれらでうがいや口をすすぐことを避ける．
8. 肺 NTM 症では喀痰の品質が Miller & Jones 分類にて一般細菌検査では不適とされる M1 や M2 でも検査に有用であることが報告されている[10]．

9. MAC に関しては採痰後 4℃で冷蔵保存すれば，2〜3 日は培養検査に適すると報告されている[11]．
10. メタ解析によれば肺 MAC 症診断における抗 GPL-core IgA 抗体は感度 70%，特異度 91%であった（カットオフ値 0.7 U/mL）[12]．臨床的基準を満たし，喀痰培養で 1 回以上陽性例の肺 MAC 症診断における抗 GPL-core IgA 抗体の陽性的中率が 97.4%との報告があり[13]，本指針では肺 MAC 症に限り抗 GPL-core IgA 抗体を利用する診断を暫定的な診断基準の一つに追加した．
11. MAC の GPL と構造が類似する GPL を細胞壁に保有する迅速発育菌（M. abscessus species, M. fortuitum, M. chelonae など）では抗 GPL-core IgA 陽性となりうるため，抗 GPL-core IgA 抗体を用いて暫定的に診断された肺 MAC 症ではこれらの菌種による感染および感染症の可能性があることに留意する[14]．
12. 細菌学的検査で菌が検出されなければ，典型的な画像所見や，画像所見と抗 GPL-core IgA 抗体陽性のみでは診断できない．とくに結核との鑑別には注意を払うべきである．一方で，抗 GPL-core IgA 抗体陰性でも肺 MAC 症の診断を除外できない．
13. 胃液検体は結核症診断では有用で広く用いられてきたが，非結核性抗酸菌は消化管壁に常在している可能性があるため，診断に適用されないとされてきた．近年本邦より非結核性抗酸菌症の診断における胃液検体の意義に関する報告があり[15][16]，本指針では暫定的な診断基準の一つに追加した．
14. 菌種同定は，同定検査の保険診療上の扱いにも考慮する必要があるが，診断時には原則的に複数回の培養陽性検体についてそれぞれ同定を実施し同一菌種（亜種）であることを確認する．
15. 菌種同定には核酸増幅法，質量分析法などを用いるが，核酸増幅法では検出用プローブの種類，質量分析法では分別能の限界により同定不能となる場合がある．またこれらの同定法では混合感染を検出できない場合があることに留意する．
16. 現行の細菌同定用の質量分析法で同定可能な菌種については，ゲノム解析を追加する必要はない．ただし，現在の質量分析機器で

（次頁につづく）

は *M. intracellulare* subsp. *intracellulare* と *M. intracellulare* subsp. *chimaera* の区別や *M. abscessus* subsp. *abscessus*, *M. abscessus* subsp. *bolletii*, *M. abscessus* subsp. *massiliense* の 3 亜種の区別ができないことに留意する.

17. 弱毒菌とされる菌種や環境から高頻度に分離される菌種の場合 (*M. gordonae*, *M. chelonae* など) には, 2 回以上の喀痰培養陽性でも疾患を有することは稀であり, 適宜, 専門家に見解を求める[17].

18. 菌種が同定された後には複数の菌種や亜種を包含した complex や species を付した表現を用いない. 例えば *M. avium* と同定されたら肺 MAC 症ではなく肺 *M. avium* 症とする.

19. 非結核性抗酸菌は既存の気管支拡張病変に感染しうるため, 診断時には気管支拡張症の背景疾患についての精査も必要である.

20. 気管支鏡は洗浄時に自動洗浄機の汚染や不十分な洗浄などによる影響を受けるので, 呼吸器内視鏡学会ガイドライン[18] に沿った気管支鏡消毒操作を遵守する.

21. 従来と同様, 診断しても, 治療の必要性, 治療の開始時期については症例ごとに考えるが, 空洞を有する例, 喀痰塗抹鏡検陽性例 (塗抹鏡検の結果表記にはガフキー号数ではなく, 簡易法を用いる) には治療が推奨される. 成人肺非結核性抗酸菌症化学療法に関する見解―2023 年改訂を参照[4]. なお, この見解は本診断の指針における暫定的基準により診断された例にも適用される.

〔文献〕
1) Griffith DE, Aksamit T, Brown-Elliott BA, et al., on behalf of the ATS Mycobacterial Diseases Subcommittee : An Official ATS/IDSA Statement : Diagnosis, Treatment, and Prevention of Nontuberculous Mycobacterial Diseases. Am J Respir Crit Care Med. 2007 ; **175** : 367-416.
2) 日本結核病学会 非結核性抗酸菌症対策委員会 : 肺非結核性抗酸菌症診断に関する指針― 2008 年. 結核. 2008 ; **83** : 525-526.
3) Daley CL, Iaccarino JM, Lange V, et al. : Treatment of nontuberculous mycobacterial pulmonary disease : an official ATS/ERS/ESCMID/IDSA clinical practice guideline. Clin Infect Dis. 2020 ; **71** : e1-e36/Eur Respir J. 2020 ; **56** : 2000535.
4) 日本結核・非結核性抗酸菌症学会 非結核性抗酸菌症対策委員会, 日本呼吸器学会 感染症・結核学術部会 : 成人肺非結核性抗酸菌症化学療法に関する見解― 2023 年改訂. 結核. 2023 ; **98** : 177-187.
5) Fujiwara K, Watanabe F, Uesugi F, et al. : Beyond symptoms : radiologic identification of asymptomatic *Mycobacterium avium* complex pulmonary infections. Respir Med. 2024 ; **226** : 107627.
6) Tsukamura M : Diagnosis of disease caused by *Mycobacterium avium* complex. Chest. 1991 ; **99** : 667-669.
7) Tanaka E, Amitani R, Niimi A, et al. : Yield of computed tomography and bronchoscopy for the diagnosis of *Mycobacterium avium* complex pulmonary disease. Am J Respir Crit Care Med. 1997 ; **155** : 2041-2046.
8) Wallace RJ Jr, Cook JL, Glassroth J, et al. : American Thoracic Soceity statement : diagnosis and treatment of disease caused by nontuberculous mycobacteria. Am J Respir Crit Care Med. 1997 ; **156** : S1-S25.
9) Mitarai S, Kurashima A, Tamura A, et al. : Clinical evaluation of amplicor Mycobacterium detection system for the diagnosis of pulmonary mycobacterial infection using sputum. Tuberculosis (Ed-inb). 2001 ; **81** : 319-325.
10) Yoshida S, Tsuyuguchi K, Kobayashi T, et al. : Effect of sputum quality on *Mycobacterium avium-intracellulare* complex lung disease diagnosis and treatment initiation according to disease type. Diagn Microbiol Infect Dis. 2022 ; **104** : 115773.
11) Pennings LJ, Zweijpfenning S, Ruth MM, et al. : *Mycobacterium avium* complex bacteria remain viable in sputum during storage and refrigeration. Diag Microbiol Infect Dis. 2018 ; **92** : 309-310.
12) Shibata Y, Horita N, Yamamoto M, et al. : Diagnostic test accuracy of anti-glycopeptidolipid-core IgA antibodies or *Mycobacterium avium* complex pulmonary disease : systematic review and meta-analysis. Sci Rep. 2016 ; **6** : 29325.
13) Kawasaki T, Kitada S, Fukushima K, et al. : The diagnosis of nontuberculous mycobacterial pulmonary disease by single bacterial isolation plus anti-GPL-core IgA antibody. Microbiol Spectr. 2022 ; **10** : e0140621.
14) Jeong B-H, Kim S-Y, Jeon K, et al. : Serodiagnosis of *Mycobacterium avium* complex and *Mycobacterium abscessus* complex pulmonary disease by use of IgA antibodies to glycopeptidolipid core antigen. J Clin Microbiol. 2013 ; **51** : 2747-2749.
15) Hara R, Kitada S, Iwai A, et al. : Diagnostic validity of gastric aspirate culture in nontuberculous mycobacterial pulmonary disease. Ann Am Thorac Soc. 2020 ; **17** : 1536-1541.
16) Shimoda M, Morimoto K, Yoshiyama T, et al. : Usefulness of gastric aspirates for diagnosing nontuberculous mycobacteriosis. Sci Rep. 2023 ; **13** : 7858.
17) van Ingen J, Bendien SA, de Lange WCM, et al. : Clinical relevance of non-tuberculous mycobacteria isolated in the Nijmegen-Arnhem region, The Netherland. Thorax 2009 ; **64** : 502-506.
18) 日本呼吸器内視鏡学会 安全対策委員会 : 手引き書 気管支鏡検査を安全に行うために (Ver. 4). 2017 年改定. 気管支学. 2005 ; **27** : 388-390.

NTM 症を診断する場合は「別個の喀痰検体から 2 回以上培養陽性」が必要であるが，気管支鏡検体（気管支洗浄液，肺胞洗浄液）は無菌部位由来の検体であり，1 回以上の培養陽性で診断可能である．気管支鏡検査による診断は喀痰検査による診断と比べ感度が高く，より早期の病変に対して診断が可能となることが報告されている[10, 11]．

また 2024 診断基準における細菌学的基準 3. では「病理組織検査（経気管支肺生検または肺生検検体）で抗酸菌症に合致する所見を認め，組織または喀痰検体で 1 回の培養陽性」と記された．つまり，組織学的に NTM 菌感染所見を認めた場合は，1 回以上喀痰培養陽性で診断可能となる．この場合，気管支鏡による経気管支肺生検は組織学的 NTM 感染所見を得るための検査となる．

それでは，気管支鏡をいつ行うべきだろうか？まず，①手術可能な孤発結節や限局性早期病変症例，②肺 NTM 症疑い（未診断）で経過観察中の増悪症例が思い浮かぶ（図 1a〜c）．③肺癌症例（術後も含む）における新規粒状影・結節影，④肺 NTM 症症例における新規結節，が対象となることもある．⑤関節リウマチにおける生物学的製剤の適応や，⑥びまん性肺疾患における肺移植適応評価において病原菌の厳密な把握が必要な場合に必要となることもある．

早期診断，早期治療に対する考え方が気管支鏡検査の適応に影響する．肺 NTM 症は肺構造改変を伴う病巣拡大，菌量増加が起こる．一般にあらゆる疾患で早期発見・早期治療が理想であり，肺 NTM 症についても bronchial toileting などにより早期診断，増悪予防を積極的に取り組む施設ではより積極的に気管支鏡検査が行われるであろう一方，根治的な薬物治療がない現状に鑑み，watchful waiting の方針を取る（自施設も含め）大多数の施設では気管支鏡検査の適応はより限定的である．

3 キャピリア® MAC の使い方と判断は？

古くから，NTM 菌に対する遅発型アレルギー反応や血清学的反応など宿主の免疫応答反応を診断に利用する方法については「最終的には有用に

なるかもしれないが，現時点では十分な特異的な抗原が得られていない」といわれてきた[12]．血清検査を診断基準に含める意義は，体内に入って増殖した抗酸菌に対する免疫応答の成立と contamination，発病との関係において一歩踏み込むことにある．

キャピリア® MAC は，血清中の抗糖ペプチド脂質（glycopeptidolipid：GPL）-core IgA 抗体濃度を酵素免疫測定法により定量する検査である．キャピリア® MAC と名づけられたが，GPL をエンベロープに持つ抗酸菌（MAC, *M. scrofulaceum, M. abscessus, M. chelonae, M. fortuitum* など）による感染症で陽性になりうる（菌種によって感度は異なるが）．肺 MAC 症に対するキャピリア® MAC の診断能は，国内多施設共同研究では感度 84.3%，特異度 100%（図 2a）[13]，国内外臨床研究を対象としたメタ解析研究では感度 70%，特異度 90% とされている[14]．早期肺MAC 症でも良好な感度を有する一方（図 2b）[15]，診断時キャピリア® MAC 陰性でも，長期経過観察中に陽転化する症例も存在し，最終的には肺MAC 症患者の 86% がキャピリア® MAC 陽性となる[16]．キャピリア® MAC のカットオフ値は特異度を重視して決定されており，基本的に contamination 症例，結核を含めたほかの呼吸器疾患，健常者で陽性になることはないと考えられている（図 2a）[13]．しかし，Kitada らが米国人コホートを対象に行った臨床研究では，NTM 菌の環境曝露の可能性が高い未発病者の一部にキャピリア® MAC 陽性者がおり，慎重な検討を要するとされた[17]．

キャピリア® MAC を診断基準に活用する方法として，画像上肺 NTM 症が疑われ，喀痰培養ですでに 1 回 MAC 菌が陽性の場合，キャピリア® MAC 陽性であれば診断可能とする案が検討されてきた[18]．前述のとおり，現在の診断基準における細菌学的基準「別個の喀痰検体から 2 回以上培養陽性」は環境から喀痰検体への contamination というまれなことが同一患者に 2 回以上起こること（統計学的に異常な事態）は偶然にはあり得ないという論拠である．肺 NTM 症ではない呼吸器疾患患者でキャピリア® MAC が陽性になることもまた極めてまれなことであり，「別

採取日	検体	塗抹	小川(4W)	小川(6W)	小川(8W)	MGIT	菌種
X 年 10 月 3 日	喀痰	（−）	（−）	（−）	（−）		
X 年 8 月 1 日	喀痰	（−）	（−）	（−）	（−）		
X 年 6 月 6 日	喀痰	（−）	（−）	（−）	（−）		
X 年 4 月 4 日	喀痰	（−）	（−）	（−）	（−）		
X 年 2 月 14 日	喀痰	（−）	（−）	（−）	（−）		
X-1 年 12 月 20 日	喀痰	（−）	（−）	（−）	（−）		
X-1 年 10 月 25 日	喀痰	（−）	（−）	（−）	（−）		
X-1 年 9 月 27 日	喀痰	（−）	（−）	（−）	（−）		
X-1 年 9 月 13 日	喀痰	（−）	（−）	（−）	（−）		
X-1 年 9 月 13 日	気管支洗浄液	（1＋）				（＋）	*M. intracellulare*
X-1 年 9 月 8 日	喀痰	（−）	（−）	（−）	（−）		
X-1 年 6 月 30 日	喀痰	（−）	（−）	（−）	（−）		
X-1 年 2 月 10 日	喀痰	（−）	（−）	（−）	（−）		
X-1 年 1 月 24 日	胃液	（＋/−）				（＋）	*M. intracellulare*
X-1 年 1 月 24 日	喀痰	（−）	（−）	（−）	（−）		
X-1 年 1 月 20 日	喀痰	（−）				（−）	
X-12 年 3 月 14 日	喀痰	（−）	（−）	（−）			
X-13 年 3 月 15 日	喀痰	（−）	（−）	（−）			

a

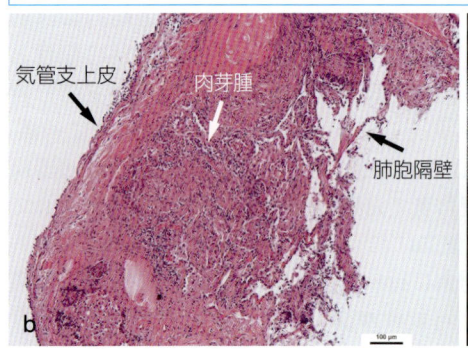

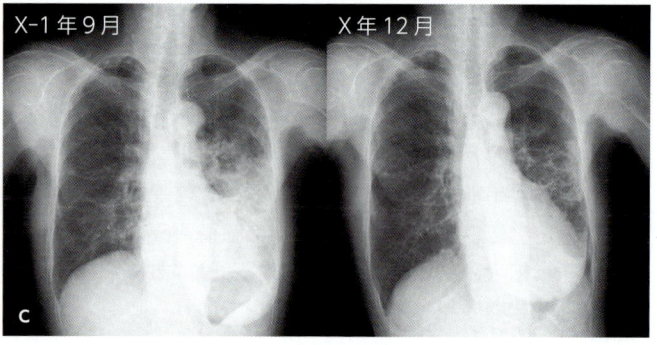

図 1　症例．80 歳女性

2 年前右乳癌手術後，内分泌療法を受けている他院で胸部 X 線にて左中下肺野の陰影を指摘され，X-1 年 1 月当院を紹介された．胃液より *M. intracellulare* 菌を検出（**a**），キャピリア® MAC 陽性であったが，診断基準は満たさず，エリスロマイシン少量持続療法を開始された．左下肺野陰影増悪のため X-1 年 9 月気管支鏡検査を施行．経気管支肺生検組織で気管支壁内に肉芽腫を認め（**b**），気管支洗浄液からの培養で *M. intracellulare* 菌を検出したため（**a**），診断基準における細菌学的所見（B-3）を満たし肺 MAC 症と診断された．X-1 年 9 月より多剤併用化学療法を開始後，X 年 12 月胸部 X 線陰影改善を認めている（**c**）．

個の喀痰検体から 2 回以上培養陽性」のうち 1 回をキャピリア® MAC 陽性で置き換えても論理的背景は同じである．われわれは 976 例の当院症例を後方視的に検討した結果，画像的に肺 NTM 症が疑われ，かつすでに喀痰抗酸菌培養が 1 回以上陽性の場合，キャピリア® MAC の陽性的中率は，全体で 97.4%，肺 MAC 症で 97.5%，肺 MAB 症で 96.7% であった[19]．2024 暫定基準では，「肺 MAC 症の初回診断時に限り，臨床基準を満たし，1 回の喀痰検体で培養陽性かつ抗 GPL-core IgA 抗体陽性」が認められた．2024 診断基準における細菌学的基準 3. と対比的に考えると，「病理組

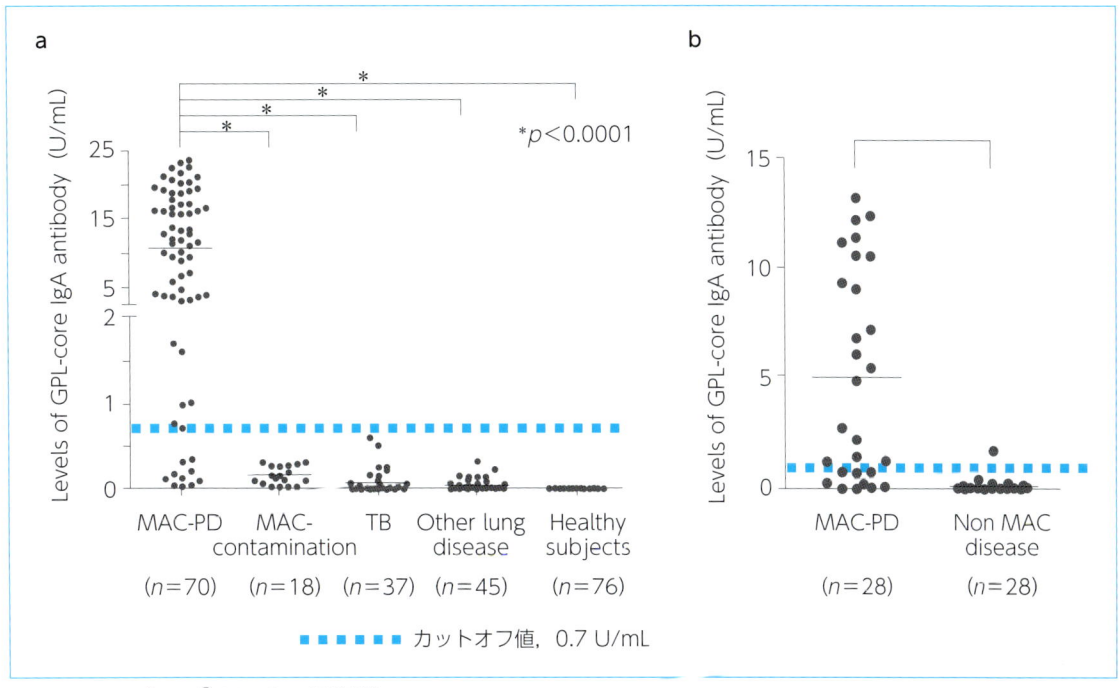

図 2　キャピリア® MAC の診断能
a：国内多施設共同研究においてキャピリア® MAC のカットオフ値（0.7 U/mL）は特異度を重視して決定された.
（Kitada S, et al. Am J Respir Crit Care Med 2008；**177**：793-797[13] より引用）
b：キャピリア® MAC は，気管支鏡診断を要した早期肺 MAC 症患者に対しても優れた診断能を有している.
（Kitada S, et al. Chest 2010；**138**：236-237[15] より引用）

織検査で抗酸菌症に合致する所見」とは組織学的 NTM 感染所見であり，抗 GPL-core IgA 抗体陽性は血清学的 NTM 菌感染所見である．いずれにおいても，NMT 菌感染所見を認めた場合は喀痰培養検査 1 回陽性で診断可とする共通した認識がある．

4　胃液培養検査の使い方

感染症診断においては感染局所から病原菌を分離することが基本であるが，近年肺結核において，胃液から検出される抗酸菌株と喀痰から検出される抗酸菌株は一致すると報告されており，胃液培養により検出される抗酸菌は喀痰の嚥下により胃に到達した抗酸菌であると考えられている[20]．肺結核においては胃液培養検査の診断的有用性はすでに確立されている．臨床画像的に肺 NTM 症を強く疑うが，良質な喀痰検体が得られないため

に確定診断に手間取ることがある．胃液検体は経鼻カテーテルから気管支鏡検査よりも簡便，低コストに採取できる．近年，肺 NTM 症における胃液検査の診断能に関する報告も相次いでおり，有用性が再認識されている[21, 22]．診断基準に組み込む場合，細菌学的基準における「別個の喀痰検体から 2 回以上培養陽性」を「胃液培養陽性を含めた 2 回以上培養陽性」とするか[23]，検討され，暫定診断基準 2. として採用された．胃液から培養された菌株と喀痰から培養された菌株が一致することを前提としている．

5　その他の課題

培養法をゴールドスタンダードにすると，核酸増幅法の診断精度は塗抹陰性検体では感度（57.1〜92.9％）が若干劣るが，良好な特異度（97〜100％）を示すことが報告されている[24, 25]．肺

MAC 症において初回治療前からのマクロライド耐性例は極めてまれであるが，確定診断後に早期治療を行う必要がある未治療症例（塗抹陽性例，空洞例，広範囲病巣例など）ではマクロライド耐性化の可能性が高まることや，アミカシンなどの感受性試験結果が必要になる症例が想定されるため，治療開始にはこれらの薬剤に対する耐性の有無について慎重な判断が必要と考えられる．核酸増幅法を診断基準に組み込む場合も，細菌学的基準における「別個の喀痰検体から 2 回以上培養陽性」を「別個の喀痰検体から 2 回以上培養陽性，うち 1 回は核酸増幅法陽性でもよい」とするか，前述のキャピリア® MAC と核酸増幅法陽性の組み合わせも可能とするのか，2 とおりの方法が考えられる．

　最後に，臨床検体に対して行われる de-contamination 処理，さらに培養条件（温度・培地など）はすべての抗酸菌に適正化されているわけではない．多数の抗酸菌がこの過程で脱落していくことを考えると，喀痰抗酸菌培養検査で検出される菌は氷山の一角であり，患者体内における細菌叢は異なった様相を呈している可能性がある[26]．De-contamination 前の喀痰検体をメタゲノム解析など網羅的方法で検索することでより新しい知見が得られる可能性がある．

文　献

1) 日本結核病学会非結核性抗酸菌症対策委員会，日本呼吸器学会感染症・結核学術部会．肺非結核性抗酸菌症診断に関する指針―2008 年．結核 2008；**83**：525-526

2) 日本結核病学会非定型抗酸菌症対策委員会．肺非結核性抗酸菌症診断に関する見解―2003 年．結核 2003；**78**：569-572

3) 倉島篤行．NTM 症の診断基準とその運用．非結核性抗酸菌症診療マニュアル，日本結核病学会（編），医学書院，東京，p.68-74，2015

4) Griffith DE, et al. An official ATS/IDSA statement：diagnosis, treatment, and prevention of nontuberculous mycobacterial diseases. Am J Respir Crit Care Med 2007；**175**：367-416

5) Abate G, et al. Variability in the management of adults with pulmonary nontuberculous mycobacterial disease. Clin Infect Dis 2021；**72**：1127-1137

6) Tsukamura M. Diagnosis of disease caused by *Mycobacterium avium* complex. Chest 1991；**99**：667-669

7) Urabe N, et al. Efficacy of three sputum specimens for the diagnosis of *Mycobacterium avium* complex pulmonary disease. BMC Pulm Med 2023；**23**：29

8) Yamamoto M, et al. Diagnostic criteria for disease caused by atypical mycobacteria. Am Rev Respir Dis 1967；**96**：773-778

9) 日本結核・非結核性抗酸菌症学会 非結核性抗酸菌症対策委員会，日本呼吸器学会 感染症・結核学術部会．非結核性抗酸菌症診断に関する指針― 2024 年改訂．結核 2024；**99**：267-270

10) Tanaka E, et al. Yield of computed tomography and bronchoscopy for the diagnosis of *Mycobacterium avium* complex pulmonary disease. Am J Respir Crit Care Med 1997；**155**：2041-2046

11) Sugihara E, et al. Usefulness of bronchial lavage for the diagnosis of pulmonary disease caused by *Mycobacterium avium-intracellulare* complex（MAC）infection. J Infect Chemother 2003；**9**：328-332

12) Corpe RF, et al. Status of disease due to unclassified mycobacteria. A statement of the subcommittee on unclassified mycobacteria of the committee on therapy. Am Rev Respir Dis 1963；**87**：459-461

13) Kitada S, et al. Serodiagnosis of *Mycobacterium avium* complex pulmonary disease using an enzyme immunoassay kit. Am J Respir Crit Care Med 2008；**177**：793-797

14) Shibata Y, et al. Diagnositc test accuracy of anti-glycopeptidolipid-core IgA antibodies for *Mycobacterium avium* complex pulmonary disease：systematic review and meta-analysis. Sci Rep 2016；**6**：29325

15) Kitada S, et al. Serodiagnosis of pulmonary disease due to *Mycobacterium avium* complex proven by bronchial wash culture. Chest 2010；**138**：236-237

16) Maekura R, et al. Long-term prognosis and anti-mycobacterial glycolipid antibody as biomarker in *Mycobacterium avium-intracellulare* complex pulmonary disease. Microbiol Spectr 2022；**10**：e00530-22

17) Kitada S, et al. Serodiagnosis of *Mycobacterium avium* complex pulmonary disease in the USA. Eur Respir J 2013；**42**：454-460

18) 小川賢二ほか．第 96 回総会特別企画「わが国の肺 NTM 症の診断・治療に関する見解の改訂に向けて」．結核 2022；**97**：213-228

19) Kawasaki T, et al. The diagnosis of nontubercu-

lous mycobacterial pulmonary disease by single bacterial isolation plus anti-GPL-core IgA antibody. Microbiol Spectr 2022；**10**：e01406-21

20）Mitarai S, et al. Potential use of amplicor PCR kit in diagnosing pulmonary tuberculosis from gastric aspirate. J Micobiol Methods 2001；**47**：339-344

21）Hara R, et al. Diagnostic validity of gastric aspirate culture in nontuberculous mycobacterial pulmonary disease. Ann Am Thorac Soc 2020；**17**：1536-1541

22）Shimoda M, et al. Usefulness of gastric aspirates for diagnosing nontuberculous mycobacteriosis. Sci Rep 2023；**13**：7858

23）高佐顕之ほか．胃液培養陽性で暫定診断した肺 *Mycobacterium avium* complex 症の臨床的検討．結核 2014；**89**：489-493

24）Hida Y, et al. Rapid detection of the *Mycobacterium tuberculosis* complex use of quenching probe PCR（geneCube）. J Clin Microbiol 2012；**50**：3604-3608

25）海原弘貴ほか．全自動遺伝子検出法 3 機種とコバス TaqMan48 および培養法との *Mycobacterium avium* complex における検出性能の同時比較検討．医学検査 2021；**70**：423-432

26）Salfinger M, et al. Is it time to move the goalposts? Clin Infect Dis 2021；**72**：1138-1140

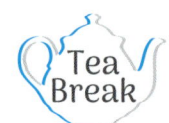

NTM の皮内反応試験
—今みてもすごい研究です—

世界で罹患率が上昇している非結核性抗酸菌（NTM）症の疫学調査の歴史は，1950 年代の皮内反応試験に遡る．当時 NTM が結核と同様にヒトに肺病変を引き起こしうる病原菌として欧米から報告され始めた時代である．結核治療が無効で報告数も増加傾向であったことから注目される一方で，培養から同定までには数週から数ヵ月を要した．結核菌から精製されたツベルクリン（purified protein derivative：PPD）の技術を応用して NTM への感染（感作）を確認する目的で NTM 用の皮内反応が開発された．

結核菌に対するツベルクリンを PPD-S（s：standard）とすると，NTM に対するツベルクリンは，PPD-B や PPD-Y など NTM 菌種ごとの名前がつけられた（B は battey bacillus（Battey State Hospital にて分離された *M. intracellulare*），Y は yellow bacillus（*M. kansasii*））．のちに，*M. avium* に対する皮内反応である *M. avium* sensitin が開発された．NTM 皮内反応試験は抗酸菌患者の起炎菌の鑑別に有用であったが，NTM の感作の疫学研究として一般市民にも大規模に実施された．

米国では 1958 年に健康な白人男性 46,000 人に皮内反応試験を実施し，結核感染が 10％に対し，PPD-B による感染は 40％にみられた．居住地域別では東南部に多い[1]とされ，当時から NTM 感作の地域性が示された．

本邦初の NTM 皮内反応試験は，1960 年に米国から提供された検査薬で 2,204 人に，1962 年には日本で分離された NTM から精製した検査薬で全国の計 20,816 人に実施された．一般市民の NTM 皮内反応陽性者は数％で，幼児では認めず，中・高校生と年齢が上がるにつれて陽性率はやや高くなった[2,3]．まだ本邦の肺 NTM 症が 10 数例の時代でのデータである．

その後 NTM 患者は徐々に増加し，1985 年には抗酸菌症の入院患者の 6％となった．重藤ら[4]は健康な 379 人に皮内注射を実施し，感作率は *M. avium* complex が最も高く平均で 23.2％が陽性であったが，10 歳代で 15.8％，40〜53 歳では 32.2％と，年齢とともに感作率が上昇した．一方，*M. kansasii*, *M. fortuitum* に感作されているものは 10％未満であった．

米国では肺 NTM 症の有病率の増加が確認されていたが，サーベイランスや診断の強化の影響も考えられた．しかし，一般市民合わせて 8,874 人を対象とした調査の結果，1970 年頃と 2000 年頃を比較すると PPD-B の感作有病率は 11.2％から 16.6％へ上昇しており感染頻度の真の増加が示された[5]．

2000 年代以降 PPD-S が QFT へ移行してゆき，NTM の皮内反応の報告は減っていったが，NTM の皮内反応試験はいまだ解明されていない NTM の感作/感染と発病の関係に迫る貴重な疫学データをもたらした．

文　献

1) Edwards PQ, et al. Story of the tuberculin test from an epidemiologic viewpoint. Am Rev Respir Dis 1960；**81**（1）Pt 2：1-47
2) 岡田　博ほか．本邦における非定型抗酸菌の疫学研究．日本医事新報社 1960；**1909**：14-24
3) 岡田　博ほか．日本における非定型抗酸菌感染の疫学的研究．日本医事新報社 1962；**2007**：22-29
4) 重藤えり子ほか．健康者有志における非定型抗酸菌ツベルクリン PPD-B, PPD-Y, PPD-F．結核 1993；**68**：283-291
5) Khan K, et al. Nontuberculous Mycobacterial Sensitization in the United States. National Trends over Three Decades. Am J Respir Crit Care Med 2007；**176**：306-313

Ⅲ章

非結核性抗酸菌症の治療

1 日本結核・非結核性抗酸菌症学会「化学療法に関する見解」について
─ NTM 診療にかかわる人は必読です─

本見解は 2020 年に ATS/ERS/ESCMID/IDSA から合同で発出された肺非結核性抗酸菌(NTM)症の診療ガイドライン[1]を基軸に，2020年以後の報告やわが国の肺 NTM 症の起因菌の頻度に基づき，MAC(*M. avium*＋*M. intracellulare*)*M. kansasii*, *M. abscessus* species(MABS)による呼吸器感染症について記載されている[2]．本疾患の特徴として診断確定後，治療の要否については個々の症例ごとに判断することがあげられるが，本見解では国際ガイドラインと同様に空洞病変を認める場合，喀痰抗酸菌塗抹鏡検で陽性の場合には経過観察するよりも治療を開始することが推奨されている．

化学療法は菌種によって異なるので，治療開始にあたっては，直近の検出菌の同定と適切な試薬を用いて感受性を確認することが重要である．以下に，この見解を生かすために治療開始前に留意すべき点をあげる．まず，過去の臨床情報(治療歴，マクロライドを含め薬剤耐性，治療期間，副作用，画像など)を入手し，経過の把握に努める．既治療例には，結核と同様に初回治療ほどの治療効果を期待できない[3]．過去の画像と比較し，陰影の分布や各病変の経時的な推移を把握することも重要であり，画像を供覧して病状について説明することが勧められる．次に，患者の本疾患についての理解を確認することである．自覚症状が乏しく生活に支障がない患者も多く，複数の抗菌薬を年余にわたり継続するためには，患者が治療を含め疾患について十分に理解していることは不可欠である．肺 NTM 症には基本的に治癒はないこと，治療が奏効しても再燃・再発を含め，長期に経過観察，つまり生涯通院を要すること，激しい喀痰や咳嗽は比較的まれであり，自覚症状だけでは病状を適切に判断できないことを理解してもら

う．また，使用薬剤，薬剤感受性，薬剤投与法，排菌陰性化および難治性の判断[4]，治療期間，再燃や再感染の可能性などについて，十分に説明する．治療開始後はアドヒアランスが重要であること，治療により咳・喀痰などの自覚症状が改善しても，治療の効果を評価するためには 1～2ヵ月ごとに喀痰培養を行うことが必須であることも治療前に説明しておく．自己採痰に役立つように咳を上手に利用すること，ハッフィング法などの排痰を促す呼吸法や，排痰を促進する器具などを指導する[5,6]．また，採痰ボックスや換気に配慮した採痰用スペースがあり時間的・人的に可能な場合には高張食塩水の吸入により誘発喀痰採取を積極的に行う．また，喀痰の提出は受診日でなくても，月に 1 回を目安に，自宅で所定の容器に採痰し検査室に提出するように指導する．自己採痰するときの注意点として，NTM は水道水にも存在しうるのでその混入を避けるために採痰の前には水道水でうがいをしないこと[7]，冷蔵庫で保管し翌日には常温でよいので速やかに検査室に提出することなどを伝える[8]．また，咳とともに喀出された検体であれば，肉眼的には漿液性で膿性部分も乏しく M-J 分類で S1，S2 と判断される唾液様の検体でも抗酸菌検査は可能であること[9]を伝えておくことも重要である．実際に，採取した喀痰を検査に適さないと自己判断して提出しない場合がある．また，培養検査で陰性と判定されるまでには 6～8 週を要することを多くの患者は理解していない，これらの諸点について十分に説明してから治療を開始することが重要である．

1 肺MAC症

最も頻度が多いのは肺MAC症である．現在，国際ガイドラインや今回の見解ではMACの治療には菌種による区別はないが，*M. avium*と*M. intracellulare*は細菌学的性質や，それぞれの菌による肺感染症の臨床像も異なるため，データは菌種を考慮して解析することが求められる[2]．ただし，最近普及が進んでいる質量分析法では，*M. intracellulare*と*intracellulare* subsp. *M. chimaera*を区別できないことに留意する[10]．最近後ろ向き検討であるが，肺MAC症において治療の適応のある例に治療を開始した場合，排菌陰性化が予後改善と関連することが示され，肺MAC症における治療の意義も明らかにされつつある[11]．現在肺MAC症におけるキードラッグはマクロライドであるが，その耐性化を抑止する作用が認められているエタンブトールとの併用が極めて重要であり，この2剤の併用が基本になる．近年薬物相互作用も多いリファマイシン系薬剤の意義を疑問視する報告が相次いでおり，現在，マクロライドとエタンブトールによる2剤療法や，3剤目としてリファマシン系以外の薬剤を用いるレジメンの評価が進められている（ClinicalTrials. gov ID NCT04677543など）．今回の見解では，わが国で実施された臨床研究の結果に基づき[12, 13]，患者の病型によってはマクロライドとエタンブトールの2剤による治療も許容としている．また，結節・気管支拡張型に対する間欠療法にも言及しているが，わが国で連日療法と間欠療法を比較する世界初の前向き試験が実施されその結果が待たれる[14]．わが国では，MAC菌に抗菌作用を有さず，クラリスロマイシンやアジスロマイシンと交叉耐性がないエリスロマイシンが肺MAC症の増悪抑制効果を示すとの知見に基づき[15]，単剤で用いられる場合があるが，エリスロマイシンにはMACに対する抗菌作用はないので，症状，画像所見，排菌量などにより増悪を認める場合には同剤による治療を漫然と継続しないで，見解に基づくレジメンを導入する．

2 肺*M. kansasii*症

肺*M. kansasii*症はキードラッグであるリファンピシンに感受性であれば治療成績は良好である．従来は，併用薬としてイソニアジド（INH）が用いられてきたが，マクロライドを含むレジメンと治療成績に差がないこと，INHには*M. kansasii*症に保険適用がないこと，などから本見解では，リファンピシン，エタンブトールにマクロライドを併用するレジメンを推奨している．

3 肺*M. abscessus* species症（MABS）

日本結核・非結核性抗酸菌症学会の社会保険委員会（委員長　佐々木結花）の尽力により，社会保険審査機構における審査事例として，アジスロマイシン，アミカシン（AMK），イミペネム，クロファジミンがMABS症には保険適用にて使用可能となり，今回の見解でははじめて肺MABS症の治療に言及することが可能になった[2]．MABS症の治療はマクロライド耐性の有無により必要とされる使用薬剤数が異なるため，必ず治療開始前に迅速発育菌用の試薬により14日目に感受性を評価する．治療薬の選択は見解に委ねるが，マクロライド耐性の場合には治療成績は良好とはいえない[16]．肺MABS症では，治療を強化療法と維持療法に分け，マクロライドへの感受性の有無にかかわらず，治療導入時には原則的に4週間以上入院して注射薬であるAMKとイミペネムを含む強化療法を実施することが肝要である．最小発育阻止濃度（MIC）も高く効果を期待できないファロペネムやミノマシンやドキシサイクリンなどのテトラサイクリン系を含む経口薬による治療を安易に外来で導入することを避け，治療導入時には原則的に最低4週間の入院を要することを十分に説明し理解を得るよう努める．

幸い肺NTM症は，慢性経過をとり，一刻を争って治療開始しなければならない場合は少ない．時間をかけて可能な限り過去の情報を入手し，

疾患と治療内容，喀痰検査の重要性などについて十分な理解を得て，最終的に合意のもとで治療を開始することが重要である．

文　献

1) Daley CL, et al. Treatment of nontuberculous mycobacterial pulmonary disease：an official ATS/ERS/ESCMID/IDSA clinical practice guideline. Eur Respir J 2020；**56**：2000535/Clin Infect Dis 2020；**71**：e1-e36

2) 日本結核・非結核性抗酸菌症学会 非結核性抗酸菌症対策委員会，日本呼吸器学会 感染症・結核学術部会．成人肺非結核性抗酸菌症化学療法に関する見解―2023年改訂．結核 2023；**98**：177-188

3) Kwak N, et al. Treatment outcomes of *Mycobacterium avium* complex lung disease：A Systematic review and meta-analysis. Clin Infect Dis 2017；**65**：1077-1084

4) van Ingen J, et al. Treatment outcome definitions in nontuberculous mycobacterial pulmonary disease：an NTM-NET consensus statement. Eur Respir J 2018；**51**：1800170

5) Sakashita K, et al. Efficiency of the Lung Flute for sputum induction in patients with suspected pulmonary tuberculosis. Clin Respir J 2018；**12**：899-902

6) McShane PJ. Investigation and management of bronchiectasis in nontuberculous mycobacterial pulmonary disease. Clin Chest Med 2023；**44**：731-742

7) Vaerewijick MM, et al. Mycobacteria in drinking water distribution systems：ecology and significance for human health. FEMS Microbiol Rev 2005；**29**：911-934

8) Pennings LJ, et al. *Mycobacterium avium* complex bacteria remain viable in sputum during storage and refrigeration. Diag Microbiol Infect Dis 2018；**92**：309-310

9) Yoshida S, et al. Effect of sputum quality on *Mycobacterium avium*-intracellulare complex lung disease diagnosis and treatment initiation according to disease type. Diag Microbiol Infect Dis 2022；**104**：115773

10) Saleeb PG, et al. Identification of mycobacteria in solid culture media by matrix-assisted laser desorption ionization-time of flight mass spectrometry. J Clin Microbiol 2011；**49**：1790-1794

11) Im Y, et al. Impact of time between diagnosis and treatment for nontuberculous mycobacterial pulmonary disease on culture conversion and all-cause mortality. Chest 2022；**161**：1192-1120

12) Miwa S, et al. Efficacy of clarithromycin and ethambutol for *Mycobacterium avium* complex pulmonary disease. A preliminary study. Ann Am Thorac Soc 2014；**11**：23-29

13) Ito Y, et al. Macrolide resistant *Mycobacterium avium* complex pulmonary disease following clarithromycin and ethambutol combination therapy. Respir Med 2020；**169**：106025

14) Nakagawa T, et al. Multicentre, open label, randomized controlled trial comparing intermittent versus daily treatment for non-cavitary nodular/bronchiectatic *Mycobacterium avium* complex lung disease with rifampicin ethambutol and clarithromycin（iREC）：study protocol. BMJ Open Respir Res 2019；**6**：e000434

15) Komiya K, et al. Long-term, low-dose erythromycin monotherapy for *Mycobacterium avium* complex lung disease：a propensity score analysis. Int J Antimicrob Agents 2014；**44**：131-135

16) Morimoto K, et al. Clinico-microbiological analysis of 121 patients with pulmonary *Mycobacteroides abscessus* complex disease in Japan-An NTM-JRC study with RIT. Respir Med 2018；**145**：14-20

2 治療・管理の基本アプローチ
―開始時期と治療評価の基本的な考え方を知ろう―

　診断基準や検査システムが整備され，日本における肺非結核性抗酸菌（NTM）症の診断数は急増しているが，診断したあとにいつも悩む点が「誰に」「いつ」治療を開始するかであろう．また，治療を開始したあとも，どのように効果を判定し，どれくらい治療をするのか，また治療終了後はどのように気をつけてフォローすればよいのか，なども難しいポイントである．本項では，肺NTM症の治療開始時期や治療評価の基本的な考え方を，新見解に基づいて概説し，さらに，近年注目されている気管支拡張症との関係をみながら非薬物療法の重要性についても触れていきたい．

1 治療開始のタイミングの考え方

　肺NTM症は患者ごとに経過が大きく異なり，多剤併用療法による副作用のリスクもあるため，「診断＝治療開始」ではないというスタンスはこれまでと変わらない（図1）．治療開始の判断について，2012年の本邦の見解では明確な基準は示されず，「症例毎に検討する」という記載となっていたが，その後，肺NTM症の予後や自然経過に関する知見が多く蓄積されたこと，欧米のガイドラインが改訂されたことを受けて，一定の評価項目と方針が示されている．

　治療開始のタイミングを考える際には，肺NTM症の多彩な臨床経過，疾患の増悪・改善に関連する因子を知ることが重要である．空洞性病変，喀痰塗抹陽性，高齢，男性，やせ型，血液検査にてCRPや赤沈などの炎症反応が高いこと，などは肺NTM症の増悪や生命予後のリスク因子としてあげられている[1, 2]．そのため，2020年の国際ガイドラインでは，喀痰塗抹陽性例あるいは有空

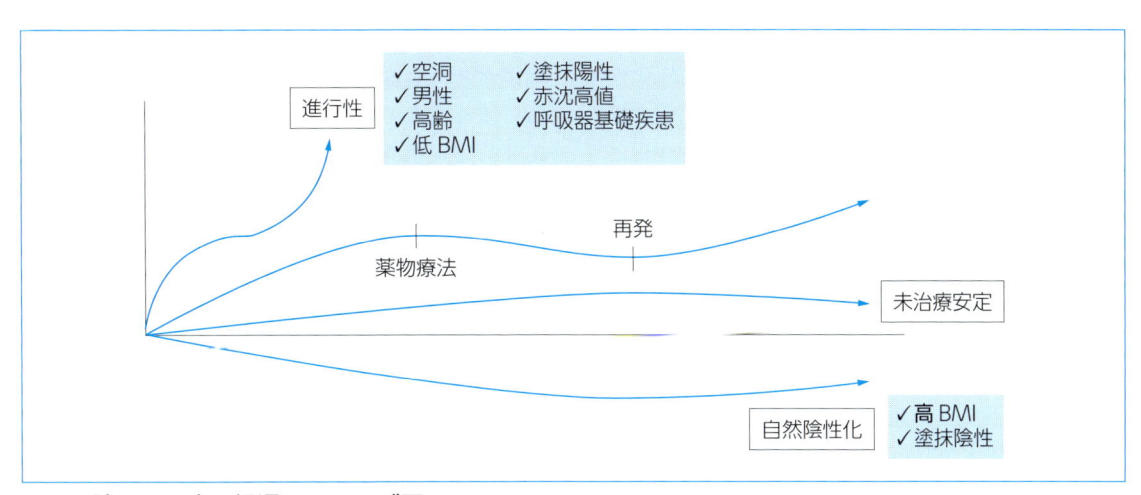

図1　肺NTM症の経過のイメージ図
肺NTM症の経過は多彩であり，複数のリスク因子を持ち進行性の症例から，比較的軽症で安定・自然陰性化する症例もある．進行性の症例については，治療によりいったん軽快しても，再発により再度病勢が悪化することもある．

洞例には注意深い経過観察（watchful waiting）よりも積極的に治療を開始することを推奨しており[3]，本邦の見解でもこの方針を支持している．一方で，空洞のない結節・気管支拡張（NB）型の患者では，約2割が治療なしで自然に陰性化すること[4]，また，自然陰性化に関連する因子としては，喀痰塗抹陰性やBMIの高いことなどが報告されている[2]．

さらに，最近，治療前の経過観察期間と生命予後が関連しないことが示され，「軽症例に対する慎重な経過観察」という方針の妥当性が支持された[5]．そのため，健診による発見など日本で多く経験する喀痰塗抹陰性例，空洞のないNB型などの軽症例では，注意深い経過観察が許容されることとなっている．しかし，非空洞NB型でも診断後3年以内に約6割が治療導入となること[4]，経過中に進行して新規の空洞を形成する症例もある[6]ことから，治療の開始を見逃さないように留意する．実際の臨床現場においては，上記の項目に加えて年齢，基礎疾患，菌種，画像所見の推移なども加味しながら総合的に判断していくことになる．

2　治療評価の考え方

自覚症状の改善，画像所見の改善は治療反応の評価に有用であるが，原則的に喀痰培養検査により治療効果を判断する．一般的には，4週間以上間隔をあけた喀痰培養で3回連続して陰性化が確認された時点で培養陰性化と判断し，初回の培養陰性喀痰検体が採取された日を培養陰性化日とする．治療初期3ヵ月における喀痰培養菌量の減少は，最終的な培養陰性化を予測し，咳の症状や画像の改善と関連することから，培養菌量の推移は治療効果の指標として有用である[7]．最終的に培養陰性化を達成する患者の8割以上が治療開始6ヵ月で陰性化すること，6ヵ月時点での培養陽性が予後不良と関連することから，6ヵ月以上の治療で陰性化が得られていない場合は，CTなどの画像所見や感受性を評価し，治療の強化を検討することが望ましい．

また，国際ガイドラインにおいて，治療期間は

排菌陰性化後1年以上と規定されており，治療終了時期を判断するためにも，定期的に喀痰培養検査を評価していくことが重要である．なお，治療期間については，本邦から，培養陰性化後15ヵ月から18ヵ月を確保すると治療終了後の再排菌率が低下する，との報告が複数あり[8,9]，特に，残存空洞など再発リスク因子を持つ患者では長めの治療が望ましい可能性がある．

3　治療後の再発と治療終了後のフォローについて

ここまで治療開始の基準および治療中の評価の考え方について概説してきたが，治療後の経過についても触れておきたい．肺NTM症は治療後の再発は，おおむね3～4年の間に30～50%程度と非常に高いため[9,10]，治療終了後も3～6ヵ月おきの定期的な画像評価および喀痰検査を行い，再発の有無を確認していくことが重要である．

再発を考えるうえで，知っておきたいこととして，①同じ菌種であっても，異なる遺伝子型の菌による環境からの再感染がメインであること，②*M. avium* から *M. abscessus* など異なる菌種による再発もあること（最近の論文では再発症；redevelopment と表現されることが多い）の2点があげられる．①については治療前と再発後の遺伝子型を調べる必要があるため，一般の臨床現場においては判別が難しい．しかし，臨床医としては，同じ菌種によって再発している場合でも，環境からの曝露を避けるための生活指導は常に念頭に置くべきであろう．②について，本邦において147例の治療成功した肺 *M. avium* complex（MAC）症患者を中央値42ヵ月調査したところ，約4割（59例）が再発し，そのうち5例（*M. abscessus* 2例，*M. massiliense* 2例，*M. fortuitum* 1例）はMAC以外の菌種であった[11]．また，治療終了時の空洞残存，気管支拡張の程度などが再発のリスク因子であるため[11]，治療終了時にはCTで病変の程度を評価しておくことで，患者ごとの再発リスクをある程度予測でき，より適切な管理につながる可能性がある．また，上述のようにMACから *M. abscessus* species などほかの菌種などへの菌交代もまれではないため[12]，

再発が疑われる場合には，菌種や感受性を再確認し，治療計画を立て直す必要がある．

再発時に空洞や気管支拡張病変などの破壊性病変が限局している場合は，外科的手術の適応となる可能性があるため，年齢や ADL なども考慮したうえで，専門施設への紹介も検討する．先ほど触れた生活指導については，エビデンスがまだ不足しているが，浴室や住宅環境の土壌など生活環境が感染源になっていると考えられていることから，湿潤になりやすいところの清掃・乾燥，土埃を避けるなどの生活指導は疾患のコントロール改善に寄与する可能性がある[13]．

4 気管支拡張症と肺 NTM 症，非薬物療法について

近年，従来の線維空洞型が減少し，気管支拡張を主体とする NB 型の患者が著増していることもあり，肺 NTM 症を，気管支拡張症を呈する背景疾患群のひとつとしてみる考え方がより一般的になってきている．本邦の気管支拡張症レジストリでは約 8 割が肺 NTM 症を有していること，死亡統計において気管支拡張症と肺 NTM 症の死亡数増加が相関していることから，本邦において両者はより密接に関連，オーバーラップしていると考えられる．よって，肺 NTM 症の罹患年数にかかわらず，背景に他の気管支拡張症の原因疾患が隠れていないか一度は考えるようにしたい．

気管支拡張症の病態において一般細菌感染は重要であるが，肺 NTM 症の経過中にも 30〜60% 程度の症例において一般細菌の共感染を認める．緑膿菌や黄色ブドウ球菌の混合感染を伴う肺 MAC 症患者では，症状や気管支拡張病変の程度が強く，増悪しやすいなど，より気管支拡張症としての病勢が強いこと，QOL が低下していることもわかっている[14]．このような気管支拡張症の側面が強い症例では，気道クリアランスや気管支拡張症増悪としての短期抗菌薬など，気管支拡張症としての対応をより積極的に導入しながら診療を行うのが望ましい．

また，初期には共感染がなくても，肺 MAC 症の治療に伴い緑膿菌やアスペルギルスなどの検出が増えてくることもあるため[15]，治療中や治療後にも定期的に検査を行いながら，その時点での主な病原体に応じて治療を柔軟に調整していく必要がある．その際，NTM 治療後の気管支拡張症として少量マクロライド療法を使用する場合には，クラリスロマイシンやアジスロマイシンと交叉耐性のないエリスロマイシンを選択することを推奨する．

肺 NTM 症の非薬物療法としては，上記の気道クリアランスが最も重要であるが，長期的な体重減少や ADL 低下を防ぐために，一般的なリハビリテーションや栄養指導も並行して行うなど，総合的に疾患を診療，管理することが求められている[16]．

肺 NTM 症の予後や自然経過に関する報告・エビデンスが蓄積したことで，疾患経過についての理解は深まってはいるが，年齢・性別・菌種・画像所見・併存疾患などは患者ごとに様々であり，治療導入の要否については担当する臨床医が個々に判断していく必要があることには変わりない．また，治療前後にかかわらず，大半の症例が気管支拡張症としての側面を持つことから，ほかの気管支拡張症の原因疾患の合併，ほかの一般細菌や真菌による混合感染に対するマネジメントも念頭に置きたい．

加えて，薬物療法だけでなく，再感染を防ぐための環境曝露に対する指導・介入，栄養指導，気道クリアランスやリハビリテーションなども含めた総合的な診療，管理が求められている．これら非薬物療法については，標準化されていない部分であるが，取り組んでいきながら今後のエビデンスを待ちたい．

文 献

1) Kim HJ, et al. BACES Score for Predicting Mortality in Nontuberculous Mycobacterial Pulmonary Disease. Am J Respir Crit Care Med 2021；**203**：230-236

2) Hwang JA, et al. Natural history of *Mycobacterium avium* complex lung disease in untreated patients with stable course. Eur Respir J 2017；**49**：1600537

3) Daley CL, et al. Treatment of nontuberculous

mycobacterial pulmonary disease：an official ATS/ERS/ESCMID/IDSA clinical practice guideline. Eur Respir J 2020 ; **56**：2000535

4) Kwon BS, et al. The natural history of non-cavitary nodular bronchiectatic *Mycobacterium avium* complex lung disease. Respir Med 2019 ; **150**：45-50

5) Im Y, et al. Impact of Time Between Diagnosis and Treatment for Nontuberculous Mycobacterial Pulmonary Disease on Culture Conversion and All-Cause Mortality. Chest 2022 ; **161**：1192-1200

6) Han DW, et al. Cavity formation and its predictors in noncavitary nodular bronchiectatic *Mycobacterium avium* complex pulmonary disease. Respir Med 2021 ; **179**：106340

7) Griffith DE, et al. Semiquantitative Culture Analysis during Therapy for *Mycobacterium avium* Complex Lung Disease. Am J Respir Crit Care Med 2015 ; **192**：754-760

8) Kadota JI, et al. The clinical efficacy of a clarithromycin-based regimen for *Mycobacterium avium* complex disease：A nationwide post-marketing study. J Infect Chemother 2017 ; **23**：293-300

9) Furuuchi K, et al. Treatment Duration and Disease Recurrence Following the Successful Treatment of Patients With *Mycobacterium avium* Complex Lung Disease. Chest 2020 ; **157**：1442-1445

10) Koh WJ, et al. Outcomes of *Mycobacterium avium* complex lung disease based on clinical phenotype. Eur Respir J 2017 ; **50**：1602503

11) Furuuchi K, et al. Posttreatment Lymphopenia Is Associated With an Increased Risk of Redeveloping Nontuberculous Lung Disease in Patients With *Mycobacterium avium* Complex Lung Disease. Clin Infect Dis 2021 ; **73**：e152-e157

12) Fujiwara K, et al. Clinical risk factors related to treatment failure in *Mycobacterium abscessus* lung disease. Eur J Clin Microbiol Infect Dis 2021 ; **40**：247-254.

13) Morimoto K, et al. Population-Based Distribution of Mycobacterium avium and *Mycobacterium intracellulare* in Japan. Microbiol Res 2021 ; **12**：739-743

14) Ito M, et al. Multiple bacterial culture positivity reflects the severity and prognosis as bronchiectasis in *Mycobacterium avium* complex pulmonary disease. Respir Med 2023 ; **219**：107417

15) Fujita K, et al. Prevalence and risk factors for chronic co-infection in pulmonary *Mycobacterium avium* complex disease. BMJ Open Respir Res 2014 ; **1**：e000050

16) Ali J. A multidisciplinary approach to the management of nontuberculous mycobacterial lung disease：a clinical perspective. Expert Rev Respir Med 2021 ; **15**：663-673

3 肺 MAC 症の薬物治療
―選択肢が増えたけど難しくはない―

M. avium complex（MAC）には主に *M. avium* や *M. intracellulare* が含まれる．両菌種は，薬剤感受性試験における最小発育阻止濃度（MIC）や臨床像・予後が異なることから，日本の肺非結核性抗酸菌（NTM）症における代表的な 2 つの異なる菌種として捉えるべきである．ただし，両菌種に対する治療法に違いはないため，以下，肺 MAC 症の薬物治療として一括して述べる．

肺 MAC 症の標準治療レジメンはマクロライド（クラリスロマイシン（CAM）あるいはアジスロマイシン（AZM）），エタンブトール（EB），リファンピシン（RFP）の 3 剤併用療法を基本として，必要に応じてアミノグリコシド系薬剤を併用するというものであり，この基本的な枠組みは長年にわたり変わっていない．

1 肺 MAC 症の病型分類

肺 MAC 症は画像所見により線維空洞型（FC型：fibro-cavitary type）と結節・気管支拡張型（NB 型：nodular-bronchiectatic type）の 2 つの代表的な病型に分類される．FC 型は既存の肺疾患を有する喫煙歴のある男性に好発し，上肺野優位の空洞病変を特徴とする．一方，NB 型は基礎疾患を持たない中高年女性に近年急増しており，中葉・舌区を主体とした気管支拡張と多発小結節を特徴とする．

近年，さらに NB 型は空洞のない noncavitary NB 型と空洞を持つ cavitary NB 型に細分類されている．cavitary NB 型は FC 型と同様に進行が早く，治療反応性・予後が不良である．また NB 型は FC 型と比較して再感染による再発が多いことも報告されている（図 1）[1]．

病型	結節・気管支拡張型		線維空洞型
	noncavitary NB	cavitary NB	fibro-cavitary
中葉舌区の気管支拡張	あり	あり	なし
空洞	なし	あり	あり
進行速度	緩徐	比較的速い	比較的速い
治療アウトカム	良好	不良	不良
再感染による再発	多い	多い	比較的少ない

リスクベネフィットを考慮して治療開始検討　間欠的治療も選択可　←　→　早期の治療開始が必要　初期からアミノグリコシド併用　手術併用も念頭に置く

図 1　肺 MAC 症の病型とその特徴および治療の考え方

表1　肺MAC症の標準治療レジメン

病型	治療レジメン	
noncavitary NB型 （重症を除く）	A法かB法のいずれかを用いる	
	A法：連日投与 CAM 800 mg or AZM 250 mg EB 10〜15 mg/kg（750 mgまで） * RFP 10 mg/kg（600 mgまで）	B法：週3日投与 CAM 1000 mg or AZM 500 mg EB 20〜25 mg/kg（1,000 mgまで） * RFP 600 mg
・線維空洞型 ・cavitary NB型 ・重症のNB型	A法＋治療初期（3〜6ヵ月）に以下を併用する ・SM 15 mg/kg以下（1000 mgまで）週2〜3回筋注 　あるいは ・AMK 15 mg/kg 連日 or 15〜25 mg/kg 週3回点滴，TDMで調節 　（50歳以上の場合8〜10 mg/kg 週2〜3回，最大500 mgまで，TDMで調節） 必要に応じて外科治療の併用を検討	
難治例 （多剤併用療法を6ヵ月以上 実施しても細菌学的効果が不 十分な患者）	A法に以下のいずれかを併用する ・ALIS 590 mg/日吸入 　あるいは ・SM 15 mg/kg以下（1,000 mgまで）週2〜3回筋注 　あるいは ・AMK 15 mg/kg 連日 or 15〜25 mg/kg 週3回点滴，TDMで調節 　（50歳以上の場合8〜10 mg/kg 週2〜3回，最大500 mgまで，TDMで調節） 必要に応じて外科治療の併用を検討	

* RFP忍容性の低い症例，薬物相互作用を懸念する症例ではRFPを減量，さらに除くことも検討する.
（日本結核・非結核性抗酸菌症学会 非結核性抗酸菌症対策委員会，日本呼吸器学会 感染症・結核学術部会. 成人肺非結核性抗酸菌症化学療法に関する見解― 2023年改訂. 結核 2023；**98**：177-187[3]より作成）

2　肺MAC症の標準治療

a 学会見解による標準治療レジメン

　2020年にATS/ERS/ESCMID/IDSAから発表された肺NTM症治療ガイドライン（以下，2020国際ガイドライン）[2]を受けて，2023年に日本結核・非結核性抗酸菌症学会および日本呼吸器学会は合同で「成人肺非結核性抗酸菌症化学療法に関する見解―2023年改訂―」（以下2023改訂見解）[3]を発表した．その標準治療レジメンを表1に示す．従来の2012年の学会見解では病型に関係なく一律の標準治療レジメンを示していたが[4]，2023改訂見解では2020国際ガイドラインに準じて病型別の治療方針を提示している．

　noncavitary NB型では，症例ごとに治療開始のタイミングを総合的に判断し，軽症例においては週3回の間欠的レジメンも許容される．一方，空洞例や重症例では連日投与を基本とし，初期か

らアミノグリコシド注射薬を併用する．また，必要に応じて手術療法も検討する．標準治療を6ヵ月以上継続しても排菌が陰性化しない場合は難治例とみなし，内服治療に追加してアミカシンリポソーム吸入用懸濁液（ALIS）あるいはアミノグリコシド注射薬を併用し，必要に応じて手術療法も考慮する．

　治療薬の選択に関して，マクロライド系薬剤についてはCAMとAZMのいずれも選択可能である．また，高齢者など副作用や薬物相互作用を特に懸念される症例では，RFPの除外または投与量の減量を考慮するとしている[3]．

b マクロライド系抗菌薬（CAMあるいはAZM）

　マクロライドは肺MAC症治療において単剤で効果が実証された唯一の薬剤であり，治療の中心的役割を担っている．マクロライド感受性株での多剤併用療法による培養陰性化率が67〜86%[5, 6]

表2　肺 MAC 症に対する CAM レジメンと AZM レジメンの比較

著者（年）	マクロライド	忍容性	有効性
Wallace et al. 2014[5] 後ろ向き研究 主治医の裁量で選択	CAM	レジメン修正 17/95（18%）	菌陰性化率 78/91（86%） 治療中再発率 14/94（15%） 治療後再発率 41/77（53%）
	AZM	レジメン修正 13/85（15%）	菌陰性化率 76/89（85%） 治療中再発率 11/89（12%） 治療後再発率 33/78（42%）
Kwon et al. 2020[11] propensity score 解析	CAM	副作用による中止 115/466（24.6%）	菌陰性化率 204/246（82.9%） 1 年再発率 12/177（6.8%） 3 年再発率 40/129（31.0%）
	AZM	副作用による中止 9/94（9.6%）	菌陰性化率 59/70（84.3%） 1 年再発率 3/50（6.0%） 3 年再発率 12/32（37.5%）

（中川　拓, 小川賢二. 結核 2022；**97**：21-27[12] より引用）

である一方，マクロライド耐性肺 MAC 症では 5〜36%[7,8] まで著しく低下する．このことは，マクロライドの有効性とともに，マクロライド耐性化予防の重要性を示している．初期の研究では CAM 単剤による短期治療が報告され，CAM 感受性菌の患者の 58% において 4ヵ月後に喀痰培養陰性化が達成されたが，16% の患者で CAM 耐性化が発生した[9]．

AZM は海外では以前より CAM と同様に肺 MAC 症治療に用いられており，2007 年の ATS/IDSA ガイドラインでは，肺 MAC 症の治療における CAM と AZM の選択については未解決課題として言及されていた[10]．

Wallace らは 2007 ガイドライン治療の妥当性を検証する後ろ向き研究を実施し，CAM ベースのレジメンと AZM レジメンの有効性および忍容性が同等であることを報告した[5]．一方，韓国での傾向スコア解析による比較研究[11] では，AZM 群のほうが有害事象による中止率が低く，CAM 群では胃腸障害，皮疹，肝毒性などの有害事象が多く観察されたものの，治療成功率および再発率は両群で同等であった（表2）[12]．

2020 国際ガイドラインでは，CAM よりも AZM をベースとしたレジメンが推奨されている．その理由として①忍容性が高い，②薬物相互作用が少ない，③1 日 1 回投与で服薬負担が軽減される，④低コスト，⑤ CAM と同等の臨床効果，があげられている[2]．

なお，AZM が使用できない地域では CAM も許容されるとしている．日本は従来その「使用できない地域」に該当していたが，2020 年に社会保険診療報酬支払基金の審査事例として AZM の肺 NTM 症に対する使用が保険審査上認められた．承認に際して以下の留意事項が設定された．① AZM 単剤で治療しない，②第一選択薬とする場合に原則として CAM を検討した後に投与する，③用法用量は 1 日 1 回 250 mg だが結節・気管支拡張型の場合には 1 日 1 回 500 mg 週 3 回投与が可能である，④投与開始後も喀痰検査を行い，喀痰培養陰性化後概ね 1 年以上投与を継続する，⑤国内外の各種ガイドラインなど最新の情報を参考に投与する[13]．

2023 改訂見解では，CAM と AZM はいずれも選択可として，AZM の利点が大きい場合に使用を検討するとしている．

なお 2023 年から使用可能となった遅発育性抗酸菌用の薬剤感受性試験であるブロスミック SGM のパネルに AZM が追加され，AZM の最小発育阻止濃度（MIC）が検査結果として示されるようになったが，AZM の感受性判定は CAM の MIC に基づいて行う．AZM の MIC は CAM と比較して 2〜3 管高値を示すが，この差をもって CAM

の臨床的有効性が AZM より高いと判断することはできない．今後 AZM の MIC と治療成績との相関についての大規模臨床研究に基づき AZM の臨床的ブレイクポイントを議論すべきと考えられる[14]．

c エタンブトール（EB）

　肺 MAC 症治療において，EB は第 2 に選択すべき薬剤として隠れたキードラッグとなっている．EB は薬剤感受性試験において in vitro の MIC が高値を示すものの，臨床的にはマクロライドとの併用薬（companion drug）として有効性が認められ，EB 含有レジメンでは菌陰性化率が高いことが報告されている[15]．MIC と臨床効果の間には相関がみとめられないことが判明しており，MIC の値にかかわらず EB を併用すべきことが強調されている．

　EB の併用はマクロライド耐性出現を抑制することが知られている[8]．その作用機序や必要な投与量は不明だが，やむを得ない理由がない限り EB の投与中止は避けるべきである．しかし，実臨床（リアルワールド）の解析では，特に高齢者や合併症を有する患者において EB が含まれないレジメンでの治療が多用されている実態が指摘されている[16]．副作用への過度な懸念により EB を省略することは避けるべきである[17]．

　投与法に関して，週 3 日の間欠的レジメンは，連日治療と比較して視神経障害の発症率が低いことが報告されている[6, 18]．連日投与の場合，EB の投与量を 12.5 mg/kg 以下に設定することで視神経障害のリスクを軽減できることが示されている[19, 20]．ただし，マクロライド耐性予防に有効な最低投与量は現時点で不明であり，今後の研究課題となっている．

d リファンピシン（RFP）

　MAC に対する第 3 の抗菌薬としてリファマイシン系薬剤が位置づけられる．現在の標準治療は，AIDS 合併播種性 MAC 症に対するランダム化比較試験の結果が肺 MAC 症治療に外挿されたものである[21, 22]．これらの臨床試験では主にリファブチン（RBT）が使用され，RFP の臨床的エビデンスは限定的である．RBT の MAC に対する抗菌力は RFP よりもやや強力と考えられて

いるが，忍容性が低いため一般的に選択されにくい[10]．また，CAM との併用では RBT の血中濃度が上昇し，毒性リスクがさらに増加する[4]．

　RFP は RBT と比較して薬物相互作用が強いので，併用薬の血中濃度低下が懸念される場合 RBT を選択する考え方もある．しかし，マクロライドと EB による 2 剤治療は 3 剤併用治療と比較して培養陰性化率は劣っていないことが報告されており[15, 23]，このような場合リファマイシン系薬剤を併用しない治療法が選択されることが多い．

　2020 国際ガイドラインはマクロライド耐性化予防の観点から 3 剤治療を推奨しているが，その後の日本の後ろ向き研究では，2 剤治療は 3 剤併用治療と比較してマクロライド耐性増加を認めないことが報告された[24]．現在 AZM＋EB＋RFP と AZM＋EB を比較するランダム化比較試験（ClinicalTrials.gov Identifier：NCT03672630）が進行中であり，その結果が注目されている．

　2023 改訂見解では，RFP の副作用が懸念される場合や相互作用を有する薬剤との併用が必要な場合などの選択肢として，CAM または AZM と EB による 2 剤治療を提示している．さらに，RFP に代わる第 3 の薬剤を探索すべきだという意見もあり，今後の重要な研究課題となっている．

e 間欠的治療

　肺 MAC 症の標準治療の忍容性は高いとはいえず，これは重要な臨床的課題のひとつとなっている．週 3 日の間欠的レジメンによる治療は，トータルの薬剤投与量を減らすことで薬剤コストの削減，副作用の減少，および忍容性の向上が期待される．

　2 つの大規模な後ろ向き研究[5, 6] では，空洞のない結節・気管支拡張型肺 MAC 症に対する間欠的治療は連日治療と比較して忍容性が高く，有効性においても有意差を認めなかった（表 3）[12]．また，間欠的治療では連日治療と比較して EB による視神経障害のリスクが低下し，EB の中止率も減少することが報告されている．ただし，空洞を有する肺 MAC 症に対する間欠的治療は有効性が低いことも明らかになっている[25]．これらの知見に基づき，2020 国際ガイドラインでは，non-cavitary NB 型の肺 MAC 症に対して間欠的治療

表3　結節・気管支拡張型肺MAC症に対する連日治療と間欠的治療の比較

著者（年）		レジメン	レジメン修正	EB中止	菌陰性化
Wallace et al. 2014[5] 主治医の裁量で選択	連日	RFP 600 mg EB 15 mg/kg CAM 1,000 mg（50 kg未満 15 mg/kg） または AZM 250 mg	24/34（71%） ※開始時 連日投与		7/8（88%） ※終了時 連日投与
	間欠	RFP 600 mg 週3回 EB 25 mg/kg 週3回 CAM 1,000 mg 分2 または AZM 500 mg 週3日	5/180（3%） ※開始時 間欠投与		147/172（85%） ※終了時 間欠投与
Jeong et al. 2015[6] ヒストリカルコントロール	連日	RFP 600mg（50 kg未満 450 mg） EB 15 mg/kg CAM 1,000 mg（96%） または AZM 250 mg（4%） （±SM 10〜15 mg/kg 週3回）	46/99 （46%）	24/99 （24%）	75/99 （76%）
	間欠	RFP 600 mg 週3回 EB 25 mg/kg 週3回 CAM 1,000 mg 分1週3回（21%） または AZM 500 mg 週3回（79%）	25/118 （21%）	1/118 （1%）	79/118 （67%）
Nakagawa et al. 2025[26] iREC試験 jRCTs 031190008	連日	RFP 450 mg EB 15 mg/kg（最大 750 mg） CAM 800 mg	23/68 （33.8%）	20/68 （29.4%）	24/30 （80.0%）
	間欠	RFP 600 mg 週3回 EB 25 mg/kg（最大 1,000 mg）週3回 CAM 1,000 mg 分2週3日	14/70 （20.0%）	10/70 （14.3%）	26/37 （70.3%）

（中川　拓, 小川賢二. 結核 2022；**97**：21–27[12] より作成）

を標準治療として推奨している[2].

　日本では間欠的治療はこれまでほとんど実施されておらず，2012年の学会見解でも言及されていなかった. しかし2023改訂見解では国際的な現況を考慮して，重症例を除くnoncavitary NB型に対して連日治療と間欠的治療の両者が推奨されている[3].

　連日治療と間欠的治療をはじめて直接前向きに比較したランダム化比較試験（iREC試験：jRCTs031190008）が実施された. 主要評価項目である初期治療レジメンの修正を要した症例の割合は，間欠的治療群20.0%（14/70）であり連日治療群33.8%（23/68）より少なかったが統計学的有意差を認めなかった. 副次評価項目である培養陰性化率，培養陰性化までの日数，胸部CT所見の改善率，CAM耐性化について両群間

で有意差を認めなかった. 主要評価項目はnegativeであったものの，間欠的治療の忍容性および有効性は既報と同程度であり（表3），日本においても間欠的治療が忍容性の高い治療選択肢として有用であることが示唆された[26].

3　重症あるいは難治例の治療

a　難治例の存在について

　肺結核は抗結核薬が奏効する疾患であり，適切な治療により治癒が期待できる. 一方肺MAC症においては，マクロライドを中心とした多剤併用療法による治療効果は期待できるものの，治療に反応せず悪化する症例も存在する.

　一般的に，軽微な陰影を呈する症例では薬物治

療への反応性が良好である一方，巨大空洞や高度気管支拡張を伴う進行例では治療効果が得られにくい．日本からの報告では，1 cm 以上の空洞に周囲の浸潤影を伴う症例では，治療下でも病状が増悪しやすいことが示されている[27]．したがって，重症化する前に診断し，適切な治療介入を行うことが最も重要である．

ⓑ 難治化・重症化を防ぐために

肺 MAC 症の難治化・重症化の予防のためには以下の点に留意する必要がある．

まず，適切な診断を行い，患者に治療の意義と必要性を十分に説明して理解を得ることで，治療開始の遅延を防ぐ．次に，副作用の適切なマネジメントを行いながら標準治療を実施し，特にマクロライド耐性化のリスクとなるレジメンは可能な限り回避する．また，定期的な喀痰検査と画像検査による治療効果の評価を適切に実施する．さらに，培養陽性が持続する場合は定期的な薬剤感受性試験を実施するとともに，ALIS やアミノグリコシド系注射薬，および手術などの治療強化策について，適宜専門家に相談しながら積極的に検討を進める必要がある．

ⓒ 難治性肺 MAC 症の定義

まず臨床的に難治性という場合，症状や画像所見の悪化が MAC 感染以外の原因による可能性を考慮する必要がある．考えられる病態としては，咳喘息や胃食道逆流症（GERD）などによる慢性咳嗽，気管支拡張症に伴う緑膿菌などの一般細菌感染，*M. abscessus* などほかの NTM 感染への菌交代，真菌感染（アレルギー性気管支肺真菌症を含む），器質化肺炎，肺癌の合併などがある．

喀痰抗酸菌培養での MAC 持続陽性は真の難治性肺 MAC 症を示唆する．肺 MAC 症の微生物学的治癒（喀痰培養陰性化して治療終了時まで培養陰性が続く）の達成は長期的な治療成功を示す重要な因子である．微生物学的治癒は生命予後[28]，画像所見の悪化[29]や肺機能低下の抑制[30]，QOL の改善[31]と関連する．2020 国際ガイドラインおよび 2023 改訂見解では，6ヵ月以上の標準治療継続にもかかわらず喀痰培養陽性が持続する症例を難治性と定義している[2,3]．

ⓓ 難治性肺 MAC 症の治療戦略

このような場合，まず投与量（特に CAM）を含めた治療レジメンの適切性，服薬コンプライアンス（特に夕食後の CAM 服用），およびマクロライド耐性の有無を確認する必要がある．自覚症状が軽いと，患者が必ずしも治療強化を望まないこともあるが，治療中にもかかわらず培養陽性が長期に持続する例ではマクロライド耐性化のリスクとなることを念頭に置いて，治療強化を検討するのが望ましい．

難治性肺 MAC 症の治療強化のオプションとして，まず CONVERT 試験[32] によりエビデンスが確立されている ALIS 追加があげられる．2020 国際ガイドラインおよび 2023 改訂見解ではアミノグリコシド系注射薬追加も選択肢として提示されており，気道破壊性病変が切除可能な範囲に限局している症例では手術の併用が有力な選択肢となる．2023 改訂見解では，重症例および難治例には「必要に応じて外科治療の併用を検討」という注意喚起が付記されている．いずれにせよ専門家への相談が望ましい．

ⓔ アミノグリコシド系注射薬

日本で実施された CAM，EB，RFP の 3 剤併用治療に初期 3ヵ月間のストレプトマイシン（SM）筋注とプラセボ筋注を比較する二重盲検無作為化比較試験では，SM 群で有意に高い培養陰性化率が示された[33]．

2012 年の学会見解における肺 MAC 症標準治療は，RFP，EB，CAM の 3 剤併用に加えて，必要に応じて SM あるいはカナマイシン（KM）の筋注を併用する，というものであった[4]．SM は2014 年に「MAC 症を含む非結核性抗酸菌症」の適応追加が承認されたが，KM は NTM 症に対する保険適用がないため今回の改訂見解では推奨から外されている．2019 年には社会保険診療報酬支払基金の審査事例としてアミカシン（AMK）の肺 NTM 症に対する使用が保険審査上認められ，通知文の留意事項に用法・用量が詳細に記載されたことで AMK が使用しやすくなった[34]．

2023 改訂見解では，空洞を有する例あるいは重症例に対して治療初期にアミノグリコシドとして SM 筋注あるいは AMK 点滴の 3～6ヵ月併用

が推奨されている．また標準治療を6ヵ月行っても培養陰性化しない難治例に対して，ALIS吸入とともに，SM筋注とAMK点滴も追加治療の選択肢としてあげられている[3]．

さらに，空洞を持つ肺MAC症116例の検討では3ヵ月以上アミノグリコシドを使用した症例で治療成功率が高かったと報告されている[35]．また，SMとAMKを比較した後ろ向き研究では菌陰性化および副作用に差はみられなかった[36]．

なお，2020国際ガイドラインにはAMKの推奨用量（連日10~15 mg/kgあるいは週3日15~25 mg/kg，Therapeutic Drug Monitoring（TDM）で調節）での15週間の継続使用により，患者の約3分の1に永続的な耳毒性が生じ，そのリスクは年齢と累積投与量に関連していたと注釈されている[2]．高用量長期投与時の安全性情報は十分ではなく，比較的低用量を推奨する意見もあり，副作用と有効性のバランスを考慮した最適な用法用量および投与期間は今後の検討課題である．

f アミカシンリポソーム吸入用懸濁液（ALIS）

ALISは，AMKをリポソームで被包化することで細胞内移行性を高めた吸入製剤であり，日本では2021年に難治性肺MAC症に限定して適応承認された．高濃度のAMKを肺病変局所に直接投与できるため，腎障害や聴力障害のリスク低下が期待できる．2020国際ガイドラインおよび2023改訂見解では，標準治療を6ヵ月以上継続しても培養陰性化しない難治性肺MAC症患者に対して，ALIS吸入あるいはアミノグリコシド注射薬の追加が推奨されている[2,3]．ALISの使用にあたっては，日本結核・非結核性抗酸菌症学会と日本呼吸器学会から発出された使用指針[37]を参考にすることが推奨される．

g キノロン系抗菌薬

実臨床では一部の薬剤が使えない場合の代替薬としてキノロン系抗菌薬が使用されることがあるが，EBの代替として使用された場合，空洞症例で治療成績の悪化が示されており[38]，マクロライド耐性を誘導するリスクも懸念される．難治例やマクロライド耐性例においてMICが低いシタフロキサシン（STFX）あるいはモキシフロキサシン

（MFLX）の有効性を示す報告は存在するが[39,40]，十分なエビデンスがないため2020国際ガイドラインでは言及されていない．

さらに，キノロン系抗菌薬は肺NTM症への保険適用がなく，長期使用における安全性も確立していないことに留意が必要である．米国食品医薬品局（FDA）は，フルオロキノロン系抗菌薬の長期使用に関して，腱炎や腱断裂，筋・関節・神経系の異常，大動脈解離や大動脈瘤など重要な副作用リスクを警告している．

h マクロライド耐性例の治療

2023改訂見解では，マクロライド耐性例に対してEB，RFPあるいはRBTにアミノグリコシド（AMK点滴，SM筋注，難治例ではALIS）を併用することが推奨されている[3]．クロファジミン（CFZ）やSTFXの使用も考慮されるが，保険適用はない．アミノグリコシド注射薬と外科治療の組み合わせが排菌陰性化や予後を改善することを示唆する複数の報告があり[7,8]，外科治療の適応の有無やその可否も含めて専門施設への相談が推奨される．

日本からの最近の研究では，マクロライド耐性肺MAC症においてマクロライド中止群25名中13名（52%）で感受性が回復したのに対し，継続群では43名中1名のみであった．感受性回復例の解析では，7名中5名は同一クローンでの23S rRNA遺伝子点変異の消失による感受性変化，2例が異なるクローンの再感染あるいはポリクローナル感染によるものであった．これらの結果から，MACのマクロライド耐性は可逆性であることが示唆され，マクロライド継続投与が感受性回復を妨げる可能性が指摘されている[41]．

2023改訂見解ではCAMあるいはAZMの継続について，抗菌薬としての効果は期待できないため積極的に継続を推奨していない．ただし，マクロライドの免疫調整作用による臨床効果を期待する場合は，症例に応じて継続の要否を判断し，エリスロマイシンへの変更も考慮するとしている[3]．なお，この免疫調整作用による臨床効果は現時点では証明されていない．

4　全人的アプローチ

　病気ではなく「人」を診る医療という理念がある．肺MAC症の薬物治療は行うことは決まっていて決して難しくないが，その効果には限界があり，個々の症例にどのようにあてはめていくか，は主治医の裁量に任されている部分も多い．しかし留意すべきは，自覚症状が軽微で緊急性に乏しいと判断することで必要な介入が遅れ，結果として多発空洞影の出現やマクロライド耐性化を招きかねないという点である．「人」を診つつ「病気」も適切に評価し，重症化を防ぐために必要に応じて専門家への相談を行うなど，バランスの取れた診療姿勢が求められている．

文　献

1) Koh W-J, et al. Outcomes of *Mycobacterium avium* complex lung disease based on clinical phenotype. Eur Respir J 2017；**50**：1602503

2) Daley CL, et al. Treatment of nontuberculous mycobacterial pulmonary disease：an official ATS/ERS/ESCMID/IDSA clinical practice guideline. Eur Respir J 2020；**56**：2000535

3) 日本結核・非結核性抗酸菌症学会 非結核性抗酸菌症対策委員会，日本呼吸器学会 感染症・結核学術部会．成人肺非結核性抗酸菌症化学療法に関する見解―2023年改訂．結核 2023；**98**：177-187

4) 日本結核病学会非結核性抗酸菌症対策委員会＆日本呼吸器学会感染症・結核学術部会．肺非結核性抗酸菌症化学療法に関する見解―2012年改訂．結核 2012；**87**：83-86

5) Wallace RJ, et al. Macrolide/Azalide Therapy for Nodular/Bronchiectatic *Mycobacterium avium* Complex Lung Disease. Chest 2014；**146**：276-282

6) Jeong B-H, et al. Intermittent Antibiotic Therapy for Nodular Bronchiectatic *Mycobacterium avium* Complex Lung Disease. Am J Respir Crit Care Med 2015；**191**：96-103

7) Griffith DE, et al. Clinical and Molecular Analysis of Macrolide Resistance in *Mycobacterium avium* Complex Lung Disease. Am J Respir Crit Care Med 2006；**174**：928-934

8) Morimoto K, et al. Macrolide-Resistant *Mycobacterium avium* Complex Lung Disease：Analysis of 102 Consecutive Cases. Ann Am Thorac Soc 2016；**13**：1904-1911

9) Wallace RJ Jr, et al. Initial clarithromycin monotherapy for *Mycobacterium avium-intracellulare* complex lung disease. Am J Respir Crit Care Med 1994；**149**：1335-1341

10) Griffith DE, et al. An Official ATS/IDSA Statement：Diagnosis, Treatment, and Prevention of Nontuberculous Mycobacterial Diseases. Am J Respir Crit Care Med 2007；**175**：367-416

11) Kwon YS, et al. Discontinuation rates attributed to adverse events and treatment outcomes between clarithromycin and azithromycin in *Mycobacterium avium* complex lung disease：A propensity score analysis. J Glob Antimicrob Resist 2020；**22**：106-112

12) 中川　拓，小川賢二．肺MAC（*Mycobacterium avium* complex）症の治療．結核 2022；**97**：21-27

13) 厚生労働省保険局医療課長，厚生労働省保険局歯科医療管理官．医薬品の適応外使用に係る保険診療上の取扱いについて．保医発0226第2号，令和2年2月26日．

14) Uwamino Y, et al. Minimum inhibitory concentrations of azithromycin in clinical isolates of *Mycobacterium avium* complex in Japan. Microbiol Spectr 2024；**12**：e0021824

15) Kim H-J, et al. Role of ethambutol and rifampicin in the treatment of *Mycobacterium avium* complex pulmonary disease. BMC Pulm Med 2019；**19**：212

16) Izumi K, et al. Population-based survey of antimycobacterial drug use among patients with non-tuberculosis mycobacterial pulmonary disease. ERJ Open Res 2020；**6**：00097-02019

17) Morimoto K, et al. Actual practice of standard treatment for pulmonary nontuberculous mycobacteriosis in Japan. Respir Med 2019；**158**：67-69

18) Griffith DE, et al. Ethambutol Ocular Toxicity in Treatment Regimens for *Mycobacterium avium* Complex Lung Disease. Am J Respir Crit Care Med 2005；**172**：250-253

19) Ando T, et al. Lower dose of ethambutol may reduce ocular toxicity without radiological deterioration for *Mycobacterium avium* complex pulmonary disease. Respir Investig 2021；**59**：777-782

20) Watanabe F, et al. Low-dosage ethambutol, less than 12.5 mg/kg/day, does not worsen the clinical outcomes of pulmonary *Mycobacterium avium* and *Mycobacterium intracellulare* disease：a retrospective cohort study. Infection 2022；**50**：879-887

21) Gordin FM, et al. A Randomized, Placebo-Controlled Study of Rifabutin Added to a Regimen

of Clarithromycin and Ethambutol for Treatment of Disseminated Infection with *Mycobacterium avium* Complex. Clin Infect Dis 1999 ; **28** : 1080-1085

22) Benson CA, et al. A Prospective, Randomized Trial Examining the Efficacy and Safety of Clarithromycin in Combination with Ethambutol, Rifabutin, or Both for the Treatment of Disseminated *Mycobacterium avium* Complex Disease in Persons with Acquired Immunodeficiency Syndrome. Clin Infect Dis 2003 ; **37** : 1234-1243

23) Miwa S, et al. Efficacy of Clarithromycin and Ethambutol for *Mycobacterium avium* Complex Pulmonary Disease. A Preliminary Study. Ann Am Thorac Soc 2014 ; **11** : 23-29

24) Ito Y, et al. Macrolide resistant *Mycobacterium avium* complex pulmonary disease following clarithromycin and ethambutol combination therapy. Respir Med 2020 ; **169** : 106025

25) Lam PK, et al. Factors Related to Response to Intermittent Treatment of *Mycobacterium avium* Complex Lung Disease. Am J Respir Crit Care Med 2006 ; **173** : 1283-1289

26) Nakagawa T, et al. Intermittent versus daily therapy for noncavitary *Mycobacterium avium* complex lung disease : an open-label randomized trial. Ann Am Thorac Soc 2025 (in press)

27) Oshitani Y, Kitada S, Edahiro R, et al. Characteristic chest CT findings for progressive cavities in *Mycobacterium avium* complex pulmonary disease : a retrospective cohort study. Respir Res 2020 ; **21** : 10

28) Kim J-Y, et al. Microbiological Cure at Treatment Completion Is Associated With Longer Survival in Patients With *Mycobacterium avium* Complex Pulmonary Disease. Chest 2023 ; **164** : 1108-1114

29) Pan S-W, et al. Microbiological Persistence in Patients With *Mycobacterium avium* Complex Lung Disease : The Predictors and the Impact on Radiographic Progression. Clin Infect Dis 2017 ; **65** : 927-934

30) Park HY, et al. Lung Function Decline According to Clinical Course in Nontuberculous Mycobacterial Lung Disease. Chest 2016 ; **150** : 1222-1232

31) Kwak N, et al. Longitudinal changes in health-related quality of life according to clinical course among patients with non-tuberculous mycobacterial pulmonary disease : a prospective cohort

study. BMC Pulm Med 2020 ; **20** : 126

32) Griffith DE, et al. Amikacin Liposome Inhalation Suspension for Treatment-Refractory Lung Disease Caused by *Mycobacterium avium* Complex (CONVERT). A Prospective, Open-Label, Randomized Study. Am J Respir Crit Care Med 2018 ; **198** : 1559-1569

33) Kobashi Y, et al. A double-blind randomized study of aminoglycoside infusion with combined therapy for pulmonary *Mycobacterium avium* complex disease. Respir Med 2007 ; **101** : 130-138

34) 厚生労働省保険局医療課長, 厚生労働省保険局歯科医療管理官. 医薬品の適応外使用に係る保険診療上の取扱いについて. 保医発0225第8号, 平成31年2月25日.

35) Kim O-H, et al. Association Between Duration of Aminoglycoside Treatment and Outcome of Cavitary *Mycobacterium avium* Complex Lung Disease. Clin Infect Dis 2018 ; **68** : 1870-1876

36) Kim SM, et al. Comparison of Treatment Outcomes of Cavitary *Mycobacterium avium* Complex Pulmonary Disease with Streptomycin or Amikacin Use. Microbiol Spectr 2023 : e04741-22

37) 日本結核・非結核性抗酸菌症学会 非結核性抗酸菌症対策委員会 日本呼吸器学会感染症・結核学術部会. アミカシン硫酸塩吸入用製剤 (amikacin liposome inhalation suspension- ALIS 販売名アリケイス® 吸入液590 mg) に関する使用指針—改訂2024—. 結核 2024 ; **99** : 187-188

38) Lee JH, et al. Efficacy of Fluoroquinolones as Substitutes for Ethambutol or Rifampin in the Treatment of *Mycobacterium avium* Complex Pulmonary Disease According to Radiologic Types. Antimicrob Agents Chemother 2021 ; **66** : e01522-21

39) Asakura T, et al. Sitafloxacin-containing Regimen for the Treatment of Refractory *Mycobacterium avium* complex Lung Disease. Open Forum Infect Dis 2019 ; **6** : ofz108

40) Koh W-J, et al. Treatment of Refractory *Mycobacterium avium* Complex Lung Disease with a Moxifloxacin-Containing Regimen. Antimicrob Agents Chemother 2013 ; **57** : 2281-2285

41) Fukushima K, et al. Variability of macrolide-resistant profile in *Mycobacterium avium* complex pulmonary disease. Antimicrob Agents Chemother 2024 ; **68** : e0121324

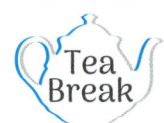

PK/PD 研究の動向
―どんな研究が進んでいる？―

　肺 NTM 症において，これまでに判明している抗菌薬の薬物動態（pharmacokinetics）と薬力学（pharmacodynamics）（PK/PD）について簡単に振り返りたい．

　まず PK であるが，これは抗菌薬の体内における挙動を示してくれる．肺 NTM 症治療で中心となるマクロライドの最高血中濃度（Cmax）は，クラリスロマイシンで 2〜4 mg/L，アジスロマイシンで 0.3〜0.6 mg/L 程度である．リファンピシンを併用するとこれより下がり，週 3 回レジメンではこれより高いものの，これらの濃度は菌の MIC 値と同程度かそれより低い．Cmax であってもこの程度であるため，一見効果がないようにみえてしまう．しかし，マクロライドの肺中濃度は血中より 10 倍以上高く，マクロファージ中では肺中よりもさらに高濃度に蓄積することがわかっている[1]．このように薬物は血中よりも標的組織「肺」における濃度が重要であり，PK は標的組織中濃度を予測するのに役立つ．近年，結核患者が対象ではあるが，肺のなかでも乾酪壊死層にリネゾリドは浸透しやすいがクロファジミンは浸透しにくいことが報告された[2]．肺 NTM 症でも肺に様々な病変を生じるため，今後は肺 NTM 症患者を対象とした報告も待たれるところである．

　次に PD は抗菌薬の濃度と outcome を紐づける研究である．Outcome には様々な指標を用いることが可能だが，基本となる殺菌効果をみてみると，アミカシンやキノロン系抗菌薬は濃度依存的な殺菌効果を有していることが知られている．したがって，これらの抗菌薬は投与回数を減らして 1 回投与量を増やすほうが，理論上効果が得られやすい．また，リファンピシンやエタンブトール（EB）などに関しても起因菌を十分に殺菌する投与量を調べる目的で in vitro による PK/PD 研究が複数報告されている．しかし，リファンピシンや EB は殺菌効果よりもマクロライドの耐性化を防ぐ観点から併用されるため，上述した報告の意義は不明である．ではマクロライド耐性化抑制を outcome にした抗菌薬の PK/PD 研究を探してみると，ほとんどないことに気づかされる．たとえば EB はマ

クロライド耐性化抑制に重要な役割を有しているが，視神経障害などに注意が必要である．しかし，耐性化を防ぐことが可能な EB の最低投与量はわかっておらず，副作用が懸念される，もしくは副作用が発現した症例へのアプローチが難しい現状がある．しかしこれは研究者の怠惰が原因ではなく，肺 NTM 症特有の原因がある．PK/PD 研究はひとつの薬の影響を調べる学問だが，肺 NTM 症では抗菌薬を“多剤併用”するため，個々の薬の影響が評価しにくい．個々の薬の影響を定量化しようとすると，併用パターンと投与量の組み合わせが膨大となり，臨床試験・マウス実験いずれにおいても実現可能性が著しく低くなる．そんな現状に打ち克つため，動物モデルに依存しない in vitro 実験系である Hollow fiber model による PK/PD 研究が欧米を中心に行われている．この実験系は中空糸で区切られた区間に菌を接種し，菌の外界の抗菌薬濃度を経時的に変化させることで in vivo 条件を擬似的に再現したものである．この研究がはじめて NTM 菌を対象として報告されたのは 2010 年のことであるが[3]，導入コスト・運用コストともに膨大であることから，いまだに年間報告数が 0〜5 報と少ない．NTM を対象とした PK/PD 研究はまだまだ道半ばであり（NTM に関連する研究はすべてそうだと思うが），今後の研究発展が期待される分野である．本項の著者も現在鋭意研究中である．

文　献

1) Togami K, et al. Distribution characteristics of clarithromycin and azithromycin, macrolide antimicrobial agents used for treatment of respiratory infections, in lung epithelial lining fluid and alveolar macrophages. Biopharm Drug Dispos 2011；**32**：389-397

2) Strydom N, et al. Tuberculosis drugs' distribution and emergence of resistance in patient's lung lesions：A mechanistic model and tool for regimen and dose optimization. PLoS Med 2019；**16**：e1002773

3) Deshpande D, et al. Ethambutol optimal clinical dose and susceptibility breakpoint identification by use of a novel pharmacokinetic-pharmacodynamic model of disseminated intracellular M. avium. Antimicrob Agents Chemother 2010；**54**：1728-1733

4 アリケイス導入とフォローのコツ
―どんな準備と説明が重要？ 実臨床における最新の情報は？―

　肺 *M. avium* complex（MAC）症の治療の基本は，他項でも述べられているとおりキードラッグであるクラリスロマイシン（CAM）やアジスロマイシン（AZM）などのマクロライド系抗菌薬を中心にリファンピシン（RFP），エタンブトール（EB）を組み合わせた多剤併用療法である．2020 年に発表された ATS/ERS/ESCMID/IDSA の肺非結核性抗酸菌症管理の最新のガイドライン（ATS 2020 ガイドライン）では，肺 MAC 症の治療を空洞がない症例，有空洞症例，難治例と大きく 3 つに大別している[1]．なかでも CAM や AZM を含めた標準治療を行っても 6 ヵ月以上排菌が持続する難治例では，アリケイス® 吸入（amikacin liposome inhalation suspension：ALIS）あるいは AMK 静注やストレプトマイシン（SM）筋注を追加し 4 剤での治療を推奨している[1]．2023 年 6 月，わが国でも日本結核・非結核性抗酸菌症学会から「成人肺非結核性抗酸菌症化学療法に関する見解― 2023 年改訂―」が発表され，実に 11 年ぶりの改訂となった．本見解は，ATS 2020 ガイドラインにおける肺 MAC 症の治療項目をほぼ踏襲する形で治療レジメンを推奨しており，難治例では標準治療に加えて ALIS，SM 筋注あるいは AMK 静注のいずれかを併用するように推奨している[2]．

　ALIS は，AMK を脂溶性の高いリポソームで覆いリポソーマル化した薬剤であり，それにより吸入されたアリケイスの 73.9% が肺胞に到達するといわれている．遊離型 AMK よりも MAC 感染マクロファージへの取り込みが促進されマクロファージ中に AMK が高濃度存在できる特徴があり，肺胞マクロファージ内の AMK 濃度は遊離型 AMK の吸入と比較し 6.1 倍になると報告されている[3]．ALIS は，図 1 に示す専用のラミラネブ ライザシステムを用いて 1 日 1 回 13~15 分間程度吸入を行う．

　2018 年 Griffith らは，ALIS 投与が難治性肺 MAC 症に有効であることをはじめて報告した．本試験は CONVERT 試験と呼ばれ，標準治療を行っても 6 ヵ月以上排菌が持続している難治例を対象とし，ALIS の追加投与を行う群 224 名，追加投与を行わない対照群 112 名と 2：1 に無作為に割り付けた RCT であり，プライマリーアウトカムとして 6 ヵ月目までの排菌陰性化（1 ヵ月ごとに提出された喀痰培養 3 回連続陰性）を評価した．本 RCT では，ALIS を標準治療に追加することで 6 ヵ月時点での排菌陰性化率を有意に増加させることが示された（29.0% vs. 8.9%，$p<0.0001$）[4]．本試験結果をもとに 2020 年 9 月 18 日米国の FDA で ALIS の難治性肺 MAC 症に対する適応が承認され，日本においても 2021 年 3 月 23 日に製造販売承認がおり，同年 7 月 19 日より日常診療で使用可能となった．以下に ALIS 導入とフォローアップのコツについて，これまでのエビデンスと著者の私見を交え解説する．

1 ALIS 導入のコツ

　ALIS 導入にあたり，① ALIS の適応を把握する，② ALIS の導入について患者に早めに繰り返し説明する，医療費助成制度を理解してもらう，③吸入手技を理解してマスターしてもらうことの 3 つが特に重要である．以下それぞれの項目について述べる．

a ALIS の適応を把握する
　ALIS の適応は，CONVERT 試験で対象とさ

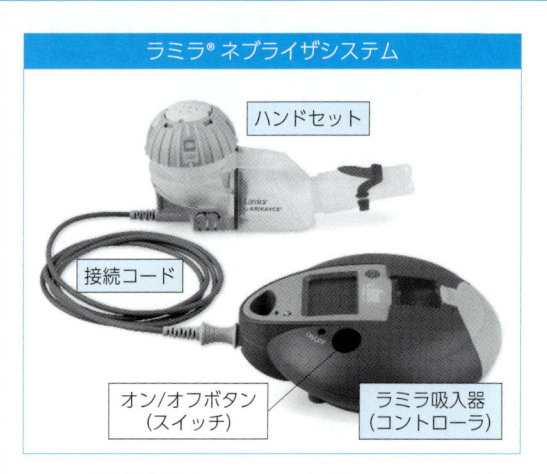
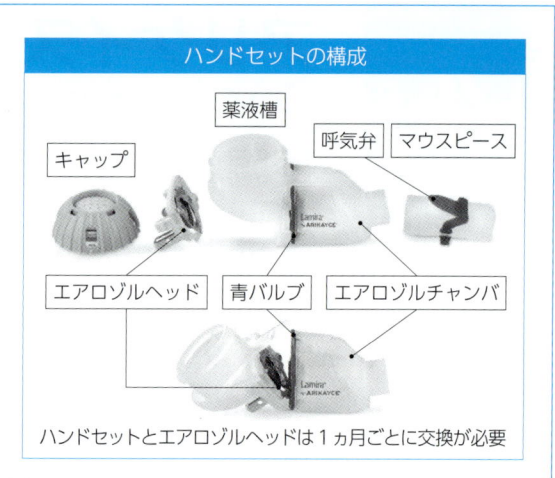
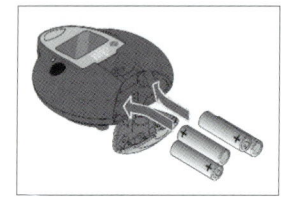
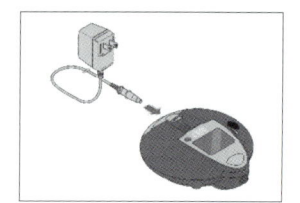

図1　ラミラ® ネブライザシステムの各部品の名称

れた標準治療でも 6 ヵ月以上排菌が持続する難治例であり，ATS 2020 ガイドラインと 2023 年に改訂された成人肺非結核性抗酸菌症化学療法に関する見解でも難治例に対する ALIS の併用が推奨されている[1, 2]．ALIS の有効性は排菌陰性化を 8.9％から 29.0％に約 3 倍に増加させるもののその差は 20％程度であり，その効果の解釈は個人により異なるものと思われる．しかし，対象がそもそも標準治療に抵抗性の難治例であり，15 研究 1,004 例のメタ解析の結果から肺 MAC 症の標準治療の排菌陰性化率は 61.4％と報告されているため[5]，ALIS を追加することにより排菌陰性化率を 70〜80％まで増加させることができる可能性がある．

　治療効果判定の指標として，臨床的には症状・画像所見・排菌陰性化の 3 つを総合的に判断するが，そのなかで排菌陰性化は重要な治療効果判定の指標である．その理由として，2022 年 Im らは 6 ヵ月以上の治療を行った肺 MAC 症患者 712 名を解析し，排菌陰性化が死亡リスクを低下させた（HR 0.46, 95％CI 0.33〜0.65, $p<0.001$）と報告しており，12 ヵ月以上の治療を行った 676 名でも同様に排菌陰性化は死亡リスク低下につながっていた（HR 0.42, 95％CI 0.29〜0.61, $p<0.001$）[6]．そのため，排菌が持続していることが患者の予後を悪化させる可能性があるため，難治例に対しては積極的に ALIS 導入を検討することが望ましい．

　ここで排菌状況を確認するためには喀痰抗酸菌検査による評価が必要になり，著者は肺 MAC 症治療開始後 6 ヵ月以内の患者では毎月可能な限り喀痰検査を行うようにしており，ATS 2020 ガイドラインでも肺 MAC 症治療中の喀痰検査を 1〜2 ヵ月ごとに行うように推奨している[1]．なか

適用区分		ひと月の上限額（世帯ごと）	4回目以降 （多数回該当）
ア	年収約 1,160 万円～ 健保：標報 83 万円以上 国保：旧ただし書き所得 901 万円超	252,600 円＋（医療費－842,000 円）×1%	140,100 円
イ	年収約 770 万円～約 1,160 万円 健保：標報 53 万～79 万円以上 国保：旧ただし書き所得 600 万～901 万円	167,400 円＋（医療費－558,000 円）×1%	93,000 円
ウ	年収約 300 万円～770 万円 健保：標報 28 万～50 万円 国保：旧ただし書き所得 210 万～600 万円	80,100 円＋（医療費－267,000 円）×1%	44,400 円
エ	～年収約 370 万円 健保：標報 26 万円以下 国保：旧ただし書き所得 210 万円以下	57,600 円	44,400 円
オ	住民税非課税者	35,400 円	24,600 円

図2　高額療養費制度の概要（69 歳以下）

には喀痰が出しにくかったり，治療効果により喀痰の減少を認める患者がいる．その場合，良質な喀痰ではなくても MAC の検出を認めることがあるため，唾液でもよいので喀痰を提出するように指導している．

b ALIS の導入について患者に早めに繰り返し説明する，医療費助成制度を理解してもらう

ALIS は 1 日の薬価が 38,437.9 円（2024 年 1 月 6 日時点）と高額な薬剤であり，1ヵ月の薬価が約 115 万円にもなる．この高額な医療費の側面が ALIS 導入の最大の障壁といっても過言ではない．そのため，たった 1 回の説明ですんなりと ALIS 導入を理解してもらうことはほぼないものと思われる．著者は実際の診療において，肺 MAC 症の治療導入時に標準治療の排菌陰性化率は 60～70％程度であること，排菌が持続することがその後の予後を悪化させてしまう可能性があるため，その場合に ALIS 追加の適応であることを説明している．その後，治療開始 6ヵ月前後でも排菌が持続している場合，そろそろ ALIS 導入が検討されること，ALIS の治療内容・効果・有害事象・薬価について詳しく説明している．そこで導入で

きればよいが，導入をためらう患者も少なくないため，繰り返し説明することが重要である．

ここで薬価の障壁を乗り越えるために高額療養費制度と付加給付制度について理解しておく必要がある．高額療養費制度は，医療機関や薬局の窓口で支払った金額がひと月の上限額を超えた場合に，その超えた金額を支給する制度であり，上限額は年齢や所得により異なる．また，労働者に適応される付加給付制度は高額療養費に上乗せして医療費を払い戻してくれる制度であり，それにより自己負担額が高くなりやすい労働者の毎月の上限が 25,000 円程度まで安くなる可能性がある．ただし，付加給付制度はすべての労働者に適応されるわけではなく，大手企業の健康保険組合などに限られ，中小企業で加入している全国健康保険協会（協会けんぽ）などのように付加給付制度がない健康保険組合もあるため，個々の患者で確認する必要がある．図2・図5に高額療養費制度と付加給付制度の概要を提示するが，これらの制度を理解して患者にもしっかりと説明することにより，患者の医療費に対する障壁が下がり導入に前向きになり，スムーズな導入につながることもあるため，きちんと確認ならびに説明する必要がある．

適用区分		ひと月の上限額		4 回目以降 （多数回該当）
		外来（個人ごと）	外来+入院（世帯ごと）	
現役並み	年収約 1,160 万円〜 標報 83 万円以上/課税所得 690 万円以上	252,600 円+（医療費−842,000 円）×1%		140,100 円
	年収約 770 万円〜約 1,160 万円 標報 53 万円以上/課税所得 380 万円以上	167,400 円+（医療費−558,000 円）×1%		93,000 円
	年収約 370 万円〜約 770 万円 標報 28 万円以上/課税所得 145 万円以上	80,100 円+（医療費−267,000 円）×1%		44,400 円
一般	年収約 156 万円〜約 370 万円 標報 26 万円以下/ 課税所得 145 万円未満等[*1]	18,000 円 （年間上限 144,000 円）	57,600 円	44,400 円
住民税非課税等	Ⅱ 住民税非課税世帯	8,000 円	24,600 円	
	Ⅰ 住民税非課税世帯 　（年金収入 80 万円以下など）		15,000 円	

図 3　高額療養費制度の概要（70 歳以上〜74 歳以下）

適用区分		ひと月の上限額		4 回目以降 （多数回該当）
		外来（個人ごと）	外来+入院（世帯ごと）	
現役並み	年収約 1,160 万円〜 課税所得 690 万円以上	252,600 円+（医療費−842,000 円）×1%		140,100 円
	年収約 770 万円〜約 1,160 万円 課税所得 380 万円以上	167,400 円+（医療費−558,000 円）×1%		93,000 円
	年収約 370 万円〜約 770 万円 課税所得 145 万円以上	80,100 円+（医療費−267,000 円）×1%		44,400 円
一般	課税所得 28 万円以上でかつ 年金収入+その他の合計所得金額が以下の方 単身世帯：200 万円以上 複数世帯：320 万円以上	6,000 円+（医療費− 30,000 円）×10%[*2] または 18,000 円の いずれか低い方 （年間上限 144,000 円）	57,600 円	44,400 円
	課税所得 145 万円未満[*1]	18,000 円 （年間上限 144,000 円）	57,600 円	44,400 円
住民税非課税等	Ⅱ 住民税非課税世帯	8,000 円	24,600 円	
	Ⅰ 住民税非課税世帯 　（年金収入 80 万円以下など）		15,000 円	

図 4　高額療養費制度の概要（75 歳以上）

[*1]：世帯収入の合計額が 520 万円未満（単身世帯の場合は 383 万円未満）の場合や，「旧ただし書き所得」の合計額が 210 万円以下の場合も含む

[*2]：窓口負担割合が 2 割になることに伴う令和 7 年 9 月 30 日までの配慮措置

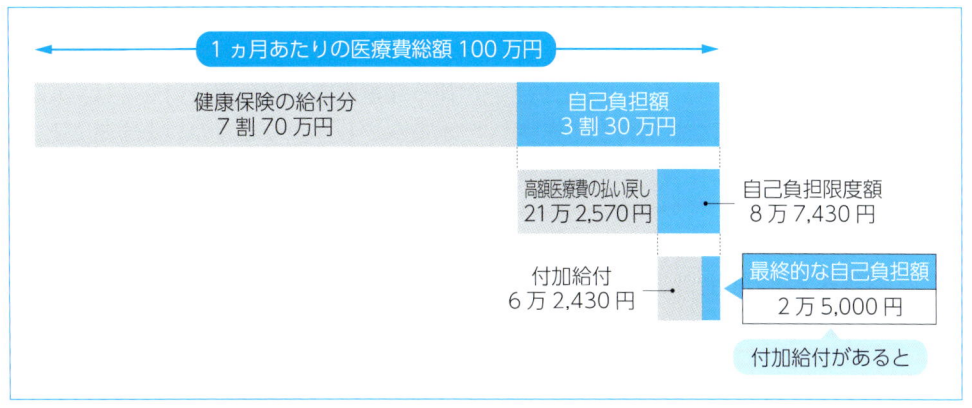

図5　付加給付制度の概要

- 付加給付制度とは，高額療養費に上乗せして医療費が払い戻される制度
- 1ヵ月の医療費が高額療養費の限度額を上回った場合，その超えた分が払い戻される
- 上限額は各健康保険組合により異なるが，厚生労働省は 25,000 円を上限とするように指導
- 加入している健康保険が「国民健康保険」，「協会けんぽ（全国健康保険組合）」でないことを確認する
- 一般的に特別な申請は不要であり，支払いの約 3ヵ月後に給与口座に振り込まれるケースが大半である

外来	入院 1 日目	2〜3 日目	4 日目
医師 ・アリケイス適応であることの説明 ・アリケイス吸入方法，効果，副作用，費用について説明 ・入院で導入（3 泊 4 日） **看護師** ・入院時に持参するものの説明 ・蒸気式消毒器，超音波クリーナー購入はがきの記入と投函サポート ・アリケアサポート登録の推奨 **事務** ・医療費の説明	**医師** ・病状説明 ・アリケイス吸入について（効果，副作用，費用など） **薬剤師** ・ラミラ，ハンドセット取り扱い指導 ・アリケイス吸入指導 ・**生食吸入**での吸入手技確認 **看護師** ・洗浄，消毒指導と確認	**患者** ・**アリケイス実薬での吸入施行** **医師** ・アリケイス吸入による副作用チェック **薬剤師** ・アリケイスを含めた薬剤指導 **看護師** ・アリケイス吸入手技の確認 ・機器の洗浄，消毒手技の確認	**医師** ・アリケイス吸入手技が問題ないことを確認し退院許可 ・アリケイス退院処方 **薬剤師** ・薬剤指導 **看護師** ・退院時指導

図6　当院におけるアリケイス導入の流れ（外来，入院）

c 吸入手技を理解してマスターしてもらう

　ALIS は内服薬ではなく吸入薬のため，いかに正しい手技で吸入を行うかが重要である．アリケイス吸入の手順は，吸入する 45 分前に薬液を冷蔵庫から取り出して室温に戻しておき，ハンドセットを組み立てラミラ吸入器と接続し，最後に薬液をハンドセットの薬液槽に入れ吸入を開始する．吸入時間は 14 分前後であるが，最大 20 分程度かかる可能性があり，吸入中はしっかりと水平を保っ

て吸入することが大切である．吸入後はハンドセットを分解し，毎回洗浄・消毒する．それなりに手間がかかるため，患者にこれらの手順をしっかりと理解してマスターしてもらう必要がある．そのため，ALIS 導入時にはこれらの吸入手技の指導が重要である．当院での ALIS 導入の流れを図 6 に示すが，3 泊 4 日の入院で指導を行い，薬剤師・看護師から ALIS 吸入指導ならびに毎日の手技の確認を行っている．現在 ALIS 導入を外来

で行っている施設もあると思われ，導入については入院，外来それぞれの施設のマンパワーや体制に応じて導入しやすい形で行う．ただし，DPC対象施設の場合，ALIS が高額な薬剤のため赤字にならないような工夫が必要となる．当院では前述のとおり 3 泊 4 日の入院としているが，初日は生理食塩水の吸入で手技を確認し，問題なければ 2 日目から ALIS 実薬を処方し合計 2 日間吸入し，退院日に ALIS を次回外来受診日まで退院処方としている．

2　フォローのコツ

　ALIS フォローのコツとして，①有害事象とその対策に強くなる，②治療効果の評価を正しく行う，③患者の医療費負担に優しくなることの大きく 3 つがあげられる．以下にそれぞれについて述べていく．

a　有害事象とその対策に強くなる

　ALIS の有効性を評価した前述の CONVERT 試験において，ALIS 追加群では対照群と比較して発声障害（46.6% vs. 1.8%），咳嗽（38.1% vs. 15.2%），呼吸困難（21.5% vs. 8.9%），喀血（18.4% vs. 14.3%），口腔咽頭痛（10.8% vs. 1.8%）と吸入薬のため上気道から下気道にかけての有害事象が多くみられていた．重篤な有害事象は ALIS 群 20.2%，対照群 20.5% とほぼ同じであり，最多は肺炎（3.6% vs. 1.8%），次いで慢性閉塞性肺疾患（3.1% vs. 2.7%）となっており，ALIS とは直接関係ない可能性がある．また，ALIS はアミノグリコシド系抗菌薬の吸入であり，特徴的な有害事象として第Ⅷ脳神経障害があるが，ALIS 群と対照群で耳鳴（7.6% vs. 0.9%），めまい（6.3% vs. 2.7%），聴力低下（4.5% vs. 6.3%）の順に多くなっていたが，聴力低下は対照群と比較し増加はみられていなかった[4]．

　著者の印象として，嗄声を含めた発声障害や口腔咽頭痛は軽度のものを合わせるとほとんどの患者で出現する有害事象であり，あらかじめそれらの有害事象が出現する可能性が高いことを説明しておき，その対策をしっかりと行わなければ有害

事象出現時に患者自身の判断で ALIS を中断してしまう可能性があるため注意を要する．ALIS に伴う発声障害や咽頭痛に対しては，ALIS 前後に水道水でしっかりとうがいをすること，ALIS 後にトローチを内服すること，日中に吸入している場合は吸入時間を夜間に変更する[7] などで対応できることがほとんどである．それらの対策でももし症状が改善しない場合，朝食前吸入への変更も検討される[8]．症状が強い場合，一時的に ALIS を中止して経過をみるが，症状改善後隔日から 3 日/週の ALIS を再開することで ALIS の継続が可能となり，最終的に ALIS 毎日投与が可能となる症例もある．ALIS 中断後必要な症例では漫然と中止したままではなく一度は再開する努力が大切である．

　ほかに注意すべき有害事象としては ALIS に伴う薬剤性過敏性肺炎があげられる．ALIS に伴う薬剤性過敏性肺炎として，すりガラス陰影[9] から consolidation[10] など多彩な画像所見を呈することが報告されており，肺 MAC 症自体による増悪か ALIS による有害事象か画像所見のみでは鑑別が困難な症例もあるため，必要であれば気管支鏡検査などの精査を検討する．

　上記のいずれの有害事象も ALIS 導入 1〜2ヵ月以内に生じることがほとんどであり，その間は特に注意して少なくとも 2 週〜1ヵ月ごとのフォローアップが望ましい．

b　治療効果の評価を正しく行う

　ALIS は高額な薬剤であるため，ALIS 導入後いつまで ALIS を継続するかが大きな問題である．この点については現時点で明確なエビデンスはないが，ひとつの目安として ALIS 追加後排菌陰性化してから 1 年というのがあげられる．実際，CONVERT 試験で排菌陰性化を達成できた患者が ALIS 群で 65 名，対照群で 10 名みられ，それらの患者を対象とし排菌陰性化後 12ヵ月間で ALIS を中止し，ALIS 中止後 12ヵ月間フォローアップした報告がある[11]．ALIS 群と対照群それぞれにおいて，治療終了時の排菌陰性化率は 80.0% と 30.0%，治療終了 1 年後の排菌陰性化率は 53.8% と 0% となっており，排菌陰性化後 12ヵ月間の ALIS 継続により中止後も半分以上の

患者で排菌陰性化が続いていた．ただし，それ以上の治療期間が望ましい可能性もあり，今後さらにデータを収集し検討する必要がある．

また，排菌陰性化が達成されない場合でも症状や画像所見の改善を認め，患者の QOL 改善に寄与するケースもある．そのため，無効な場合は高額な薬剤である ALIS を漫然と継続すべきではないのはもちろんであるが，ALIS 継続の必要性については排菌陰性化のみならず症状や画像所見を含めての総合的な判断が望ましい．

C 患者の医療費負担に優しくなる

ALIS 導入の項目でも述べたが，ALIS 導入の大きな障壁にその高額な薬価があげられる．高額療養費制度や付加給付制度が適応になった場合でも高額な医療費を払わなければならないことには変わりなく，少しでも患者の医療費負担を減らす努力も大切である．そこで，導入後 1～2ヵ月程度経過をみて有害事象がなく問題なければ，ALIS を 2～3ヵ月分まとめて処方することで 1ヵ月あたりの患者の費用負担を減らすことができるため検討してもよいと思われる．また，そのことを導入前にあらかじめ患者に伝えておくことで，よりスムーズな導入につながる可能性もある．

ALIS は肺 MAC 症に適応のある唯一の薬剤であり，難治例でも有効性が示された薬剤である．ALIS は最後の切り札的なイメージがあるかもしれないが，決してそうではなく著者は適応を満たす患者では可能な限り早期に ALIS 導入を検討すべきと考えている．その理由として，CONVERT 試験において CAM 耐性例での排菌陰性化率は 13.7％と劣ること[4]，non-cavitary NB 型と比較し cavitary NB 型や FC 型では標準治療の効果が劣ると報告されており[12]，実際著者の印象としても有空洞例のほうが ALIS の治療効果が劣るような感覚があるからである．そのため，ALIS の適応患者では病状が悪化してから使用するのではその後の排菌のタイミングを逃してしまう可能性があり，排菌陰性化とその後の予後が影響する[6]ことを考慮すると早期の導入を検討すべきと考えられる．

また 2022 年 12 月，米国においてレセプトデータをもとにして ALIS 導入前後の医療資源利用頻度を検討した結果が報告された[13]．同検討では 331 名に ALIS が導入されており，ALIS 導入 6ヵ月前の全原因の入院率は 35.9％であったのに対して，ALIS 導入後 6ヵ月以内で 26.6％（$p=0.0033$），7～12ヵ月以内で 23.0％（$p<0.001$）とそれぞれ有意に減少していた．さらに，呼吸器疾患関連の入院率は ALIS 導入 6ヵ月前 26.9％であったのに対して，ALIS 導入後 6ヵ月以内で 19.3％（$p=0.0061$），ALIS 導入 7 から 12ヵ月以内で 15.4％（$p<0.001$）とこちらも有意に減少していた[13]．

ALIS は高額な薬剤ではあるが，今後わが国においても ALIS 導入による医療資源利用率の減少効果や医療費削減効果も含めた検討が必要であろう．

文　献

1) Daley CL, et al. Treatment of Nontuberculous Mycobacterial Pulmonary Disease：An Official ATS/ERS/ESCMID/IDSA Clinical Practice Guideline. Clin Infect Dis 2020；71：e1-e36
2) 日本結核・非結核性抗酸菌症学会 非結核性抗酸菌症対策委員会，日本呼吸器学会 感染症・結核学術部会. 成人肺非結核性抗酸菌症化学療法に関する見解—2023 年改訂. 結核 2023；98：177-187
3) Hoy SM. Amikacin Liposome Inhalation Suspension in Refractory *Mycobacterium avium* Complex Lung Disease：A Profile of Its Use. Clin Drug Investig 2021；41：405-412
4) Griffith DE, et al. Amikacin Liposome Inhalation Suspension for Treatment-Refractory Lung Disease Caused by *Mycobacterium avium* Complex (CONVERT). A Prospective, Open-Label, Randomized Study. Am J Respir Crit Care Med 2018；198：1559-1569
5) Diel R, et al. Microbiologic Outcome of Interventions Against *Mycobacterium avium* Complex Pulmonary Disease：A Systematic Review. Chest 2018；153：888-921
6) Im Y, et al. Impact of Time Between Diagnosis and Treatment for Nontuberculous Mycobacterial Pulmonary Disease on Culture Conversion and All-Cause Mortality. Chest 2022；161：1192-1200
7) Swenson C, et al. Clinical Management of Respiratory Adverse Events Associated With Amikacin Liposome Inhalation Suspension：Results From a Patient Survey. Open Forum Infect Dis 2020；7：ofaa079

8) Kurahara Y, et al. Management of dysphonia caused by amikacin liposome inhalation in M. avium complex pulmonary disease. Int J Tuberc Lung Dis 2023 ; **27** : 872-873

9) Kidogawa M, et al. Liposomal Amikacin Inhalation Suspension-induced Pneumonitis. Intern Med 2022 ; **61** : 2547-2549

10) Takao D, et al. A case of drug-induced organizing pneumonia caused by amikacin liposome inhalation suspension. J Infect Chemother 2023 ; **29** : 806-808

11) Griffith DE, et al. Amikacin Liposome Inhalation Suspension for Refractory *Mycobacterium avium* Complex Lung Disease : Sustainability and Durability of Culture Conversion and Safety of Long-term Exposure. Chest 2021 ; **160** : 831-842

12) Koh WJ, et al. Outcomes of *Mycobacterium avium* complex lung disease based on clinical phenotype. Eur Respir J 2017 ; **50** : 1602503

13) Aksamit T, et al. Impact of initiation of amikacin liposome inhalation suspension on hospitalizations and other healthcare resource utilization measures : a retrospective cohort study in real-world settings. BMC Pulm Med 2022 ; **22** : 461

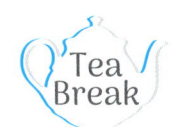

NTM のゲノム研究
―抗酸菌の組換えと性―

イルミナシーケンサーの登場によって抗酸菌のゲノム解読が容易にできる時代になり，抗酸菌の種・亜種のなかには組換えを行うものと行わないものがあることがわかってきた．抗酸菌のなかでは迅速発育菌のグループに属する *M. smegmatis* が，プラスミドに依存しない DNA 交換をすることが 1990 年代にすでに報告されていたが，病原性を示す抗酸菌の組換えの実体は長い間不明であった．2016 年に *M. tuberculosis* の近縁種の *M. canettii* が種内メンバー間で組換えを行い，モザイクゲノムを持つ株をつくり出す能力を持つことが実験によって示された[1]．*M. canettii* のメンバーのゲノムアライメントデータを対象に組換えによって取り込まれた single nucleotide polymorphism（SNP）の塊を検出すると，共通祖先誕生以降に何度かの組換えを経ていくつかの分離株のゲノムが形成されてきたことがわかる[1]．近年，非結核性抗酸菌（NTM）の分離とゲノム解読が進み SNP データをもとに遺伝集団構造がみえるようになり，*M. canettii* と同様，*M. avium* subsp. *hominissuis*[注1]，*M. abscessus* subsp. *abscessus*，*M. abscessus* subsp. *massiliense*，*M. kansasii* とその近縁種についても，それぞれ共通祖先誕生後，組換えを行ってきた痕跡がゲノムにみつかることが相次いで報告された[2~4]（図 1）．抗酸菌のなかでは例外的に *M. tuberculosis* と *M. avium* subsp. *paratuberculosis*（ヨーネ菌）のメンバーのゲノムには，それぞれの共通祖先誕生後に組換えを行った痕跡がほとんどみつからなかった[1, 5]．

組換えは，ディプロイドゲノムを持つ真核生物が，子孫をつくる過程（減数分裂）で広く利用している仕組みである．現存するゲノムに新しく発生する変異の大部分は適応度に中立または少し有害な影響を与えるため，変異サイトの置き換えがない場合，世代が進むにつれ，ゲノムにはより多くの有害な変異が蓄積されてくることになる．組換えには有益な変異とそれにヒッチハイクしている有害な変異とを切り離す意義がある．組換えができない集団は，集団サイズが小さくなると，有害な変異の蓄積とランダムな（遺伝的浮動による）遺伝子型の消失の影響を受けて適応度が低下し，やがては滅びると考えられている（Muller's ratchet と呼ばれる）[7]．また IN/DEL が多いゲノムを保有する原核生物にとって，組換えには新しい遺伝子セット，すなわち新しい能力を獲得するというもうひとつの意義がある．集団のなかに表現型の多様性をつくり出しておき，環境変動に備えるという bet-hedging 戦略を可能にする．多様な遺伝子型のなかに，ある環

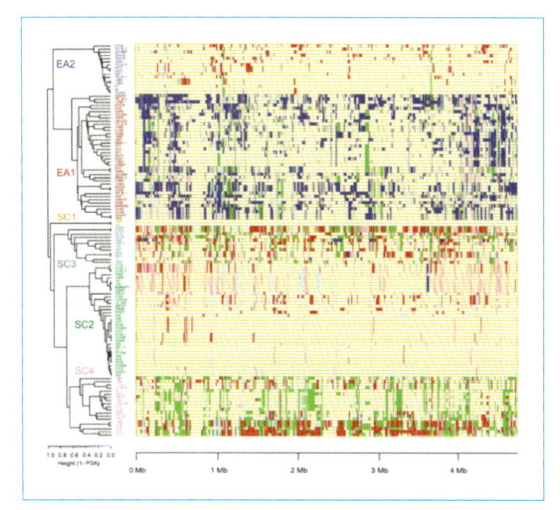

図 1 *M. avium* subsp. *hominissuis* のゲノムにみつかる染色体の種内組換えの痕跡

Box 内の各行は分離株のゲノムを示し，6 つの系統間で移動した DNA 断片を色づけしている．
(Yano H, et al. BMC Genomics 2019；**20**：752[6]) より引用）

境（ニッチ）での生存に適した遺伝子型がひとつでもあるなら，その遺伝子型を持つクローンが増殖に適した環境に遭遇したときに，クローン増殖と clonal expansion を起こして種の個体数を増やせばよい．

細菌にとってゲノムの多様性は単に増やせばよいというわけではない．細胞内の分子のネットワークを破壊するような遺伝子の獲得は有害になる[8]．そのため細菌が種として存続し続けるためには，遺伝子水平伝播や組換えが起こり過ぎないように調整しながらそれらを実行する必要がある．ほとんどの細菌は外来 DNA が細胞内に入ってきたときに，それを非自己 DNA とみなして不活性化する制限修飾系（配列特異的エンドヌクレアーゼと配列特異的修飾酵素のペア）や CRISPR-*cas* を保有している．筆者がゲノム解読をした *M. avium* 株は CRISPR-*cas* を保有していなかったが，制限修飾系を保有していた．

Distributive conjugal transfer（DCT）と呼ばれる抗酸菌特有の組換えの仕組みについては，形質転換や遺伝子組換え実験が容易な *M. smegmatis* のモデル株 MC²155（*eptC* 変異株）[9] の確立と DCT のレシピエントとなることができる野生株の発見により，理解が飛躍的に進んだ．DCT の手順としては，ドナーとなる株の染色体の複数の場所（*bom* sites）で切断

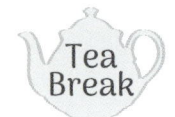
Tea Break

が起きたのち，染色体断片がレシピエントに伝達され，それらが相同組み換えによりレシピエントのDNAと置き換わるというモデルが提案されている[10]．DCTに際してドナーが死ぬのかどうかはわかっていないが，おそらくDNA切断に伴いドナーは死ぬだろう．M. smegmatis のDCTはⅦ型分泌装置をコードするESX-1 locus に制御されている．ESX-1 locus 内の遺伝子の機能欠損株はDCTのハイパードナーになる一方，DCTのレシピエントにはなれなくなる[11, 12]．Gray らは，植物育種の実験のように，接合体を親株と交配させ，接合体が得られるとそのゲノム解読をするという実験を繰り返し，特定の株をDCTのレシピエントにすると仮定した場合に，ドナーになれる能力がESX-1 locus 内の mid（mating identity）locus と呼ばれる場所にコードされていることを明らかにした[13]．レシピエントの mid locus がDCTでドナーのものに置き換えられてしまうと，新しくできたモザイクゲノムを持つ細胞は，DCTのドナーになれるが，レシピエントとしての性質は失ってしまう．接合の相手を選ぶことにかかわるという点で，抗酸菌の mid locus は酵母の mating-type switching にかかわるMAT locus に似ている．

その後の実験によって，健全なレシピエントが与えられたときに，レシピエントと接合できるかどうかを決めているのは，接合をする予定の2株のペアの mid locus にある locus_tag MSMEG_0070 オルソログの配列であることがわかった[14]．これが同じもの同士は接合（DCT）をすることができない．自家不和合性である．また，ESX-1 locus 内の遺伝子群がすべて健全にみえてもレシピエントになれない株（たとえばMC²155株）が存在するため，DCTのレシピエントになる条件を満たすための機能はESX-1 locus 以外にもコードされていると予想される．

M. smegmatis を用いた数々の実験の結果に基づき，解明されたかのようにみえたESX-1に依存するDCTは，どうもM. tuberculosis complex（MTBC）や M. avium を含む遅発育菌では起きていないということが最近わかってきた．Madacki らは，過去の実験から種内DCTのレシピエントになることが判明している M. canettii の特定の株のESX-1 locus 内の遺伝子のノックアウト株をつくり，それと M. tuberculosis complex（MTBC）に属する菌株とを接合させた．すると，接合体（組換え体）は親株を用いたときと同様の頻度で得られた[15]．M. canettii のDCTはESX-1に依存していないのである．Madacki らは M. canettii

の特定の株をレシピエントにした場合，実験に使用したMTBCに属する15株すべてがDCTのドナーになれること，さらに M. bovis BCG と M. tuberculosis H37Rv がMTBCのメンバーをドナーとしたときのレシピエントになれないことも明らかにした[15]．これまでにDCTのレシピエントになることが報告された抗酸菌分離株自体が珍しく，それは M. smegmatis に属する2株と M. canettii に属する2株のみである．遺伝物質の提供者を雄，受け手を雌と定義すると，ほとんどすべての抗酸菌株は雄であり，雌には一部の株しかなれないらしい．これらの観察は，M. tuberculosis の系統に属する株のゲノムに共通祖先成立後の組換えの痕跡がないという知見と矛盾しない．また，M. smegmatis や M. tuberculosis のESX-1 locus に対応するDNA領域は，DCTを行っていることが予測されている M. avium や M. abscessus の染色体には存在しない．これらの菌種の mid locus がゲノムのどこにあるのか，また各種内で mid locus の型には何種類あるのかはまったくわかっていない．今後の M. avium や M. abscessus の研究の展開に期待したい．

M. tuberculosis や M. avium subsp. paratuberculosis はもうラチェットのなかに入ってしまったのだろうか．種内組換えが細菌の進化にとって本当にメリットになるかどうかを検証した実験室進化研究が2例ある．自然形質転換を使用した組換えを行うピロリ菌を同一環境下で培養し続けると，形質転換があり組換えが起きる集団のほうが，形質転換能力を欠失させた集団よりも早く適応度が増加した[16]．これは種内組換えに進化上のメリットがあることを示している．一方，Souza らは大腸菌B株の実験室進化のあるスキームのなかで，定期的に大腸菌B株集団を大腸菌K-12 Hfr 株とを接合させ，染色体の組換えが起きる条件で集団を1,000世代進化させたが，無性生殖条件と比較し，接合は常に大腸菌の進化を加速するわけではなかった[17]．バッチごとに異なる結果が出たのである．組換えありの条件で進化させた集団に含まれていた株のゲノム解読をすると，組換えで導入されたK-12株由来のアレルは，もともともB株が保有していた有益なアレルのいくつかを置き換えてしまっていた[18]．一方で，組換えは hypermutator 変異によって導入された有害な変異を消したり，新しい組換え型遺伝子を生み出したりする効果もあった．このことから，集団サイズや交配相手の集団の遺伝子型によっては，集団にとって組換えのメリットがみられない状況もあ

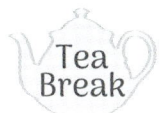

ると考えられる.

　動物細胞内では栄養は宿主から提供され，競争相手の微生物はいない．環境が一定で，変異率が低いのであれば，あえてゲノムをつくり変えなくてもすぐに滅びることはない．2つの抗酸菌は，動物への効率的な感染能力を獲得して以降，DCT のレシピエントとしての機能を偶然失ったのかもしれない．哺乳動物の体の外は，アメーバなどの捕食者やほかの細菌を含めた微生物との生存競争が待ち受けている．栄養条件，温度，湿度の変化も激しい．NTM の組換えは，このような変化しやすい自然環境の選択圧のなかで，種を存続させていくために，何億年もかけて獲得された能力と考えられる.

注釈 1：*M. avium*

　M. avium は遅発育性の抗酸菌で，最初に鳥結核を発症した鶏から分離されたことにちなんでその名称がつけられたが，その後，鳥分離株と同一のリボソーム遺伝子配列を持つ株が，ヒトを含めた様々な動物の病変部位や体内環境から分離されてきた．近年，日和見感染症を引き起こす細菌としての認知度が高まってきている．*M. avium* のなかで，特定の動物宿主または病原性との関連性が明確で，特定の IS*1245* ゲノム挿入パターンや 16S rRNA-23S rRNA 遺伝子間スペーサー配列のバリアントを持つグループには亜種名 subsp. *paratuberculosis*（ヨーネ菌），subsp. *silvaticum*，および subsp. *avium* が付与されている．*M. avium* のうち，上記の亜種とは IS*1245* のゲノム挿入パターンが異なり，45℃でも生育できる性質を持つものには，命名当時ヒト由来株と豚由来株が多かったことから，疫学的利便性のため亜種名 subsp. *hominissuis* の使用が提案されている[19]．人から分離される *M. avium* は subsp. *hominissuis* に分類されるものがほとんどを占める．*M. avium* subsp. *hominissuis* の感染部位として最も頻繁に報告されているのは肺である．*M. avium* subsp. *hominissuis* がヒトとヒトとの間を伝播したという報告はない．*M. avium* subsp. *hominissuis* は浴室のバイオフィルムやシャワー水，河川，埃，土に存在している環境細菌であると考えられている．*M. avium* subsp. *paratuberculosis* は下痢を介してウシとウシの間を伝播してヨーネ病を引き起こす病原菌である．*M. avium* は *M. intracellulare* と *M. chimaera* らとともに *M. avium* complex（MAC）という分類群を構成する．MAC の分類については文献[20]に詳しく記載されている.

文　献

1) Boritsch EC, et al. Key experimental evidence of chromosomal DNA transfer among selected tuberculosis-causing mycobacteria. Proc Natl Acad Sci U S A 2016；**113**：9876-9881

2) Sapriel G, et al. Genome-wide mosaicism within *Mycobacterium abscessus*：evolutionary and epidemiological implications. BMC Genomics 2016；**17**：118

3) Yano H, et al. Population structure and local adaptation of MAC lung disease agent *Mycobacterium avium* subsp. *hominissuis*. Genome Biol Evol 2017；**9**：2403-2417

4) Luo T, et al. Population genomics provides insights into the evolution and adaptation to humans of the waterborne pathogen *Mycobacterium kansasii*. Nat Commun 2021；**12**：2491

5) Bannantine JP, et al. Genetic diversity among *Mycobacterium avium* subspecies revealed by analysis of complete genome sequences. Front Microbiol 2020；**11**：1701

6) Yano H, et al. The recombination-cold region as an epidemiological marker of recombinogenic opportunistic pathogen *Mycobacterium avium*. BMC Genomics 2019；**20**：752

7) Muller's ratchet. Available from：https://en.wikipedia.org/wiki/Muller % 27s_ratchet

8) Baltrus DA. Exploring the costs of horizontal gene transfer. Trends Ecol Evol 2013；**28**：489-495

9) Panas MW. Noncanonical SMC protein in *Mycobacterium smegmatis* restricts maintenance of *Mycobacterium fortuitum* plasmids. Proc Natl Acad Sci U S A 2014；**111**：13264-13271

10) Derbyshire KM, Gray TA. Distributive conjugal transfer：new insights into horizontal gene transfer and genetic exchange in Mycobacteria. Microbiol Spectr 2014，**2**：04

11) Flint JL, et al. The RD1 virulence locus of *Mycobacterium tuberculosis* regulates DNA transfer in *Mycobacterium smegmatis*. Proc Natl Acad Sci U S A 2004；**101**：12598-12603

12) Coros A, et al. The specialized secretory apparatus ESX-1 is essential for DNA transfer in *Mycobacterium smegmatis*. Mol Microbiol 2008；**69**：794-808

13) Gray TA, et al. Distributive conjugal transfer in mycobacteria generates progeny with meiotic-like genome-wide mosaicism, allowing mapping of a mating identity locus. PLoS Biol 2013；**11**：e1001602

14) Clark RR, et al. A polymorphic gene within the *Mycobacterium smegmatis* esx1 locus determines mycobacterial self-identity and conjugal compatibility. mBio 2022；**13**：e0021322

15) Madacki J, et al. ESX-1-independent horizontal gene transfer by *Mycobacterium tuberculosis* complex strains. mBio 2021；**12**：e00965-21

16) Baltrus DA, et al. Natural transformation increases the rate of adaptation in the human pathogen *Helicobacter pylori*. Evolution 2008；**62**：39-49

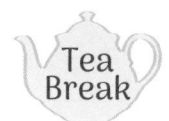

Tea
Break

17) Souza V, et al. Long-term experimental evolution in *Escherichia coli*. V. Effects of recombination with immigrant genotypes on the rate of bacterial evolution. J Evol Biol 1997 ; **10** : 743-769

18) Maddamsetti R, Lenski RE. Analysis of bacterial genomes from an evolution experiment with horizontal gene transfer shows that recombination can sometimes overwhelm selection. PLoS Genet 2018 ; **14** : e1007199

19) Mijs W, et al. Molecular evidence to support a proposal to reserve the designation *Mycobacterium avium* subsp. *avium* for bird-type isolates and '*M. avium* subsp. *hominissuis*' for the human/porcine type of *M. avium*. Int J Syst Evol Microbiol 2002 ; **52** : 1505-1518

20) van Ingen J, et al. A definition of the *Mycobacterium avium* complex for taxonomical and clinical purposes, a review. Int J Syst Evol Microbiol 2018 ; **68** : 3666-3677

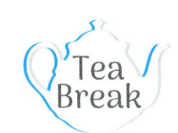

M. avium の遺伝子研究
─何が感染力を高めているのか？─

非結核性抗酸菌（NTM）による感染症は世界的に増加しており，本邦においては *M. avium* complex（MAC），特に *M. avium* による罹患率が高い．肺感染型（経気道感染型）である肺 MAC 症の臨床的な問題点として，症例により多様な経過をとることがあげられるが，その要因については不明な点が多く，宿主側に加えて病原体側の遺伝学的な特性に起因すると考えられる．筆者らのグループは，肺 MAC 症の悪化要因を明らかにする目的で，病勢の異なる患者由来の臨床分離株を用いて，これらの遺伝学的な特徴を詳しく調べることにより問題点の解明を行った．

全国の国立病院機構から提供していただいた未治療の肺 MAC 症患者由来 *M. avium* 株（*n*＝46）を臨床データから，経過観察後に病状の悪化がみられ治療を行った患者由来株を悪化群由来株と，病状に変化がみられなかった患者由来株を安定群由来株とに分類し，これらのゲノムの比較を行った．SNPs（single nucleotide polymorphisms）による系統樹解析の結果，悪化群由来株が有意に多く存在するクラスターが形成され，そこには特異的な遺伝子領域が存在した[1]．その領域には，筆者らが以前に患者由来の *M. avium* 株において同定した抗酸菌の病原性や薬剤耐性にかかわる種々の遺伝子がコードされた pMAH135 プラスミド[2] が存在しており，さらに pMAH135 に加えて，抗酸菌の病原性にかかわる種々の遺伝子がコードされていた．以上の結果から，pMAH135 やゲノム上の種々の病原因子が肺 MAC 症の悪化に関与していることが強く示唆され，それらの病原因子について記載する．

1. pMAH135 上の病原因子については，ESX-5 と相同性を示す遺伝子群がコードされていた．抗酸菌は，病原因子の輸送に関与しているタイプⅦ分泌装置である ESX と呼ばれている分泌システムを保有しており，これまで ESX-1〜ESX-5 の 5 種類が報告されている[3]．ESX-5 は，ESAT-6（6-kDa early secreted antigenic target）様の蛋白質である EsxN，さらに PE（prolyl-glutamic acid）や PPE（prolyl-prolyl glutamic acid）モチーフを N 末に持つ抗酸菌特異的蛋白質の輸送に関与している[4]．これらの因子の詳しい機能については不明であるが，感染細胞の細胞死の誘導や感染宿主の免疫機能の攪乱に関与している[3]．さらに，ESX-5 は *M. marinum* や *M. smegmatis* において病原性への関与が報告されており，その重要性が示唆された．

2. pMAH135 上には，さらにマイコバクチンの合成遺伝子群がコードされており，*M. marinum* や *M.*

ulcerans が保有している遺伝子群と高い相同性がみられた．マイコバクチンとはシデロフォアの一種で，抗酸菌などが産生する鉄キレート物質であり，鉄の取り込みに関与している．鉄は微生物の生存にとって必須の元素であり，ヒトの体内ではラクトフェリンやトランスフェリンとの結合型の状態で存在しており，遊離型の割合は低いため微生物が生存しにくい環境になっている．特にマクロファージ内では鉄の供給が制限されるため，マイコバクチンは抗酸菌の生存にとって重要な役割を担っていると考えられる．マイコバクチン合成遺伝子は，*mbtA-N* と *irtAB* の遺伝子群から構成されており，マイコバクチン合成遺伝子のひとつである *mblB* が欠損した *M. tuberculosis* 変異株は，マクロファージ内で生存できないことが報告されている[5]．

3. pMAH135 上の病原因子に加えて，悪化群由来株のゲノム上に存在する特異的な遺伝子領域には，*mmpL*（mycobacterial membrane protein large）遺伝子が存在していた．MmpL は MmpS と共同で機能しており，抗酸菌特有の脂質に富んだ細胞壁の構築において，脂質成分の細胞壁への輸送に関与している[6]．特に，PDIM（phthiocerol dimycocerosate）と呼ばれる脂質成分は，病原因子として同定され宿主の肺胞内での生存に重要な役割をしている[6]．また，MmpL は薬剤排出ポンプのひとつである RND（resistance-nodulation division）と相同性がみられることから，薬剤耐性との関連性が示唆されている．

4. 悪化群由来株に特異的な遺伝子領域には，さらに *mce*（mammalian cell entry）遺伝子が存在していた．Mce は，抗酸菌に特徴的な病原因子であり，その機能は細胞内への侵入やそのなかでの生存への関与が報告されている[7]．*mce* オペロンは，permease と相同性を示す 2 種類の *yrbE* 遺伝子と ABC（ATP-binding cassette）トランスポーターの基質特異的蛋白質と相同性を示す *mceA*〜*mceF* の 6 種類の遺伝子から構成されている．Mce1A と同様，Mce3A や Mce3E は，抗酸菌の細胞内への取り込みに関与していることが報告されている[8]．また，Mce4 はエネルギー源としてコレステロールの取り込みに関与しており，結果的に抗酸菌の感染細胞内での長期生存を可能にしている[8]．

文 献

1) Uchiya K, et al. Comparative genome analyses of *Mycobacterium avium* reveal genomic features of its

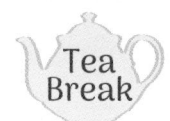

subspecies and strains that cause progression of pulmonary disease. Sci Rep 2017 ; **7** : 39750

2) Uchiya K, et al. Characterization of a novel plasmid, pMAH135, from *Mycobacterium avium* subsp. *hominissuis*. PLoS One 2015 ; **10** : e0117797

3) Abdallah AM, et al. Type Ⅶ secretion-mycobacteria show the way. Nat Rev Microbiol 2007 ; **5** : 883-891

4) Abdallah AM, et al. PPE and PE_PGRS proteins of *Mycobacterium marinum* are transported via the type Ⅶ secretion system ESX-5. Mol Microbiol 2009 ; **73** : 329-340

5) De Voss JJ, et al. The salicylate-derived mycobactin siderophores of *Mycobacterium tuberculosis* are es-

sential for growth in macrophages. Proc Natl Acad Sci U S A 2000 ; **97** : 1252-1257

6) Cox JS, et al. Complex lipid determine tissue specific replication of *Mycobacterium tuberculosis* in mice. Nature 1999 ; **402** : 79-83

7) Arruda S, et al. Cloning of an *Mycobacterium tuberculosis* DNA fragment associated with entry and survival inside cells. Science 1993 ; **261** : 1454-1457

8) El-Shazly S, et al. Internalization by HeLa cells of latex beads coated with mammalian cell entry (Mce) proteins encoded by the mce3 operon of *Mycobacterium tuberculosis*. J Med Microbiol 2007 ; **56** : 1145-1151

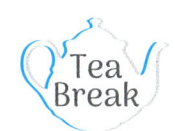

M. intracellulare 研究の最前線

―何がわかってきたか？　*M. avium* と何が違うの？―

　結核菌の完全ゲノム解読は 1998 年に完了し，遺伝子組換え実験による病原因子や治療標的の解明が進んでいる．一方，非結核性抗酸菌（NTM）（実験用抗酸菌である *M. smegmatis* を除く）のゲノム解読は 2000 年に入ってから進んできてはいるものの，比較ゲノム解析を中心としたゲノム型別分類に主眼が置かれている．このため，遺伝子組換え実験による病原因子や治療標的の解明は道半ばである．

　島根医科大学（当時）の斉藤らが報告しているように[1]，臨床的には，*M. intracellulare* は西日本に，*M. avium* は東日本に多い．また，*M. intracellulare* は，東アジアの大陸や島嶼国において，肺 *M. avium-intracellulare* complex 症（肺 MAC 症）の病原体として主要な位置を占める．*M. intracellulare* 感染は *M. avium* 感染に比べて病気の進行が速いが薬剤感受性は保たれる，とされている．*M. avium*，*M. intracellulare* 双方とも，土壌・水系などの自然界に生息し，*M. avium* は鳥やブタが自然宿主となるが，*M. intracellulare* の自然宿主はわかっていない．肺 MAC 症患者において浴室・庭などの生活環境中からの曝露が関係していると指摘されているが，ヒトへの感染経路についても完全には解明されていない．

　われわれは，*M. avium* 同様，*M. intracellulare* にもゲノム多様性がある（subsp. *yongonense*, *chimaera*）ことを比較ゲノム解析により明らかにした[2]．従来法である Multi-locus sequence typing（MLST）では，*M. intracellulare* の別菌種として *M. paraintracellulare* が提唱されたが，全ゲノムレベルでの比較では，*M. intracellulare* とのゲノムの相違は亜種レベル以下であることがわかった．さらに，実験上の性質として，*M. avium* よりも *M. intracellulare* のほうが遺伝子導入や組換え操作を行いやすいことを見出した．そして，*M. intracellulare* の生存必須遺伝子や病原因子を全ゲノムレベルで探索するために，トラ

ンスポゾン変異システムと次世代シーケンシング技術を併用したトランスポゾンシーケンシング（TnSeq）を実施した[3]．TnSeq により，生存必須遺伝子の同定やバイオフィルム形成必須遺伝子を同定することができた．ゲノム型の異なる *M. intracellulare* 臨床菌株共通の生存必須遺伝子を同定し，*M. intracellulare* 臨床菌株が低酸素環境での適応性があることを見出した（論文投稿中）．バイオフィルムや肉芽腫を含めた低酸素環境での菌の生存や増殖は，病原性獲得への重要なステップとなると考えられ，これらを標的とした治療戦略を立案できればよいと考えている．

　MAC の実験論文数は微増している一方で，この数年，*M. abscessus* 肺感染症の実験論文数が急増している．MAC より早くに *M. abscessus* の病態発現機構が解明される可能性がある．しかし，*M. abscessus* は MAC と異なり，重症複合免疫不全症（severe combined immunodeficiency：SCID）やステロイド投与などの免疫不全マウスでしか病原性を発現しないことから，菌の病原性よりも宿主要因のほうが重要であると示唆される．NTM 症は結核以上に複雑であることは間違いない．

文　献

1) Saito H, et al. Identification and partial characterization of *Mycobacterium avium* and *Mycobacterium intracellulare* by using DNA probes. J Clinical Microbiol 1989；**27**：994-997

2) Tateishi Y, et al. Comparative genomic analysis of *Mycobacterium intracellulare*：implications for clinical taxonomic classification in pulmonary *Mycobacterium avium-intracellulare* complex disease. BMC Microbiol 2021；**21**：103

3) Tateishi Y, et al. Genome-wide identification of essential genes in *Mycobacterium intracellulare* by transposon sequencing – Implication for metabolic remodeling. Sci Rep 2020；**10**：5449

5 難しい肺 *M. abscessus* species 症の薬物治療
―何がベターか？―

1 臨床疫学的動向

　抗酸菌診療の専門施設である複十字病院において *M. abscessus* species の新規診断例の増加傾向を認めている[1]．2017～2021 年までの肺非結核性抗酸菌（NTM）症の新規診断数は，1,442 例であったが，*M. abscessus* species が 154 例と 10.7％を占めていた．これは 2012～2016 年までの 77 例と比して増加していた（未発表）．新規診断例に占める *M. abscessus* species の割合は，*M. kansasii* に次いで 3 番目に多く，地域差異では九州沖縄地方で高い傾向があることが指摘されていたが[2]，2017 年の大手検査センターの抗酸菌データ解析による疫学調査では NTM 症診断例の 2.8％を占めており，*M. kansasii* 症（2.3％）を超えたことが明らかとなっており，全国的な傾向である可能性がある（図 1）．

　M. abscessus subsp. *abscessus*（以下 *M. abscessus*）と *M. abscessus* subsp. *massiliense*（以下 *M. massiliense*）の割合は，日台で行われた *M. abscessus* speceis の分子疫学研究において，ほぼ半数ずつであることが示されており（*M. abscessus* 50.9％，*M. massiliense* 47.7％，*M. bolletii* 1.4％）[3]，上記複十字病院 5 年間のデータでは，*M. abscessus* 43.5％，*M. massiliense* 56.5％であった．*M. massiliense* の割合は，これは欧米から報告される 20％台に比して

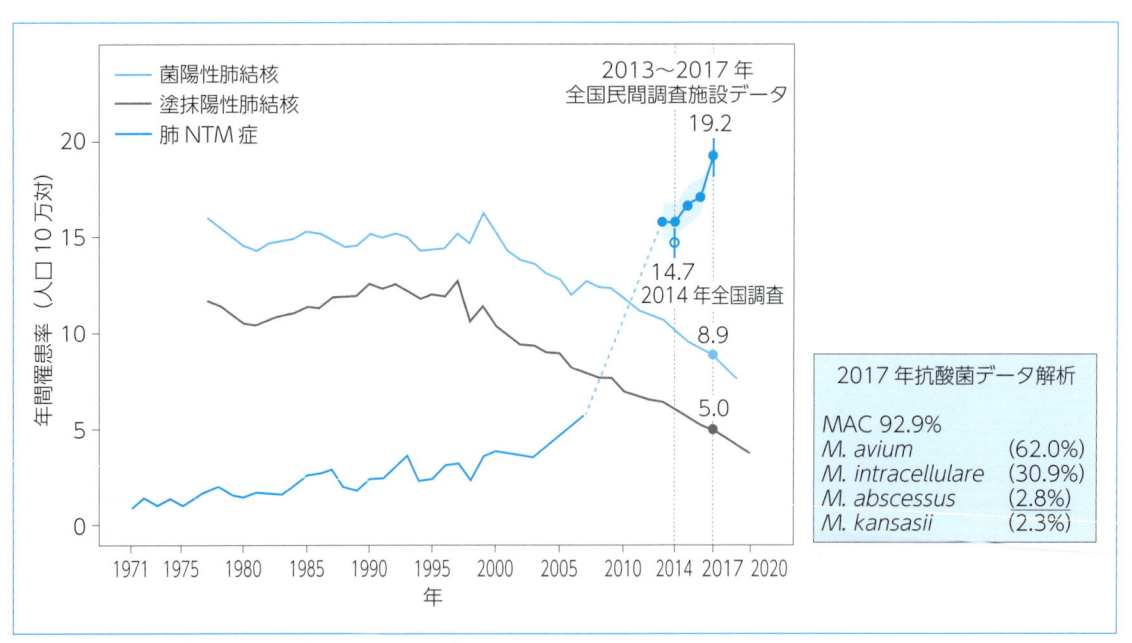

図 1　菌陽性・塗抹陽性結核罹患率および肺 NTM 症の推定罹患率（濱口，森本ら）
（Hamaguchi, et al. ERJ Open Res 2024 accepted より作成）

高い. *M. abscessus* species 症の増加傾向, 地域による亜種割合の差異, さらに世界的な dominant circulating clones（DCC）の臨床的意義など分子疫学的動向を注視する必要がある.

M. abscessus speceis は *M. avium* complex（MAC）症に比して塗抹陽性率は高い傾向にあるが, 性, 年齢, 病型, 空洞割合で亜種間の差異はなく, 臨床的に亜種を見分けることは困難である. また, 抗 GPL-core IgA 抗体（キャピリア® MAC 抗体）は, 同症でも陽性となるうえ, MAC 症の既往がある症例も陽性となる. *M. abscessus* 治療例の報告では陽性率は 60.6% であり, その臨床的意義の判断には注意を要する[4,5]. また, 誘導耐性を有するマクロライド耐性 *M. abscessus* 症では, 空洞例に加え MAC 症の既往が難治化因子と報告されている[4].

2 亜種の同定

現行の質量分析法では亜種同定は不可能であり, 一部検査会社が保険適用外で受け付けているのみである（2024 年現在ミロクメディカル）. DNA クロマトグラフィーやナノポアシーケンサーによる亜種・感受性の同定法が報告されており, 今後の動向が注目されている[6,7]. 一方で, 下記に示すように治療レジメンの選択は, マクロライド感受性を基本として判断するため, 亜種同定は必須にはなっていない.

3 マクロライド耐性機序

M. abscessus species 治療法の選択には, 亜種および本菌に対するキードラッグであるマクロライド耐性機構の理解が必要である. *M. abscessus* はマクロライド曝露により耐性誘導遺伝子（*erm* 遺伝子）が活性化され, マクロライドの作用点であるリボゾーム上のマクロライド結合部位がメチル化され（本邦ではまれな *M. bolletii* は, 耐性機序から *M. abscessus* と同様に捉える）, マクロライドが作用点に結合できず耐性となる. このため, *erm* 遺伝子が活性化すると, 感受性検査（ブロスミック RGM® 極東など）で 3 日目には感受性を示すが, 培養期間を延長すると *erm* 遺伝子が発現し耐性が誘導されるため 14 日後には耐性へと変化する. 一方, *M. massiliense* は *erm* 遺伝子に欠失（bases 64-65 and 159-432）があり, 機能しないためにマクロライド感受性となる[8~10]. また, *M. abscessus* でも *erm* 遺伝子に点変異の起こった C28 sequevar（T28C）は *erm* 遺伝子が機能しないために, *M. massiliense* と同様にマクロライドに感受性を示す. さらに, *M. abscessus* species には *erm* 遺伝子とは別に MAC と同様の 23S rRNA（*rrl* 遺伝子）の変異による獲得（変異）耐性がある. 特に *erm* 遺伝子の活性化がないためマクロライド感受性を示す T28C sequevar や *M. massiliense* は *rrl* 遺伝子の変異による耐性となれば治療反応性は大きく変化することになる[11,12].

以上より, 迅速発育菌用のブロスミック RGM® 極東（保険適用あり―MAC の感受性試験に用いるブロスミック SGM® 極東とは異なることに注意する）などの感受性プレートで, 判定時期（3 日と 14 日）をずらしてマクロライド感受性の変化を捉えることにより *erm* 遺伝子活性化の有無, *rrl* 遺伝子の存在を判断する. マクロライド感受性菌は, *M. massiliense* または T28C を有する *M. abscessus* のいずれかになる. 一方, *rrl* 変異を有する場合には培養 3 日目で耐性となるが, *M. abscessus* および *M. massiliense* を区別できないことに注意する（図 2）.

4 肺 *M. abscessus* species 症の治療

2020-ATS/ERS/ESCMID/IDSA 治療ガイドライン[13] について述べる.

肺 *M. abscessus* species 症の治療適応は肺 MAC 症と同じく, 年齢によらず, 症状, 排菌量, 画像所見, 合併症, 薬剤忍容性, 患者理解などを合わせた総合的な判断による. 空洞のない塗抹陰性例の結節・気管支拡張型を除いて進行例では治療を考慮し, 塗抹陽性例, 有空洞例などには積極的に治療を行う. マクロライド耐性例は基本的に難治であることを念頭に置く. 肺 *M. abscessus*

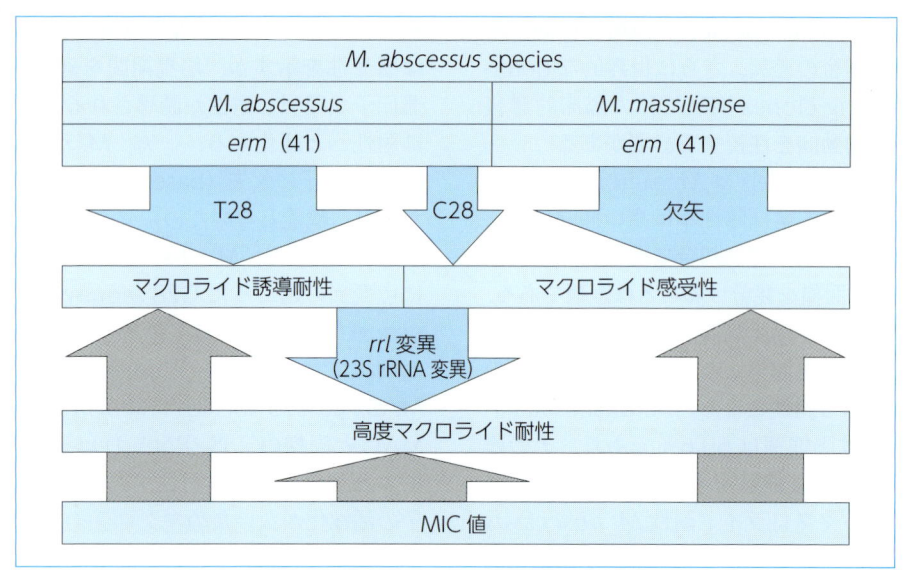

図2　*M. abscessus* species のマクロライド感受性の理解
(Morimoto K, et al. Respir Med 2018 ; **145** : 14-20[10]) より作成)

species 症の治療は，マクロライド感受性と耐性の場合に分け，さらに点滴薬を併用する初期（強化）期間と，外来での内服薬を中心とした継続（維持）期間に分ける（表1）.

2020-ATS/ERS/ESCMID/IDSA 治療ガイドラインでは，初期（強化）期間は，注射薬であるアミカシン硫酸塩（AMK），イミペネム（IPM），チゲサイクリン（TGC），および経口薬であるアジスロマイシン（AZM）（2020 国際ガイドラインでは，マクロライドとして AZM が推奨されている），クロファジミン（CFZ），リネゾリド（LZD）のなかから少なくとも3剤を選択し，維持期には，AZM（またはクラリスロマイシン（CAM）），CFZ，LZD，および注射用 AMK 吸入の4剤から少なくとも2剤以上を選択することが推奨されている[14]. マクロライド感受性により投与薬剤数が決まり，マクロライド感受性（*M. massiliense* または T28C）であればマクロライドを含めて初期期間は3剤以上，維持期間は2剤以上を投与する. マクロライド耐性（誘導耐性または変異耐性）であればマクロライドを含めずに，初期期間4剤以上，維持期間は2剤以上を投与する. 治療反応性は注射薬を含む初期（強化）期間において最も期待されるため，4週間以上継続することが推奨されている.

a 日本における治療選択

日本では現在 CAM が保険承認され，AMK 点滴，AZM，IPM，CFZ が審査事例として保険審査上認められたことから治療の選択肢は広がっている（表1）. 一方，TGC，LZD，注射用 AMK 吸入は保険承認されていないうえ，特に TGC では忍容性に問題が指摘されている. これらの状況を考慮し，日本の実情に即した治療の見解が示されている[15]. CFZ の使用にあたっては，皮膚の色調変化や QT 延長などの留意すべき副作用があるため，日本結核・非結核性抗酸菌症学会指導医の指導のもとで投与する[16].

b マクロライド感受性の場合（誘導耐性，獲得耐性ともになし）

強化期間：IPM 点滴，AMK 点滴，マクロライド内服を基本として初期より CFZ を追加する. IPM，AMK の点滴は4週間を目安とするが，空洞，排菌量などから適宜延長を判断する.

維持期間：2剤以上を継続する. マクロライドと CFZ を併用する. 重症例では AMK 点滴を継続する. CFZ の忍容性に問題を認める場合には

2011 ; **55** : 775-781

12) Choi H, et al. Clinical Characteristics and Treatment Outcomes of Patients with Macrolide-Resistant *Mycobacterium massiliense* Lung Disease. Antimicrobial Agents Chemother 2017 ; **61** : e02189-16

13) Daley CL, et al. Treatment of nontuberculous mycobacterial pulmonary disease : an official ATS/ERS/ESCMID/IDSA clinical practice guideline. Eur Respir J 2020 ; **56** : 2000535

14) Daley CL, et al. Treatment of Nontuberculous Mycobacterial Pulmonary Disease : An Official ATS/ERS/ESCMID/IDSA Clinical Practice Guideline. Clin Infect Dis 2020 ; **71** : 905-913

15) 日本結核・非結核性抗酸菌症学会 非結核性抗酸菌症対策委員会，日本呼吸器学会 感染症・結核学術部会. 成人肺非結核性抗酸菌症化学療法に関する見解─2023 年改訂. 結核 2023 ; **98** : 177-187

16) 厚生労働省保険局医療課長 厚生労働省保険局歯科医療管理官. 医薬品の適応外使用に係る保険診療上の取扱いについて. 保医発 0927 第 1 号 ; 令和 3 年 9 月 27 日

17) Togo T, et al. Outcomes of Surgical Treatment for *Mycobacterium abscessus* Complex Pulmonary Disease. Ann Thorac Surg 2022 ; **113** : 949-956

18) Kim SR, et al. Outcomes of Short-Term Tigecycline-Containing Regimens for *Mycobacterium abscessus* Pulmonary Disease. Antimicrobial Agents Chemother 2022 ; **66** : e0077422

19) Fujiwara K, et al. Minimum Inhibitory Concentrations before and after Antibacterial Treatment in Patients with *Mycobacterium abscessus* Pulmonary Disease. Microbiol Spectr 2021 ; **9** : e0192821

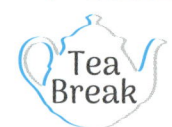

M. abscessus 症治療レジメン使用可能にいたるまでの，日本結核・非結核性抗酸菌症学会の貢献
—こんなに臨床現場で使えるようになった！—

日本の医療保険制度では，国民全員を公的医療保険で保障し安い医療費で高度な医療を受けることができる．社会保険方式を基本としつつ皆保険を維持するため，公費を投入しており，「医薬品，医療機器等の品質，有効性及び安全性の確保等に関する法律（医薬品医療機器等法）」に基づく一貫した対策がとられている．その第 41 条に「厚生労働大臣は，医薬品の性状及び品質の適正を図るため，薬事・食品衛生審議会の意見を聴いて，日本薬局方を定め，これを公示する」とあり，医療保険のもとで用いられる医薬品や医療機器の使用には国の許可が必要となる．独立行政法人医薬品医療機器総合機構（Pharmaceutical and Medical Devices Agency：PMDA）は，医薬品等の品質管理，有効性，安全性について審査し，医薬品の承認審査を行っている[1]．学会などが適応外投与を要望した場合，欧米で投与が認められていても本邦で承認されていない効能に関し，医療上の必要があれば保険適用とする「公知申請」があり，「医療上の必要性の高い未承認薬・適応外薬検討会議」で審議される[2]．この申請では要望内容に係る米国，英国，独国，仏国，加国，豪州の承認状況と標準的使用状況，並びに要望内容に係る国内外の公表文献・成書等について詳細な記載が必要である．これらの国々で承認されていない場合，公知申請は困難となる．このため，適応外使用について各学会等から要望があった医薬品について社会保険診療報酬支払基金が設置した審査情報提供検討委員会において審議し，「審査情報」として公表され，適応外であっても診療報酬上査定されないという方策が定められている[3]．

日本結核・非結核性抗酸菌症学会 社会保険委員会では，欧米ガイドライン[4]と本邦の投与可能薬剤の格差があり，患者サイド，医療サイドから強い希望があったことから，審査事例申請を行ってきた（表 1）．M. abscessus species 症においては，イミペネム・シラスタチン（IPM/CS），アミカシン（AMK），アジスロマイシン（AZM），クロファジミン（CFZ）はこの審査事例承認薬であり査定対象とはならない．これらの薬剤については 2023 年に本邦において示された「成人肺非結核性抗酸菌症化学療法に関する見解—2023 年改訂」[5]においても治療レジメンに示されており，各薬剤の留意事項を参照し適切に用いていただきたい．いまだ及ばないが，今後も申請を継続する予定である．

文　献

1) 再審査/再評価適合性調査．独立行政法人　医薬品医療機器総合機構．
<https://www.pmda.go.jp/files/000250906.pdf>
2) 医療上の必要性の高い未承認薬・適応外薬の要望募集について，厚生労働省<https://www.mhlw.go.jp/stf/newpage_12946.html>（2024 年 7 月 12 日閲覧）
3) 中医協編 923 4.20「適応外使用の保険適用について」https://www.mhlw.go.jp/stf/shingi/2r98520000018toj-att/2r98520000018tzy.pdf
4) Daley CL, et al. Treatment of nontuberculous mycobacterial pulmonary disease : an official ATS/ERS/ESCMID/IDSA clinical practice guideline. Eur Respir J 2020；56：2000535
5) 日本結核・非結核性抗酸菌症学会 非結核性抗酸菌症対策委員会，日本呼吸器学会 感染症・結核学術部会．成人肺非結核性抗酸菌症化学療法に関する見解—2023 年改訂．結核 2023；98：177-187

表 1　日本結核・非結核性抗酸菌症学会社会保険委員会が申請し承認された審査事例

	適応疾患・適応菌種	承認年	小児適応
AMK	NTM	2019 年	○
AZM	NTM	2020 年	
LZD	MDR-TB	2020 年	○
IPM/CS	M. abscessus complex	2021 年	○
CFZ	MDR-TB	2021 年	○
CFZ	M. abscessus complex	2021 年	○

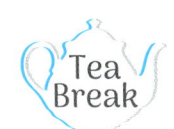

M. abscessus の遺伝子研究
—世界流行株とは？　*M. abscessus* って何なんだ？—

1）MABS のゲノム疫学研究

　肺 *M. abscessus* species（MABS）症は難治性の亜急性〜慢性呼吸器感染症であり，多くの抗菌薬に内因性の耐性を示し有効な治療法が確立されていない．MABS は，*M. abscessus* subsp. *abscessus*（*M. abscessus*），*M. abscessus* subsp. *massiliense*（*M. massiliense*），*M. abscessus* subsp. *bolletii*（*M. bolletii*）の 3 亜種に分けられる．これら 3 亜種はマクロライドに対する感受性が亜種間で異なり，感染した亜種により患者治療成績が異なることが報告されている[1]．本菌は遺伝性疾患である嚢胞性線維症（cystic fibrosis：CF）患者に頻繁に感染・発症することから，CF 患者の多い欧米諸国において盛んに研究されてきた．Bryant らは，欧米諸国の CF 患者 517 名から分離した MABS 1,080 株のゲノムデータを解析した．CF 患者群からは *M. abscessus* の 2 系統（DCC1 および DCC2）あるいは *M. massiliense* の 1 系統（DCC3）に属する株が高頻度（全体の 70% 以上）に分離されることを明らかにし，これらを DCC（dominant circulating clone，世界的流行株）と名づけた．さらに，DCC に感染した患者群は対照群と比較して，慢性化している割合が有意に高く臨床転帰が悪かった[2]．これらの観察結果の遺伝的基盤として，DCC は水平伝播により獲得した転写制御因子や DNA 修飾因子により表現型の多様性を生み出し，*M. abscessus* のヒトへの感染力を高める進化につながった可能性を提唱した[3]．また，PhoR（2 成分制御系の構成因子）や GPL locus（細胞壁構成成分の合成酵素）のような特定の機能を担う遺伝子セットに蓄積した変異が，マクロファージ内での生存率向上と *in vivo* での病原性増加を促していた[2,3]．また DCC は，CF の治療法が飛躍的に改善した 1960 年代頃に出現し，非 CF 患者を含む伝播ネットワークを介して世界中に伝播したと推定されている[4]．

　上述のように，CF 患者の臨床分離株を用いたゲノム疫学研究により MABS の病原体としての性質が少しずつ解明されている．しかしながら，アジアのように CF 患者が極めて少ない地域においても欧米諸国と同様のことがいえるのかは不明であった．そこでわれわれはまず，東京，沖縄，および台湾において非 CF 患者 220 人から分離した MABS のゲノム疫学解析を実施した．この地域では，*M. abscessus* と *M. massiliense* が半数ずつであり，*M. bolletii* は約 1% 程度であった[5]．欧米の CF 患者群では *M. bolletii* が 20% 程度分離された報告もあるが[6]，日本・台湾との

差が宿主側の要因によるものか，それとも菌分布の地域差によるものかは不明である．ゲノム系統解析から，該当地域の非 CF 患者からは，先行研究の CF 患者群と同様に *M. abscessus* DCC1 が高頻度（*M. abscessus* のうち約 33%）に分離された一方で，DCC2 は 1 株も分離されなかった．また，*M. massiliense* DCC3 の分離頻度（*M. massiliense* のうち約 20%）は他系統と比較して優占しているとはいえなかった．注目すべきこととして，われわれのコホートでは *M. abscessus* のなかでもマクロライド系抗菌薬に感受性を示す *erm*（41）T28C 系統株の分離頻度が高かった（*M. abscessus* のうち約 22%）．われわれはこれらの知見に基づき，3 亜種と *M. abscessus erm*（41）T28C 系統株を一度に鑑別する検査系を構築した．これは，MABS 3 亜種や *erm*（41）T28C 系統株のそれぞれに特異的なゲノム配列部位を検出することで鑑別する[7]．上記の非 CF 患者 220 人の胸部画像を解析したところ，肺 NTM 症のなかでも重い病型と考えられている線維空洞型あるいは空洞を伴う結節・気管支拡張型は，DCC やその他の主要系統に集積していないことがわかった（未発表データ）．したがって，少なくともわれわれのコホートでは MABS の系統ごとの分離頻度と病状の重さに相関がみられないことが推察される．今回のゲノム疫学調査により，東アジアの非 CF 患者と欧米諸国の CF 患者における MABS の共通点や相違点が明らかになってきた．MABS のヒトへの病原性については，患者の病状を反映する優れた動物実験モデルの構築を含めた今後の展開が望まれる．また，今回は東京，沖縄，台北の 3 地点の限られた調査であり，日本そしてアジア全域の MABS の全体像はわからない．たとえば，*M. abscessus erm*（41）T28C 株は東京では 8.9% なのに対し沖縄・台湾では 29.7% と分離頻度に差がみられており[5]，日本国内のなかでも分離される MABS 系統に地域差があることが推察される．現在われわれは，こうした命題にアプローチするべく，MABS に関する日本国内およびアジア諸国での MABS 分子疫学解析を開始したところである．

2）MABS の集団感染事例

　NTM は環境から別個に感染し，ヒト-ヒト間の伝播はないと考えられてきた．しかし，英国・パップワースの CF 病院における MABS 集団感染事例では，複数の患者から遺伝的にほぼ同一とみなせる菌株が検出され，MABS のヒト-ヒト感染の可能性が提唱され

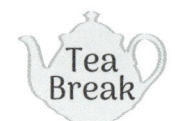

た[8]．ここでは，単一医療施設における 31 人の CF 患者から経時的に分離した臨床分離株のゲノムデータと，患者間の接触機会などの情報を併せて解析している．特に，9 人あるいは 2 人の患者から単離された *M. massiliense* の遺伝的多様性は，1 人の患者から経時的に単離された菌株間の多様性よりも小さかった．また，上記菌株はすべて 23S rRNA や 16S rRNA に共通の変異を保有し，クラリスロマイシンとアミカシンに耐性を示した．これらの患者は院内において長時間の接触機会があった一方で，包括的な環境調査からは感染源を特定できなかった．これらの結果から，*M. massiliense* はヒト-ヒト感染している可能性が高いと結論した．米国・シアトルの CF 病院においても同様の事例が報告されている[9, 10]．興味深いことに，上記 CF 病院における *M. massiliense* は，すべて DCC3 に属する株である．近年，日本国内の医療施設では，長期入院病棟に入院している非 CF 患者 52 人における *M. massiliense* の集団感染が報告された[11]．CF 病院の先行研究と同様に，複数の患者から遺伝的に同一と判断できる株が単離され，すべての分離株は *M. massiliense* の単一系統に属していたが，本事例の菌株は DCC3 ではなく日本・台湾で分離頻度が高い系統株（MAS-GL2）[5] であった．本研究は，非 CF 患者における MABS の集団感染としてはじめての報告である．なお，英国・米国の先行研究と同様に水道水などから MABS を単離することができなかったが，患者病室の空気から *M. massiliense* の単離に成功した．これらの結果から，*M. massiliense* はエアロゾルを介して感染拡大する可能性があると推察される．しかしながら，なぜ *M. massiliense* の一部の系統だけでこうした現象が観察されるのかの遺伝的基盤をはじめ，MABS の感染様式にはまだまだ謎が多いのが現状である．

DCC（世界的流行株）という語は，あたかも MABS のうちヒトへの病原性が高く重い病態を引き起こす集団を指しているかのような印象を与える．しかし，DCC の病原性についてはマウスレベルでの評価が行われているものの，臨床疫学的な解析において DCC が必ずしもヒトに高い病原性を示すわけではない．先行研究では DCC の病原性を重症複合免疫不全（SCID）マウスで評価しているが[2]，正常な免疫状態の患者の病態を反映しうるかは不明である．現時点では，特に非 CF 患者においては DCC と病態の間の相関はみら

れていない．また，MABS の感染様式については依然として謎が多い．したがって，今後は非 CF 患者における DCC の臨床的意義についてさらなる研究が必要であると同時に，たとえば臨床疫学情報や表現型解析を統合した MABS の bacterial GWAS[12] のような新しい観点からの解析も本菌の理解に重要になると思われる．

文　献

1) Morimoto K, et al. Clinico-microbiological analysis of 121 patients with pulmonary *Mycobacteroides abscessus* complex disease in Japan-An NTM-JRC study with RIT. Respir Med 2018；**145**：14-20
2) Bryant JM, et al. Emergence and spread of a human-transmissible multidrug-resistant nontuberculous mycobacterium. Science 2016；**354**：751-757
3) Bryant JM, et al. Stepwise pathogenic evolution of *Mycobacterium abscessus*. Science 2021；**372**：eabb8699
4) Ruis C, et al. Dissemination of *Mycobacterium abscessus* via global transmission networks. Nat Microbiol 2021；**6**：1279-1288
5) Yoshida M, et al. Molecular Epidemiological Characteristics of *Mycobacterium abscessus* Complex Derived from Non-Cystic Fibrosis Patients in Japan and Taiwan. Microbiol Spectr 2022；**10**：e0057122
6) Tortoli E, et al. *Mycobacterium abscessus* in patients with cystic fibrosis：low impact of inter-human transmission in Italy. Eur Respir J 2017；**50**：1602525
7) Yoshida M, et al. A novel DNA chromatography method to discriminate *Mycobacterium abscessus* subspecies and macrolide susceptibility. EBioMedicine 2021；**64**：103187
8) Bryant JM, et al. Whole-genome sequencing to identify transmission of *Mycobacterium abscessus* between patients with cystic fibrosis：A retrospective cohort study. Lancet 2013；**381**：1551-1560
9) Aitken ML, et al. Respiratory outbreak of *Mycobacterium abscessus* subspecies *massiliense* in a lung transplant and cystic fibrosis center. Am J Respir Crit Care Med 2012；**185**：231-232
10) Tettelin H, et al. High-level relatedness among *Mycobacterium abscessus* subsp. *massiliense* strains from widely separated outbreaks. Emerg Infect Dis 2014；**20**：364-371
11) Komiya K, et al. Massive and Lengthy Clonal Nosocomial Expansion of *Mycobacterium abscessus* subsp. *massiliense* among Patients Who Are Ventilator Dependent without Cystic Fibrosis. Microbiol Spectr 2023；**11**：e0490822
12) Boeck L, et al. *Mycobacterium abscessus* pathogenesis identified by phenogenomic analyses. Nat Microbiol 2022；**7**：1431-1441

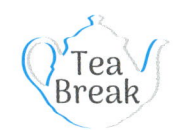

M. abscessus 研究の最新動向
―新薬開発，レジメンの動向は？―

M. abscessus species（MABS）は，病原性が高い非結核性抗酸菌（NTM）のひとつで，肺および肺外感染症を引き起こすことが知られている．治療は多くの抗菌薬に耐性を持つため選択肢が限られ，さらに使用可能な薬剤は副作用が問題となることが多く，現状で最適な治療レジメンが確立しているとはいいがたい．よって，MABS に対する新たな治療法の開発が求められている．

1）オマダサイクリン

新規のテトラサイクリン系抗菌薬で，2018 年から米国で市中肺炎や皮膚感染症治療に使われている．また，MABS に対して in vitro, in vivo での抗菌活性が確認されている．テトラサイクリン系薬に属しガイドラインで推奨されるナゲサイクリンは静注投与のみに対し，オマダサイクリンは静注と経口両方で投与可能である[1]．さらに，MABS 治療に一般的に使用されるいくつかの薬剤と in vitro での相乗効果が確認されている[2]．主な副作用は，悪心や嘔吐といった消化器症状で，約 2〜3 割の患者で生じうる[3]．現在，成人肺 MABS 症患者を対象とした第 II 相臨床試験（clinicaltrials.gov：NCT04922554）が米国で進行中である．

2）テジゾリド

ガイドラインで推奨されるリネゾリドと同系統のオキサゾリジノン系抗菌薬である．テジゾリドの MABS に対する MIC 値は，リネゾリドと同等かそれ以下であることが多く，in vitro でアミカシンとの併用で抗菌活性が増強されることが報告されている[4]．リネゾリドの骨髄抑制や末梢神経障害などの副作用への懸念から，テジゾリドが代替薬として期待されている[5]．現時点では臨床データが限られており[6]，今後，実臨床でのさらなる検討が望まれる薬剤である．

3）デュアルβラクタム

MABS は主に DD-トランスペプチダーゼ，LD-トランスペプチダーゼを用いて細胞壁合成を行うことに注目して，2 種類のβラクタム系抗菌薬を併用し，相乗的な殺菌活性を期待する治療法である．セフタジジムとイミペネムまたはセフタロリン，アモキシシリンとイミペネム/レレバクタム，セフォキシチンとイミペネムなど，いくつかの組み合わせで in vitro での相乗効果が報告されている[7〜9]．

4）新規βラクタマーゼ阻害薬

従来のβラクタマーゼ阻害薬（スルバクタム，タゾバクタムなど）は MABS に無効だが，新規のβラクタマーゼ阻害薬をβラクタム系抗菌薬に組み合わせることにより，MABS が産出する Bla_{Mab} によるβ-ラクタム環の分解を阻害し，抗菌活性を保つ治療法である．Bla_{Mab} 阻害が期待される新規のβラクタマーゼ阻害薬には，ナキュバクタム，レレバクタム，アビバクタム，バボルバクタム，デュロバクタム，ジデバクタムなどがあり，それぞれがβラクタム系抗菌薬との併用効果が確認されている[10]．ナキュバクタム，レレバクタム，アビバクタムは多くのカルバペネム系抗菌薬の MIC を下げ，経口カルバペネムのテビペネムとアビバクタムの組み合わせはマウス感染モデルなどの in vivo でも効果を示している[11]．

5）バクテリオファージ療法

特定のバクテリアを対象として感染・増殖するバクテリオファージを利用し，病原性バクテリアを特異的に溶菌させる治療法である．MABS のような多剤耐性菌の治療において新たな治療選択肢の可能性が期待されており，その成功例も報告されている[12]．ただし，臨床分離株間のバクテリオファージの感受性のばらつき，効果量や適切な投与経路の不明確さ，そして入手の難しさなど，克服すべき課題もあるため，さらなる研究が求められている．

国際的には，FORMaT 試験（ClinicalTrials.gov：NCT04310930）のような，最適な治療法の組み合わせを評価・開発するプラットフォーム試験が行われており，この分野に対する関心が高まっている．日本においても，さらなる研究報告が期待される．

文　献

1) Gotfried MH, et al. Comparison of Omadacycline and Tigecycline Pharmacokinetics in the Plasma, Epithelial Lining Fluid, and Alveolar Cells of Healthy Adult Subjects. Antimicrob Agents Chemother 2017 ; **61** : e01135-17

2) Fujiwara K, et al. In Vitro Synergistic Effects of Omadacycline with Other Antimicrobial Agents against *Mycobacterium abscessus*. Antimicrob Agents Chemother 2023 ; **67** : e0157922

3) El Ghali A, et al. Long-term evaluation of clinical success and safety of omadacycline in nontuberculous mycobacteria infections : a retrospective, multi-

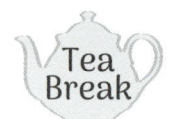

center cohort of real-world health outcomes. Antimicrob Agents Chemother 2023 ; **67** : e0082423

4) Ruth MM, et al. Is there a role for tedizolid in the treatment of non-tuberculous mycobacterial disease? J Antimicrob Chemother 2020 ; **75** : 609-617

5) Yuste JR, et al. Prolonged use of tedizolid in a pulmonary non-tuberculous mycobacterial infection after linezolid-induced toxicity. J Antimicrob Chemother 2017 ; **72** : 625-628

6) Poon YK, et al. Tedizolid vs Linezolid for the Treatment of Nontuberculous Mycobacteria Infections in Solid Organ Transplant Recipients. Open Forum Infect Dis 2021 ; **8** : ofab093

7) Pandey R, et al. Dual β-Lactam Combinations Highly Active against *Mycobacterium abscessus* Complex In Vitro. mBio 2019 ; **10** : e02895-18

8) Lopeman RC, et al. Effect of Amoxicillin in combination with Imipenem-Relebactam against *Mycobacterium abscessus*. Sci Rep 2020 ; **10** : 928

9) Story-Roller EC, et al. β-Lactam Combinations That Exhibit Synergy against *Mycobacteroides abscessus* Clinical Isolates. Antimicrob Agents Chemother 2021 ; **65** : e02545-20

10) Misawa K, et al. In vitro effects of diazabicyclooctane β-lactamase inhibitors relebactam and nacubactam against three subspecies of *Mycobacterium abscessus* complex. Int J Antimicrob Agents 2022 ; **60** : 106669

11) Negatu DA, et al. Activity of Oral Tebipenem-Avibactam in a Mouse Model of *Mycobacterium abscessus* Lung Infection. Antimicrob Agents Chemother 2023 ; **67** : e0145922

12) Dedrick RM, et al. Phage Therapy of Mycobacterium Infections : Compassionate Use of Phages in 20 Patients With Drug-Resistant Mycobacterial Disease. Clin Infect Dis 2023 ; **76** : 103-112

6 肺 *M. kansasii* の薬物治療
―頻度は低いけど確実に治したい―

1 *M. kansasii* の概要

M. kansasii は，他種の非結核性抗酸菌（NTM）と同様に，水，土壌に生息する抗酸菌のひとつであり，遅発育性の抗酸菌である.

Hoefsloot らの報告では，ヨーロッパ全体では喀痰から検出された NTM のうち 2〜7% が *M. kansasii* であったが，ポーランドやスロバキアでは他国より 30% 近く検出率が高い[1]. 検出率には，産業構造（採掘業・重金属業などの職業歴や社会経済）との関連性が高い[2]. ロンドン（イギリス），パリ（フランス），ヨハネスブルグ（南アフリカ共和国），蔚山広域市（韓国）[3] は，ひとつの国の中で偏在した検出率が高い地域として報告されている. 日本国内でも罹患数の地域差があり，近畿地方が多い[4].

2 症状

ほかの NTM 症よりも症状を伴うケースが多く，咳，発熱，血痰，体重減少などの症状を契機として医療機関を受診する場合が多い.

3 診断

喀痰検体中から，2 回以上 *M. kansasii* が検出されるか，気管支鏡で採取された検体もしくは組織検体からの培養同定により確定診断する. 結核菌に存在する ESAT-6 と CFP-10 が *M. kansasii* にも存在しているため，*M. kansasii* 症ではインターフェロンγ放出試験（IGRA）が陽性にな

る場合があり，陽性率は約 30% であると報告されている[5]. 抗 GPL（グリコペプチドリピッド）-IgA 抗体は，MAC 症・*M. abscessus* 症では有用な血清学的検査であるが[6]，*M. kansasii* による感染では，GPL-IgA 抗体は理論上上昇しない.

M. kansasii 症は空洞性病変を有することが多く（38.5〜61%[7, 8]）結核に類似した画像所見（線維空洞型）を呈することが多い. 男性に多いというのが特徴とされているが，非喫煙者女性で結節・気管支拡張（NB）型を呈する症例も報告されている[9].

4 薬剤感受性試験

ATS/ERS/ESCMID/IDSA ガイドライン[10]（以下国際ガイドライン）に，*M. kansasii* はリファンピシン（RFP）とクラリスロマイシン（CAM）の薬剤感受性試験を行うように記載されている. RFP の最小発育阻止濃度（MIC）の breakpoint value は $1.0\,\mu g/mL$，クラリスロマイシン（CAM）の breakpoint value は $0.25\,\mu g/mL$ と定義された.

5 治療

a 治療選択
NB 型の軽症例では watchful waiting も治療選択にはあげられるが，空洞性病変を有する症例では原則的に積極的な治療が進められる.

b レジメン
2020 年の国際ガイドライン[10] の改訂を参考と

表 1　治療レジメン

RFP（10 mg/kg/day，最大 600 mg）＋EB（10〜15 mg/kg/day，最大 750 mg）＋CAM（800 mg/day 体重＜40 kg の場合は 600 mg を考慮）

1. RFP・EB は分 1 投与，CAM は分 2 投与を原則とする.
2. CAM の代わりに AZM（250 mg/day）あるいは INH（5 mg/kg/day，最大 300 mg）あるいはレボフロキサシン（LVFX）（体重＜40 kg の場合 375 mg/day，体重≧40 kg の場合 500 mg/day）を用いてもよい. INH と LVFX は保険適用外である.
3. 空洞のない軽症例では，特に EB による視神経障害のリスクを軽減する意味で週 3 回投与でもよい［RFP 600 mg＋CAM or AZM＋EB（最大量 1,000 mg）］
4. RFP は十分な量を投与するように配慮する.
5. RFP が耐性/忍容性のために使用できない場合は，たとえば CAM or AZM＋EB＋LVFX による治療を検討するが，専門家へのコンサルトが望ましい.
6. 治療開始後 4ヵ月後で培養陰性化が得られない場合も専門家へのコンサルトが望ましい.

治療期間は，治療開始日から 12ヵ月間である.

し，2023 年に日本結核・非結核性抗酸菌症学会の「成人肺非結核性抗酸菌症化学療法に関する見解」[11] が改訂された. 治療レジメンは表 1 のとおりである.

C 注意点

　RFP が *M. kansasii* 症のキードラッグである. 忍容性がある限り，十分な用量で投与する. EB に関しては長期使用となるので，視力障害に注意する. 患者への個別指導には新聞が読みづらくないかなどの自己チェックをするように伝える. 用量依存性に視力障害が起きるため 15 mg/kg 以上の投与量にならないようにする. EB 内服前から全症例で眼科にコンサルをしてフリッカーテスト・視力検査を依頼し，内服継続中は定期的な眼科診察を要する. CAM（AZM）については胃腸障害，皮疹，肝障害，口内炎，味覚障害，不整脈に注意をする. INH を使用する場合には末梢神経障害・肝障害・皮疹に注意する.

文　献

1) Zweijpfenning SMH, et al. Geographic Distribution of Nontuberculous Mycobacteria Isolated from Clinical Specimens : A Systematic Review. Semin Respir Criti Care Med 2018；**39**：336-342
2) Kwiatkowska S, et al. Nontuberculous mycobacteria strains isolated from patients between 2013 and 2017 in Poland. Our data with respect to the global trends. Adv Respir Med 2018
3) Kim JH, et al. Risk factors for developing *Mycobacterium kansasii* lung disease : A case-control study in Korea. Medicine（Baltimore）2019；**98**：e14281
4) Morimoto K, et al. A Laboratory-based Analysis of Nontuberculous Mycobacterial Lung Disease in Japan from 2012 to 2013. Ann Am Thorac Soc 2017；**14**：49-56
5) Sato R, et al. Interferon-gamma release assays in patients with *Mycobacterium kansasii* pulmonary infection : A retrospective survey. J Infec 2016；**72**：706-712
6) Kitada S, et al. Serodiagnosis of *Mycobacterium avium*-complex pulmonary disease using an enzyme immunoassay kit. Am J Respir Crit Care Med 2008；**177**：793-797
7) Moon SM, et al. Treatment with a macrolide-containing regimen for *Mycobacterium kansasii* pulmonary disease. Respir Med 2019；**148**：37-42
8) Wu TS, et al. Clinical manifestations, antibiotic susceptibility and molecular analysis of *Mycobacterium kansasii* isolates from a university hospital in Taiwan. J Antimicrob Chemother 2009；**64**：511-514
9) 神宮　浩ほか. *Mycobacterium kansasii* 症の女性例の検討. 結核 2008；**83**：73-79
10) Daley CL, et al. Treatment of nontuberculous mycobacterial pulmonary disease : an official ATS/ERS/ESCMID/IDSA clinical practice guideline. Eur Respir J 2020；**56**：2000535
11) 日本結核・非結核性抗酸菌症学会 非結核性抗酸菌症対策委員会，日本呼吸器学会 感染症・結核学術部会. 成人肺非結核性抗酸菌症化学療法に関する見解—2023 年改訂. 結核 2023；**98**：177-187

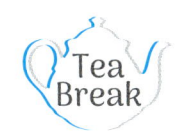

マウスモデルの研究
—どんなモデルがあって，使われている？—

動物モデルとは，ヒト疾患を実験的に再現した動物であり，ヒト疾患への理解を深め，病態解明だけではなく，予防，診断，治療にかかわる研究において必須である．結核研究における動物モデルとしては，マウスだけでなく，モルモット，ウサギ，サルなどを用いた動物モデルが構築されている．それぞれのモデルにおいて特徴があり，結核研究において重要である．本項では，非結核性抗酸菌（NTM）症における動物モデルについて解説する．

結核研究では古くから動物モデル開発されている．コッホの時代からモルモットに結核菌を感染させて，実験的に結核を再現している．感染実験に用いる動物がヒトと同じように病原体に対する感受性を持ち，ヒトと同じような免疫反応を示すことが重要である．また，近年では，カニクイザルやアカゲザルなどのサルの研究基盤が整備されて，サルモデルを用いた結核病態を解明する研究や新規治療薬，ワクチン開発が盛んに行われている．

NTM における動物モデルは，特に家畜における研究で発展している．*M. avium* や *M. intracellulare* などの *M. avium* complex（MAC）感染は家畜感染において深刻な影響を与える．たとえば，*M. avium* subsp. *paratuberculosis* は，ウシなどの反芻動物に感染してヨーネ病を引き起こし，家畜伝染病予防法における法定伝染病としても指定されている．これらの家畜を用いた MAC 感染モデルの構築は非常に進んでいる．

では，ヒト NTM 症を反映した動物モデル，特に肺 MAC 症マウスモデルについてはどうであろうか．結核菌とは異なり，NTM や MAC における動物モデル研究では，世界中の研究室で使用されている，いわゆる実験室株や標準株は存在しない．すなわち，世界中の研究者が，それぞれが有している臨床分離株を感染させた動物モデルを開発している．そのため，動物モデル研究の再現性，一般化が難しい．結核菌ではヒトに病原性を示す実験株や臨床分離株はマウスで感染が成立する．しかし，MAC ではマウスでは感染が成立して持続感染状態になる菌株もあれば，感染菌数が感染期間中に減少して，感染が成立しない菌株が存在する．このことから，モデル構築にはマウスに病原性を示す臨床分離株の選定が重要である．この問題点を解決するために，著者らは MAC 臨床分離株からマウスに病原性を示す菌株をスクリーニングする方法を開発した[1]．本法では数株の MAC 臨床分離株を同量混合して，その混合菌をマウスに感染させる．感染が成立しているマウスから感染肺を取り出し，感染菌を培養する．培養菌から DNA を抽出して全ゲノムシーケンスを行い，感染させた菌株特異的な変異を検出することで，菌株の感染前後の増減を算出する．本法を用いることによって，マウスに病原性を示す臨床分離株を容易に同定することができる．

ヒト病態を反映した肺 NTM 症マウスモデルの構築は今後も進められると期待されるが，多くの問題点が存在する．①前述の NTM や MAC には実験室株が存在しないため，研究の再現性，一般化が難しい．②ヒト肺 NTM 症は肺での病変が中心であるが，マウスモデルでは経鼻，経気道，噴霧感染によって，気道から菌を感染させても，全身臓器から感染菌が検出される播種性モデルとなる．そのため，現在構築している動物モデルは厳密には全身播種性モデルにおける肺病変の形成過程を観察している．このことは結核マウスモデルにおいても同様であり，マウスにおいて肺に感染菌が限局した感染モデルの構築が必要である．③近年，非常に患者数が増加している *M. abscessus* species（MABS）の持続感染モデルについては，免疫不全を起こしていない動物を用いたモデル構築は完成していない．肺 MABS 症は慢性感染症であるため，一時的に菌が定着した状態での動物モデルで評価しても，病変形成，免疫状態，感染菌の状態などはヒト肺 MABC 症を反映しているとは考えられない．④サルモデルについての報告はほとんどない．ヒト病態をより高解像度で反映しているサルモデルの開発は，今後の肺 NTM 感染症の新規治療薬，診断薬，ワクチン開発にとって重要である．

文 献

1) Furuuchi K, et al. Novel Screening System of Virulent Strains for the Establishment of a *Mycobacterium avium* Complex Lung Disease Mouse Model Using Whole-Genome Sequencing. Microbiol Spectr 2022 ; **10** : e0045122

7 NTM症治療薬における副作用
―エビデンスと対策―

非結核性抗酸菌（NTM）症は，結核と同様に複数の薬剤を組み合せて治療を行う．肺 *M. avium-intracellulare* complex（MAC）症および肺 *M. abscessus* species（MABS）症で使用する薬剤には差異があるが，処方医はそれぞれの薬剤について特徴的な副作用を熟知しておく必要がある．代表的なものについて，薬剤別に記載する．

1 マクロライド

肺 MAC 症および肺 MABS 症のいずれの治療においても重要な位置づけとなっているキードラッグがマクロライドである．NTM 症に用いられるマクロライドは，14 員環のクラリスロマイシン（CAM）と 15 員環のアジスロマイシン（AZM）が主である．また，標準治療としての位置づけにはなりえないが，14 員環のエリスロマイシン（EM）が用いられることもある．

いずれのマクロライドも副作用は，プラセボと比較して消化器症状が多い．183 研究を組み入れたメタアナリシス[1]では，プラセボと比較して，マクロライドは下痢（オッズ比 1.70，95% CI 1.34～2.16，腹痛（オッズ比 1.66，95%CI 1.22～2.26），嘔気（オッズ比 1.61，95%CI 1.37～1.90），嘔吐（オッズ比 1.27，95%CI 1.04～1.56）のリスクを上昇させたと報告されている．マクロライドは，抗菌作用を示す濃度よりも低い濃度で消化管蠕動ホルモンであるモチリン受容体のアゴニストとして作用することが知られており，こうした機序も影響しているかもしれない．

その他，長期投与するにあたり重要な副作用として QT 延長がある．マクロライドは心筋 K/Na チャネルの異常を惹起し，QT が延長するとされ

ている[2]．ラットモデルによる QT 延長の影響をみた研究では，そのリスクは EM＞CAM＞ロキシスロマイシン＞AZM となっている[3]．諸外国では AZM が様々な疾患に対して長期投与されるため，QT 延長に対する懸念が大きい．米国の救急受診患者の QT 延長において，薬剤性が占める割合は 22.2% であり，直近 15 年で約 2 倍となっている[4]．QT 延長のうち，抗菌薬が原因の症例では AZM が最多とされている．また，NTM 症では多剤併用療法が行われるため，特にクロファジミン（CFZ）やキノロンと併用されることで，QT 時間が延長しやすいことは臨床でも実感される．その他，不整脈に限らず心血管系へのリスクが高いことも知られている[5]．

重要なポイントは，適切な NTM 症の治療期間が達成されれば，漫然とマクロライドの投与を続けないというスタンスである．副作用のリスクを受け続けるだけでなく，マクロライド耐性株の出現を助長する可能性があるためである．

2 エタンブトール（EB）

エタンブトール（EB）は，抗酸菌の細胞壁のミコール酸・アラビノガラクタン・ペプチドグリカンの複合体の生合成を阻害することが主な作用機序とされている．抗酸菌のアラビノガラクタンの糖鎖部分はアラビノースとガラクトースからつくられるが，EB は転移酵素であるアラビノシルトランスフェラーゼ-3 を阻害する[6,7]．

本剤は，用量依存性に副作用が出現しやすいことが知られている．特に視神経症の発現には注意が必要である．網膜の神経細胞において，カスパーゼ 3 が活性化されることなどがこの理由で

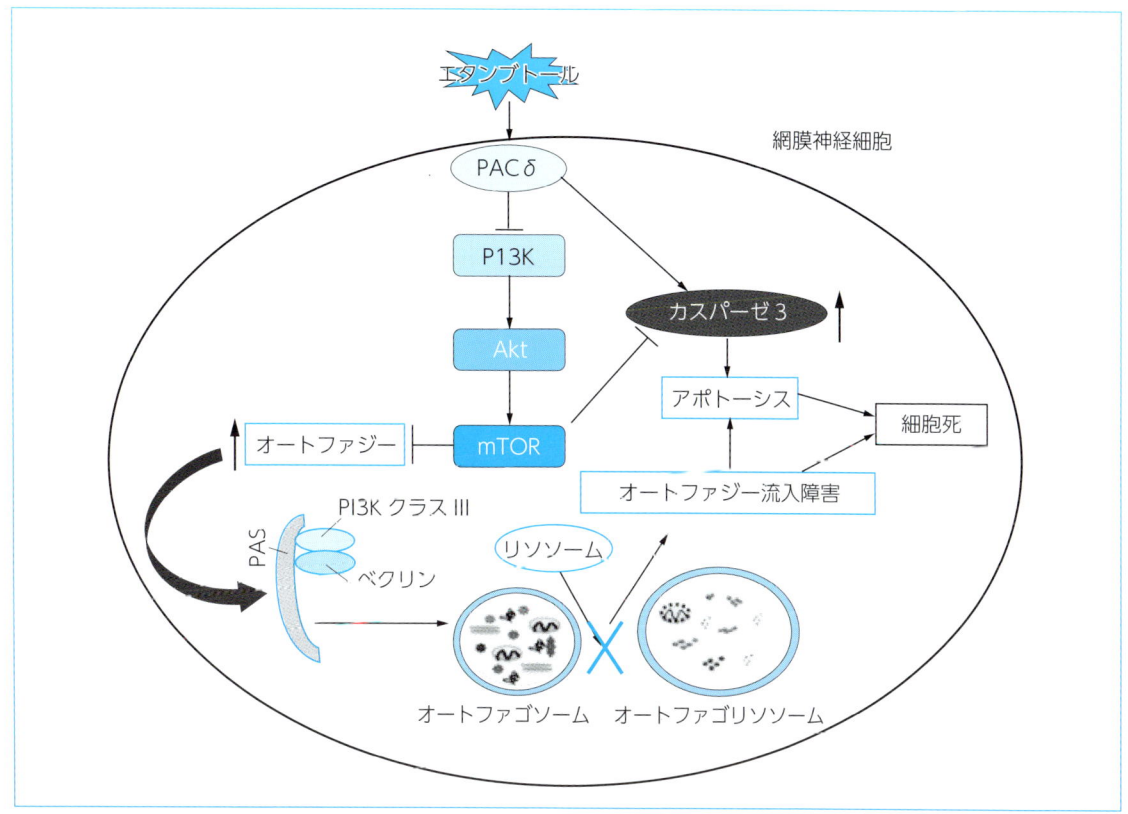

図1　EB 視神経症のメカニズム
PAS：前オートファゴソーム構造体

(Huang SP, et al. Dis Model Mech 2015；**8**：977-987[8]) より引用)

ある．EB には鉄，銅，亜鉛に対するキレート作用があり，たとえば亜鉛が少ない状態だとカスパーゼ3が活性化しやすい状態に陥る（図1）[8]．ただし，視神経症を予防するために亜鉛サプリメントなどの有効性は示されていない．

日本呼吸器学会における6病院の調査では，全体の 0.44％に視神経症がみられている（図2）[9]．半数以上が低用量での報告であり，るいそう患者が多い日本では EB 視神経症のリスクが高い可能性がある．

EB による視神経症の感受性遺伝子としてミトコンドリア遺伝子変異が注目されている[10]．*OPA1* 遺伝子変異や LHON-mtDNA 遺伝子変異がある場合，視神経症を発症した症例において視力回復率が非常に悪いことが示されている[11]．コマーシャルベースでこの変異を調べることはできないため，EB 処方前に主治医から視神経症に関して十分な

説明が必要である．具体的には，副作用として視力低下や視野狭窄を生じる可能性について説明し，症状が出現した場合には内服を中止し受診することを促す．また，内服開始前だけでなく，定期的に眼科を受診するよう勧めることが望ましい[12]．個人的には，長期投与例については全例眼科と併診している．EB 視神経症は通常，内服開始から3～6ヵ月経過して発症することが多い．視力回復は全体の 42.2～65.2％とされており[13~16]，緩徐に視機能が回復することに期待しつつも，決して予後がよいとはいえない．年単位で回復する事例もあることから[17]，根気よく回復を待たねばならないこともある．

週3回投与（three times in a week：TIW）は，EB の副作用を減らす可能性がある．後ろ向きコホート研究では，連日投与よりも週3回で有意に視神経症を減らすことが示されている[18]．ただし，

	医療機関						合計
	A 病院	B 病院	C 病院	D 病院	E 病院	F 病院	
EB 視神経症の患者数	1	1	1	1	6	10	20
EB 治療を受けた患者数	882	630	21	232	697	1,948	4,521
EB 視神経症の頻度（%）	0.113	0.158	4.545	0.291	0.853	0.511	0.440

図 2　EB 視神経症の頻度

（松本正孝ほか. 日呼吸会誌 2013；**2**：187-192[9]）より引用）

この研究では連日投与で 24.2%という頻度が報告されており，実際の頻度よりかなり多く見積もられている可能性が高い．国内のデータはⅢ章-3 を参照．EB は通常 15 mg/kg で投与されるが，12.5 mg/kg などへの減量によって効果を保証しつつ副作用を減らすことが可能とされている[19~21]．

その他，イソニアジド（INH）より頻度は低いが，EB も末梢神経障害を起こすことがある．

3　リファマイシン

リファンピシン（RFP）およびリファブチン（RBT）のいずれもが NTM に対して有効性を示すが，副作用の少なさから通常 RFP が用いられる．マクロライド，EB とならび肺 MAC 症の標準治療薬のひとつとなっている．

ただし，RFP は CYP3A4 誘導によって 14-ヒドロキシ CAM へ代謝されることから，CAM の薬物血中濃度時間曲線下面積（AUC）を下げ[22]，EB＋CAM に上乗せした場合，MAC の耐性化を助長する懸念が指摘されている[23]．最大で CAM の AUC は 8 割以上減少することから[24~26]，RFP の存在意義について懐疑的な見解もある．AZM に対する RFP の影響は CAM ほど大きくはなく，血中ピーク濃度は AZM で約 2 割減少するとされている[27]．執筆時点では，AZM＋EB＋RFP と AZM＋EB の効果を比較する前向き研究の結果が待たれる（NCT03672630）．

その他，CYP 関連では，ワルファリンやステロイドを内服している患者においては，RFP の使用によってワルファリンやステロイドの作用が減弱することから注意が必要である．ワルファリンは急速に INR が短縮することから，定期的に血液検査を行い，ワルファリンが至適量になるよう調整する．他院から薬剤が処方されている場合，相互に情報を交換する必要があることから，事前連絡なしに安易な RFP 処方は控えるべきである．

RFP の副作用として最も多いのは，代謝産物によって体液がオレンジ色に着色することである．ほぼ必発であり，内服したその日のうちに尿が着色するので，事前に説明しておくとよい．重度の場合，コンタクトレンズにも着色しうる[28]．

嘔気・食欲不振などの消化器症状もよくみられる．内服して数日で出現することが多く，早期にこの副作用が出現すると長期治療に難渋する．あまりにも症状が強いときは，いったん休薬するか，朝・昼・夕に分割するなどの工夫をしてリトライを試みることもある．

肺 NTM 症の治療における薬剤性肝障害は，結核と同じく INH，RFP が最も多い．INH については後述する．マクロライドと併用することで RFP の副作用が上乗せされる可能性があるが，通常 RFP 単剤の場合，肝障害の頻度は 1.5～2% 程度とされている[29~31]．肺 NTM 症の治療中に肝障害が出現した場合，どの治療薬においても肝障害の可能性があることから，いったん全薬を中断することが望ましい．抗結核薬に準じて，たとえば総ビリルビン値が 2.0 mg/dL 以上の場合，AST 値または ALT 値が基準値上限の 5 倍以上の場合には中止を検討する[32]．

その後，感受性薬剤が最低 2 剤以上入るよう投薬を調整する．結核と同様，血清総ビリルビン値が 2.0 mg/dL 以上になる胆汁うっ滞型では，RFP の再投与は厳しい．

リファマイシンでは，血球減少を経験することがある．RBT では投与された患者の 47% に好中球減少が観察されるとされている[33]．小児領域での研究ではあるが，ナフシリン単独で 3.96%，ナフシリンに RFP を上乗せすると 19.80% と報告されており，どのリファマイシンであっても一定割合で骨髄抑制はあると想定すべきである[34]．血小板が減少することもあるが[35]，骨髄抑制の機序だけでなく抗体が血小板と結合することによる免疫性血小板減少を起こすこともある．いずれの血球についても，どの程度まで減少を容認するか明解はないが，通常好中球 1,000/μL 以下，血小板 10 万/μL 以下では投与を継続しにくい．

その他，RFP では皮疹が多い．併用薬が多いため真の原因か判然としないことが多い．2019 年に結核療法研究協議会参加施設で結核治療を開始した症例のうち，「皮疹あり」として情報を収集した 224 例によると，1 剤の原因として最も多かったのは RFP で，その次が EB である[36]．もちろん，結核治療においては，EB よりも RFP のほうが投与期間が長くなるため，この影響があった

可能性も否定できない．

4 アミノグリコシド（AG）

アミノグリコシド（AG）の作用機序は，30S に結合してポリペプチドの合成を阻害することである．誤ったアミノ酸配列を持つ蛋白を合成し，殺菌的に作用する．血中濃度の上昇とともに全身性の副作用が増えることがわかっており，静注アミカシン（AMK）の場合，トラフ値およびピーク値を TDM（therapeutic drug monitoring）でみることが重要である．1～2 回投与後にトラフ値とピーク値（点滴開始 60 分後に測定）を，それぞれ<5 mg/L，25～35 mg/L にコントロールする．週 3 回投与の場合，ピーク値を 65～85 mg/L にすべきとされているが，この濃度の達成には相当量が必要であり，安全性については懸念がぬぐえないという見解もあり，入院時の用量を週 3 回にそのまま移行している施設が多いのが現状である．

空洞を有する肺 MAC 症において，3ヵ月以上投与することで排菌陰性化や治療成功率が高くなることと[37]，6ヵ月以上になると聴器毒性などの副作用が増えることから[38]，外来投与も含めて 3～6ヵ月投与されることが一般的である．

腎毒性は，複数の機序が想定されている（図 3）．AG の約 15% が尿細管腔からエンドサイトーシスによって近位尿細管上皮細胞に取り込まれ，さらに細胞内のリソソームに取り込まれることによってリン脂質症を惹起し尿細管壊死にいたる[39]．その他，メサンギウム細胞の増殖や血管の収縮などが初期から関与しているという見解もある[40]．

AG による聴力障害は，主に外有毛細胞のアポトーシスによって起こるとされているが（図 4），らせん神経節や血管条などにも影響があり，聴器全体に悪影響を及ぼすことが知られている[41~43]．総投与量の増加，連続投与，ほかの薬剤との併用などによってリスクが上昇する[44]．EB と同じように，ミトコンドリア遺伝子変異があると聴器毒性が増える懸念がある[45, 46]．一般的に両側性かつ対称性で耳鳴りを伴うことが多い．初期は自覚症

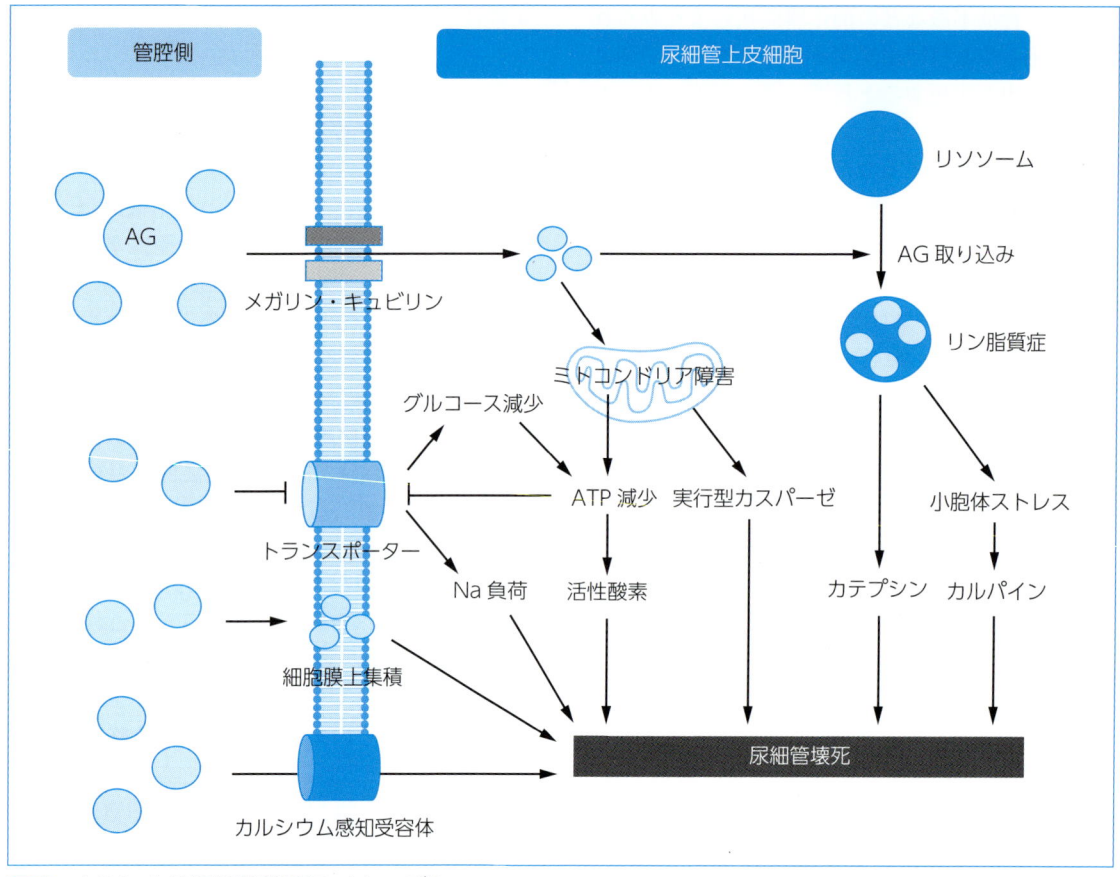

図3　AG による尿細管壊死のメカニズム

（種々の文献をもとに筆者作成）

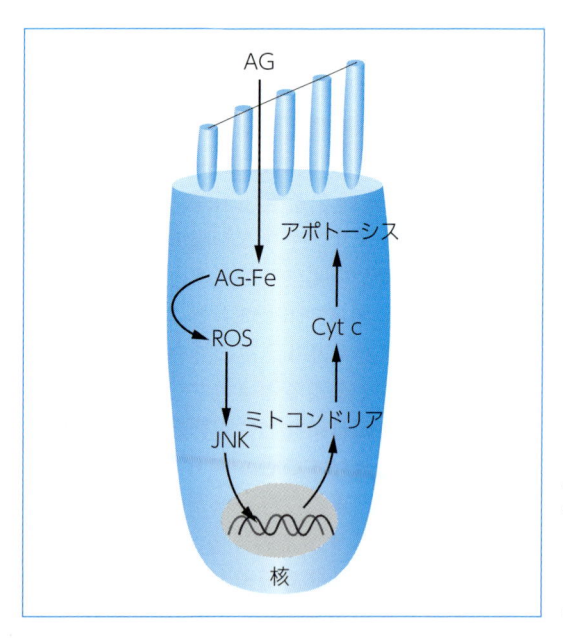

図4　AG の聴器毒性のメカニズム
AG：アミノグリコシド，AG-Fe：アミノグリコシド-鉄複合体，ROS：活性酸素，JNK：c-Jun N 末端キナーゼ，Cyt c：シトクロム C
（Rybak LP, Ramkumar V. Kidney Int 2007；**72**：931-935[42]）より引用）

状の乏しい 4,000〜8,000 Hz（高音域）のみが障害される傾向にあり，早期発見のために定期的な聴力検査が重要である．

AMK の全身性副作用を軽減するために吸入リポソーム製剤（amikacin liposome inhalation suspension：ALIS）（アリケイス）が難治性肺 MAC 症に対して現在使用されている．しかしながら，特筆すべきは局所副作用として投与例の約半数に出現する音声障害である[47]．開始 1 週間程度で嗄声が出現するため[48]，トローチやうがいなどを徹底する必要がある．咽頭・喉頭に残存した ALIS が声帯炎を惹起することが嗄声の原因であることから[49〜51]，吸入後に食事を摂るなど薬液が咽頭・喉頭に残存する時間を減らす工夫が有効とする見解もある[52]．ALIS の副作用を軽減するために，投与頻度を減らすことを検討せざるを得ないこともあるが，こういった用法・用量の変更が MAC における AMK の最小発育阻止濃度（MIC）を上昇させるかどうかはまだよくわかっていない．ちなみに，ALIS による薬剤性肺障害が報告されており[53, 54]，吸入開始早期の発熱や呼吸器症状悪化がないか否か注意が必要である．

5 キノロン系抗菌薬

肺 NTM 症に対して保険適用または審査上認められているキノロンは，執筆時点で存在しない．しかしながら，副作用で他剤が使用できない場合や，耐性によって治療選択肢が限られている場合，キノロンを使用せざるを得ないシーンがある．国際的には，モキシフロキサシン，シプロフロキサシン，レボフロキサシンが主流であるが，国内では，良好な MIC データに基づいてシタフロキサシンが用いられることがある[55, 56]．キノロンの副作用として，おさえておきたいもののひとつに腱障害（腱炎，腱断裂など）があげられる．アキレス腱に発症することが多く，高齢であるほどリスクは高い[57]．腱障害は，内服から 1 ヵ月以内にみられることが多い．キノロンごとに明らかな差はなく，シタフロキサシンもリスクがあると考えるべきであろう．その他，2019 年に大動脈瘤，大動脈解離について添付文書に記載が追加され

た．まれな副作用であるが，キノロンを長期使用することが多い抗酸菌診療医はこの副作用を知っておく必要がある[58]．

また，マクロライドと同じく QT 延長に注意が必要である．

6 イソニアジド（INH）

肺 NTM 症において INH が用いられる場面は，現在では *M. kansasii* 症の代替治療が主であり，結核と比べると使用頻度は低い．とはいえ，抗酸菌治療薬としては重要な薬剤であることから，INH の副作用についても触れておく．

INH で最も頻度が高い副作用は肝障害である．40〜69 歳の潜在性結核感染症患者に対する INH 単剤使用例において，AST または ALT が 500 IU/L 以上になる頻度は 3.9〜6.5% とされている[59]．INH は肝臓で，アセチル化と脱ヒドラジン化によって代謝され不活化されるが，この代謝物が肝障害と強くかかわっている．アセチル化の速度は遺伝的に決定されており，アセチル化反応の遅いタイプとして知られる *NAT2* のアリルをホモ接合で持つ人は，肝障害を 4.3 倍起こしやすい[60]．肝障害を起こしやすい．また，高齢者ほどそのリスクが高くなる[61]．

その他，INH によって体内のピリドキシンが減少することで神経障害を起こすことがある．ピリドキシンは大脳における神経伝達物質 GABA の生成やシナプスの刺激伝達に重要な各種アミンの生成に不可欠であり，ビタミン B$_6$ の阻害によって末梢神経障害，運動失調，高次脳機能障害などを起こすリスクがある．しかし，この副作用はアルコール依存症患者や低栄養状態の高齢者など特段の事情がなければまれである．また，ビタミン B$_6$（ピリドキサールリン酸）を内服することで神経障害を予防することができる．糖尿病，低栄養，アルコール依存症，妊婦の患者では補充することが推奨されており[62]，通常 10〜25 mg/日内服することが多い．

INH はモノアミン酸化酵素の阻害作用があり，チーズ，ワイン，チョコレート・ココアといったカカオ製品などのチラミン含有物を摂取すると，

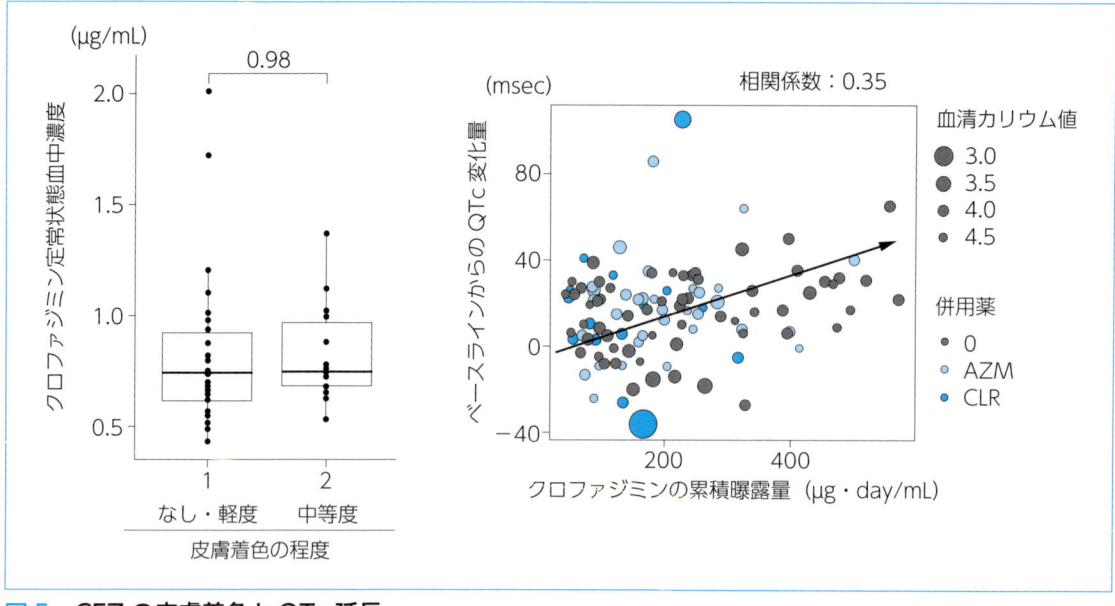

図5　CFZ の皮膚着色と QTc 延長

(Watanabe F, et al. Antimicrob Agents Chemother 2022；**66**：e0044122[66] より引用)

チラミンの代謝が阻害され，チラミン中毒症状（発汗，顔面紅潮，動悸，頭痛，血圧上昇，嘔気・嘔吐など）を起こすことがある．

7　クロファジミン（CFZ）

　CFZ はもともと抗結核薬として開発されたが，有効かつ副作用が少ない他剤にその地位を奪われ，ハンセン病（*M. leprae* 症）の治療薬として用いられてきた歴史がある[63]．現在はハンセン病の罹患数の低下によって使用頻度は減少したものの，多剤耐性結核，肺 NTM 症のいずれにおいても CFZ の有効性が示されており，特に MABS 症では有効な治療選択肢が少ないことから重宝されている．

　高率に出現する副作用は，皮膚着色である．CFZ は強力なフェナジン染料であり製剤そのものが赤黒い．フェナジンは，ニュートラルレッドやサフラニンといった染料の原料になっている．CFZ は，脂肪組織中および細網内皮系のマクロファージ中に蓄積する．皮膚着色は，皮下脂肪へ循環 CFZ が取り込まれたセロイドリポフスチン

症（ceroid lipofuscinosis）がその本態とされている[64, 65]．実臨床では，日焼けしたような赤黒い皮膚に変色することが多く，白人や黄色人種ではそのインパクトから内服継続が許容できないこともしばしばである．表皮が自壊・障害されている部分での着色が強く，ハンセン病では皮膚病変が多いことから，高率に皮膚が着色すると考えられる．CFZ の用量が多いほど短期間に出現し，100 mg/日であれば 2ヵ月以内，200 mg/日であれば 4 週間以内に出現する．ただし，CFZ の血中濃度が高いほど皮膚着色が重度になるという相関は明確に示されておらず（図5）[66]，個人差が大きいことが示唆される．CFZ 内服を中止すれば徐々に皮膚着色は改善するが，半減期が約 36 日と長いことから[66]，副作用の改善までに数ヵ月を要する．減量すると皮膚着色はやや軽減する[67]．保湿剤やビタミン内服などの効果は不明で，皮膚障害のマネジメントについてコンセンサスはないのが現状である．日光曝露によって悪化する傾向があることから，これを避けてもらう工夫もあるが，これも明確なエビデンスはない．皮膚着色は抑うつの原因になりうることから，投与継続には注意を要する．

眼球粘膜にも CFZ が着色することがある．CFZ で 6〜24ヵ月間治療したハンセン病患者 76 例において，46％に結膜色素沈着，53％に角膜色素沈着がみられたとする報告がある[68]．ただし，その後まとまった報告がなく，実臨床における実感とはやや乖離がある．

CFZ 結晶化による副作用として腸疾患がある．反復性に下痢や腹痛を訴えることがある[69]．長期投与により小腸壁などの組織に蓄積し沈殿することがある．空腸粘膜固有層や腸間膜リンパ節に結晶が貯留すると，腸症を発症することがある．これらの影響は投与量と治療期間に依存するとされている．

その他，CFZ はベダキリンやデラマニドなどの多剤耐性結核の治療薬と同じように QT 延長を起こしやすいことがられている[66]．これは血中濃度と相関がみられている（図 5）．そのため，定期的に心電図で QT 時間を観察することが望ましい．

8 リネゾリド，テジゾリド

国際的にはオキサゾリジノン系抗菌薬であるリネゾリド（LZD）が多剤耐性結核，肺 NTM 症に対して用いられることがある（ただし肺 NTM 症における推奨度は低い）．国内では保険適用外である．

オキサゾリジノンの副作用として問題になるのが，ミトコンドリア機能異常を介した神経障害[70] と，骨髄前駆細胞における ATP 合成阻害による骨髄抑制[71] である．

多剤耐性結核に対する LZD のメタアナリシスにおいて末梢神経障害は 26.0％に出現しており[72]，長期使用によってかなりの割合に出現する副作用と考えたほうがよいだろう．肺 NTM 症に対する報告は限られているが，北米 6 施設における後ろ向き観察研究において，LZD を用いられた 102 例のうち 23.5％に末梢神経障害が出現したとされている[73]．この研究では，オキサゾリジノンによる末梢神経障害に対するビタミン B$_6$ の有効性

は示されていない．INH の末梢神経障害と比較して，長期化・難治化しやすい特徴がある．

また，血球減少が 42.5％と高い頻度でみられる[72]．重度になることがあり，長期使用のハードルは高い．減量してもなお血球減少に悩まされることがある．その他，腸管のセロトニン濃度の上昇とそれに伴う迷走神経を介した chemoreceptor trigger zone の刺激によって，嘔気が出現することも少なくない．

これらの副作用を軽減するため，RFP 耐性結核のコホートでは，LZD の減量投与の有効性が示唆されている[74]．投与間隔を延長することでヒトミトコンドリアの LZD 濃度を抑制できる可能性があることから，600 mg/日 週 3 回を検討してよいとされる．

LZD と比較してテジゾリド（TZD）は MAC に対して高い *in vitro* 活性を示す[75]．TZD の半減期は長く，1 日 1 回投与が可能である．末梢神経障害の頻度が 20.8％と報告されている 24 例の NTM 症の後ろ向き観察研究[76] がある一方で，有意な神経障害は観察されなかったとする研究[77] もあるため，今後の症例蓄積が待たれる．

9 チゲサイクリン，オマダサイクリン

肺 MABS 症に対する点滴治療薬としてチゲサイクリンが国際的に推奨されている．執筆時点で，国内では耐性のグラム陰性桿菌にしか用いられず，保険適用外である．

TGC は消化器系の副作用が多く，使用が長期に及ぶとドロップアウト率が高くなる[78]．そのため，同系統で経口薬があり長期忍容性が比較的良好なアミノメチルサイクリン系のオマダサイクリンが期待されている．とはいえ，経口 OMC も悪心・嘔吐などの消化器系の副作用が 19.7〜28.0％に出現すると報告されていることから[79, 80]，基本的には他剤が使用できない肺 MABS 症に用いるという位置づけになるかもしれない．

文 献

1) Hansen MP, et al. Adverse events in people taking macrolide antibiotics versus placebo for any

indication. Cochrane Database Syst Rev 2019 ; **1** : CD011825

2) Roden DM. Clinical practice. Long-QT syndrome. N Engl J Med 2008 ; **358** : 169-176

3) Ohtani H, et al. Comparative pharmacodynamic analysis of Q-T interval prolongation induced by the macrolides clarithromycin, roxithromycin, and azithromycin in rats. Antimicrob Agents Chemother 2000 ; **44** : 2630-2637

4) Tay KY, et al. Use of QT-prolonging medications in US emergency departments, 1995-2009. Pharmacoepidemiol Drug Saf 2014 ; **23** : 9-17

5) Wu Y, et al. Administration of macrolide antibiotics increases cardiovascular risk. Front Cardiovasc Med 2023 ; **10** : 1117254

6) Belanger AE, et al. The embAB genes of *Mycobacterium avium* encode an arabinosyl transferase involved in cell wall arabinan biosynthesis that is the target for the antimycobacterial drug ethambutol. Proc Natl Acad Sci U S A 1996 ; **93** : 11919-11924

7) Da Silva P, Palomino JC. Molecular basis and mechanisms of drug resistance in *Mycobacterium tuberculosis* : classical and new drugs. J Antimicrob Chemother 2011 ; **66** : 1417-1430

8) Huang SP, et al. Ethambutol induces impaired autophagic flux and apoptosis in the rat retina. Dis Model Mech 2015 ; **8** : 977-987

9) 松本正孝ほか. エタンブトール視神経症の発生割合と定期的視力検査の有用性. 日呼吸会誌 2013 ; **2** : 187-192

10) Guillet V, et al. Ethambutol-induced optic neuropathy linked to OPA1 mutation and mitochondrial toxicity. Mitochondrion 2010 ; **10** : 115-124

11) Zhang XH, et al. Mitochondrial Mutations in Ethambutol-Induced Optic Neuropathy. Front Cell Dev Biol 2021 ; **9** : 754676

12) 日本結核・非結核性抗酸菌症学会非結核性抗酸菌症対策委員会. エタンブトール（EB）による視神経障害に関する見解. 結核 2022 ; **97** : 31-32

13) Chen SC, et al. Incidence and prognostic factor of ethambutol-related optic neuropathy : 10-year experience in southern Taiwan. Kaohsiung J Med Sci 2015 ; **31** : 358-362.

14) Kumar A, et al. Ocular ethambutol toxicity : is it reversible? J Clin Neuroophthalmol 1993 ; **13** : 15-17

15) Ambika S, et al. Visual outcomes of toxic optic neuropathy secondary to Ethambutol : a retrospective observational study from India, an endemic country. Indian J Ophthalmol 2022 ; **70** : 3388-3392

16) Srithawatpong S, et al. Factors Affecting Visual Recovery in Patients with Ethambutol-Induced Optic Neuropathy. Clin Ophthalmol 2023 ; **17** : 545-554

17) Tsai RK, Lee YH. Reversibility of ethambutol optic neuropathy. J Ocul Pharmacol Ther 1997 ; **13** : 473-477

18) Jeong BH, et al. Intermittent antibiotic therapy for nodular bronchiectatic *Mycobacterium avium* complex lung disease. Am J Respir Crit Care Med 2015 ; **191** : 96-103

19) Yang HK, et al. Incidence of toxic optic neuropathy with low-dose ethambutol. Int J Tuberc Lung Dis 2016 ; **20** : 261-264

20) Ando T, et al. Lower dose of ethambutol may reduce ocular toxicity without radiological deterioration for *Mycobacterium avium* complex pulmonary disease. Respir Investig 2021 ; **59** : 777-782

21) Watanabe F, et al. Low-dosage ethambutol, less than 12.5 mg/kg/day, does not worsen the clinical outcomes of pulmonary *Mycobacterium avium* and *Mycobacterium intracellulare* disease : a retrospective cohort study. Infection 2022 ; **50** : 879-887

22) Ferrero JL, et al. Metabolism and disposition of clarithromycin in man. Drug Metab Dispos 1990 ; **18** : 441-446

23) Ito Y, et al. Macrolide resistant *Mycobacterium avium* complex pulmonary disease following clarithromycin and ethambutol combination therapy. Respir Med 2020 ; **169** : 106025

24) Wallace RJ Jr, et al. Reduced serum levels of clarithromycin in patients treated with multidrug regimens including rifampin or rifabutin for *Mycobacterium avium-M. intracellulare* infection. J Infect Dis 1995 ; **171** : 747-750

25) Yamamoto F, et al. Concentration of clarithromycin and 14-R-hydroxy-clarithromycin in plasma of patients with *Mycobacterium avium* complex infection, before and after the addition of rifampicin. Jpn J Antibiot 2004 ; **57** : 124-133

26) Iketani O, et al. Impact of rifampicin on the pharmacokinetics of clarithromycin and 14-hydroxy clarithromycin in patients with multidrug combination therapy for pulmonary *Mycobacterium avium* complex infection. J Infect Chemother 2022 ; **28** : 61-66

27) van Ingen Y, et al. The pharmacokinetics and pharmacodynamics of pulmonary *Mycobacterium avium* complex disease treatment. Am J Respir Crit Care Med 2012 ; **186** : 559-565

28) Lyons RW. Orange contact lenses from rifampin.

N Engl J Med 1979 ; **300** : 372-373

29）Fountain FF, et al. Rifampin hepatotoxicity associated with treatment of latent tuberculosis infection. Am J Med Sci 2009 ; **337** : 317-320

30）Fresard I, et al. Adverse effects and adherence to treatment of rifampicin 4 months vs isoniazid 6 months for latent tuberculosis : a retrospective analysis. Swiss Med Wkly 2011 : **141** : w13240

31）Menzies D, et al. Four Months of Rifampin or Nine Months of Isoniazid for Latent Tuberculosis in Adults. N Engl J Med 2018 ; **379** : 440-453

32）日本結核病学会治療委員会．抗結核薬使用中の肝障害への対応について．結核 2007 ; **82** : 115-118

33）Apseloff G. Severe neutropenia among healthy volunteers given rifabutin in clinical trials. Clin Pharmacol Ther 2003 ; **74** : 591-593

34）Kuriakose J, et al. Myelosuppression Rates with Administration of Nafcillin with and without Rifampin in Pediatric Patients. Pediatr Rep 2022 ; **14** : 288-292

35）Vayne C, et al. Pathophysiology and Diagnosis of Drug-Induced Immune Thrombocytopenia. J Clin Med 2020 ; **9** : 2212

36）結核療法研究協議会内科会．結核治療中の皮疹対策に関する調査．結核 2023 ; **98** : 59-63

37）Kim O-H, et al. Association between duration of aminoglycoside treatment and outcome of cavitary *Mycobacterium avium* complex lung disease. Clin Infect Dis 2018 ; **68** : 1870-1876

38）Modongo C, et al. Amikacin Concentrations Predictive of Ototoxicity in Multidrug-Resistant Tuberculosis Patients. Antimicrob Agents Chemother 2015 ; **59** : 6337-6343

39）Mingeot-Leclercq MP, Tulkens PM. Aminoglycosides : nephrotoxicity. Antimicrob Agents Chemother 1999 ; **43** : 1003-1012

40）Lopez-Novoa JM, et al. New insights into the mechanism of aminoglycoside nephrotoxicity : an integrative point of view. Kidney Int 2011 ; **79** : 33-45

41）Tabuchi B, et al. Ototoxicity : mechanisms of cochlear impairment and its prevention. Curr Med Chem 2011 ; **18** : 4866-4871

42）Rybak LP, Ramkumar V. Ototoxicity. Kidney Int 2007 ; **72** : 931-935

43）Jiang M, et al. Aminoglycoside-Induced Cochleotoxicity : A Review. Front Cell Neurosci 2017 : **11** : 308

44）Fu X, et al. Mechanism and prevention of ototoxicity induced by aminoglycosides. Front Cell Neurosci 2021 ; **15** : 692762

45）Gao Z, et al. Mitochondrial DNA mutations associated with aminoglycoside induced ototoxic-

ity. J Otol 2017 ; **12** : 1-8

46）Nguyen T, Jeyakumar A. Genetic susceptibility to aminoglycoside ototoxicity. Int J Pediatr Otorhinolaryngol 2019 ; **120** : 15-19

47）Griffith DE, et al. Amikacin Liposome Inhalation Suspension for Treatment-Refractory Lung Disease Caused by *Mycobacterium avium* Complex (CONVERT). A Prospective, Open-Label, Randomized Study. Am J Respir Crit Care Med 2018 ; **198** : 1559-1569

48）Morita A, et al. Early-Phase Adverse Effects and Management of Liposomal Amikacin Inhalation for Refractory *Mycobacterium avium* Complex Lung Disease in Real-World Settings. Infect Drug Resist 2022 : **15** : 4001-4011

49）Axiotakis Jr LG, et al. Laryngeal Injury Due to Amikacin Inhalation for Refractory *Mycobacterium avium* Complex Infection. Chest 2021 ; **159** : e185-e187

50）Morita A, et al. Laryngitis after inhalation of liposomal amikacin. Clin Case Rep 2022 ; **10** : e05350

51）倉原　優，露口一成．内視鏡下に声帯炎を観察しえたアミカシン硫酸塩吸入用製剤による失声の 2 例．結核 2022 ; **97** : 381-385

52）Kurahara Y, et al. Management of dysphonia caused by amikacin liposome inhalation in *M. avium* complex pulmonary disease. Int J Tuberc Lung Dis 2023 ; **27** : 872-873

53）Takao D, et al. A case of drug-induced organizing pneumonia caused by amikacin liposome inhalation suspension. J Infect Chemother 2023 ; **29** : 806-808

54）Hashimoto K, et al. Diagnosis and Management of Drug-Induced Interstitial Lung Disease Associated with Amikacin Liposome Inhalation Suspension in Refractory *Mycobacterium Avium* Complex Pulmonary Disease : A Case Report. Infect Drug Resist 2023 ; **16** : 6629-6634

55）Fujita M, et al. Measurement of sitafloxacin MIC for *Mycobacterium avium* complex and application for treatment of pulmonary nontuberculous mycobacteriosis. Jpn J Antibiot 2014 ; **67** : 395-400

56）Asakura T, et al. Sitafloxacin-Containing Regimen for the Treatment of Refractory *Mycobacterium avium* Complex Lung Disease. Open Forum Infect Dis 2019 ; **6** : ofz108

57）Stephenson AL, et al. Tendon Injury and Fluoroquinolone Use : A Systematic Review. Drug Saf 2013 ; **36** : 709-721

58）Pasternak B, et al. Fluoroquinolone use and risk of aortic aneurysm and dissection : nationwide cohort study. Br Med J 2018：**360**：k678

59）結核療法研究協議会内科会．日本における潜在性結核感染症治療の状況，続報．結核 2018；**93**：585-589

60）Mushiroda T, et al. Development of a prediction system for anti-tuberculosis drug-induced liver injury in Japanese patients. Hum Genome Var 2016；**3**：16014

61）Fountain FF, et al. Isoniazid hepatotoxicity associated with treatment of latent tuberculosis infection：a 7-year evaluation from a public health tuberculosis clinic. Chest 2005；**128**：116-123

62）日本結核・非結核性抗酸菌症学会教育・用語委員会．結核症の基礎知識　改訂第 5 版．結核 2021；**96**：104-109

63）倉原　優．クロファジミンの歴史的変遷．結核 2022；**97**：105-110

64）Pai VV. Role of clofazimine in management of reactions in leprosy：A brief overview. Indian J Drugs Dermatol 2015；**1**：125

65）Murashov MD, et al. The Physicochemical Basis of Clofazimine-Induced Skin Pigmentation. J Invest Dermatol 2018；**138**：697-703

66）Watanabe F, et al. Pharmacokinetics and Adverse Effects of Clofazimine in the Treatment of Pulmonary Non-Tuberculous Mycobacterial Infection. Antimicrob Agents Chemother 2022；**66**：e0044122

67）Kurahara Y, et al. Changes in skin discoloration according to clofazimine dosage in nontuberculous mycobacterial pulmonary disease. J Infect Chemother 2025；**31**：102441

68）Kaur I, et al. Effect of clofazimine on eye in multibacillary Leprosy. Indian J Lepr 1990；**62**：87-90

69）渡辺史也ほか．肺非結核性抗酸菌症におけるクロファジミンの使用について．結核 2022；**97**：111-119

70）Song K, et al. Linezolid Trough Concentrations Correlate with Mitochondrial Toxicity-Related Adverse Events in the Treatment of Chronic Extensively Drug-Resistant Tuberculosis. EBio-Medicine 2015；**2**：1627-1633

71）Brown AN, et al. Preclinical Evaluations To Identify Optimal Linezolid Regimens for Tuberculosis Therapy. mBio 2015；**6**：e01741-15

72）Lifan Z, et al. Linezolid for the treatment of extensively drug-resistant tuberculosis：a systematic review and meta-analysis. Int J Tuberc Lung Dis 2019；**23**：1293-1307

73）Winthrop KL, et al. The tolerability of linezolid in the treatment of nontuberculous mycobacterial disease. Eur Respir J 2015；**45**：1177-1179

74）Haley CA, et al. Implementation of Bedaquiline, Pretomanid, and Linezolid in the United States：Experience Using a Novel All-Oral Treatment Regimen for Treatment of Rifampin-Resistant or Rifampin-Intolerant Tuberculosis Disease. Clin Infect Dis 2023；**77**：1053-1062

75）Marfil E, et al. Comparative study of in vitro activity of tedizolid and linezolid against *Mycobacterium avium* complex. J Glob Antimicrob Resist 2022；**30**：395-398

76）Kim T, et al. Safety and Tolerability of Long Term Use of Tedizolid for Treatment of Nontuberculous Mycobacterial Infections. Open Forum Infect Dis 2016；**3**：577

77）Vendrell MM, et al. Safety and Tolerability of More than Six Days of Tedizolid Treatment. Antimicrob Agents Chemother 2020；**64**：e00356-20

78）Kwon YS, et al. Efficacy and safety of tigecycline for *Mycobacterium abscessus* disease. Respir Med 2019；**158**：89-91

79）Mingora CM, et al. Long-term Safety and Tolerability of Omadacycline for the Treatment of *Mycobacterium abscessus* Infections. Open Forum Infect Dis 2023；**10**：ofad335

80）Ghali AE, et al. Long-term evaluation of clinical success and safety of omadacycline in nontuberculous mycobacteria infections：a retrospective, multicenter cohort of real-world health outcomes. Antimicrob Agents Chemother 2023；**67**：e0082423

8 呼吸リハビリテーション
—入院・外来での指導は？—

1 呼吸リハビリテーション

　呼吸リハビリテーションは，①呼吸機能障害による労作時の呼吸困難の緩和，②呼吸困難による日常生活動作低下の改善，③気道感染などによる急性増悪の予防を目的とし，患者の日常生活を継続的に支援するあらゆる医療介入システムを指す包括的な取り組みである[1]．呼吸リハビリテーションの対象は，標準的治療により病態が安定しており，症状（呼吸困難）と機能的な制限がある呼吸器関連疾患患者が中心であり，慢性閉塞性肺疾患（COPD），間質性肺炎，気管支拡張症，肺結核後遺症，肺癌，肺高血圧症など慢性呼吸不全を惹起する多彩な慢性呼吸器疾患もすべて対象となる[2,3]．

　本項では，呼吸リハビリテーションを狭義の意味として排痰を目的とした呼吸理学療法と運動療法とし，非結核性抗酸菌（NTM）症に対する呼吸リハビリテーションのアプローチと指導について概説する．

2 肺NTM症に対する呼吸リハビリテーションとその効果

　近年，中高年女性を中心にNTMによる慢性気道感染例が増加しており，呼吸リハビリテーションの重要な適応疾患として認識されつつある．肺NTM症の症状として，慢性的な咳，喀痰，喀血，疲労，倦怠感，体重減少などがあげられる．2007年の米国胸部疾患学会/米国感染症学会（American Thoracic Society/Infectious Diseases Society of America：ATS/IDSA）の肺NTM症ステートメントには，気管支拡張症例に対する気道クリアランス療法（airway clearance therapy：ACT）は，患者の症状を改善させる可能性があると記載されている[4]．ACTとしては，アクティブサイクル呼吸法（active cycle of breathing technique：ACBT）や体位ドレナージによる自己排痰を指導し，喀痰による感染のリスクを避けるためにその重要性を説明する必要がある．

　肺NTM症に対する呼吸リハビリテーションは，気管支拡張症に対する呼吸リハビリテーション[5]と同様に，COPD患者に準ずるものであり慢性肺疾患の管理の中心となる．その効果は，増悪の減少，運動耐容能の向上，呼吸困難の軽減，健康関連QOLの改善などである[6]．2017年には，Ashwinらが呼吸リハビリテーションにより肺NTM症患者における肺機能の改善が得られたことが報告されている[7]．また，2021年にFaverioらが報告した肺NTM症に対する治療戦略では，治療の第1段階は「診断，抗菌薬治療，専門家によるフォロー，有害事象の管理」，第2段階は「呼吸リハビリテーション，栄養面の評価と介入，併存症の管理，患者教育，環境曝露の予防」とされている[8]．この治療戦略では，呼吸リハビリテーションの効果として，症状や運動パフォーマンスの改善，自律性の促進，健康関連QOLの向上に加え，長期的な健康増進のための行動変容をもたらす効果もあげられている．

　肺NTM症のなかでも，空洞病変を認めるタイプでは慢性の咳や喀痰が多くみられる．慢性の咳や痰は，運動能力の低下や睡眠障害，身体痛，不安などを招き，健康関連QOLの低下をきたすため，このような患者ではACTをはじめとして運動療法を含む呼吸リハビリテーションを行うことが重要である．われわれは，肺NTM症患者を対象とし，薬物療法と呼吸リハビリテーションの併

用効果を検討した前向き観察研究を実施した[9]. その結果, 健康関連 QOL を評価するレスター咳問診表（Leicester cough questionnaire：LCQ）と呼吸状態を評価する COPD 評価テスト（COPD Assessment Test：CAT）のいずれも有意に改善し, 漸増シャトルウォーキングテストや大腿四頭筋筋力における運動能力も改善が得られている. さらに, 咳と喀痰の症状がない患者と比べ, 症状がある患者のほうが呼吸リハビリテーションの介入による改善の割合が有意に高いという結果であった. 以上の結果から, 慢性の咳や喀痰の症状があり, かつ画像所見に空洞病変を認める患者では, 呼吸リハビリテーションの上乗せ効果がより高いと考えられる.

3　呼吸リハビリテーションの実際

a 呼吸理学療法

呼吸理学療法は, 排痰を目的とした ACT や呼吸訓練（口すぼめ呼吸, 腹式呼吸）, 呼吸筋のストレッチ, 呼吸介助法, リラクセーションなどあらゆる理学療法の手段を包括しており[10], 運動療法や日常身体活動を効果的に行えるように身体の状態を整えるためのコンディショニングのプログラムとして位置づけられている. コンディショニングは, 従来の身体的な介入目的だけではなく, 運動のモチベーションやアドヒアランスを向上させ, 運動に対する不安感の軽減を図るメンタル面への介入が含まれる[1].

1) ACT

ACT は, 重力, エアーエントリーなどといった排痰の機序を利用して痰の喀出を促すものであり, 日本では排痰法と呼ばれることが多い. 方法には, 咳嗽, 強制呼出手技（ハフィング）, ACBT, 体位ドレナージ（体位排痰法）, 軽打法, 振動法, 振動型呼気陽圧療法（アカペラ®, フラッター®, ラングフルート®, エアロビカ®）などがある（図 1）.

喀痰量が多い症例では, 日々の排痰に多大な労力を費やすため, 負担の少ない排痰法の指導が重要となる. 標準的な排痰の方法は, 「深呼吸→ハフィング→咳嗽」という手順で実施する（図 2）.

深呼吸を 3～5 回行って気道内へ十分に空気を通し, 痰を動かす準備をする. 次に, 声門を開いた状態で強く速く息を吐き出すハフィングを行い, 最後に咳嗽をして痰を喀出する. この一連の流れを, 痰が出なくなる, あるいは痰の色が変化するまで続ける. ただし, 排痰による疲労を考慮して 1 回あたり 20～30 分程度にとどめる. このような自己排痰法は, 痰が出やすい時間帯（起床時, 食後や水分摂取後など）や痰が出てほしくない時間帯（外出など）の前, あるいは睡眠前などに行うよう指導する.

肺 NTM 症や気管支拡張症などの喀痰量が多い疾患では, ACT は体位排痰法と組み合わせて行うと痰の喀出に有効な場合がある. 図 3 のように痰が貯留している区域を上にし, 重力を利用して痰の移動を促し, 自己排痰法で痰を喀出する. 患者のなかにはこのような肢位を指導しなくても, 痰を出しやすい姿勢を自然に身につけていることも多い.

嚢胞性肺線維症や緑膿菌の感染など, 喀痰量が非常に多く排痰に時間を要し, 排痰そのものに疲弊してしまうような場合には, 患者の排痰にかかる負担を考慮し, 排痰器具と自己排痰法を組み合わせた方法を指導することもある.

自己排痰法の習得によって感染予防のみならず, 咳嗽による疲労を軽減させ, 排痰が少ない時間帯での身体活動性の向上, さらには健康関連 QOL を向上させることが期待される.

2) 呼吸訓練（口すぼめ呼吸と腹式呼吸）

口すぼめ呼吸は, 能動的に延長時間の延長を図ることで呼気終末陽圧（PEEP）を高め, 気道の虚脱を防止し気道閉塞の改善をもたらす. その結果, 動的肺過膨張を抑制し呼吸困難を軽減するなどの効果が期待できる. 鼻から息を吸い, 口をすぼめて「フー」とゆっくり時間をかけて息を吐く呼吸法である. 呼気は吸気の 3～5 倍の時間をかける.

腹式呼吸は横隔膜の可動性がある患者に適応となり, 呼吸補助筋の活動の抑制, 1 回換気量の増加, 呼吸数の減少などにより呼吸困難の軽減がもたらされる. セミファーラー位などの安楽な肢位で腹部と胸部にそれぞれ手を置き, 吸気時の腹壁の膨隆を自身で確認しながら実施する.

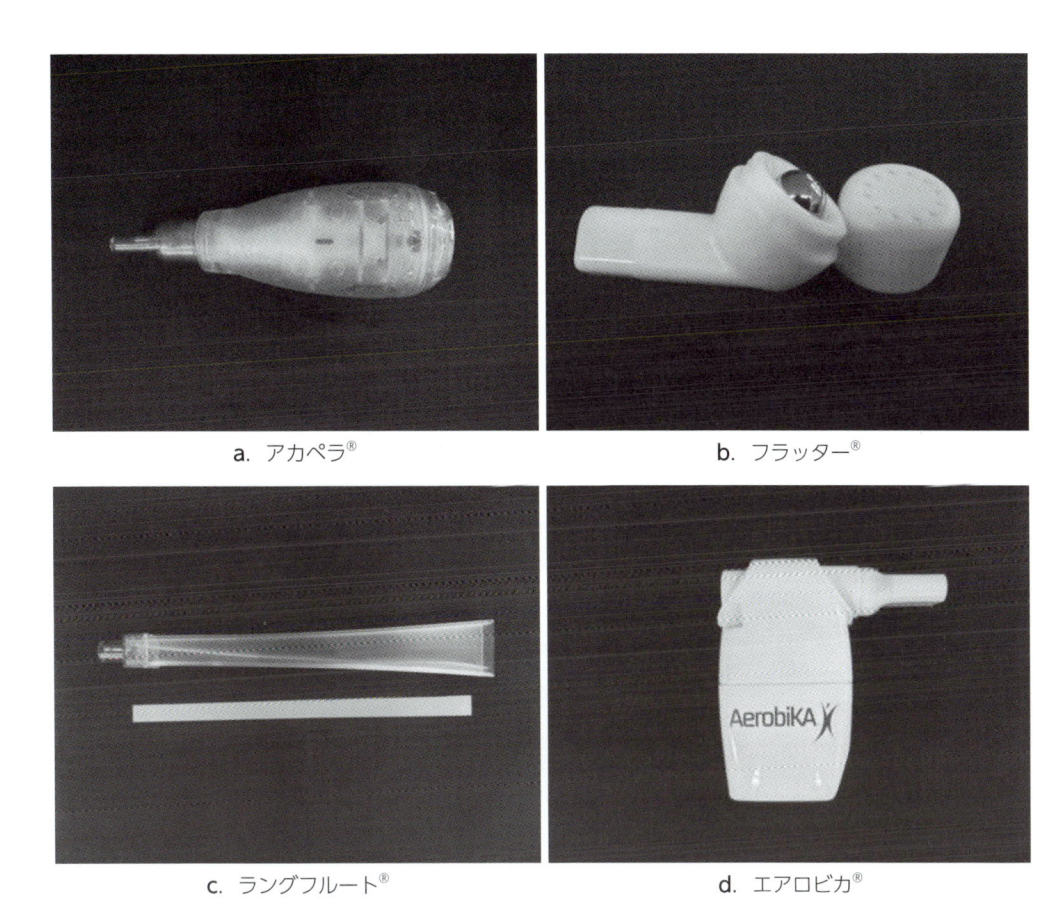

a. アカペラ®

b. フラッター®

c. ラングフルート®

d. エアロビカ®

図1 排痰のための器具の例

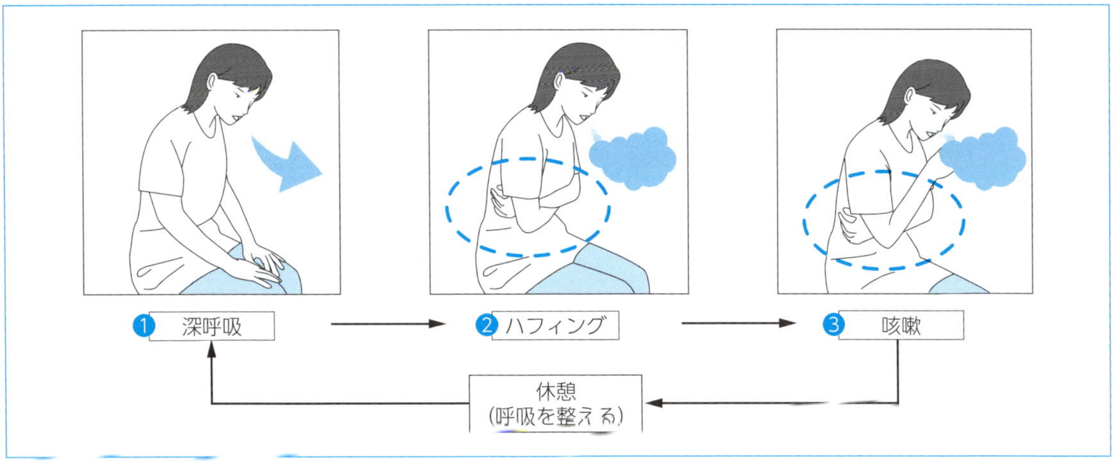

図2 自己排痰法

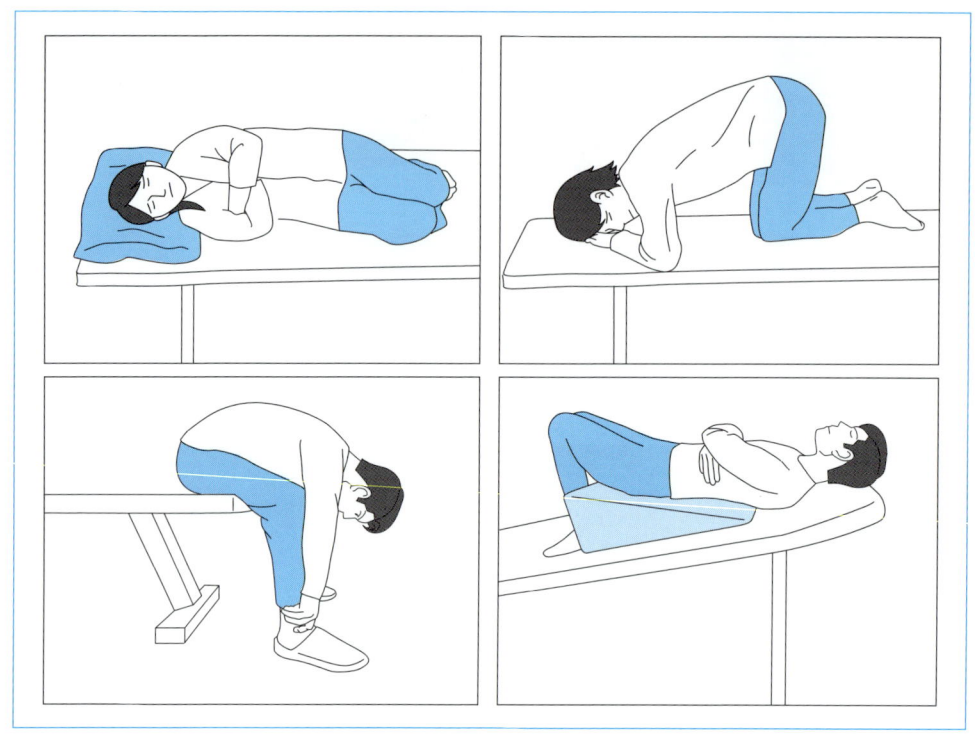

図3　様々な肢位による体位排痰法

口すぼめ呼吸や腹式呼吸は，日常生活動作の際に応用し実践することが必要である．楽な姿勢である臥位にて十分に練習し，順次坐位，立位，歩行・階段，立ち座りなどの動作に合わせてできるように訓練を行っていく．これらの呼吸法は，主に COPD や気管支喘息に適応されることが多いが，肺 NTM 症やその他の呼吸器疾患においても自身の呼吸を意識して呼吸をコントロールさせ，労作時における呼吸困難の軽減をもたらすものとして有効である．

b 運動療法

運動療法は呼吸リハビリテーションの重要な構成要素である．特に COPD の機能障害は呼吸機能の低下とともに骨格筋機能不全も一因である可能性が Casaburi ら[11]により提唱されて以来，運動療法が積極的に行われている．肺 NTM 症は病初期には無症状であることが多く，一般的には緩徐に進行することから，呼吸リハビリテーションにおける排痰法や運動療法の必要性についての理解が得られにくいことがある．肺 NTM 症患者が

運動療法を行う意義は，服薬による副作用，体重減少や不活動による体力の低下の予防であり，日常生活動作（activities of daily living：ADL）の維持のみならず自身で排痰を継続できる体力を維持しておくことが重要である．運動には，平地歩行，階段昇降，自転車エルゴメータ，トレッドミルを使用した全身持久力トレーニング，自重やフリーウェイト（重錘バンド，ダンベルなど）を用いた四肢・体幹筋力のトレーニング，さらには，吸気抵抗や腹部重錘負荷法を用いた呼吸筋トレーニングなどがある．いずれのトレーニングにおいても，患者が息苦しさを感じる動作と関連づけた種目でトレーニングを行うことが重要であり，トレーニングのためのトレーニングとならないよう注意が必要である．また，患者が自宅で ACT や運動療法を可能な限り毎日実践できるプログラムを組み，指導を行うことが重要である．肺 NTM 症患者に対する運動療法においても，ほかの呼吸器疾患と同様に病状に合わせて，コンディショニングや ADL トレーニングに割く時間の割合，そして運動の負荷の強度を個別に設定する（図 4）[1]．

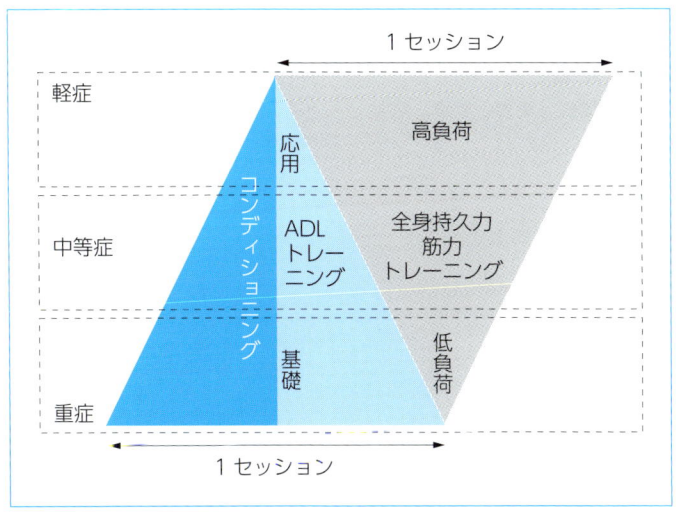

図4 呼吸リハビリテーションのプログラム構成（維持期）
（植木　純ほか. 呼吸リハビリテーションに関するステートメント. 日呼ケアリハ学誌 2018；**27**：95-114[1]）より許諾を得て転載・一部改変）

4 入院・外来での指導

　肺NTM症に対する呼吸リハビリテーションとしては，まずは自身で排痰を行う自己排痰法の指導が重要となる．喀痰の存在や喀出の状況は病態の進行具合により異なるが，気管支拡張を伴う肺NTM症の患者の大半は痰の存在と咳嗽を自認していることが多い．そのため，痰が原因で生じる咳嗽があれば，鎮咳薬の処方の前に排痰の指導が必要である．また，普段から痰の自覚や喀出が少ない患者においても，定期的な喀痰検査の際に楽に痰を出すことができるように排痰法を指導しておくことは重要である．しかしながら，臨床現場では排痰指導のための時間や人材，教材の不足が指摘され，患者・家族からは「排痰の仕方がわからない」，「どこに資料があるのかわからない」，「呼吸に対するリハビリテーションがあること自体を知らなかった」などの声が聞かれている．そのため，われわれはこのような状況に鑑み，外来で使用可能な排痰指導用のリーフレットと動画を作成し，希望する施設には無料で送付している（複十字病院リハビリテーション科Webページ参照）．日常の診療において，薬物療法に加えて，排痰法の指導も考慮いただきたい．

文　献

1) 植木　純ほか. 呼吸リハビリテーションに関するステートメント. 日呼ケアリハ学誌 2018；**27**：95-114
2) Nici L, et al. American Thoracic Society/European Respiratory Society statement on pulmonary rehabilitation. Am J Respir Crit Care Med 2006；**173**：1390-1413
3) 塩谷隆信. 呼吸リハビリテーションの潮流―エビデンス，実践，普及―. 日呼ケアリハ学誌 2017；**27**：1-10
4) Griffith DE, et al. An official ATS/IDSA statement：diagnosis, treatment, and prevention of nontuberculous mycobacterial diseases. Am J Respir Crit Care Med 2007；**175**：367-416
5) Polverino E, et al. European Respiratory Society guidelines for the management of adult bronchiectasis. Eur Respir J 2017；**50**：1700629
6) Hill AT, et al. British Thoracic Society Guideline for bronchiectasis in adults. Thorax 2019；**74**：1-69
7) Basavaraj A, et al. Effects of Chest Physical Therapy in Patients with Non-Tuberculous Mycobacteria. Int J Respir Pulm Med 2017；**4**：065
8) Faverio P, et al. Nontuberculous mycobacterial pulmonary disease：an integrated approach beyond antibiotics. ERJ Open Res 2021；**7**：00574-2020.
9) Omatsu S, et al. Clinical significance and safety of combined treatment with chemotherapy and pulmonary rehabilitation regarding health-re-

lated quality of life and physical function in nontuberculous mycobacterial pulmonary disease. Respir Investig 2022 ; **60** : 674-683

10) 神津　玲. 呼吸理学療法の歴史・定義・展望. 呼吸

理学療法標準手技, 千住秀明ほか（監修）, 医学書院, 東京, p.4-14, 2008

11) Casaburi R. Skeletal muscle function in COPD. Chest 2000 ; **117** : 267-271

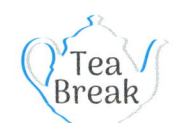

QOL 研究
―臨床医が知っておきたい QOL 指標と NTM ―

　患者の生活の質（quality of life：QOL）を改善させることは，患者中心の現代医療において欠かせない治療目標のひとつである．患者報告アウトカム（patient-reported outcomes：PRO）として知られる健康関連 QOL（health-related QOL：HRQOL）は，質問票などを用いて定量的に評価することが可能であり，呼吸器疾患患者を対象とした研究においてもこれまでに数多く報告されている．2009 年に米国食品医薬品局（FDA）が発表したガイダンスのなかで，PROは次のように定義されている．「PRO とは，症状やQOL といった健康状態を患者自身が判定し，その結果に医師や介助者などのほかの者の評価が介在しない評価法である」[1]．これらを踏まえると，難治性かつ症状の不均一性，さらには長期にわたる多剤併用の負担など，治療管理の複雑さを持つ肺非結核性抗酸菌（NTM）症において，微生物学的評価や他者の解釈を介さずに，PRO の側面から健康状態と治療効果を確認しつつ患者中心の医療を提供していくことの重要性は明白である．また，2020 年 ATS/ERS/ESCMID/IDSA から公表された肺 NTM 症の診療ガイドライン[2]のなかでも，HRQOL の評価を含めた臨床研究の重要性に関する記載が新たに追加されている．

　肺 NTM 症における HRQOL の指標はまだ確立されていない現状にあるが，これまで用いられてきた主な指標としては，包括的尺度では MOS 36-item short-form health survey（SF-36），EuroQoL five-dimension（EQ-5D），疾患・症状特異的尺度では St. George's respiratory questionnaire（SGRQ），Leicester cough questionnaire（LCQ），Quality of life-bronchiectasis（QOL-B），NTM module，COPD assessment test（CAT）などがあげられる．疾患・症状特異的尺度には元来 COPD や気管支拡張症に対する使用を目的に開発された指標も多いが，それぞれ先行研究にて肺 NTM 症における信頼性が確認されている．指標を選択する際は，それぞれの特性を理解する必要がある．具体的には，評価の簡便さ，反応性，結果の解釈方法などである．CAT や LCQ は質問数がそれぞれ 8 問，19 問と少なく，比較的簡便に評価が行える．一方で SF-36，QOL-B，SGRQ，

NTM module は 36〜61 問と多く，詳細に捉えることができる反面，患者負担の大きさにも留意する必要がある．反応性は，観察的あるいは治療介入による縦断的変化の検出度合いを意味するが，とりわけ疾患・症状特異的尺度は包括的尺度よりも反応性に優れる場合が多い．咳症状を主として質問が構成されているLCQ や，肺 NTM 症に特徴的な症状である食欲低下と薬剤副作用の質問を含む NTM module は，変化をより細かく捉える可能性がある．結果の解釈方法とは，標準値や臨床的に意義のある最小変化量（minimal clinically important difference：MCID），カットオフ値などを用いて結果が解釈可能かどうかということを意味する．国民標準値が設定されている SF-36，MCIDが示されている QOL-B，予後予測としての SGRQ などが代表的だが，解釈としてはまだ限定的であり，今後さらなる研究が求められる．また評価の振り返り期間にも違いがある．SF-36 は 1 ヵ月，LCQ は 2 週間，QOL-B は 1 週間などと異なるため，どの程度の時間経過で変化を捉えたいのかを考慮する必要がある．

　以上を踏まえ，HRQOL の評価は各評価指標の特徴を理解し目的に応じて使い分けることが望ましい．今後は，薬物治療をはじめ外科治療や呼吸リハビリテーションを含む非薬物療法の効果を測定するアウトカムのひとつとして，HRQOL の評価を取り入れることが期待される．なお，HRQOL の各指標には版権が付与されている場合が多く，実際に評価する際には管理元へ連絡のうえ，必要に応じて事前に定められた手続きを行う点にご留意いただきたい．

文　献

1) FDA Guidance for Industry. Patient-Reported Outcome Measures : Use in Medical Product Development to Support Labeling Claims. https://www.fda.gov/regulatory-information/search-fda-guidance-documents/patient-reported-outcome-measures-use-medical-product-development-support-labeling-claims（2024 年 1 月 8 日閲覧）
2) Daley CL, et al. Treatment of nontuberculous mycobacterial pulmonary disease : an official ATS/ERS/ESCMID/IDSA clinical practice guideline. Eur Respir J 2020 ; **56** : 35-36

9 外科治療
—こんな手術もできる！紹介のタイミングは？—

2013 年 7 月に「肺 MAC 症診療 Up to Date—非結核性抗酸菌症のすべて—」[1] が発行されてから 10 年が経過し肺非結核性抗酸菌（NTM）症に対する治療薬の幅が広がってきている．アミカシン硫酸塩【注射薬】，アジスロマイシン水和物が肺 NTM 症に保険適用となり，イミペネム水和物・シラスタチンナトリウムとクロファジミンが *M. abscessus* 症に保険適用となった．さらにアミカシンリポソーム吸入用懸濁液が難治性肺 *M. avium* complex（MAC）症に使用可能となった[2]．肺 NTM 症に対する内科治療の成績向上が期待されるが，外科治療が有益な肺 NTM 症患者は依然として存在する．ただし手術適応が明確な多剤耐性肺結核（multidrug-resistant tuberculosis：MDR-TB）と比べると肺 NTM 症の手術適応（誰に，いつ，どのような手術をするか）は難しい．手術をすることの益と害のバランスに基づき判断する必要があるが，肺 NTM 症はヒト-ヒト感染を起こさないため排菌を止めて社会復帰を目指すという MDR-TB 的な考え方は成り立たない．そこでまず 2013 年以降に欧米学会から発表された肺 NTM 症ガイドラインにおいて外科治療がどのような位置づけになっているかについて紹介する．

1 欧米の肺 NTM 症ガイドライン

a 英国胸部学会のガイドライン

英国胸部学会（British Thoracic Society：BTS）は 2017 年に「British Thoracic Society guidelines for the management of non-tuberculous mycobacterial pulmonary disease（NTM-PD）」[3] を発表した．セクション 16 が外科治療の設問「肺 NTM 症治療における手術の役割は何か？」

である．

エビデンス（evidence statements）は，①特定の肺 NTM 症患者では肺切除手術は高い喀痰陰性化率と低い再発率をもたらしうる（エビデンスレベル 3），②肺 NTM 症に対する肺切除手術は重大な合併症率を伴う可能性があり，より広範な切除や肺全摘除術では合併症率がさらに高くなる（エビデンスレベル 3），③術者と施設が肺 NTM 症に対する肺切除手術の経験を積むにつれて術後合併症率，術後死亡率が低下する（エビデンスレベル 3），となっている．

推奨（recommendations）は，①肺 NTM 症治療における肺切除手術の役割は診断確定時と難治化した症例の再受診時に考慮すべきである（推奨度 D），②肺 NTM 症に対する肺切除手術は重度の病変が限局している患者に適応となりうる（推奨度 D），③肺 NTM 症の肺切除手術は肺 NTM 症患者の治療に精通した施設で多職種の専門家による評価ののちにのみ行われるべきである（推奨度 D），④肺 NTM 症患者は肺切除手術前に抗菌薬治療が確立され，菌陰性化後 12 ヵ月間は治療が継続されるべきである（推奨度 D），⑤ほかに肺 NTM 症病変を有しない患者においては，孤立性 NTM 結節の切除後は抗菌薬治療が通常不要である（推奨度 D），としている．

「good practice points」として以下をあげている．①肺切除手術を考慮している肺 NTM 症患者は肺癌手術用の現行ガイダンスに沿った包括的な心肺機能評価を受ける必要がある．②肺切除手術前に栄養状態を最適化する必要がある．

b 欧米関連学会のガイドライン

米国胸部学会（American Thoracic Society：ATS）は 2020 年に欧米関連学会（European

Respiratory Society［ERS］, European Society of Clinical Microbiology and Infectious Diseases［ESCMID］, Infectious Diseases Society of America［IDSA］）と共同で「Treatment of nontuberculous mycobacterial pulmonary disease：an official ATS/ERS/ESCMID/IDSA clinical practice guideline」[4] を発表した．クエスチョン XXII が外科治療の設問「肺 NTM 症治療には内科治療＋手術を用いるべきか内科治療のみを用いるべきか？」である．

推奨（recommendation）は「特定の肺 NTM 症患者には，専門家へのコンサルトののち内科治療の補助としての外科的切除を行うことを提案する（条件つき推奨，効果推定値が極めて不確実）」となっている．

備考（remarks）は以下のとおりである．①内科治療が不成功に終わる，空洞性病変を有する，薬剤耐性菌を有する，喀血や重度の気管支拡張などの合併症を有する特定の患者に対しては病巣肺の外科的切除を行ってもよい．②外科的切除に進むかどうかの決定は手術の益と害を天秤にかけて下されるべきである．③抗酸菌症手術に精通した外科医によって手術が行われるべきである，と委員会は提案している．

C 現行ガイドラインの問題点

上記いずれのガイドラインも外科治療の有用性は認めているが，手術のエビデンスレベル，推奨度は高くない．これは肺 NTM 症では内科治療単独群と外科治療併用群とに分けたランダム化比較試験の実施がほぼ不可能なためである．手術によって益を受ける患者がいることは事実であるが，高いエビデンスに基づいた画一的な手術適応は現状存在しない．BTS ガイドラインは「selected individuals」[3]，ATS/ERS/ESCMID/IDSA ガイドラインは「selected patients」[4] という表現を用いて，「select」された肺 NTM 症患者に対して手術が有益となりうるとしている．しかし，実際にはどう「select」するかが非常に難しい．

2 コロラド大学グループの手術適応

米国で最も肺抗酸菌症手術に精通しているコロラド大学グループは肺 NTM 症の主な手術適応として以下の３つをあげている[5, 6]．①内科治療不成功例（再発，薬剤耐性，薬剤不忍容）に対して治療を成功に導く，②致死的になりうる喀血や日常生活の妨げとなるような慢性難治性咳嗽などの症状をコントロールする，③病勢の進行を遅くする，である．①では実質病変は真に限局している必要があり，それによって切除後の残存肺には構造破壊性病変が比較的ない状態となる．②では気管支拡張などの病変が残ったとしても責任病巣の切除によって症状を緩和させることができる．したがって，症状を生み出している病変を特定することが重要となる．③では最も重度の実質破壊性病変を「debulking」して病勢の進行を遅らせる．たとえば片側に重度の空洞性病変があるが対側肺の実質破壊はそれほどでもない患者がこれにあたる．

3 日本の肺 NTM 症手術の現状

日本胸部外科学会の学術調査データによれば肺結核，結核腫の全国総手術件数が減少傾向にあるのに反して，肺 NTM 症の手術件数は 2008 年の 292 件から 2013 年には 576 件に増加し，その後も 500 件前後で推移している[7]（図 1）．手術件数が増加した一番の要因は肺 NTM 症患者数の増加と考えられる．それに加えて 2008 年に日本結核病学会非結核性抗酸菌症対策委員会が「肺非結核性抗酸菌症に対する外科治療の指針」[8] を発表したことによって肺 NTM 症に対する外科治療の必要性が認知されてきたことも関係している可能性がある．

4 当院の肺 NTM 症手術の現状

著者の施設でも肺切除術の対象となる肺抗酸菌症の中心は MDR-TB から肺 NTM 症に移り，2015 年以降は年間 35 件前後の肺 NTM 症手術

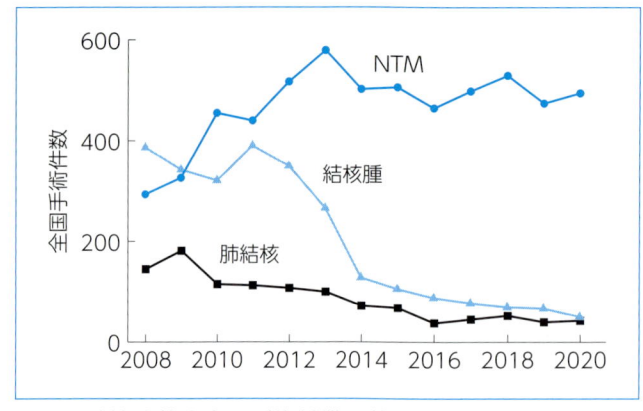

図1　肺抗酸菌症全国手術件数の推移

NTM：非結核性抗酸菌症

(日本胸部外科学会学術調査データ[7]より作図)

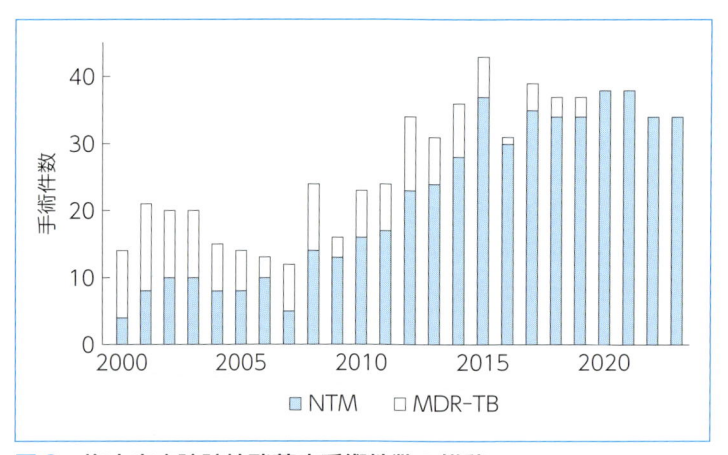

図2　複十字病院肺抗酸菌症手術件数の推移

NTM：非結核性抗酸菌症，MDR-TB：多剤耐性肺結核

を行っている（図2）．肺NTM症患者の手術適応は主として月1回開催する多職種（呼吸器内科医，呼吸器外科医，放射線科医，理学療法士など）参加の肺NTM症カンファレンスで決めている．手術適応は基本的に欧米の肺NTM症ガイドライン[3, 4]，日本結核病学会の指針[8]に則って判断している．切除対象の病変は空洞や気管支拡張といった気道破壊性病変になる．これらの病変が一肺区域ないし一肺葉に限局し，それ以外の肺実質に病変がほとんどない場合は手術適応の判断が比較的容易である．しかし，同側他肺葉や対側肺にも気道破壊性病変がある症例は，どの病変までを切除すべきかあるいは手術自体すべきかどうかの

判断が難しい．一肺葉切除を越える拡大肺切除術や両側の二期的手術によって気道破壊性病変が取り切れる場合は肺機能が許せば完全切除術の方針としている（図3）．病変の広がりや肺機能的に気道破壊性病変の完全切除が難しい場合は，コロラド大学グループが提唱する「debulking」の概念[5, 6]を適用して最も重度の病変のみを切除（「debulking」）する方針としている（図4）．

　われわれが2020年に発表した184例の肺MAC症手術成績では116（63.0％）例は気道破壊性病変が限局し病変の完全切除が行えたが，68（37.0％）例は病変が広範で「debulking」手術となった[9]．完全切除群の1年，3年，5年無再

発率は 99.0％，97.4％，95.0％，一方「debulking」群のそれは 93.0％，89.2％，75.1％，と完全切除群のほうが有意に良好であった（$p<0.001$）．しかし「debulking」群でも 5 年無再発率が 75.1％あり「debulking」手術の意義はそれなりにあるとわれわれは考えている．2022 年に発表した肺

M. abscessus 症手術成績では「debulking」手術を行った広範型病変症例 15（45.5％）例を含む全 33 症例の 1 年，3 年，5 年無再発率は 96.3％，96.3％，80.2％と良好であった[10]．

上記 2 論文を含む肺 NTM 症外科治療論文 15 編のシステマティックレビュー・メタアナリシス論文が 2023 年に発表された[11]．それによれば観察期間の中間値 34ヵ月での術後菌陰性化率は 93％（95％CI 87〜97％），再発率は 9％（95％CI 6〜14％）となっている．17％（95％CI 13〜23％）に術後合併症が発生し，在院死亡率は 0％（95％CI 0〜2％）であった．一肺葉を越える拡大肺切除術が症例の 30％以上に行われた 6 論文と 30％未満の 9 論文との比較で術後合併症率に差はなかった．特定の肺 NTM 症患者において補助的手術は術後合併症率が許容範囲におさまる有効な治療オプションであると結論している．

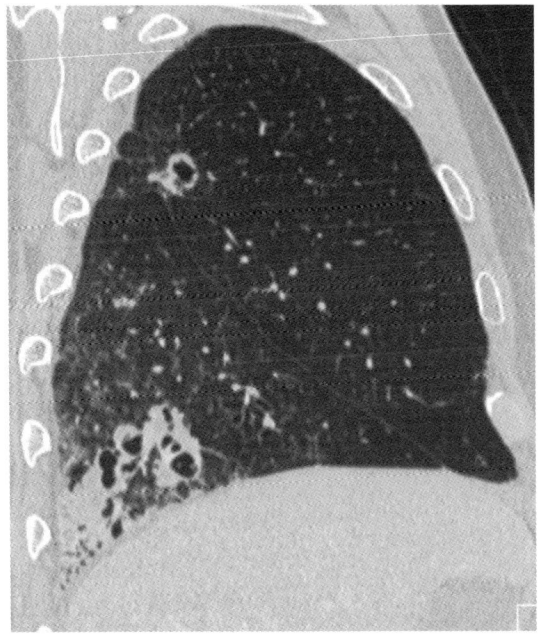

図 3　拡大肺切除術を行った広範型病変症例
71 歳男性，肺 MAC 症，喫煙者．右肺下葉の気管支拡張に加えて右肺上葉 S^2 にも限局性の気管支拡張がある．それ以外の肺実質には気道破壊性病変が見られない．病変の完全切除を目指して右肺下葉切除＋S^2 区域切除術を行った．

肺 NTM 症患者の増加に伴い外科治療を必要とする患者も増加している．欧米学会から発表された肺 NTM 症治療ガイドラインにより肺 NTM 症の手術適応はある程度明確になった．しかし手術が有益か否かの判断が難しいケースが依然として存在している．その場合は肺 NTM 症の内科・外科治療に精通した専門施設へコンサルトすることが望ましい．

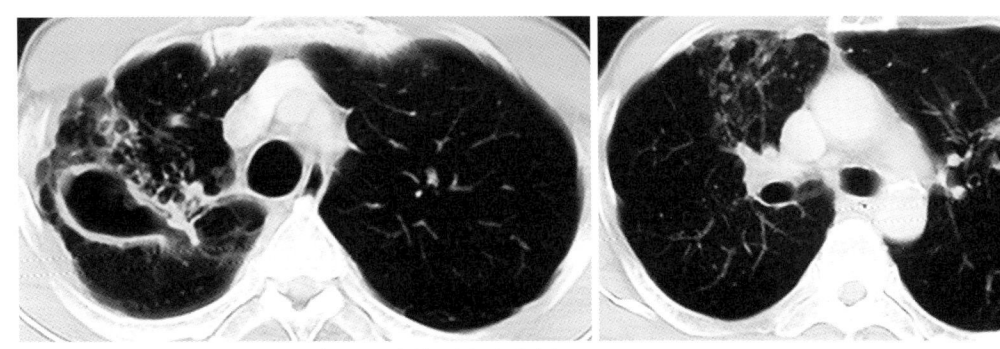

図 4　「Debulking」手術を行った広範型病変症例
53 歳男性，肺 MAC 症，既喫煙者，糖尿病合併．右肺上葉の粗大な空洞に加えて左肺上葉にも小空洞がある．「Debulking」目的で右肺上葉切除術を行った．

（白石裕治．非結核性抗酸菌症の外科治療．日胸臨 2009；**68**：1046-1051 より許諾を得て転載）

文　献

1) 白石裕治. 非結核性抗酸菌症の外科治療—どういうときに切除するのか?. 肺 MAC 症診療 Up to Date—非結核性抗酸菌症のすべて—, 倉島篤行ほか（編）, 南江堂, 東京, p.76-80, 2013

2) 日本結核・非結核性抗酸菌症学会 非結核性抗酸菌症対策委員会, 日本呼吸器学会 感染症・結核学術部会. 成人肺非結核性抗酸菌症化学療法に関する見解—2023 年改訂. 結核 2023 ; **98** : 177-187

3) Haworth CS, et al. British Thoracic Society guidelines for the management of non-tuberculous mycobacterial pulmonary disease（NTM-PD）. Thorax 2017 ; **72**（Suppl 2）: ii1-ii64

4) Daley CL, et al. Treatment of nontuberculous mycobacterial pulmonary disease : an official ATS/ERS/ESCMID/IDSA clinical practice guideline. Clin Infect Dis 2020 ; **71** : e1-e36

5) Mitchell JD. Surgical approach to pulmonary nontuberculous mycobacterial infections. Clin Chest Med 2015 ; **36** : 117-122

6) Mitchell JD. Surgical treatment of pulmonary nontuberculous mycobacterial infections. Thorac Surg Clin 2019 ; **29** : 77-83

7) Annual report ｜学術調査｜学会について｜日本胸部外科学会公式サイト〈https://www.jpats.org/society/investigation/annual_report.html〉（2024 年 1 月 10 日閲覧）

8) 日本結核病学会非結核性抗酸菌症対策委員会. 肺非結核性抗酸菌症に対する外科治療の指針. 結核 2008 ; **83** : 527-528

9) Togo T, et al. Residual destructive lesions and surgical outcome in *Mycobacterium avium* complex pulmonary disease. Ann Thorac Surg 2020 ; **110** : 1698-1705

10) Togo T, et al. Outcomes of surgical treatment for *Mycobacterium abscessus* complex pulmonary disease. Ann Thorac Surg 2022 ; **113** : 949-956

11) Kim JY, et al. Outcomes of adjunctive surgery in patients with nontuberculous mycobacterial pulmonary disease : a systematic review and meta-analysis. Chest 2023 ; **163** : 763-777

10 外科治療の実際
─部分切除から拡大切除まで─

　肺非結核性抗酸菌（NTM）症に対する治療は化学療法が基本となるが，化学療法に抵抗性の症例も少なくなく，病状のコントロールを目的とした外科治療が必要となることもある．これまでにも肺NTM症に対する外科治療に関しては様々な報告がなされており，集学的治療の一環としての外科治療の有効性は明らかになったと考えられるが，手術適応や切除範囲の選択，手術前・後の化学療法の期間など，解決されていない問題もある．本項では，外科治療の適応があると判断した症例に対し，手術実施までに生じる問題を考察するとともに，筆者が実際に外科治療を施行した症例を提示する．

　一方，小結節や散布病変は術後の経過観察中に縮小・消失することも少なくない．病変が残らないように切除すると術後の呼吸機能低下が憂慮されるような症例に対しては，そこで手術を断念するのではなく，破壊性病変は切除するも非破壊性病変は残した手術を行った場合，術後の病状のコントロールが可能かどうかを検討すべきである．ただし，直径が5mmを超えるような結節影は，摘出後に切開すると膿の排出を認めることも少なくなく空洞予備軍とも考えられる．筆者は，このような病変に対し，部分切除にて摘出可能であるような場合は，できる限り残さないよう追加切除をしている．

1　切除すべき病変の選択

　外科治療の適応があると判断した症例に対して，切除範囲を決め，術式を決定することが必要である．病変が一葉内に限局している症例では，病変の局在や広がりにより葉切除や区域切除，あるいは部分切除を選択するが，病歴が長期に及んでいる症例では病変が一葉を越え複数葉に存在することも少なくない．筆者らは，残存病変が術後の再燃再発に関するリスク因子のひとつであることを指摘した[1]．病変が複数葉に広がっている場合，残存病変がないように切除することが望ましいが，術後の呼吸機能を考慮すると病変が残らないように切除することは難しい場合もある．

　肺NTM症の病変は，浸潤影や結節・散布影などの非破壊性病変と空洞や気管支拡張の破壊性病変に分けることができる．肺NTM症に対する手術においては，多量の菌の存在が疑われる破壊性病変を残さないよう切除することが大切である．

2　拡大切除術

　肺NTM症に対する手術の特徴として，複数葉に対する切除，すなわち拡大切除術の割合が多いことがあげられる[2]．一方，片肺全摘出術は術後の合併症発症率や死亡率に関するリスク因子との報告[3,4]があり，病変が複数葉に広がっているような症例でも，全摘術をするのではなく拡大切除術にて対応すべく術式を工夫することが大切である．

3　両側病変に対する切除

　肺NTM症のなかには両側に病変を認める症例もある．2007年のATS/IDSAのガイドライン[5]では，手術適応に関し「病巣が主に一側肺に局在している」症例と書かれているがその理由は明示されていない．両側病変に対する手術の報告は

1960年代から認めるが，内容を詳細に記述した報告は限られている[6~8]．筆者らの施設では，両側に病変を認める症例であっても，両側の病変を切除することにより病状のコントロールが得られると判断した症例に対しては積極的に手術を施行している．

両側の病変に対して手術を予定した場合，いくつかの問題が生じる．両側同時に行うか二期的にするか，二期的手術にした場合左右どちらを優先させ，初回と2回目の手術の間隔をどのくらいあけるか，などである．

これまで，両側に対する手術を一期的に行ったという文献的報告は認めず，両側の病変に対する手術は二期的に行うことが一般的と思われる．

左右どちらを先に切除するかという問題に関して，筆者らは，「二期的手術を計画した場合に左右どちらを先に手術するかは病変の程度の強いほうを優先させるのが合理的と考える」と報告した[7]．両側に病変を認める場合，右中葉と左舌区の症例が多く，この場合は病変の程度の強いほうを優先して手術するという方針でよいと考えるが，なかには片側もしくは両側の病変が一葉を越えて存在する症例もある．両側の病変に対して切除を行う条件として，両側の病変とも一葉内に限局していることが必要との報告[9]もあるが，筆者らの経験では，片側もしくは両側の病変に対して拡大切除術が必要な場合でも，術後の予測呼吸機能などを考慮し，耐術と判断すれば手術適応となる症例もある．このような症例では，2回目の手術時の片側換気を考慮して切除範囲の少ない側を先に手術するのが合理的である[10]．

初回と2回目の手術の間隔に関しては，6~12週あけて手術したとの報告[11]や，体力の回復を待つためと初回手術後の対側病変の変化の評価のため，2回目の手術は初回手術から最低4ヵ月以上経過してから行うとする報告[8]もある．筆者らの施設では，以前は初回手術から数ヵ月後に2回目の手術を計画した症例が多かったが，最近では6~8週以内に行うようにしている．これは，手術前後に行うアミノグリコシドの投与期間を考慮していることもひとつの要因である．両側に拡大切除術が必要な症例では，初回の手術後の呼吸機能の十分な回復を期待してより長期のインターバルが望ましいような症例もある．切除範囲や患者状態を考慮し個々の症例ごとに至適間隔期間を検討すべきと考える．

4 手術前・後の化学療法のレジメンおよび期間

a 肺MAC症の場合

術前と術後の化学療法に関しては，ほとんどの報告が多剤併用療法を行ったと記述している．標準治療薬であるクラリスロマイシン（アジスロマイシン），リファンピシン，エタンブトールの3剤，もしくはこれらにアミノグリコシドを組み合わせることが一般的と思われる．

2008年に結核病学会から出された「肺非結核性抗酸菌症に対する外科治療の指針」[12]には，「術前3~6ヵ月程度の化学療法は行われるべき」と書かれているが，術前の投与期間に関して明確な戦略のもとに期間を決めて行ったとの報告は多くない．術前の化学療法の期間は術後の回復や退院期間との好ましい関係はなかったとする報告[13]や，化学療法開始から手術までの期間が長いことが術後の再燃・再発に関するリスク因子であるとの報告[14]があり，さらには，術後の合併症を減らすには術前の菌の陰転化が必要との報告[15]も認める．筆者らの施設では，術前は最低3ヵ月間の化学療法は必須と考えているが，手術適応があると判断した時点で可能な限り早期の手術を計画するようにしている．

術後の化学療法に関しても定まった期間はなく，報告により様々であるが，前述の「肺非結核性抗酸菌症に対する外科治療の指針」では「少なくとも1年以上が妥当」と記されている．筆者らの施設では，術後の化学療法に関して，手術摘出組織の菌培養の結果が陰性であれば1年間，陽性となった場合は2年間としている[1]．また，2019年5月以降の症例では，治療強化を目的として手術前・後の2ヵ月間ずつアミカシンの点滴静脈注射を行っている．しかし，これらに関して明確な根拠があるわけではなく，今後症例を重ねたうえで再検討する必要があると考える．

ⓑ 肺 *M. abscessus* species 症の場合

　肺 *M. abscessus* species 症に対する手術前・後の化学療法に関しても詳細に記述した報告は多くない．筆者らの施設では，クラリスロマイシン（アジスロマイシン），イミペネム/シラスタチン，アミカシン，クロファジミン，シタフロキサシンを症例により組み合わせて使い分けている．投薬期間は肺 MAC 症と同様，術前は最低 3 ヵ月間の化学療法を行い，術後は手術摘出組織の培養の結果により 1 年もしくは 2 年としている．

5　低侵襲手術

　これまで，肺切除のアプローチとしては開胸手術と胸腔鏡下手術に分けられてきた．筆者が経験した 2008～2023 年までに行った肺 NTM 症に対しての手術 285 件中 268 件（94%）が完全胸腔鏡下手術であり，肺 NTM 症に対しても低侵襲手術が十分可能であると考える．

　近年，胸部外科領域でもロボット支援下手術（以下，ロボット手術）が行われるようになり，肺癌に対しては急速に普及している．良性疾患に対する区域切除および葉切除のロボット手術が 2024 年 6 月に保険収載となったことを受け，筆者らの施設では同年 7 月より肺 NTM 症に対するロボット手術を開始した．肺癌と同様，肺 NTM 症に対しても低侵襲手術が有効であることは報告されており[16]，低侵襲手術の選択肢が広がったことで，今後，肺 NTM 症に対する外科治療がいっそう普及することを期待したい．

6　術後経過

　1970 年代には，手術から退院までの平均在院期間が 3.7 ヵ月であったとの報告[17] や術後退院までは 6～12 週間であったとする報告[13] があるが，近年では術後退院までの期間は 1 週間以内とする報告[18, 19] を認める．手術侵襲や術後の在院期間の点からみると，患者に対する外科治療の負担はかなり軽減されたといえる．

	R0	R1
D0	Ⅰ	Ⅱ
D1	Ⅲ	Ⅳa/Ⅳb

図 1　DR 分類（肺 NTM 症に対する外科治療適応の指標）

D：destructive lesion（破壊性病変），R：resistance to medication（薬剤抵抗性）
a：マクロライド感受性，b：マクロライド耐性
0：no，1：yes
[Class]
Ⅰ：外科治療の適応なし
Ⅱ：局所病変の場合は症例により外科治療の適応あり
Ⅲ：再発・再燃予防のための外科治療の適応あり
Ⅳa：外科治療の適応あり
Ⅳb：外科治療の強い適応

7　外科治療の早期介入の必要性

　化学療法に抵抗性の難治性肺 NTM 症のなかには外科治療が有効な症例を認めるが，外科治療の介入が遅かったのではないかと思われる症例もいまだ経験する．筆者らの施設では，外科治療の介入が遅れないようにするため独自に DR 分類という指標を作成し，外科治療の適応を明確かつ簡略化している[20]（図 1）．手術適応があると判断された症例は，病変が広がる前に外科治療へ介入することが重要である．

8　手術症例

ⓐ 症例 1（図 2）

　67 歳，女性．血痰を主訴に受診し，画像にて左舌区に気管支拡張像を認め，喀痰検査にて肺 NTM 症と診断．起因菌は *M. avium*．病型は空洞を伴わない結節・気管支拡張型．化学療法を開始したがマクロライド耐性となり，DR 分類：class Ⅳb（D1，R1，マクロライド耐性（以下，mr））にて手術適応ありと判断．胸腔鏡下左舌区切除術を施行．術後第 1 病日に胸腔ドレーンを抜去し，第 7 病日に退院．術後，血痰はなくなった．術前治療期間は 79 ヵ月．

手術前 CT

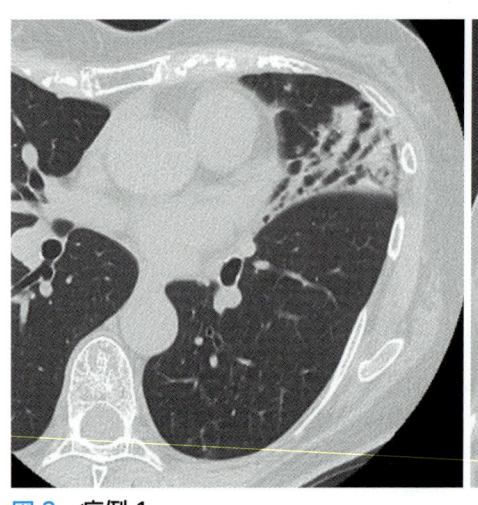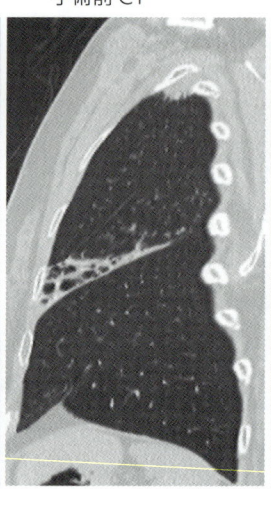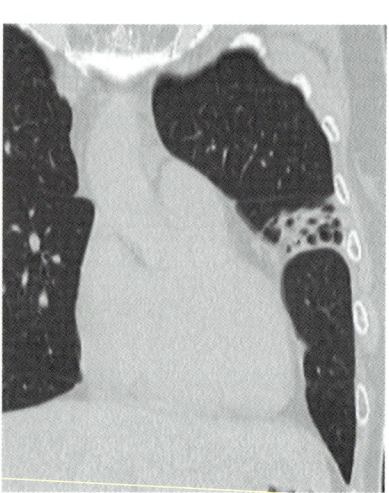

図 2　症例 1

67 歳，女性．起因菌：*M. avium*．病型：空洞を伴わない結節・気管支拡張型．
DR 分類：class Ⅳ b（D1，R1，マクロライド耐性（mr））
手術：胸腔鏡下左舌区切除術

手術前 CT

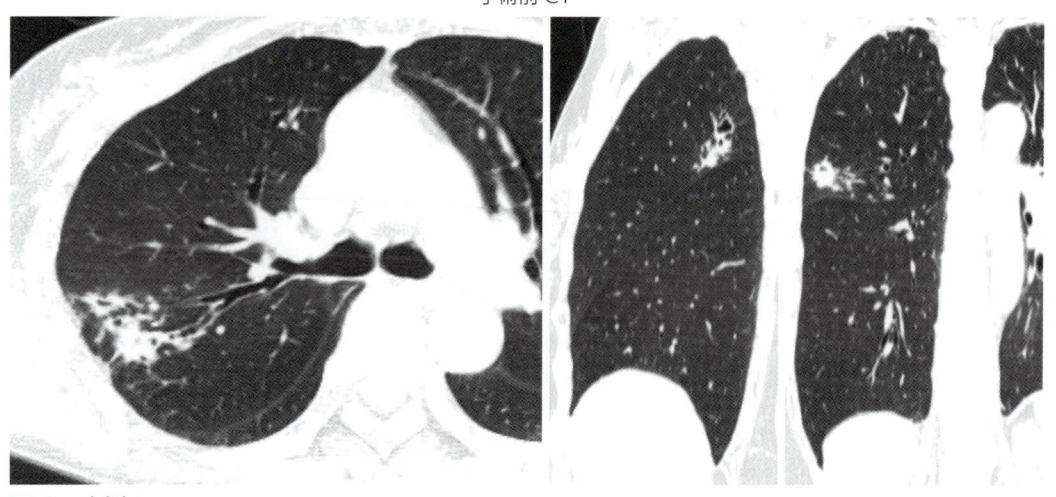

図 3　症例 2

69 歳，女性．起因菌：*M. lentiflavum*．病型：空洞を伴わない結節・気管支拡張型．
DR 分類：class Ⅳa（D1，R1，マクロライド感受性（ms））
手術：胸腔鏡下右 S^2 区域切除術

b 症例 2（図 3）

　69 歳，女性．健康診断で胸部異常影を指摘され受診．呼吸器症状はなし．右 S^2 区域に気管支拡張像を認め，気管支鏡検査にて *M. lentiflavum* が検出され肺 NTM 症と診断．病型は空洞を伴わない結節・気管支拡張型．化学療法を開始したが画像上病変の拡大を認め，DR 分類：class Ⅳa（D1，R1，マクロライド感受性（以下，ms））で手術適応ありと判断．胸腔鏡下右 S^2 区域切除術を施行．術後第 2 病日に胸腔ドレーンを抜去し，第 7 病日に退院．術前治療期間は 22ヵ月．

手術前 CT

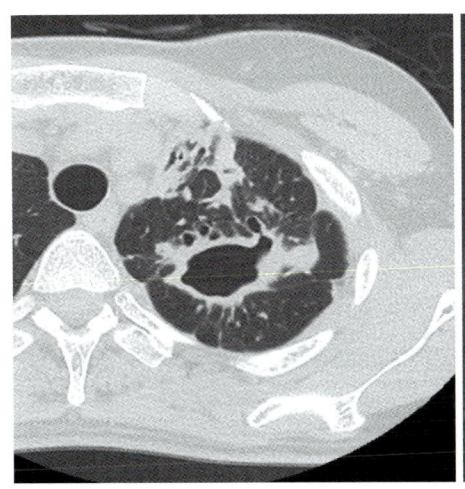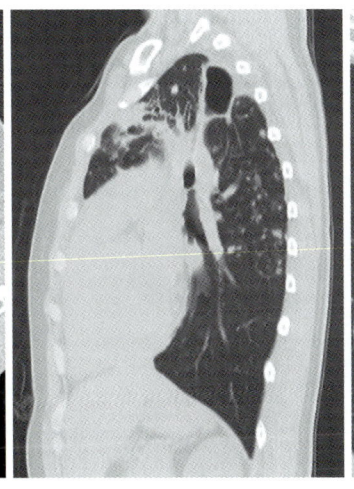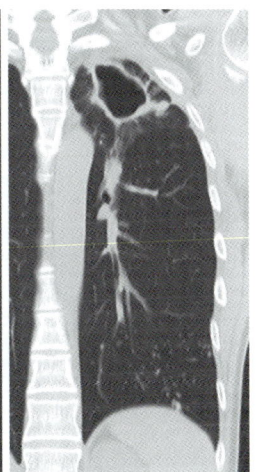

図 4 症例 3
45 歳，女性．起因菌：*M. avium.* 病型：線維空洞型．
DR 分類：class Ⅳa（D1，R1，ms）
手術：胸腔鏡下左上葉切除術

手術前 CT

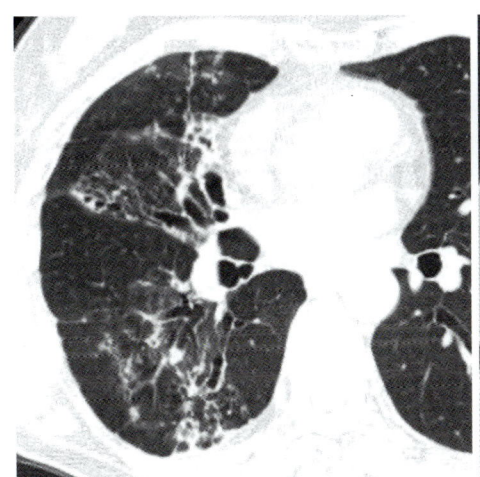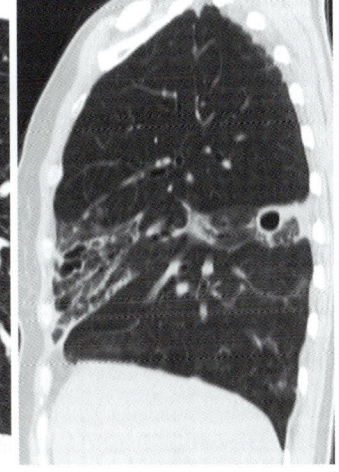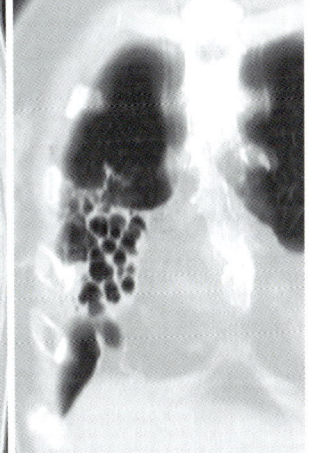

図 5 症例 4
59 歳，女性．起因菌：*M. gordonae.* 病型：空洞を伴う結節・気管支拡張型．
DR 分類：class Ⅳa（D1，R1，ms）
手術：胸腔鏡下右中・下葉切除術

c 症例 3（図 4）

　45 歳，女性．血痰を主訴に受診．左上葉に壁肥厚を伴う 40×24 mm の空洞影を認めた．気管支鏡検査にて *M. avium* が検出され肺 NTM 症と診断．病型は線維空洞型．化学療法を開始するも血痰は持続し，DR 分類：class Ⅳa（D1，R1，

ms）にて手術適応と判断．胸腔鏡下左上葉切除術を施行．術後第 2 病日に胸腔ドレーンを抜去し，第 3 病日に退院．術前治療期間は 5 ヵ月．

d 症例 4（図 5）

　59 歳，女性．発熱と胸痛を主訴に受診．右中

手術前 CT

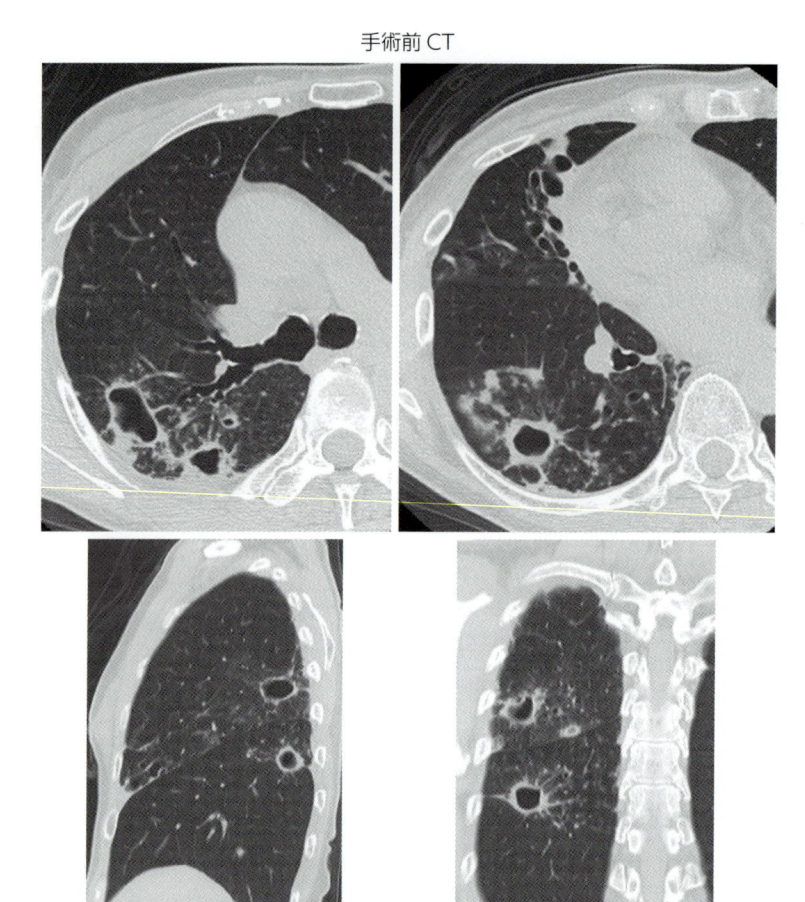

図6　症例5

68 歳，女性．起因菌：*M. intracellulare.* 病型：空洞を伴う結節・気管支拡張型．
DR 分類：class Ⅳa（D1，R1，ms）
手術：胸腔鏡下右中葉切除＋S^2・S^6 二区域切除術

葉に気管支拡張像，右下葉に空洞と気管支拡張像を認めた．喀痰培養検査にて *M. gordonae* が検出され肺 NTM 症と診断．病型は空洞を伴う結節・気管支拡張型．化学療法を開始するも病状コントロール不良．DR 分類：class Ⅳa（D1，R1，ms）にて手術適応と判断．胸腔鏡下右中・下葉切除術を施行．術後第 2 病日に胸腔ドレーンを抜去し，第 5 病日に退院．術前治療期間は 49ヵ月．

e 症例 5（図 6）

　68 歳，女性．健康診断で胸部異常影を指摘さ

れ受診．右中葉に気管支拡張影，右 S^2 と S^6 区域に空洞影，右下葉に散布影を認めた．喀痰培養にて *M. intracellulare* が同定され肺 NTM 症と診断．病型は空洞を伴う結節・気管支拡張型．化学療法を開始するも排菌が停止せず，DR 分類：class Ⅳa（D1，R1，ms）にて手術適応と判断．胸腔鏡下右中葉切除＋S^2・S^6 二区域切除術を施行．術後第 2 病日に胸腔ドレーンを抜去し，第 4 病日に退院．術前治療期間は 37ヵ月．

手術前 CT

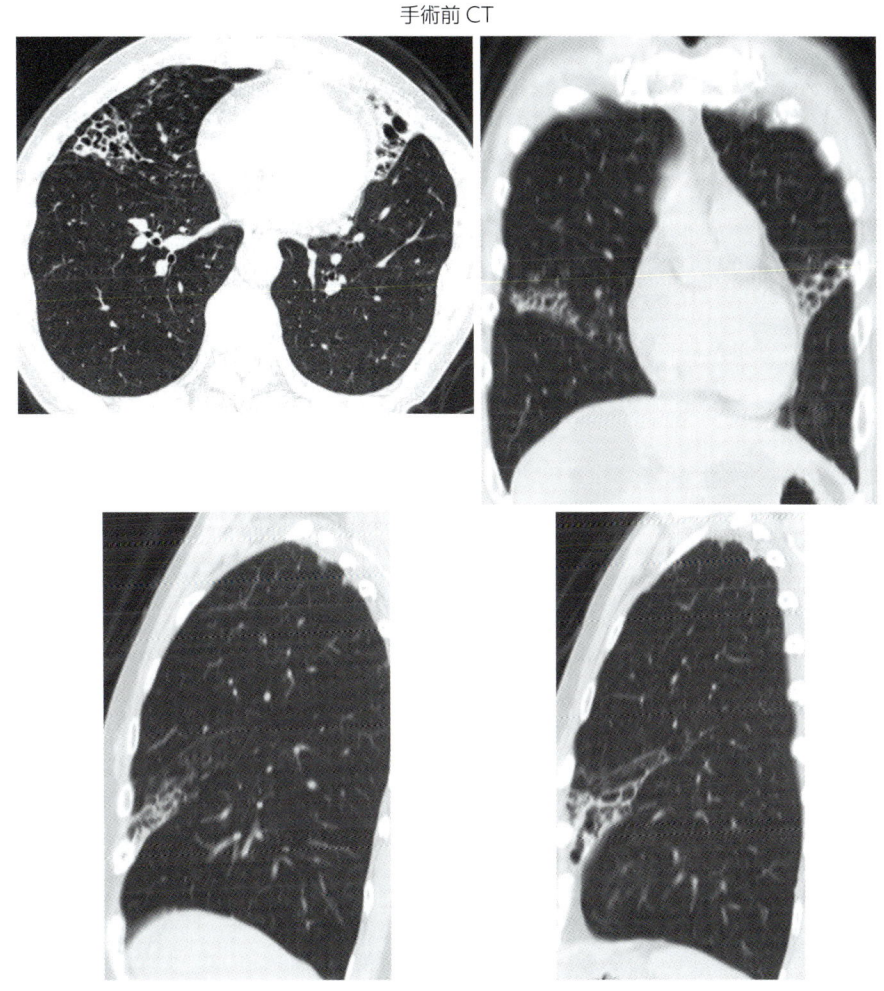

図7 症例6
67歳，女性．起因菌：*M. intracellulare*．病型：空洞を伴わない結節・気管支拡張型．
DR分類：class Ⅳa（D1，R1，ms）
初回手術は胸腔鏡下左舌区切除術を行い，6週後に胸腔鏡下右中葉切除術を施行．

f 症例6（図7）

67歳，女性．血痰を主訴に受診．右中葉と左舌区に気管支拡張像を認めた．喀痰培養にて *M. intracellulare* が同定され肺NTM症と診断．病型は空洞を伴わない結節・気管支拡張型．化学療法を開始するも症状の改善を認めず，DR分類：class Ⅳa（D1，R1，ms）にて手術適応と判断．両側病変に対し二期的手術を計画．右側に比べ左側の病変の程度が強く，初回は胸腔鏡下左舌区切除術を施行（術後第1病日に胸腔ドレーンを抜去し，第4病日に退院）．6週間後に胸腔鏡下右中葉切除術を施行（術後第1病日に胸腔ドレーンを抜去し，第4病日に退院）．術後，血痰は消失．術前治療期間は71ヵ月．

g 症例7（図8）

36歳，男性．呼吸器症状はなく，健康診断で胸部異常影を指摘された．痰より *M. avium* を認め肺NTM症と診断．左舌区に14×13 mmの結節影を認め，病型は孤立結節型．化学療法をするも排菌が停止せず，DR分類：class Ⅱ（D0，R1）であるが，局所病変の切除により排菌の停止

手術前 CT

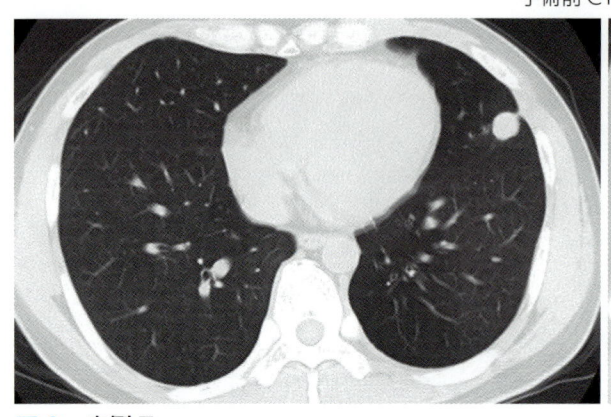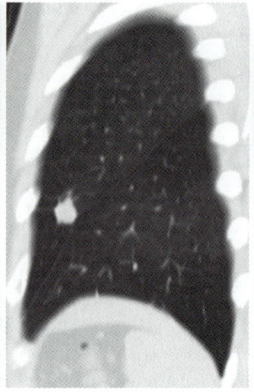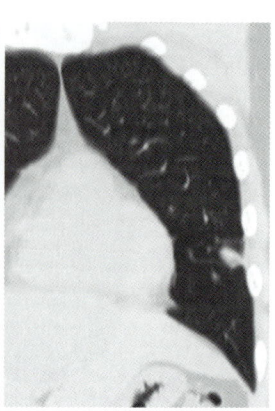

図 8　症例 7

36 歳，男性．起因菌：*M. avium.* 病型：孤立結節型．
DR 分類：class Ⅱ（D0，R1）
手術：胸腔鏡下左上葉部分切除術

が得られると考え，手術適応があると判断．手術は胸腔鏡下左上葉部分切除術を施行．術後第 1 病日に胸腔ドレーンを抜去し，第 3 病日に退院．術前治療期間は 23 ヵ月．

h 症例 8（図 9〜12）

55 歳，女性．血痰と咳を主訴に受診．画像にて右肺は上葉に 2 個の小空洞影，中葉に気管支拡張影，左肺は上区と S^6 区域に空洞影，舌区に気管支拡張影，肺底区に散布影を認めた．喀痰検査にて *M. avium* が検出され肺 NTM 症と診断．病型は空洞を伴う結節・気管支拡張型．化学療法を開始するも病変は徐々に拡大．2 年半後にクラリスロマイシン耐性となりシタフロキサシンを追加．さらに 1 年後にカナマイシンを 6 ヵ月間追加投与するも病変の進行は止まらず，初診から 6 年後に筆者施設を紹介受診．DR 分類：class Ⅳb（D1，R1，mr）にて手術適応ありと判断．

術式の選択過程

①左右に破壊製病変を認め二期的手術が必要．
②左肺に関しては，病変の広がりを考えると上葉の切除は必須．下葉は S^6 区域に空洞影，肺底区に散布影を認めるが，呼吸機能温存と全摘術回避のため，下葉切除ではなく S^6 区域切除を選択．
③右肺は，マクロライド耐性を考慮すると気管

支拡張病変のある右中葉は切除すべき．
④右上葉の S^1 と S^3 区域に空洞病変があり，葉切除もしくは二区域切除も選択肢だが可能な限り呼吸機能を温存したい．

以上より，左肺は上葉切除＋S^6 区域切除，右肺は中葉切除＋上葉部分切除（2 ヵ所）を予定．

両側切除をする場合，一方の切除範囲が広範囲になる場合は 2 回目の手術時の片肺換気を考慮して切除範囲の少ない側を優先して行うべきと考え，右側を先に手術することを計画．

初回手術として胸腔鏡下右中葉切除＋上葉部分切除（2 ヵ所）術を行い，8 週後に，胸腔鏡下左上葉切除＋S^6 区域切除術を施行．

図 10 は，初回手術前と 2 回目手術後の胸部 X 線写真．

図 11・図 12 は診断時と診断から 6 年後の初回手術直前の画像の比較である．

本症例は，診断から手術まで 6 年の経過を認めたが，より早い時期に外科治療を検討していれば，マクロライド耐性になることもなく，切除範囲も小さくすることができたかもしれない．

肺 NTM 症の治療に際して，薬剤にて病状のコントロールが不良の症例では，外科治療の適応があるかどうかを常に念頭に置いて治療方針を検討することが重要である．

手術前 CT

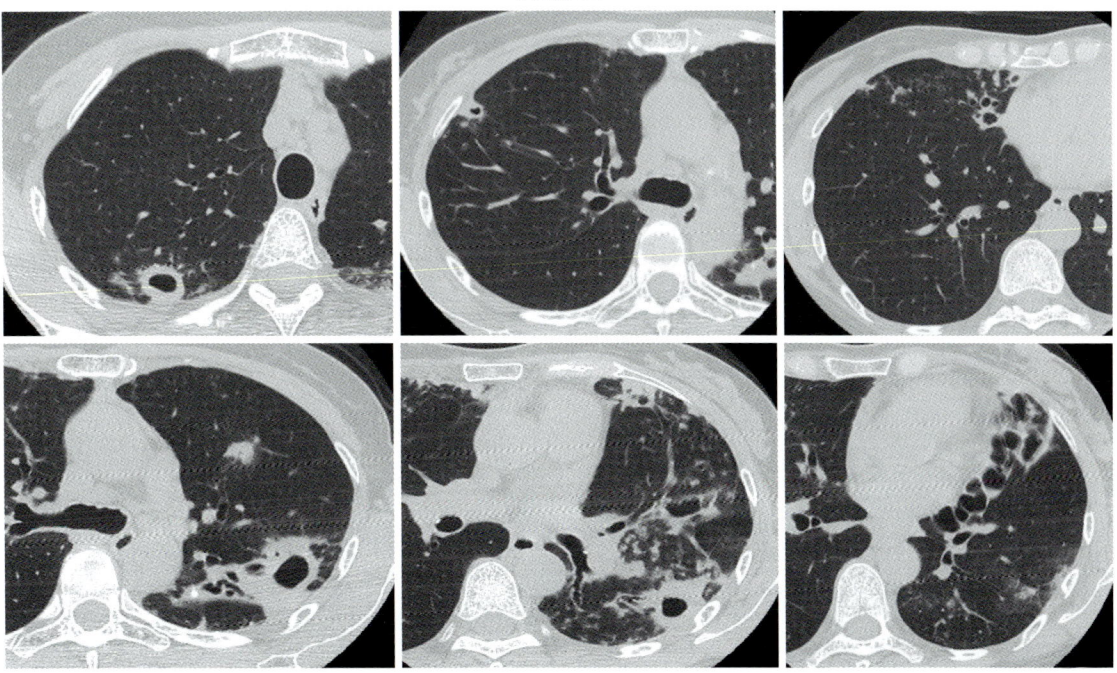

図9 症例8

55 歳，女性．起因菌：*M. avium*．病型：空洞を伴う結節・気管支拡張型．

DR 分類：class Ⅳb（D1，R1，mr）

初回手術は右中葉切除と上葉の2ヵ所の部分切除，8週後に左上葉切除とS⁶区域切除を行った．両側とも完全胸腔鏡下手術にて施行．

術前胸部X線	2回目術後胸部X線

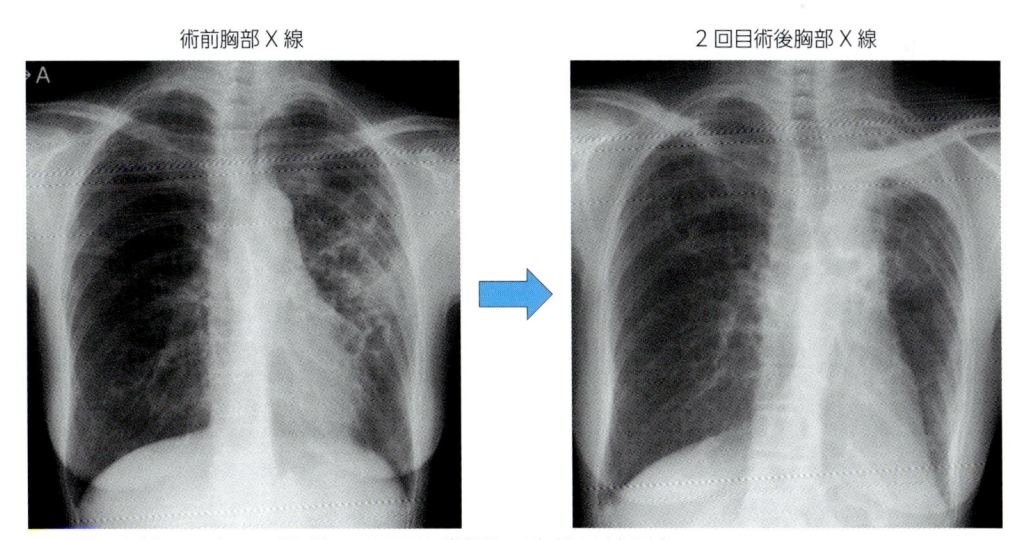

図10 症例8の初回手術前と2回目手術後の胸部X線写真

診断時（6 年前）の CT　　　　　　　　　　　手術直前の CT

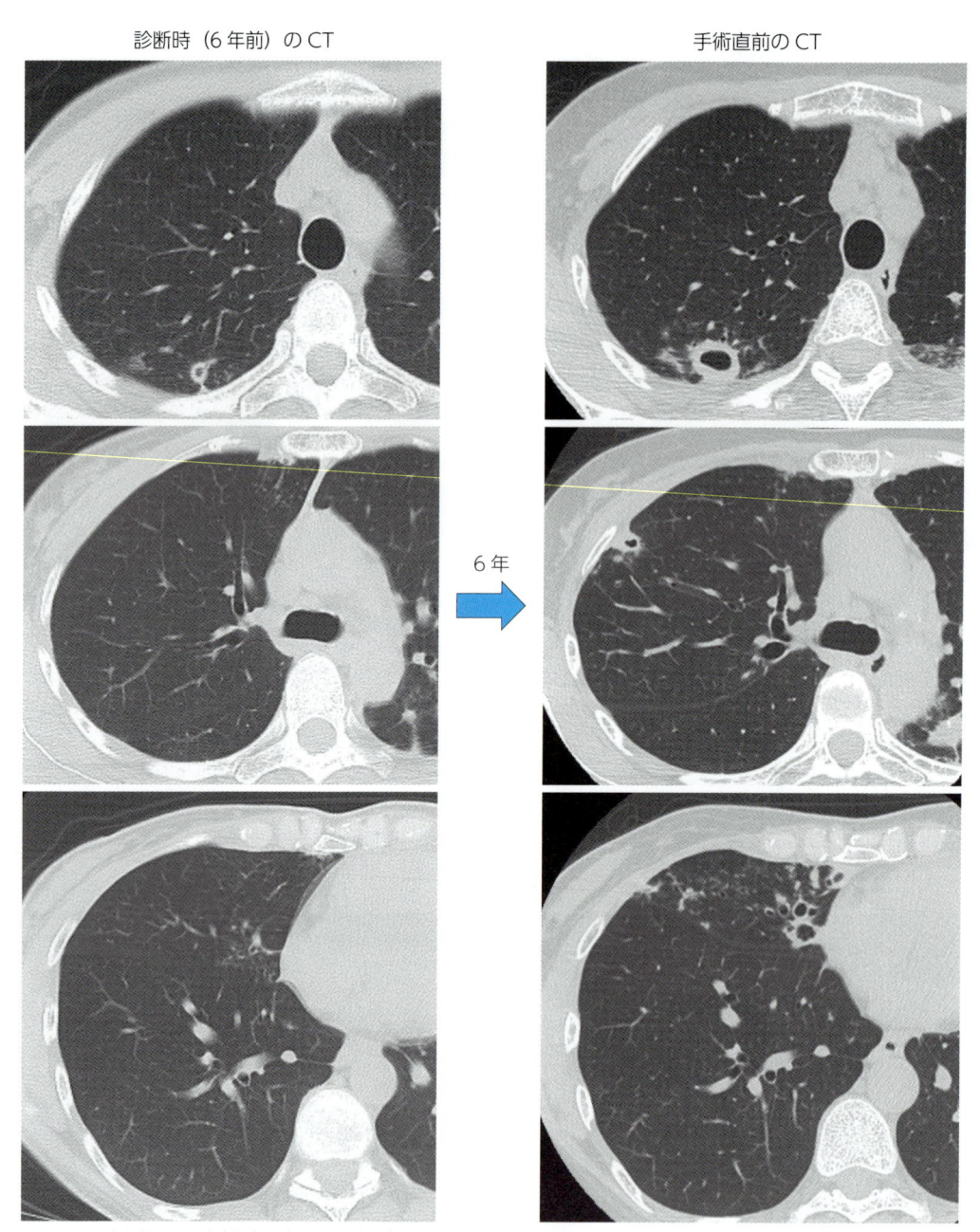

6 年

図 11　症例 8 の診断時と初回手術前の胸部 CT（右側）

診断時（6 年前）の CT

手術直前の CT

6 年

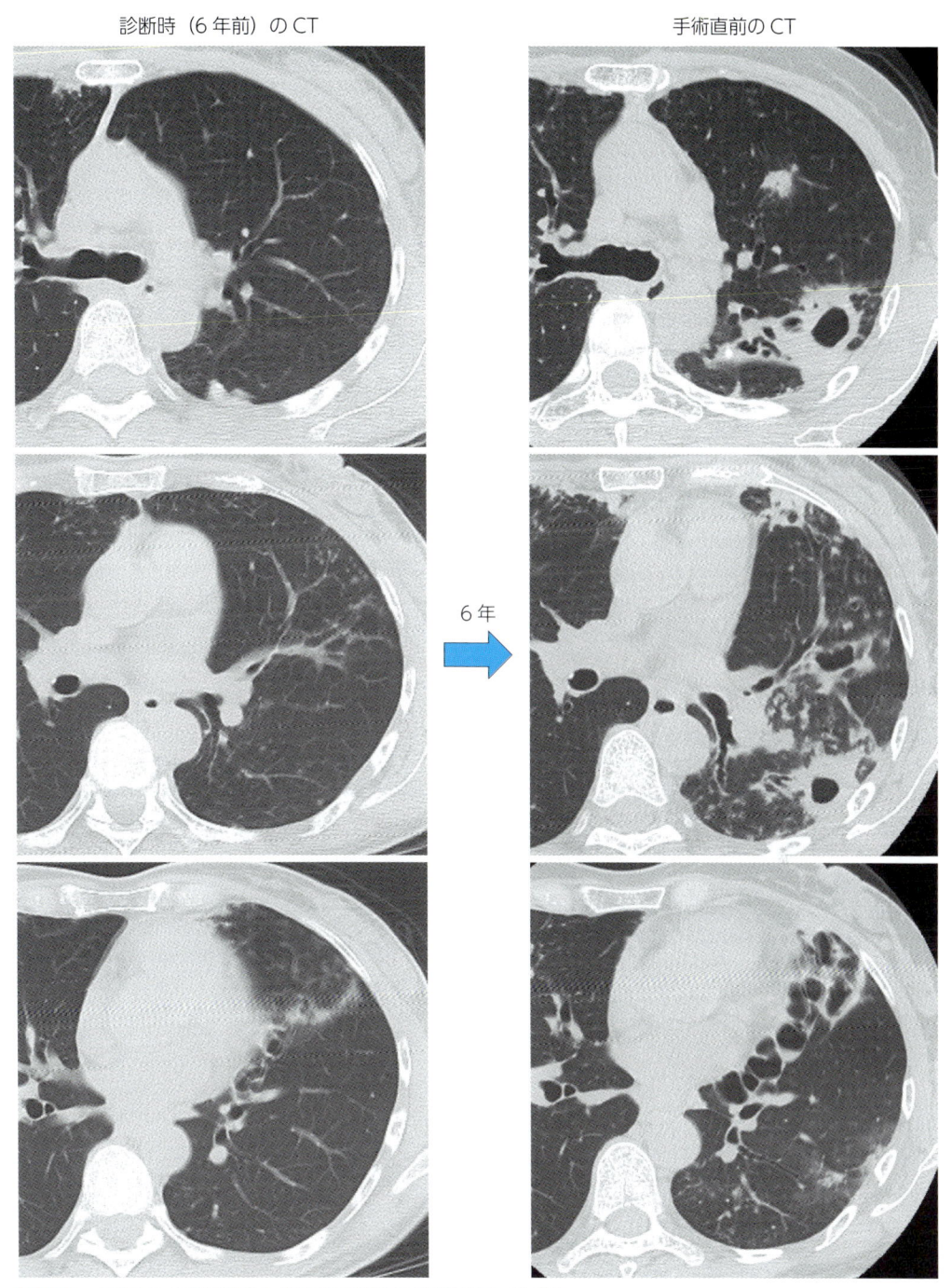

図 12　症例 8 の診断時と初回手術前の胸部 CT（左側）

文　献

1) 山田勝雄ほか. 肺非結核性抗酸菌症に対する外科治療後の再燃/再発症例の検討. 結核 2013；**88**：469-475

2) Yamada K, et al. Extensive lung resection for nontuberculous mycobacterial lung disease with multilobar lesions. Ann Thorac Surg 2021；**111**：253-260

3) Pomerantz M, et al. Surgical management of resistant mycobacterial tuberculosis and other mycobacterial pulmonary infections. Ann Thorac Surg 1991；**52**：1108-1111；discussion 1112

4) Shiraishi Y, et al. Pneumonectomy for nontuberculous mycobacterial infections. Ann Thorac Surg 2004；**78**：399-403

5) Griffith DE, et al. An official ATS/IDSA statement：diagnosis, treatment, and prevention of nontuberculous mycobacterial diseases. Am J Respir Crit Care Med 2007；**175**：367-416

6) Yu JA, et al. Lady Windermere revisited：treatment with thoracoscopic lobectomy/segmentectomy for right middle lobe and lingular bronchiectasis associated with non-tuberculous mycobacterial disease. Eur J Cardiothorac Surg 2011；**40**：671-675

7) 山田勝雄ほか. 両側に病変を認める肺非結核性抗酸菌症に対する両側肺切除術の経験. 結核 2019；**94**：427-433

8) 東郷威男ほか. 肺 *Mycobacterium avium* complex 症に対する二期的両側肺切除術. 日呼外会誌 2019；**33**：387-393

9) Shiraishi Y, et al. Surgery for *Mycobacterium avium* complex lung disease in the clarithromycin era. Eur J Cardiothorac Surg 2002；**21**：314-318

10) Mitchell JD. Surgical treatment of pulmonary nontuberculous mycobacterial Infections. Thorac Surg Clin 2019；**29**：77-83

11) Mitchell JD, et al. Anatomic lung resection for nontuberculous mycobacterial disease. Ann Thorac Surg 2008；**85**：1887-1892；discussion 1892-1883

12) 日本結核病学会非結核性抗酸菌症対策委員会. 肺非結核性抗酸菌症に対する外科治療の指針. 結核 2008；**83**：527-528

13) Elkadi A, et al. Surgical treatment of atypical pulmonary tuberculosis. J Thorac Cardiovasc Surg 1976；**72**：435-440

14) 山田勝雄ほか. 肺非結核性抗酸菌症に対する外科治療後の再燃再発に影響する因子の検討. 結核 2017；**92**：451-457

15) Moran JF, et al. Long-term results of pulmonary resection for atypical mycobacterial disease. Ann Thorac Surg 1983；**35**：597-604

16) Mitchell JD, et al. Thoracoscopic lobectomy and segmentectomy for infectious lung disease. Ann Thorac Surg 2012；**93**：1033-1039；discussion 103

17) Hattler BG, et al. Surgical management of pulmonary tuberculosis due to atypical mycobacteria. J Thorac Cardiovasc Surg 1970；**59**：366-371

18) Sakane T, et al. The outcomes of anatomical lung resection for nontuberculous mycobacterial lung disease. J Thorac Dis 2018；**10**：954-962

19) Yamada K, et al. Outcomes and risk factors after adjuvant surgical treatments for *Mycobacterium avium* complex lung disease. Gen Thorac Cardiovasc Surg 2019；**6**：363-369

20) 山田勝雄ほか. 高齢者肺非結核性抗酸菌症に対する外科治療の適応と成績. 日呼吸会誌 2021；**10**：323-329

Ⅳ章

併存疾患と肺外症状

1 間質性肺炎とNTM症
─診断も管理も難しいけど…─

非結核性抗酸菌（NTM）症の報告は年々増加傾向にあり，統計の開始された1970年代から1990年代にかけての罹患率は10万人あたり2人程度で横ばいであった．しかし2000年代より検査技術と病気に対する理解の向上もあり飛躍的に報告数が増加し，2014年には南宮らによる疫学研究[1]から，ついに本邦におけるNTMの罹患率は結核の罹患率を超えていることがわかった．その後も患者数は増加し続けており，特にやせ型の高齢女性のみならず，肺結核，慢性閉塞性肺疾患（COPD），囊胞性線維症，気管支拡張症，喘息などの既存の肺疾患のある患者に併発する傾向にあり，間質性肺炎に関しても合併例が報告されつつある[2,3]．しかし，間質性肺炎に合併したNTM症は画像的にも特徴が認識しづらく，かつ塗抹培養での菌の証明に難渋するため，診断にいたらないことが多々あり，そのマネジメントや治療の是非についても明確なコンセンサスを持たない．本項では間質性肺炎に合併するNTM症に関する近年の知見について総括したい．

1 間質性肺炎について

間質性肺炎は，肺胞ではなく肺の間質を病変の主座とし，肺胞壁の線維化とそれに伴う酸素化の悪化が認められる疾患群である．症状としては主に息切れや咳，呼吸困難であることに加え，肺の拘束性障害をきたすものであり，感染や薬剤，粉塵，膠原病，アレルギーの免疫応答など，複数の理由が考えられており，急性に進行するものから慢性に変化するものまでその病態は多岐にわたる．間質性肺炎の原因のなかでも原因不明なものは特発性間質性肺炎（idiopathic interstitial pneu-

monias：IIPs）と呼ばれ，特発性肺線維症（idiopathic pulmonary fibrosis：IPF），特発性非特異性間質性肺炎（idiopathic nonspecific interstitial pneumonia：INSIP），特発性器質化肺炎（cryptogenic organizing pneumonia：COP），剝離性間質性肺炎（desquamative interstitial pneumonia：DIP），呼吸細気管支炎を伴う間質性肺疾患（respiratory bronchiolitis-associated interstitial lung disease：RB-ILD），急性間質性肺炎（acute interstitial pneumonia：AIP），リンパ球性間質性肺炎（lymphocytic interstitial pneumonia：LIP），上葉優位型肺線維症（pleuroparenchymal fibroelastosis：PPFE），および，分類不能型IIPsに分類される．また，NSIPはf-NSIPとc-NSIPに分類される[4]（図1）．

それぞれの診断は，臨床症状や採血所見，肺機能検査に加え，放射線画像，必要に応じ病理組織などから，多分野による集学的検討（multidisciplinary discussion）により行う．治療は抗線維化薬やステロイド，免疫抑制薬が用いられるが一般的に予後が悪いことが多く，IIPsのなかで最も頻度の高いIPFは，治療を適切に行ったとしても，自覚症状が出てからの予後は3～5年程度[5]であり，末期になると酸素療法を要することが多い．しかし一方で比較的緩徐進行のNSIPでは10年以上病態が安定することもあり，病型によって経過にも幅が認められる．近年では間質性肺炎のなかでも分類不能型IIPsのカテゴリーが明示されており，IPFと診断されずとも進行性の線維化を伴う場合は比較的予後が悪いといわれ，今後の病態の解明が期待されている．

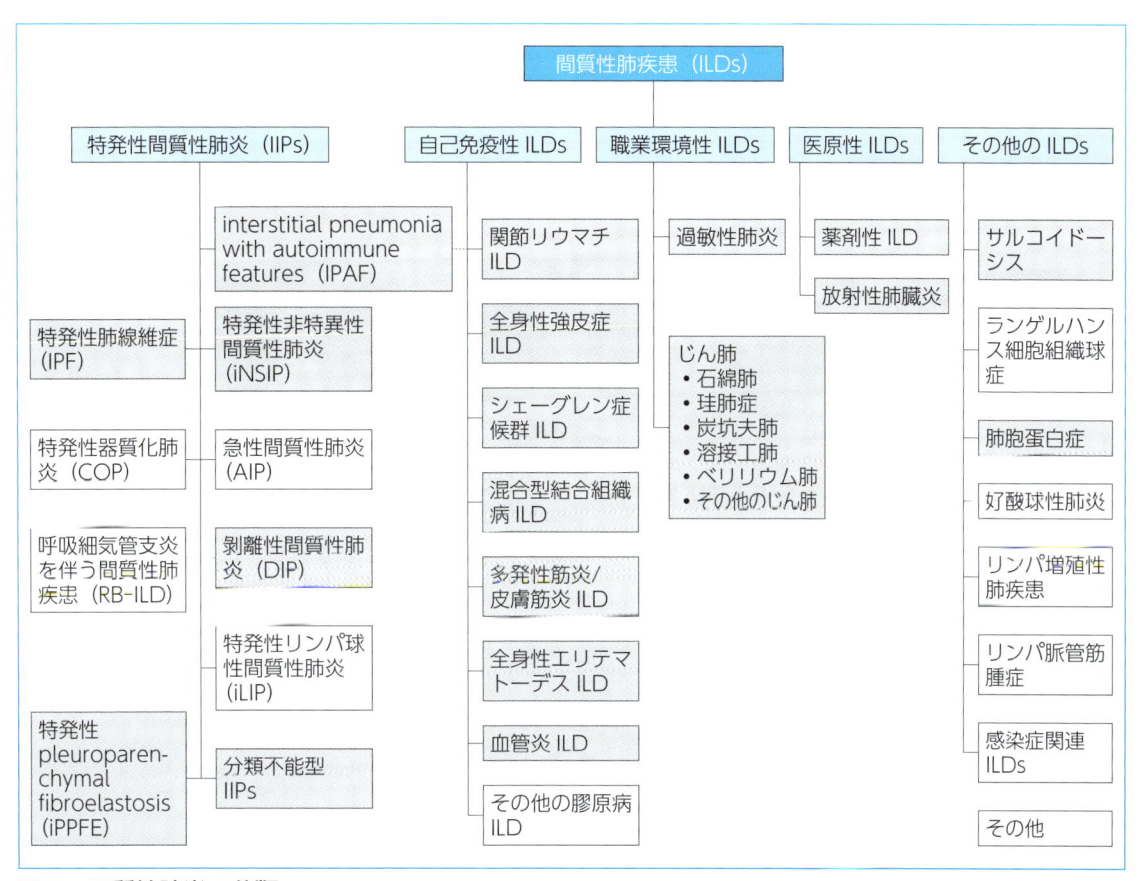

図1　間質性肺炎の分類
(日本呼吸器学会. 特発性間質性肺炎 診断と治療の手引き 2022, 第4版, 南江堂, 2022[4]) より引用)

2　間質性肺炎と NTM

　間質性肺炎は慢性経過の場合は，その病態から肺の組織破壊を伴いやすい．さらに NTM のなかでも *M. avium* complex（MAC）は，結核のように気道における正常な組織の上皮細胞へ付着することは少ないが，フィブロネクチンを介して障害された細胞へ付着し，感染を引き起こすことが示唆されていることから[6]，IPF においては特に感染の成立がしやすいことが考えられている．疫学的には IPF 患者の 2% に NTM の合併があるといわれており，一方で NTM 患者の 7% に IPF が合併しているとする報告[7, 8]もあり，検索がきちんとされていないことなどから，一般人口における両者の合併は臨床で実感するより多い可能性は否

定できない．また，国内からも，IPF の診断時には約 3% の例に NTM が合併しているととされ，IPF のフォローアップ期間においては 9.71 例/1,000 人年の NTM 合併率となると報告されている[9]．

　一般的に NTM における肺病変は，線維空洞型（FC 型：fibro-cavitary）と結節・気管支拡張型（NB 型：nodular-bronchiectatic）に大別される．前者は喫煙歴のある中高年男性に頻度が高く，画像的には結核と類似することが多い．一方で中葉舌区における気管支拡張病変の気道クリアランスの低下がある患者では，環境からの NTM 感染により菌体が定着し気管支拡張を起こすといわれ NB 型を呈する．こちらは基礎疾患のない中高年のやせ型女性に多く報告される．しかし，間質性肺炎に合併する NTM の画像の特徴に関する報告[10]では，Thin-slice CT において葉レベ

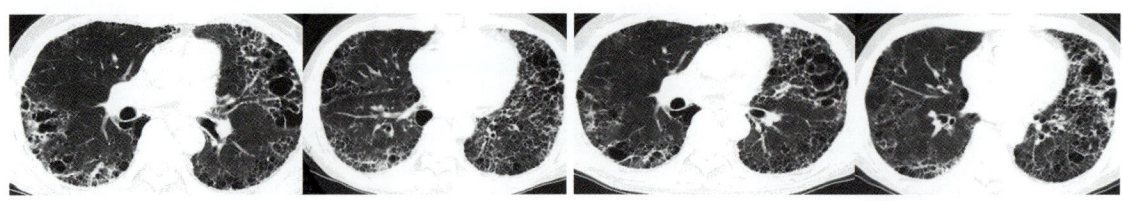

a：NTM 治療導入 2ヵ月前　　　　　　　　b：NTM 治療導入時

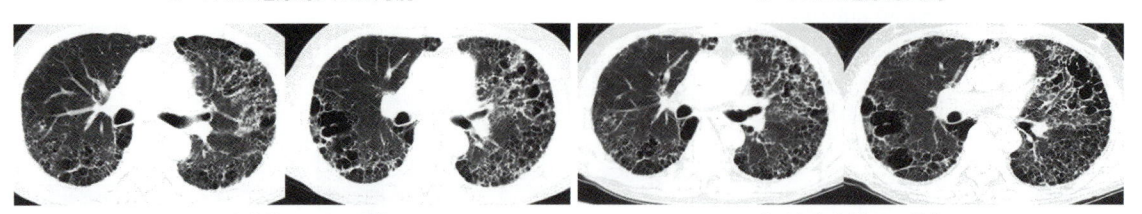

c：治療導入 12ヵ月後　　　　　　　　　d：治療完遂 2ヵ月後

図 2　当院における間質性肺炎合併 NTM 例

70 歳代男性

既往歴：糖尿病　アレルギー歴なし　喫煙：20 本×35 年 60 歳代で Ex

20XX　　　　　UIP パターンの間質性肺炎として初診．p-AMCA 陽性で ANCA 関連血管炎の診断を得たため PSL＋CsA 導入となった．
　　　　　　　その後は定期的な喀痰検査で *M. intracellulare* 検出があったが病状に影響はなく，経過観察としていた．

20XX＋8 年　　度重なる急性増悪あり，PSL＋TAC に治療強化

20XX＋11 年　胸部 CT で画像上の浸潤影増悪を認め，BAL にて *M. intracellulare* 再検出あり（写真 a）
　　　　　　　その際，NTM 増悪を考慮して RFP＋EB＋CAM 治療導入（写真 b）

20XX＋12 年　24ヵ月間の RFP＋EB＋CAM 治療導入を完遂しその後は経過観察となる（写真 c, d）

ルでのコンソリデーション内部に空洞を認める場合が有意に多く，これは間質性肺炎の蜂巣肺においては換気障害や局所免疫の低下があることで，NTM が感染を起こしやすいことが原因と推測されており，いわゆる中高年女性における中葉舌区の気管支拡張部位における典型像とは異なると考えられる．また，症例報告においても，空洞の有無にかかわらず下葉を中心とした区域性のコンソリデーションや結節，もしくは悪性腫瘍に一見見間違えるような腫瘤様のコンソリデーションなどが多く報告されており，一見，典型的な NTM 感染症を疑うものではないため鑑別にあがりづらいとされている[11]．当院における自験例の画像を紹介する（図 2）．

　類似の疾患の鑑別としては，空洞を併発している場合は結核に加え，壊死性肺炎，真菌感染症，血管炎，悪性腫瘍などがあげられる．非典型的な NTM 画像所見を認めるがゆえに疑われることが少ないため，気管支鏡検査をしても喀痰の抗酸菌塗抹培養が提出されずに診断を受けられないケー

スや，検索されたとしても培養で 1ヵ月以上経過してから診断されるケースなどがあるため，間質性肺炎患者における新規陰影の出現時は NTM の合併を常に鑑別にあげることを考慮すべきである．画像の進行に関しては，NTM の NB 型は一般的に緩徐進行で病態にゆらぎはあるものの急激な悪化を認めないケースが多く，既報では診断から病状悪化により死亡するのは 2.4％であると報告されている[12]．しかしそのなかでも画像の悪化に関連する因子として高齢，間質性肺炎，空洞あり，コンソリデーションあり，貧血あり，高い CRP，白血球増多などが指摘されており[13]，間質性肺炎は NTM の数少ない病状進行に関連する因子であり，注意が必要である．

3　NTM と間質性肺炎の治療

　一般的に NTM 症は症状が軽微で画像悪化の進行が緩徐であり，NB 型の MAC 症では 5 年の

経過で症状の増悪を認めたのは22%のみであるという報告や，平均6.9年間のフォローアップで治療が必要となったのは23%のみであったという報告[14]などもあることから，診断をもって即時治療をすることに関しては様々な意見がある．なかでも，間質性肺炎と併存するNTMの治療の是非に関しては現時点では明確なコンセンサスは得られていない．

上述のとおり間質性肺炎の存在はNTM合併のリスク因子となるが，合併しているからといって病状進行が速くなるというエビデンスが存在しないため，間質性肺炎の経過もしくはNTMの経過にお互いがどの程度影響を与えているかは不明である．そのため，画像でのフォローアップ，自覚症状の進行，肺機能の悪化，定期的な抗酸菌培養での遷延などを総合的に判断して治療介入することが望ましい．注意すべき点としては，間質性肺炎の患者では抗線維化薬やステロイド薬，免疫抑制薬を使用している例が多く，免疫抑制によるNTM症の病状悪化に加え，NTM治療に用いられるリファンピシンがこれら間質性肺炎治療薬の効果の減弱を引き起こす可能性があるため，NTM治療導入の際は既存の薬剤との相互作用を確認し，増減もしくは中断などの是非を判断する必要がある．

4 過敏性肺炎とNTM

過敏性肺炎は，何らかの抗原を反復吸入することにより生じるアレルギー性（IV型アレルギー）の肺疾患であり，肺実質と細気管支における炎症性/線維性疾患である．急性経過をたどるものとして以前は鳥飼病，農夫肺，*Trichosporon*による夏型過敏性肺臓炎などと称されていた．しかし，一部の例に慢性経過をたどり，そのような例は組織学的に非乾酪性類上皮細胞肉芽腫を認めない例があるなどの特徴があり，慢性過敏性肺炎と称される．

画像としては両側びまん性に網状影および牽引性気管支拡張，囊胞病変を認め，モザイクパターン，境界不明瞭な小葉中心性粒状影，すりガラス陰影が混在している病変であり，UIPやNSIP，

ときに器質化肺炎（OP）などのパターンに類似する．採血や気管支肺胞洗浄液でのKL-6やSP-D，SP-Aの上昇を認め，特異抗原に対するリンパ球刺激試験などが診断に有用とされる．本疾患の原因抗原として近年ではNTMのなかでもMACが指摘されており，環境中に存在するMACの吸入により過敏性肺炎を発症する例が報告されている．1997年に最初のケースが報告され，国内においても同様の報告が散見される．欧米でよくみられる"hot tub"（複数人が入れる大型の浴槽．多くにジェットバス機能が設置されている）を使用している患者に多く認められるためhot tub lungと称され，これは通常NTMは28～37℃前後の環境で生育するが，MACは42℃の環境でも生存が可能であることや，塩素に対する耐性が強く，浴場における衛生状態が保たれていない場合に生育しやすいことなどが起因と考えられている[15]．

Hot tub lungは息切れ，咳，発熱，喀痰などの気道症状や体重減少が持続することで疑われ，胸部CTでは非線維性過敏性肺炎同様にすりガラス陰影と両側びまん性に散布する小葉中心性小結節が認められ，気管支鏡検査では洗浄液中のリンパ球分画の増加とCD4/CD8比の上昇がみられる[16]．診断基準としては，①遷延する呼吸器症状，②肺CTでのびまん性陰影，③発症前のhot tubの使用歴がある，④MACが気道検体，hot tub，肺組織病理から検出される，⑤その他疾患が明らかではない，とされ[17]，治療は抗原曝露の回避およびステロイドの使用が推奨され，抗酸菌の治療自体は必須ではない．びまん性の両側肺陰影を持つMAC症患者においては鑑別すべき疾患のひとつであり，hot tubの使用歴，もしくは自宅浴槽の環境におけるMACの調査も診断に有効である．

間質性肺炎は，肺の構造破壊からNTMの合併のリスク因子としても知られている．しかし，NTMの合併が間質性肺炎の予後にどの程度影響するのかに加え，合併している場合のNTMの治療の是非やタイミングなどについては明確なコンセンサスが現時点では存在しないのが実情である．特に，画像上では典型的なNTMを疑う陰影をきたさない例が多いため，間質性肺炎を持つ患者において

は囊胞病変などの進行や気道症状の悪化があった場合はNTMの合併や発症を鑑別にあげ，抗酸菌の検索は積極的に行いたい．本項目はエビデンスの少ない領域のため，さらなる疫学情報の集積が期待される．

文　献

1) Namkoong H, et al. Epidemiology of Pulmonary Nontuberculous Mycobacterial Disease, Japan. Emerg Infect Dis 2016；**22**：1116-1117

2) Uno S, et al. Nontuberculous Mycobacteriosis and Bronchiectasis-Japan Research Consortium (NTM-JRC). Comorbidities associated with nontuberculous mycobacterial disease in Japanese adults：a claims-data analysis. BMC Pulm Med 2020；**20**：262

3) M R. Loebinger, J K, et al. Risk Factors for Nontuberculous Mycobacterial Pulmonary Disease. Chest, 2023-11-01, Volume 164, Issue 5, Pages 1115-1124.

4) 日本呼吸器学会．特発性間質性肺炎 診断と治療の手引き 2022，第 4 版，南江堂，東京，2022

5) Fujimoto H, et al. Idiopathic Pulmonary Fibrosis：Treatment and Prognosis. Clin Med Insights Circ Respir Pulm Med 2016；**9**（Suppl 1）：179-185

6) Middleton AM, et al. Inhibition of adherence of *Mycobacterium avium* complex and Mycobacterium tuberculosis to fibronectin on the respiratory mucosa. Respir Med 2004；**98**：1203-1206

7) Mirsaeidi M, et al. Nontuberculous mycobacterial disease mortality in the United States, 1999-2010：a population-based comparative study. PLoS One 2014；**9**：e91879

8) Park SW, et al. Mycobacterial pulmonary infections in patients with idiopathic pulmonary fibrosis. J Korean Med Sci 2012；**27**：896-900

9) Odashima K, et al. Incidence and etiology of chronic pulmonary infections in patients with idiopathic pulmonary fibrosis. PLoS One 2020；**15**：e0230746

10) Hwang HJ, et al. Nontuberculous mycobacterial pulmonary infection in patients with idiopathic interstitial pneumonias：comparison with patients without idiopathic interstitial pneumonias. J Comput Assist Tomogr 2014；**38**：972-978

11) Park J, et al. Atypical presentation of nontuberculous mycobacterial pulmonary infection in a patient with interstitial lung abnormality：A case report. Eur J Radiol Open 2021；**8**：100353

12) Gochi M, et al. Retrospective study of the predictors of mortality and radiographic deterioration in 782 patients with nodular/bronchiectatic *Mycobacterium avium* complex lung disease. BMJ Open 2015；**5**：e008058

13) Hwang H, et al. The factors associated with mortality and progressive disease of nontuberculous mycobacterial lung disease：a systematic review and meta-analysis. Sci Rep 2023；**13**：7348

14) Kimizuka Y, et al. Non-Tuberculous Mycobacteriosis-Japan Research Consortium (NTM-JRC). Retrospective evaluation of natural course in mild cases of *Mycobacterium avium* complex pulmonary disease. PLoS One 2019；**14**：e0216034

15) Gundacker ND, et al. Hot Tub Lung：Case Report and Review of the Literature. WMJ 2022；**121**：E31-E33

16) 日本呼吸器学会．過敏性肺炎診療指針 2022 作成委員会 過敏性肺炎診療指針 2022

17) Hanak V, et al. Hot tub lung：presenting features and clinical course of 21 patients. Respir Med 2006；**100**：610-615

2 喘息と NTM 症
―吸入ステロイドはリスク？　合併したらどう治療する？―

気管支喘息（以下，喘息）は「気道の慢性炎症を本態とし，変動性を持った気道狭窄による喘鳴，呼吸困難，胸苦しさや咳などの臨床症状で特徴づけられる疾患」と定義されている[1]．喘息はよくみられる疾患で，本邦では全年齢での有症率が 7.5％である[2]．肺非結核性抗酸菌（NTM）症は世界的に罹患率が上昇傾向にあり，日常臨床において喘息との合併例を経験することはまれではない．NTM 症と喘息の合併は近年注目されてきているが，両疾患の病態の関係，最適な治療，予後などについて現時点で十分な知見が集積されているとは言えないため，今後の新しい知見を注視していく必要がある．

1 疫学

a 肺 NTM 症患者における喘息合併率

肺 NTM 症における喘息合併率は高いことが知られている．米国の Bronchiectasis Research Registry（BRR）の 1,826 例の気管支拡張症レジストリ[3] では，NTM 症 1,158 例のうち 26％に，韓国のレセプト研究[4] では 52,551 例の患者のうち 33.2％に，喘息が合併していた．日本のレセプト研究においても，非 NTM 症集団の喘息合併率が 4.6％（4,190 例中 194 例）であったのに対し，NTM 症での喘息合併率は 18.4％（419 例中 77 例）と高かったと報告している[5]．

b 喘息患者における肺 NTM 症の合併率

本邦から喘息患者 464 例を対象としたコホート内症例対照研究の報告がある[6]．それによると464 例のコホート内で 14 例（3％）に肺 NTM 症が合併し，原因菌は 8 例が *M. avium* もしくは *M.*

intracellulare，3 例が *M. kansasii* であった．

2 喘息の病態と肺 NTM 症のかかわり

喘息患者の気道では，好酸球，リンパ球，マスト細胞などの炎症細胞が浸潤し，血管拡張，粘膜・粘膜下浮腫，杯細胞増生，粘膜下腺過形成，内腔の粘液貯留など様々な病理学的な変化が生じている．これらの粘膜障害により局所免疫の低下や気道分泌物の増加およびクリアランス障害が生じ，NTM 症をはじめとする気道感染症を生じやすいことが想定される．マウスモデルでは，併存する喘息により肺 NTM 症の増悪が惹起されることが報告されている[7]．また，MAC 症患者では MAC 以外の抗酸菌症患者と比較して Th2 型免疫反応のバイオマーカー（末梢血好酸球数および血清 IgE 値）が高いとの報告[8] もある．

3 臨床像

咳や痰，呼吸困難感などの呼吸器症状および閉塞性換気障害は気管支喘息および肺 NTM 症に共通して観察される．BRR の報告では 1,000 名を超える肺 NTM 症患者のうち，閉塞性換気障害を呈した症例が 51％，そのうち重度のものが 14％であった．気道可逆性試験を行った症例のうち，FVC または $FEV_{1.0}$ が 12％以上改善したのは 5％のみであった．拘束性換気障害を有する症例は 20％であった．

喘息合併の有無の判断に迷うような肺 NTM 症例もいるが，喘息に典型的な症状と吸入ステロイド薬（ICS）または ICS/ 長時間作用性 β_2 刺激薬

（LABA）により速やかな症状が改善した NTM 症例を喘息合併 NTM 症と定義し，喘息合併 NTM 症 31 例と非合併 NTM 症 58 例の臨床像について比較を行った研究では，非合併群よりも喘息合併群でアレルギー性疾患の合併率が有意に高く（51.6% vs. 22.4%），FeNO 値も高い傾向にあった（中央値 23 vs. 17）[9]．

逆に，肺 NTM 症を合併する喘息患者は，合併していない喘息患者よりも高齢で，呼吸機能検査でより重症の気流制限を呈しており，より多くの吸入または内服ステロイドを使用しており，喘息の難治化と関与している可能性について言及している報告もある[10]．

NTM 症患者において喘息の併存を認識するためには遷延する症状の鑑別に喘息を加えることが重要であり，丁寧な問診（日内変動や過敏性の有無）や気道可逆性検査，ICS/LABA に対する反応性，FeNO など，一般的な喘息関連検査が有用と考えられる．

4　肺 NTM 症発症リスクとしての喘息

約 10 万人の喘息患者を含む 338 万人のレセプト情報を用いて約 8 年間の経過を追ったコホート研究において，喘息患者は NTM 症の発症の調整ハザード比が非喘息患者と比較して 1.87 と高かった[11]．

2011〜2022 年に出版された研究を対象に肺 NTM 症の危険因子を検討したシステマティックレビューによると，喘息は独立した危険因子であった[12]．この研究によると，肺 NTM 症の最大の危険因子は気管支拡張症でそのオッズ比は 21.43（95%CI 5.90〜77.82）であり，次いで結核の既往がオッズ比 12.69（95%CI 2.39〜67.26），喘息はオッズ比 4.15（95%CI 2.81〜6.14）であった．

5　ステロイドは NTM 症の発症および進展のリスクとなるか？

a　吸入ステロイド薬

副腎皮質ステロイド薬は，肺や気道内への炎症細胞の浸潤抑制など，様々な機序で喘息病態に対する抗炎症作用を発揮する．なかでも ICS は喘息の長期管理薬の基本と位置づけられている．しかし，上記のシステマティックレビューによると ICS および喘息がそれぞれ独立した危険因子で，ICS のオッズ比は 4.46（95%CI 2.13〜9.35）であった[12]．比較的規模の大きいコホート研究をみると，ICS の量については用量依存性にリスクが上昇し，ICS の種類ではフルチカゾンがブデソニドよりリスクが高かった[13, 14]．

b　経口ステロイド薬

経口ステロイド薬（oral corticosteroid：OCS）による NTM 症の発症リスクは，既述のシステマティックレビューでも指摘されている．また，肺外 NTM 症の発症危険因子としても報告がある[15]．OCS が NTM 症の進展および重症度に与える影響については，台湾の National Health Insurance Database を用いて検討された治療を要する 558 人の NTM 症の患者と対照との比較が参考になる[16]．NTM 症患者は対照と比較して死亡率が高い〔Incidence rate ratio は年齢・性別をマッチさせた 1：40 の対照に対して 2.32（95%CI 2.01〜2.68），プロペンシティでマッチさせた 1：2 の対照に対して 1.63（95%CI 1.36〜1.96）〕だけでなく，OCS の併用により，死亡のリスク比がその使用量に応じて助長される傾向にあった（プロペンシティでマッチさせた対照群に対する incidence rate ratio はプレドニゾロン換算 5 mg 以下で 1.12（95%CI 0.91〜1.38），5 mg 超で 1.87（95%CI 1.38〜2.54））．NTM 症患者に OCS を併用することで予後が悪化する可能性は無視できず，OCS の使用を最小限にとどめる重要性が示唆されている．

6　合併したらどのように治療するか？

肺 NTM 症（特に MAC 症や *M. abscessus* 症）では短期間で確実に疾患を治癒に導く抗菌薬がない点が課題である．NTM 症の悪化や予後に ICS がどの程度影響を与えるのか不明な点もあるが，ICS 使用中の喘息患者に肺 NTM 症が合併した場

合の治療は，それぞれの病状をみながら決めていくほかないと考えられる．喘息のコントロール悪化のリスクを高めることから，キードラッグである ICS を容易に減量または中止することはできない．しかしながら，前項で述べたように，ICS による肺 NTM 症のリスク増加が用量に依存する可能性が示唆されていることから，高用量から中用量，中用量から低用量への慎重な減量を試みるのは妥当と思われる．気管支喘息の治療ステップを図 1 に示した．治療のステップダウンは，日中および夜間に喘息症状がなく，発作治療薬の使用もないなどのコントロール良好の状態が 3～6ヵ月持続することが目安とされている．コントロールが良好であればよいが，そうでない場合に ICS を減量する際には，ほかの作用機序を持つ薬剤を併用しコントロールを良好にしておくことが必要と思われる．

　高用量 ICS に複数の長期管理薬を併用してもコントロール不良の場合，経口ステロイド薬（OCS）が使用される場面がある．OCS は短期間の間欠的な投与が原則とされているが，発作を繰り返す場面などでやむを得ず連用する場合もあり，肺 NTM 症の発症や進展リスクが高まる可能性がある．近年では，喘息治療に生物学的製剤を用いることで，OCS 減量効果が得られるとの報告がある．治療ステップ 3 では抗 IL-4 受容体 α 鎖抗体であるデュピルマブ（デュピクセント），抗胸腺間質性リンパ球新生因子（thymic stromal lymphopoietin：TSLP）抗体であるテゼペルマブ（テゼスパイア）が使用できる．加えて，治療ステップ 4 では抗 IgE 抗体であるオマリズマブ（ゾレア），抗 IL-5 抗体であるメポリズマブ（ヌーカラ），抗 IL-5 受容体 α 鎖抗体であるベンラリズマブ（ファセンラ）が使用できる．抗 IgE 抗体，抗 IL-5 抗体，抗 IL-5R α 抗体，抗 IL-4R α 抗体の使用による抗酸菌感染のリスク上昇は添付文書上記載されていない．NTM 症を合併する気管支喘息や ABPA 症例においてこれらの薬剤を使用した治療成功例の報告がある[17]．

　また，難治性喘息のうち好中球性気道炎症を有する場合や気管支拡張症などの併存による細菌感染が存在する場合には，マクロライド系抗菌薬の併用が本邦のガイドラインで推奨されているもの

の，肺 NTM 症合併例ではマクロライドに対する薬剤耐性を誘導しうるためクラリスロマイシンやアジスロマイシンの単剤投与は困難である．NTM 症治療の観点からは，NTM 症の進行の有無を注意深く確認するとともに，進行例については菌種に合わせた標準的治療に加え，薬剤を追加する（肺 MAC 症であればアミノグリコシドの追加）など，NTM 症に対する多剤併用療法の強化も積極的に検討すべきと考えられる．

文　献

1) 喘息予防・管理ガイドライン 2024WG（監修）．喘息予防・管理ガイドライン 2024，協和企画，東京，2024
2) 厚生労働省．平成 15 年保健福祉動向調査の概況．アレルギー様症状．http://www.mhlw.go.jp/toukei/saikin/hw/hftyosa/hftyosa03（2024 年 8 月 24 日閲覧）
3) Aksamit TR, et al. Adult Patients With Bronchiectasis：A First Look at the US Bronchiectasis Research Registry. Chest 2017；151：982-992
4) Kim HO, et al. Incidence, comorbidities, and treatment patterns of nontuberculous mycobacterial infection in South Korea. Medicine（Baltimore）2019；98：e17869
5) Uno S, et al. Comorbidities associated with nontuberculous mycobacterial disease in Japanese adults：a claims-data analysis. BMC Pulm Med 2020；20：262
6) Hojo M, et al. Increased risk of nontuberculous mycobacterial infection in asthmatic patients using long-term inhaled corticosteroid therapy. Respirology 2012；17：185-190
7) Bak Y, et al. Exacerbation of *Mycobacterium avium* pulmonary infection by comorbid allergic asthma is associated with diminished mycobacterium-specific Th17 responses. Virulence 2021；12：2546-2561
8) Pfeffer PE, et al. An association between pulmonary *Mycobacterium avium-intracellulare* complex infections and biomarkers of Th2-type inflammation. Respir Res 2017；18：93
9) Miki M, et al. The diagnostic impact of fractional exhaled nitric oxide for asthmatic cough in nontuberculous mycobacterial pulmonary disease. BMC Pulm Med 2024；24：210
10) Fritscher LG, et al. Nontuberculous mycobacterial infection as a cause of difficult-to-control asthma：a case-control study. Chest 2011；139：23-27

		治療ステップ1	治療ステップ2	治療ステップ3	治療ステップ4
長期管理薬	基本治療	ICS（低用量）	ICS（低〜中用量）	ICS（中〜高用量）	ICS（高用量）
		上記が使用できない場合，以下のいずれかを用いる	上記で不十分な場合に以下のいずれか1剤を併用	上記に下記のいずれか1剤，あるいは複数を併用	上記に下記の複数を併用
		LTRA テオフィリン徐放製剤 ※症状が稀なら必要なし	LABA （配合剤使用可[*5]） LAMA LTRA テオフィリン徐放製剤	LABA （配合剤使用可[*6]） LAMA （配合剤使用可[*7]） LTRA テオフィリン徐放製剤 抗IL-4Rα鎖抗体[*8,9] 抗TSLP抗体[*8,9]	LABA （配合剤使用可） LAMA （配合剤使用可[*7]） LTRA テオフィリン徐放製剤 抗IgE抗体[*3,8] 抗IL-5抗体[*8] 抗IL-5Rα鎖抗体[*8] 抗IL-4Rα鎖抗体[*8] 抗TSLP抗体[*8] 経口ステロイド薬[*4,8]
	追加治療[*1]	アレルゲン免疫療法[*2]			
増悪治療[*5]		SABA	SABA[*6]	SABA[*6]	SABA

図1　喘息治療ステップ

ICS：吸入ステロイド薬，LABA：長時間作用性β_2刺激薬，LAMA：長時間作用性抗コリン薬，LTRA：ロイコトリエン受容体拮抗薬，SABA：短時間作用性吸入β_2刺激薬，抗IL-5Rα鎖抗体：抗IL-5受容体α鎖抗体，抗IL-4Rα鎖抗体：抗IL-4受容体α鎖抗体

*1：喘息に保険適用を有するLTRA以外の抗アレルギー薬を用いることができる

*2：ダニアレルギー，特にアレルギー性鼻炎合併例で安定期%$FEV_1 \geqq 70\%$の場合はアレルゲン免疫療法を考慮する

*3：通年性吸入アレルゲンに対して陽性かつ血清総IgE値が30〜1,500 IU/mLの場合に適用となる

*4：経口ステロイド薬は短期間の間欠的投与を原則とする．短期間の間欠投与でもコントロールが得られない場合は必要最小量を維持量として生物学的製剤の使用を考慮する

*5：軽度増悪までの対応を示し，それ以上の増悪については「急性増悪（発作）への対応（成人）」の項を参照

*6：ブデソニド/ホルモテロール配合剤で長期管理を行っている場合は同剤を増悪治療にも用いることができる

*7：ICS/LABA/LAMAの配合剤（トリプル製剤）

*8：LABA，LTRAなどをICSに加えてもコントロール不良の場合に用いる

*9：中用量ICSとの併用は医師によりICSの高用量への増量が副作用などにより困難と判断された場合に限る

（喘息予防・管理ガイドライン2024WG（監修）．喘息予防・管理ガイドライン2024，協和企画，p.124，2024[1]）より許諾を得て転載）

11) Kim T, et al. Impact of Allergic Disease on the Risk of Mycobacterial Disease J Allergy Clin Immunol Pract 2023 ; **11** : 2830-2838.e4

12) Loebinger MR, et al. Risk Factors for Nontuberculous Mycobacterial Pulmonary Disease : A Systematic Literature Review and Meta-Analysis. Chest 2023 ; **164** : 1115-1124

13) Brode SK, et al. The risk of mycobacterial infections associated with inhaled corticosteroid use. Eur Respir J 2017 ; **50** : 1700037

14) Shu CC, et al. Inhaled Corticosteroids Increase Risk of Nontuberculous Mycobacterial Lung Disease : A Nested Case-Control Study and Meta-analysis. J Infect Dis 2022 ; **225** : 627-636

15) Omori K, et al. Clinical characteristics of extra-pulmonary nontuberculous mycobacteria infections in comparison with pulmonary infections : A single-center, retrospective study in Japan. J Infect Chemother 2023 ; **29** : 875-881

16) Chen HH, et al. Mortality association of nontuberculous mycobacterial infection requiring treatment in Taiwan : a population-based study. Ther Adv Respir Dis 2022 ; **16** : 17534666221103213

17) Tomomatsu K, et al. Effectiveness and Safety of Omalizumab in Patients with Allergic Bronchopulmonary Aspergillosis Complicated by Chronic Bacterial Infection in the Airways. Int Arch Allergy Immunol 2020 ; **181** : 499-506

3 COPD と NTM 症
―増えている？　どんな対応が必要？―

1 COPD 合併肺 MAC 症は増えているのか？

慢性閉塞性肺疾患（chronic obstructive pulmonary diseases：COPD）と非結核性抗酸菌（NTM）症の関連といえば，古典的には肺 MAC 症の線維空洞型，および喫煙男性に多い肺 *M. kansasii* 症が有名であるが，本項では肺 MAC 症と COPD の関連について言及する．COPD は慢性進行性の閉塞性呼吸機能障害を特徴とする代表的な喫煙関連肺疾患であり，肺気腫と末梢病変（慢性気管支炎）に特徴づけられている[1]．COPD 患者の病態生理には喫煙曝露による細胞老化が深く関与している．細胞老化とは外的刺激による細胞増殖能低下および細胞老化関連分泌形質（senescence-associated secretory phenotype：SASP）といわれる炎症性サイトカイン分泌異常に特徴づけられ，喫煙刺激が肺気道上皮細胞の老化を誘導することが報告され，喫煙による細胞老化誘導が肺気腫形成や慢性気管支炎といった COPD 病態進展に関与すると理解されている[2~4]．

肺胞構造の破壊である気腫部分は慢性気道感染の温床となる．また慢性炎症は気道障害を起こすだけでなく，マクロファージ機能不全などの免疫低下にも関与し，MAC を含む慢性呼吸器感染の原因となる[5]．

このような病態からも，肺 MAC 症は COPD に合併する可能性が高い疾患といえる．本邦における COPD 合併肺 MAC 症患者の推移の報告はないものの，肺 MAC 症については Ⅰ章-5 に述べられているとおり，患者数は増加傾向であり，COPD については世界各国の 40 歳以上における有病率は，10%前後であると報告されている[1]．肺 MAC 症・COPD ともに本邦の動向は全世界

と共通していると思われる．ともに中高年以降の慢性進行性肺疾患であり，その合併例が注目されている．肺 MAC 症といえば，肺基礎疾患のない中年女性の病気と思われがちだが，カナダでは肺 MAC 症の基礎疾患としては，喘息や糖尿病を抑えて COPD が最多であり，かつ予後規定因子としてもあげられている[6]．つまり COPD は肺 MAC 症の考慮すべき主要な肺合併疾患のひとつともいえる．

2 COPD 合併肺 MAC 症にはどのような対応が必要か？

COPD の分類については，HRCT により気腫病変が目立つ気腫型と，そうではない非気腫型（おそらく気道病変優位な症例）に分類されてきた．二者の区別を定量的に記述することは困難といわれているが，本邦では気腫型が多いと考えられている[1]．

われわれは COPD の代表的なフェノタイプである肺気腫に注目し，肺気腫合併肺 MAC 症の検討を行った．肺気腫合併肺 MAC 症は肺気腫非合併肺 MAC 症と比べ，経過中に肺アスペルギルス症累積発症率が高く（図 1），予後不良であったことを報告した（図 2）[7]．また，著者の施設の検討では，肺気腫は空洞影やるいそうと並び，肺 MAC 症の予後規定因子であった．また，肺気腫合併肺 MAC 症の死因の大多数は，肺アスペルギルス症を含む肺炎であった（表 1）[7]．つまり COPD 合併肺 MAC 症では，現病進行を抑えるための治療と，アスペルギルスや細菌感染合併の評価および増悪時の適切な治療が重要となる．

COPD 合併肺 MAC 症に対する治療開始時期については，明確な治療開始基準などは今のとこ

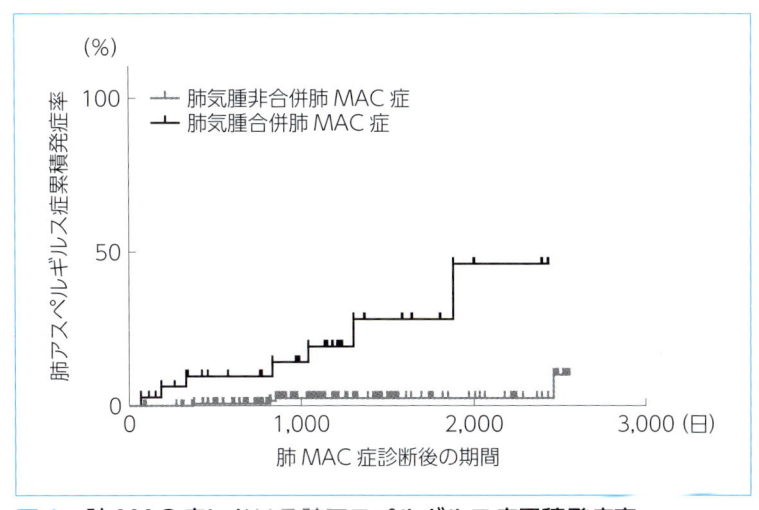

図1　肺 MAC 症における肺アスペルギルス症累積発症率
(Takasaka N, et al. Respir Med 2022；**192**：106738[7]) より作成)

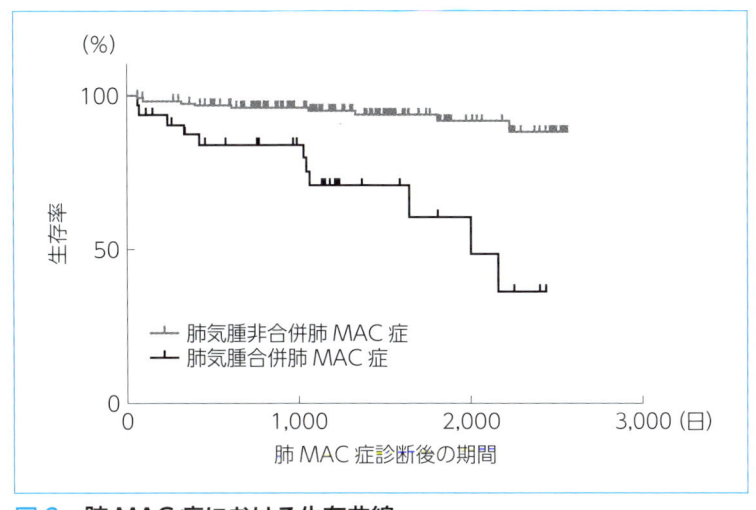

図2　肺 MAC 症における生存曲線
(Takasaka N, et al. Respir Med 2022；**192**：106738[7]) より作成)

ろ存在しない．しかし，一般的な肺 MAC 症治療開始基準である空洞合併・喀痰抗酸菌塗抹陽性例は治療が開始されるべきと考える．われわれの検討では，COPD 合併 MAC 症診断時に空洞を認めている症例や，経過中病勢進行が速いケースが存在することを経験している[7]．一般的に COPD の診療時には増悪や急性肺炎を疑う症状の変化については，注意深く観察される．しかし，COPD の慢性症状としての咳・痰などの呼吸器症状と肺 MAC 症合併の臨床症状を問診や診察で早期に鑑別することは困難と考えられるため，喀痰検査・胸部画像の評価が必要である．COPD 診療時には合併リスクの高い肺癌早期発見目的で胸部画像を定期的に確認することが一般的ではあるが，今後は肺 MAC 症の早期発見目的での胸部画像の定期的評価が重要となると考える．

また，COPD 合併肺 MAC 症を疑いないし診断した際は，特に肺アスペルギルス症の合併を考慮し，診断・早期治療を行う必要がある．特に空洞影をみたら，アスペルギルス IgG 抗体を測定し，

表1　当院における肺気腫合併肺 MAC 症の死因一覧

Case	年齢	性別	肺気腫の有無	死因	肺アスペルギルス症診断の有無
1	69	男	+	Pneumonia（CPA）	+
2	65	男	+	Pneumonia（*Pseudomonas aeruginosa*）	−
3	68	男	+	Pneumonia（MAC＋CPA）	+
4	76	男	+	Pneumonia（CPA）	+
5	76	男	+	Pneumonia（CPA）	+
6	72	男	+	Pneumonia（MAC）	−
7	75	男	+	Pneumonia（CPA）	+
8	91	男	+	Pneumonia（*Klebsiella pneumoniae*）	+
9	91	男	+	Pneumonia（MSSA）	+
10	75	男	+	Unknown	−
12	75	男	+	Unknown	−

CPA：chronic pulmonary aspergillosis, MAC：*Mycobacterium avium* complex, MSSA：methicillin-susceptible *Staphylococcus aureus*

（Takasaka N, et al. Respir Med 2022；**192**：106738[7]）より作成）

陽性の場合は肺アスペルギルス症の治療を早期に検討する必要がある．肺 MAC 症の標準治療であるマクロライド/リファンピシン（RFP）/エタンブトール（EB）と抗真菌薬の併用については，RFP の強力な CYP3A 誘導の点から併用は難しかった[8]．しかし，近年肺 MAC 症に対するマクロライド/EB 療法の有効性が報告されており[9, 10]，マクロライド/EB 療法にアゾール系抗真菌薬を併用することが選択肢となると思われる[11]．またアミカシンリポソーム懸濁液吸入療法も保険適用となり，COPD 合併肺 MAC 症への使用経験の集積が望まれる．

　また，近年 COPD 領域では吸入ステロイド（inhaled corticosteroid：ICS）を含むトリプルセラピーの増悪予防などのエビデンスが報告されており[12]，その使用頻度が増加している．COPD に対する吸入ステロイド投与については，本邦の COPD ガイドラインにおいては，喘息病態合併以外で病期早期に ICS を含む治療導入を推奨はしていない[1]．喘息病態非合併例における薬物療法の基本は，長時間作用性抗コリン薬（long-acting anti-muscarinic agent：LAMA）＋長時間作用性 β_2 刺激薬（long acting β_2 agonist：LABA）である．LAMA/LABA を使用していて，頻回増悪かつ末梢血好酸球増多（300/μL 以上）の際は，ICS 追加が考慮される．一方で ICS による細菌感染悪化の懸念から，繰り返す肺炎合併あるいは ICS 無効の場合は ICS を中止することが推奨されている．NTM 症についても，ICS による発症リスクが報告されており[13, 14]，GOLD のガイドラインにおいては抗酸菌症感染歴のある COPD 患者においては，ICS 使用を推奨していない[15]．

　しかし COPD に対する ICS 使用の増加から，今後 COPD 合併肺 MAC 症を診療する機会が増えることが予想される．前述のとおり肺 MAC 症の慢性増悪が気道感染，そして肺アスペルギルス症の発症が予後悪化につながる可能性があることは前記のとおりである．COPD に対する ICS を使用中に肺 MAC 症を診断した際は，ICS による COPD 増悪抑制効果と MAC 症増悪そして急性肺炎，肺アスペルギルス症発症のリスクを考慮して，ICS 継続の可否を判断していく必要がある．

　肺MAC症にとって，COPDは主要な合併症であり，予後規定因子である．COPDに対するICSによる治療の普及とともにその頻度はさらに高まることが予想される．COPD合併肺MAC症についての確立した診療指針はいまだなく，今後の症例経験・集積・報告が待たれる．

文　献

1) 日本呼吸器学会COPDガイドライン第6版作成委員会. COPD診断と治療のためのガイドライン, 第6版, メディカルレビュー社, 東京, 2022

2) Fujii S, et al. Insufficient autophagy promotes bronchial epithelial cell senescence in chronic obstructive pulmonary disease. Oncoimmunology 2012；1：630-641

3) Aoshiba K, et al. Senescence Hypothesis for the Pathogenetic Mechanism of Chronic Obstructive Pulmonary Disease. Proc Am Thorac Soc 2009；6：596-601

4) Coppé J-P, et al. The Senescence-Associated Secretory Phenotype：The Dark Side of Tumor Suppression. Ann Rev Pathol 2010；5：99-118

5) Munjal S, et al. Exploring Potential COPD Immunosuppression Pathways Causing Increased Susceptibility for MAC Infections among COPD Patients. Clin Pr 2021；11：619-630

6) Brode SK, et al. Pulmonary versus Nonpulmonary Nontuberculous Mycobacteria, Ontario, Canada. Emerg Infect Dis 2017；23：1898-1901

7) Takasaka N, et al. Impact of emphysema on the prognosis of *Mycobacterium avium* complex pulmonary disease. Respir Med 2022；192：106738

8) Moon S M, et al. Effect of rifampin and rifabutin on serum itraconazole levels in patients with chronic pulmonary aspergillosis and coexisting nontuberculous mycobacterial infection. Antimicrob Agents Chemother 2014；59：663-665

9) Miwa S, et al. Efficacy of Clarithromycin and Ethambutol for *Mycobacterium avium* Complex Pulmonary Disease. A Preliminary Study. Ann Am Thorac Soc 2014；11：23-29

10) Ito Y, et al. Macrolide resistant *Mycobacterium avium* complex pulmonary disease following clarithromycin and ethambutol combination therapy. Respir Med 2020；169：106025

11) Takasaka N, et al. Simultaneous diagnosis of allergic bronchopulmonary aspergillosis and *Mycobacterium avium* complex lung disease. BMJ Case Rep 2023；16：e255845

12) Papi A, et al. Extrafine inhaled triple therapy versus dual bronchodilator therapy in chronic obstructive pulmonary disease（TRIBUTE）：a double-blind, parallel group, randomised controlled trial. Lancet 2018；391：1076-1084

13) Brode S K, et al. The risk of mycobacterial infections associated with inhaled corticosteroid use. Eur Respir J 2017；50：1700037

14) Andréjak C, et al. Chronic respiratory disease, inhaled corticosteroids and risk of non-tuberculous mycobacteriosis. Thorax 2013；68：256-262

15) Agustí A, et al. Global Initiative for Chronic Obstructive Lung Disease 2023 Report：GOLD Executive Summary. Eur Respir J 2023；61：2300239

4 肺癌とNTM症
―合併率は高い？　がん治療が必要な患者への治療アプローチ―

1　疫学

　かつて肺癌と抗酸菌症に関する研究報告のほとんどは肺癌と結核についてのものであったが，近年の世界的な肺非結核性抗酸菌（NTM）症の増加を背景に，肺癌と肺NTM症の研究報告も増えている．

　肺癌と肺NTM症の疫学について，両疾患の合併という観点から，以前は肺癌では中高年男性の扁平上皮癌が，肺NTM症では *M. kansasii* 症が注目されていた[1]．しかし日本では現在，肺NTM症罹患率が結核を凌駕して世界最高レベルになり，そして肺NTM症の8割以上が肺 *M. avium* complex症（肺MAC症）となっている[2]こともあり，徐々に高齢女性の腺癌と結節・気管支拡張型肺MAC症の合併が増加し，肺癌・肺NTM症合併例の大部分を占めるようになってきている．肺癌の肺NTM症合併率はわが国の少数例の検討では2%程度とするものが多い[1]が，近年の台湾からの大規模研究でも肺癌患者の喀痰NTM陽性率が2.5%（138/5,418例）であることが示されている[3]．なおDaleyら[4]は肺癌と肺MAC症の合併について 'Chicken or Egg? Both?' という表現を用いて，肺MAC症による慢性炎症を背景に肺癌が発症する可能性，肺癌の存在がMAC感染を起こしやすくしている可能性，あるいはその両者の関与を指摘しているが，実地診療においても肺癌と肺NTM症が同一部位に混在している場合が少なからずみられる[1]．このことは孤立結節影の喀痰や気管支鏡検査でNTMが検出されてもなお，肺癌共存の可能性に留意が必要なことを意味している．

　肺癌における肺NTM症合併の背景では，環境的な問題や遺伝的な要因のほか，既存肺の形態学的な変化・障害も重要な因子であり，肺癌切除後の残存肺では肺アスペルギルス症続発と同様，肺NTM症増悪への注意が必要である[5]．最近，韓国より肺癌術後の肺NTM症についての大規模研究が報告され，肺癌手術6,503例における術後10年の累積NTM陽性率が5.9%，累積肺NTM症発症率が2.8%で，高齢，やせ，間質性肺炎や気管支拡張症の存在，術前後の癌治療などがリスク因子であることが示されている[6]．一方，肺NTM症からみた肺癌については，結核からみた肺癌と同様，肺MAC症が肺癌の発生母地になることが以前から示唆されてきた[1]が，最近の日本の大規模データでの検討でも肺NTM症患者における肺癌合併率がオッズ比15.24（95%CI 7.08〜33.86）に達することが示されている[7]．

2　治療

　わが国の肺NTM症合併肺癌のがん薬物療法を考えるうえで最も重要な問題は，大半を占める肺MAC症合併肺癌患者には肺MAC症単独の場合と同様，高齢の非喫煙女性が多く，したがってドライバー遺伝子変異陽性腺癌で分子標的治療薬，特にチロシンキナーゼ阻害薬（TKI）が第一治療選択肢となる場合が多いことである．

　リファンピシン（RFP）のCYP3A酵素誘導によって，分子標的治療薬の AUC_∞ および C_{max} が大幅に低下する（表1）ことは結核症を合併した合併肺癌の診療においては重大な問題で，RFPを酵素誘導の弱いリファブチンに変更して，両疾患の治療を並行して行うことが一般的である．他方，肺NTM症は肺癌よりも長い経過をたどる疾

表1　分子標的治療薬とリファンピシンの薬物動態学的薬物間相互作用*

Drug	Target	Metabolic mediator	Decrease of AUC ∞	Decrease of Cmax
Gefitinib	EGFR	CYP3A4	83%	65%
Erlotinib	EGFR	CYP3A4	69%	39%
Afatinib	EGFR	P-glycoprotein	34%	22%
Osimertinib	EGFR	CYP3A	78%	73%
Dacomitinib	EGFR	CYP2D6	no data	no data
Alectinib	ALK	CYP3A4	73%	51%
Ceritinib	ALK	CYP3A4	70%	44%
Lorlatinib	ALK	CYP3A, UGT1A4	85%	76%
Brigatinib	ALK	CYP2C8, 3A4/5	80%	60%
Crizotinib	ALK, ROS1	CYP3A4	82%	69%
Entrectinib	ALK, ROS1	CYP3A	77%	56%
Tepotinib	MET	CYP2C8,9, CYP 3A4	no data	no data
Capmatinib	MET	CYP3A4, etc	67%	56%
Dabrafenib	BRAF	CYP2C8,9, CYP3A4	34%	27%
Trametinib	MEK	(CYP3A4)	no data	no data
Selpercatinib	RET	CYP3A4	87%	70%
Entrectinib	NTRK, ROS1	not disclosed	56%	77%
Sotorasib	KRAS	CYP3A4	51%	35%
Trastuzumab deruxtecan	HER2	CYP3A	no data	no data

＊：文献15および各製薬会社資料に基づいて作成

患であり，また結核症とは異なり肺NTM症の存在は社会生活の妨げにはならないことなどから，肺癌への治療を優先して考えることが普通である．このため肺MAC症合併肺癌では肺MAC症への治療を待機あるいは一時中止して分子標的薬治療が行われ，その結果，肺MAC症の悪化がみられる場合も少なくなかった（図1）．しかし，肺MAC症治療のキードラッグはクラリスロマイシン（CAM）であり，2023年，日本結核・非結核性抗酸菌症学会は肺非結核性抗酸菌症化学療法に関する見解―2023年改訂―[8]の付記「RFPの使用について」のなかでRFPと相互作用を有する薬剤を併用する場合，CAMあるいはアジスロマイシン（AZM）とエタンブトール（EB）による2剤治療を代替選択肢としてあげている．ま

た「アミノグリコシドの筋注，点滴」のなかでは有空洞例や重度気管支拡張病変例ではアミカシン（AMK）あるいはストレプトマイシン（SM）の併用が推奨され，有空洞例での治療成功率が高いことも示されている．これらの記載を受け，今後は肺MAC症合併肺癌例に分子標的治療薬での肺癌治療を行う場合，CAM/AZM＋EBの2剤，あるいはそれにAMK/SMを追加した3剤での並行治療を積極的に考える場合が増えてくることが予測される．なお肺NTM症を合併した肺癌の治療に関する前出，台湾からのデータ[3]では，化学療法施行（化学放射線療法や免疫治療を含む）例では喀痰NTM陽性群のほうが対照群より予後が悪い（HR 2.497，95%CI 1.262〜4.493，$p＝$0.009）ものの，TKI使用例では両群の予後に差

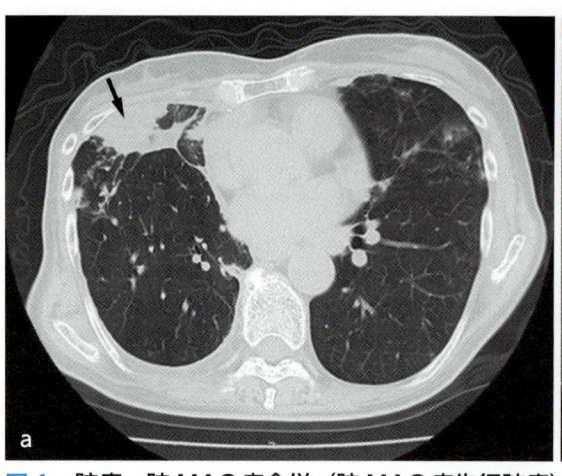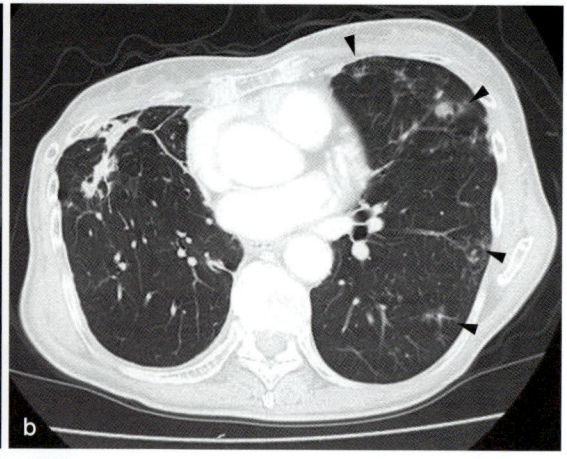

図1　肺癌・肺 MAC 症合併（肺 MAC 症先行肺癌）症例

a：肺 MAC 症治療（RFP＋EB＋CAM）中に発見された肺腺癌に対する右上葉切除術後も肺 MAC 症治療を継続していたが，術後1年，右胸水・胸膜播種（矢印）が出現，肺癌再発と診断された．EGFR-TKI 治療を開始後，肝障害出現と肺 MAC 症病状安定のため，肺 MAC 症治療をいったん中止した．

b：治療開始6ヵ月後，再発肺癌病変は縮小しているが，肺 MAC 症病変は増悪している（矢頭）．

がない（HR 1.091，95％CI 0.403～2,975，p＝0.863）ことが示されている．

免疫チェックポイント阻害薬（immune checkpoint inhibitor：ICI）治療と結核症の関係については，基礎的研究レベルでの数多くの知見に加え，米国食品医薬品局有害事象報告システム（U. S. Food and Drug Administration Adverse Event Reporting System：FAERS）の全データベースにおける ICI の結核 reporting オッズ比が 1.79（95％CI 1.42～2.26）[9]，他の抗腫瘍剤と比較した ICI の結核 reporting オッズ比でも 1.54（95％CI 1.21～1.96）と高い[10]ことが示されたこともあって，いわゆる dysregulated immunity[11] の概念とともに一時期，大いに注目された．しかし，がん患者の結核発症リスクはもともと一般集団より高く，さらに肺癌は結核発症の罹患比（incidence rate ration）が6～9とほかの癌よりも明らかに高いことが知られている[12, 13]．また，内因性再燃を基本とする癌患者の結核発症が結核罹患率・既感染率の地域差や世代差によって大きな影響を受けることも周知のとおりである．実際，結核中蔓延国である韓国の肺癌，尿路癌および黒色腫の患者[14]や非小細胞肺癌の患者[15]を用いた最近の大規模研究では，高齢や結核歴が明らかな結核リスク因子であったのに対し，ICI 治療による結核リスクの有意な増加はなかったことが報告されている．また，低蔓延国である米国の Mayo Clinic のデータにおいても ICI 治療中のがん患者からの結核発症例はなかったことが示されている[16]．以上より実地診療における肺癌患者の結核発症については ICI だけを注意すべきではなく，年齢も含めて様々な結核発症リスク因子に幅広く目を向けることが必要と考えられる．

ICI 治療と肺 NTM 症の関係について，前出 FAERS のデータベース[9]では ICI による atypical mycobacterial infection の reported オッズ比が 5.49（95％CI 3.15～9.55）とほかの薬剤より高いことが示され，ICI 治療中に肺 NTM 症を発症した症例の報告も散見される．内因性再燃ではなく，環境からの感染によって発症する肺 NTM 症の発症に ICI と dysregulated immunity[11] が関与していることは想像に難くないが，上述したように肺癌と肺 NTM 症の間にも密接な疫学的関係があるため，この高いオッズ比もその影響を受けている可能性がある．また，肺 NTM 症は地域ごとに菌種や罹患率が異なっているため，最近の Lombardi ら[17] による ICI 治療と肺 NTM 症についてのレビューでは，正確な評価には大規模研究

が必要で，また症例報告がほとんど日本からのものであることから肺NTM症罹患率の低い欧米での多因子評価も必要であると記載されている．肺癌におけるICI治療と肺NTM症発症，特に肺MAC症発症の関係については，わが国の大規模データを用いて，様々な角度から検証する必要があるだろう．

註）本項の内容は筆者による第96回総会教育講演「がんと結核・非結核性抗酸菌症」（結核 2022；97：13-20, 2022)[1]を基本に，文献を追加して，修正・加筆したものである．本項内容の詳細な確認には文献1）も参照されたい．

文 献

1) 田村厚久. 第96回総会教育講演 がんと結核・非結核性抗酸菌症. 結核 2022；97：13-20
2) Namkoong H, et al. Epidemiology of pulmonary nontuberculous mycobacterial disease, Japan. Emerg Infect Dis 2016；22：1116-1117
3) Liao TY, et al. Association of pulmonary nontuberculous mycobacteria with the outcomes of patients with lung cancer：a retrospective matched cohort study with a special emphasis on the impact of chemotherapy. J Microbiol Immunol Infect. 2023；56：392-399
4) Daley CL, et al. *Mycobacterium avium* complex and lung cancer：Chicken or Egg? Both? J Thorac Oncol 2012；7：1329-1330
5) Tamura A, et al. Impact of lung cancer surgery on comorbid *Mycobacterium avium* complex lung disease-a case series. Respir Med Case Rep 2022；37：101664
6) Kim BG, et al. Risk factors for the development of nontuberculous mycobacteria pulmonary disease during long-term follow-up after lung cancer surgery. Diagnostics 2022；12：1086
7) Uno S, et al. Comorbidities associated with non-tuberculous mycobacterial disease in Japanese adults：a claims-data analysis. BMC Pulm Med 2020；20：262
8) 日本結核・非結核性抗酸菌症学会 非結核性抗酸菌症対策委員会，日本呼吸器学会 感染症・結核学術部会. 成人肺非結核性抗酸菌症化学療法に関する見解― 2023年改訂. 結核 2023；98：177-187
9) Anand K, et al. Mycobacterial infections due to PD-1 and PD-L1 checkpoint inhibitor. ESMO Open 2020；5：e000866
10) Zhu J, et al. Pulmonary tuberculosis associated with immune checkpoint inhibitors：a pharmacovigilance study. Thorax 2022；77：721-723
11) Morelli T, et al. Infections due to dysregulated immunity：an emerging complication of cancer immunotherapy. Thorax 2022；77：304-311
12) Cheng MP, et al. Risk of active tuberculosis in patients with cancer：a systematic review and meta-analysis. Clin Infect Dis 2017；64：635-644
13) Dobler CC, et al. Risk of tuberculosis in patients with solid cancers and haematological malignancies：a systematic review and meta-analysis. Eur Respir J 2017；50：17001572017
14) Bae S, et al. Risk of tuberculosis in patients with cancer treated with immune checkpoint inhibitors：a nationwide observational study. J Immunother Cancer 2021；9：e002960
15) Kim HW, et al. Incidence of tuberculosis in advanced lung cancer patients treated with immune checkpoint inhibitors-a nationwide population-based cohort study. Lung Cancer 2021；158：107-114
16) Stroh GR, et al. Active and latent tuberculosis infections in patients treated with immune checkpoint inhibitors in a non-endemic tuberculosis area. Cancer Immunol Immunother 2021；70：3105-3111
17) Lombardi A, et al. Nontuberculous mycobacterial infections during cancer therapy with immune checkpoint inhibitors：a systematic review. ERJ Open Res 2022；8：00364-2022

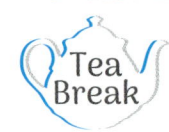

免疫チェックポイント阻害薬と抗酸菌
—結局，免疫チェックポイント阻害薬は抗酸菌症によいの？　悪いの？—

近年，免疫チェックポイント阻害薬の登場により癌治療は目覚ましい発展を遂げている．とりわけ肺癌領域では，programmed cell death-1（PD-1）抗体，PD-L1 抗体など多くの免疫チェックポイント阻害薬が使われている．従来の細胞障害性抗がん薬と異なり，この免疫チェックポイント阻害薬は宿主の免疫にかけられたブレーキ（免疫抑制機構）を解除し，T 細胞応答を再活性化させて宿主自体の免疫機能を高めることでがん細胞を攻撃する．この治療は一部のがん患者に劇的な効果をもたらしている．

このがん治療における成功から，感染症に対してもがん治療と同様に免疫チェックポイント分子の阻害によって T 細胞応答を活性化し，感染免疫を増強させる新たな感染症治療が期待されているが，実地臨床では免疫チェックポイント阻害薬投与中の患者に感染症，とりわけ抗酸菌症［結核，非結核性抗酸菌（NTM）症］の発症が相次いで報告されており，なかでも結核は公衆衛生的な問題でもあることから世界的に注目を集めている．2016 年の日本からの報告を契機に[1]，現在までに世界中から多くの症例報告がなされている．2020 年には NTM の増悪も報告されており[2]，こちらも世界から報告が相次いでいる[3]．現在では感染症も免疫関連有害事象（immune related adverse event：irAE）のひとつであると認識されている．

免疫チェックポイント阻害薬による感染症は「免疫抑制」と「免疫調整異常」の 2 つのパターンがあることが知られている[4,5]．「免疫抑制」による感染症は，irAE である消化管障害や皮膚障害に対しステロイド・免疫抑制薬が使用された結果生じるいわゆる日和見感染である．一方，「免疫調整異常」による感染症は明らかな免疫抑制をきたす要因がないにもかかわらず生じる感染症で，免疫チェックポイント阻害薬が引き起こす免疫過剰応答が要因と考えられている．

「免疫調整異常」による感染症の発症メカニズムは十分には解明されていないが，基礎的なデータからは PD-1 阻害により IFN-γ の過剰生産が生じ，これが肺組織破壊を引き起こすことが示されている[6]．また Merkel 細胞癌患者では結核特異的 IFN-γ を産生する Th1 細胞が増加することも知られており[7]，これらの事象が結核・NTM の再活性化を誘発しているのであろう．

一方で，免疫チェックポイント阻害薬の投与で肺NTM 症が改善した症例も報告されている[8]．宿主の抗酸菌免疫の応答性によっては，過剰免疫応答がなければ感染防御に有益な可能性が示唆される．

現状では免疫チェックポイント阻害薬の投与によって結核・NTM とも増悪している症例の報告が多く，免疫チェックポイント阻害薬使用中は十分に注意しなければならない．発症を予想するのは難しいが，免疫チェックポイント阻害薬投与前に IFN-γ release assay（IGRA）が陽性の患者や投与中に陽転化した患者は結核発症のリスクが高いことが報告されており[9]，IGRA を用いた投与前のスクリーニング検査や投与中のモニタリングは有益と思われる．一方，NTM 症に対するスクリーニング検査やモニタリングの有用性に関するデータは現時点ではないため，CT 画像の変化に注意を払うべきであろう．抗 MAC 抗体によるフォローは今後の興味深い検討課題である．

文　献

1) Fujita K, et al. Anti-PD1 Antibody Treatment and the Development of Acute Pulmonary Tuberculosis. J Thorac Oncol 2016；**11**：2238-2240
2) Fujita K, et al. Development of *Mycobacterium avium* Complex Lung Disease in Patients With Lung Cancer on Immune Checkpoint Inhibitors. Open Forum Infect Dis 2020；**7**：ofaa067
3) Lombardi A, et al. Nontuberculous mycobacterial infections during cancer therapy with immune checkpoint inhibitors：a systematic review. ERJ Open Res 2022；**8**：00364-2022
4) Morelli T, et al. Infections due to dysregulated immunity：an emerging complication of cancer immunotherapy. Thorax 2022；**77**：304-311
5) Fujita K, Elkington P. Cancer immunotherapy with immune checkpoint inhibitors and infections：A particular focus on mycobacterial infections. Respir Investig 2024；**62**：339-347
6) Sakai S, et al. CD4 T Cell-Derived IFN-γ Plays a Minimal Role in Control of Pulmonary *Mycobacterium tuberculosis* Infection and Must Be Actively Repressed by PD-1 to Prevent Lethal Disease. PLoS Pathog 2016；**12**：e1005667
7) Barber DL, et al. Tuberculosis following PD-1 blockade for cancer immunotherapy. Sci Transl Med 2019；**11**（475）：eaat2702
8) Ishii S, et al. Improvement of *Mycobacterium abscessus* Pulmonary Disease after Nivolumab Administration in a Patient with Advanced Non-small Cell Lung Cancer. Intern Med 2018；**57**：3625-3629
9) Fujita K, et al. Serial interferon-gamma release assay in lung cancer patients receiving immune checkpoint inhibitors：a prospective cohort study. Cancer Immunol. Immunother 2022；**71**：2757-2764

5 PPFE様病変とNTM症
―肺尖部の病変は何？何に気をつければよい？―

M. avium complex（MAC）は，ヒトに感染性を持つ代表的な非結核性抗酸菌（NTM）症であり，これらの菌による慢性的な呼吸器感染症は肺MAC症と呼ばれている[1]．肺MAC症は進行性の呼吸器症状を特徴とするが，その臨床経過や予後は多彩であり，一部には予後不良例が存在する．肺MAC症は世界的にも罹患率が上昇しており[2]，予後因子の同定や適切なマネジメントの確立が望まれている．本項では，近年注目されている胸部CT所見であるpleuroparenchymal fibroelastosis（PPFE）様病変と肺MAC症との関連性について概説する．

1 PPFE

PPFEとは，病理学的に胸膜直下肺胞領域の弾性線維増生および線維化からなる予後不良な間質性肺疾患のひとつである．PPFEには原因が特定できない特発性のものと二次性のものがあり，特発性PPFEは2013年ATS/ERSの特発性間質性肺炎（IIPs）国際分類にはじめて登場し，まれなIIPsとして分類された．一般集団における特発性PPFEの有病率は不明であるが，代表的なIIPsである特発性肺線維症の有病率は10万人あたり0.5〜27.9人と推定されているため[3,4]，「まれなIIP」に分類されているPPFEの有病率は，それよりもさらに低いことが推定される．二次性PPFEとしては，骨髄移植や放射線治療，シクロホスファミドなどの薬剤投与，自己免疫性疾患，慢性呼吸器感染症に続発するものが報告されている[5]．特発性・二次性を問わず，PPFEでは胸部CTにて両側上葉胸膜下の牽引性気管支拡張を伴う濃厚な浸潤影および胸膜肥厚といった画像所見を示すこ

とが特徴的であり[6]，このような画像所見はPPFE様病変（PPFE-like lesionあるいはradiological PPFE）と呼ばれ，PPFEを診断するうえで非常に重要である．

2 NTM症以外の呼吸器疾患におけるPPFE様病変

胸部CT所見としてのPPFE様病変は，特発性・二次性PPFE以外の間質性肺疾患にも併存しうる所見である．たとえば，特発性肺線維症においては6.3%，強皮症では18%，過敏性肺炎では40%の患者にPPFE様病変が認められたと報告されている．いずれの疾患においても，PPFE様病変を有する群は，有しない群と比較して予後不良であると報告されている[7〜9]．

3 NTM症におけるPPFE様病変

近年，慢性呼吸器感染症とPPFE様病変との関連性が報告されている[5,10]．われわれの日常臨床においても，胸部CTにて肺尖部や上葉胸膜下にPPFE様病変を有する非結核性抗酸菌（NTM）症患者に遭遇することは少なくないのではないだろうか？　ある単施設の検討では，肺MAC症患者の26.3%にPPFE様病変が認められたとの報告があり[11]，この病変は呼吸器内科医にとって決してまれな所見ではないことが推察される．前述のように，ほかの疾患では，PPFE様病変と生命予後不良との関連性が報告されているが，肺MAC症におけるPPFE様病変の意義はまだ十分に確立していなかった．そこでわれわれは，その臨床的意義を検討した．次にその詳細を概説する．

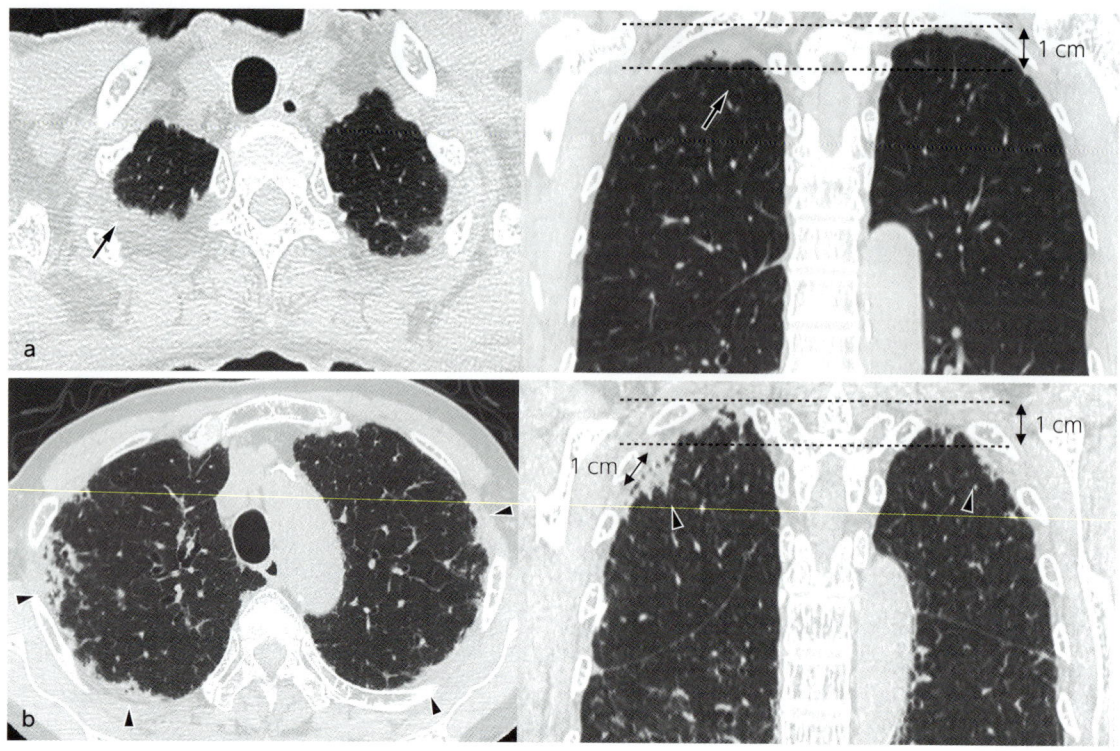

図1　代表的な HRCT 所見

a：PAC と判断した症例．胸膜肥厚がみられるが肺尖部から 1 cm 以内に限局しており（矢印），PAC と判断した．

b：PPFE 様病変と判断した症例．胸膜直下の領域に牽引性気管支拡張像を伴う濃厚な浸潤影を認め，これらは肺尖部から 1 cm の範囲を越えて認められ（矢頭），PPFE 様病変と判断した．

(Aono Y, et al. Thorax 2023；**78**：825-834[12]) より作成)

4　肺 MAC 症における PPFE 様病変の意義

　われわれは，肺 MAC 症における PPFE 様病変の意義を検討するために多施設共同後ろ向き研究を行った[12]．2006 年 1 月 1 日～2020 年 8 月 31 日までの間に肺 MAC 症と診断された 1,299 名を抽出し，American Thoracic Society/European Respiratory Society/European Society of Clinical Microbiology and Infectious Diseases/Infectious Diseases Society of America のガイドラインに基づき再診断を行ったのち，胸部 HRCT で画像評価可能だった 850 例を解析した．この解析では『肺尖部から 1 cm を超えてみられる両側上葉胸膜下の牽引性気管支拡張を伴う濃厚な浸潤影』を PPFE 様病変と定義し，肺尖部から 1 cm 以内の陰影については pulmonary apical cap（PAC）として扱い，PPFE 様病変とは区別した（図1）．

　全 850 例中，101 例（11.9％）に PPFE 様病変を認めた．この全体集団の 5 年生存率は 82.8％（95％CI 79.5～85.6％）であり，過去に報告されている NTM 症患者の生存率と同様であった．

　次に，予後の検討を行うために診断時に進行期悪性腫瘍を有していた患者を除外した 818 例を解析した（表1）．PPFE 様病変を持つ患者群は，PPFE 様病変を持たない患者群と比較して高齢で男性比率が高く，body mass index（BMI）が低値だった．重要なことに，PPFE 様病変を持つ患者は有意に予後不良であった（図 2a）．さらに，呼吸関連死の頻度が高いことも明らかとなった（図 2b）．多変量解析において，PPFE 様病変の存在は独立した死亡のリスク因子であり，特に呼吸関連死に対する独立したリスク因子であった

表1　患者背景の比較

Variable	PPFE なし $n=721$	PPFE あり $n=97$	p 値
年齢（歳）	68.7±10.9	74.4±9.9	<0.001
性別（男）	230 (31.9)	47 (48.5)	0.002
BMI（kg/m²）	19.59±2.74	16.94±3.08	<0.001
喫煙歴（あり）（対．なし）	122 (25.6)	19 (28.8)	0.653
検査結果			
アルブミン（mg/dL）	4.00±0.47	3.72±0.61	<0.001
C 反応性蛋白（mg/dL）	0.51±1.19	1.14±1.95	0.001
HRCT パターン			0.024*
結節・気管支拡張型	541 (75.0)	61 (62.9)	
線維空洞型	153 (21.2)	29 (29.9)	
判定不能	27 (3.7)	7 (7.2)	
菌種			0.039*
Mycobacterium avium	393 (54.5)	42 (43.3)	
Mycobacterium intracellulare	324 (44.9)	55 (56.7)	
混合	4 (0.6)	0 (0)	
喀痰塗抹スコア			0.141*
−/±/+/++/+++	466/95/58/87/12	59/9/9/15/5	
間質性肺疾患	70 (9.7)	23 (23.7)	<0.001
観察期間（月）	53.6 (24.6～83.3)	37.5 (16.6～65.9)	0.003
肺 MAC 症に対する治療法			
抗菌化学療法	466 (64.6)	62 (63.9)	0.910
手術療法	26 (3.6)	2 (2.1)	0.764
診断から治療開始までの期間（月）	9.1 (1.1～39.5)	7.2 (0.6～24.1)	0.036
死亡	75 (10.4)	50 (51.5)	
呼吸関連死	40 (5.6)	40 (44.4)	
慢性呼吸不全	21 (2.9)	23 (24.7)	
肺炎	15 (2.1)	16 (16.5)	
気胸	2 (0.3)	0 (0)	
肺癌	1 (0.1)	1 (1.0)	
その他	15 (2.1)	10 (10.3)	

* χ^2 検定：PPFE なし群とあり群間の割合の比較

(Aono Y, et al. Thorax 2023；**78**：825-834[12]) より作成)

（表2，表3）．一方，肺尖部から 1 cm 以内の所見である PAC の意義についても検討したが，PPFE 様所見とは異なり，PAC の存在は生命予後や呼吸器関連死との関連性を示さなかった．

5　考察

　われわれの研究では，肺 MAC 症患者における PPFE 様病変の有病率は 11.9%だった．慢性呼吸

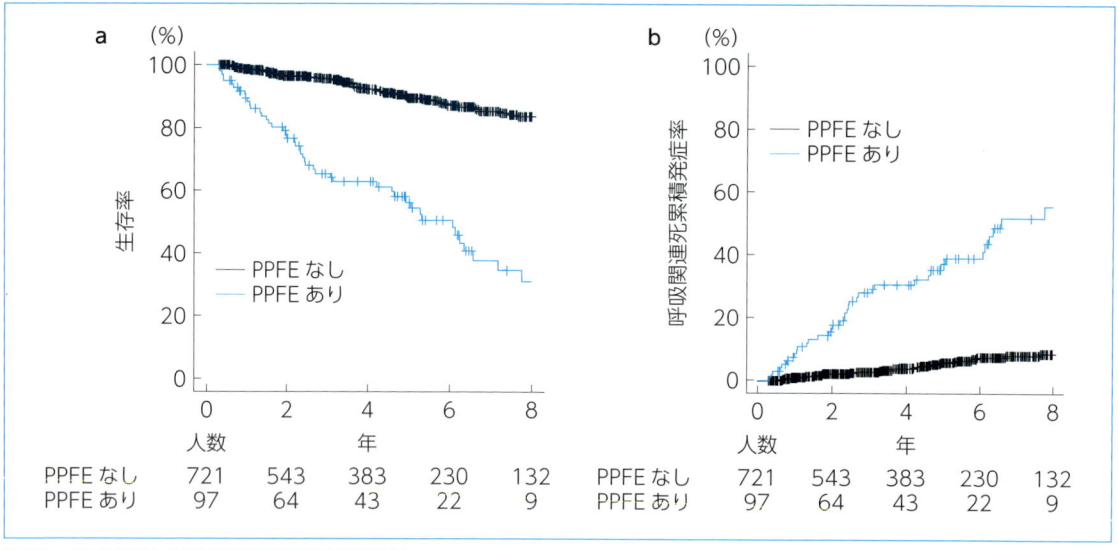

図2　生存率と呼吸関連死累積発症率

a：生存曲線．PPFE様病変を有する群の5年生存率は56.1％であり，PPFE様病変を有しない群の89.4％と比較して有意に低かった．

b：呼吸関連死の累積発症率．診断から5年後の時点において，PPFE様病変を有する群の呼吸関連死累積発症率は37.2％であり，PPFE様病変を有しない群の5.9％と比較して有意に高値であった．

(Aono Y, et al. Thorax 2023；**78**：825-834[12)] より作成)

表2　全死亡に関するCox比例ハザード解析

変数	単変量解析			多変量解析		
	HR	95％CI	p 値	HR	95％CI	p 値
年齢（歳）	1.09	1.06〜1.11	<0.001	1.05	1.02〜1.09	<0.001
性別（男性）（対．女性）	4.15	2.88〜6.00	<0.001	3.51	2.13〜5.76	<0.001
BMI（kg/m^2）	0.84	0.78〜0.90	<0.001	0.95	0.87〜1.02	0.190
喫煙歴（あり）（対．なし）	4.00	2.57〜6.21	<0.001			
アルブミン（mg/dL）	0.27	9.21〜0.35	<0.001	0.27	0.17〜0.44	<0.001
C反応性蛋白（mg/dL）	1.23	1.16〜1.30	<0.001	1.09	0.99〜1.19	0.066
M. intracellulare（対．*M. avium*）	1.37	0.96〜1.94	0.082	1.33	0.82〜2.17	0.243
喀痰塗抹スコア（対．−）						
±	1.00	0.58〜1.70	0.993	0.73	0.37〜1.44	0.365
+	0.92	0.44〜1.93	0.840	0.96	0.37〜2.55	0.942
＋＋/＋＋＋	1.61	1.05〜2.47	0.029	1.46	0.81〜2.62	0.212
間質性肺疾患（あり）（対．なし）	3.78	2.52〜5.55	<0.001	1.73	0.96〜3.12	0.065
HRCTパターン（線維空洞型）（対．結節・気管支拡張型）	2.05	1.41〜2.98	<0.001	1.75	1.05〜2.92	0.031
PPFE様病変（あり）（対．なし）	6.65	4.63〜9.55	<0.001	4.78	2.87〜7.95	<0.001
肺MAC症への治療（あり）（対．なし）	0.69	0.48〜1.00	0.052	0.83	0.50〜1.38	0.472

(Aono Y, et al. Thorax 2023；**78**：825-834[12)] より作成)

表3　呼吸関連死に関する Fine-Gray ハザード解析

変数	単変量解析			多変量解析		
	HR	95%CI	p 値	HR	95%CI	p 値
年齢（歳）	1.09	1.06～1.12	<0.001	1.04	1.00～1.09	0.034
性別（男性）（対．女性）	5.07	3.18～8.09	<0.001	4.55	2.49～8.31	<0.001
BMI（kg/m²）	0.80	0.71～0.90	<0.001	0.89	0.78～0.99	0.034
喫煙歴（あり）（対．なし）	4.17	2.45～7.14	<0.001			
アルブミン（mg/dL）	0.27	0.18～0.40	<0.001	0.32	0.19～0.55	<0.001
C 反応性蛋白（mg/dL）	1.26	1.14～1.38	<0.001	1.15	1.07～1.25	<0.001
M. intracellulare（対．*M. avium*）	1.70	1.08～2.64	0.020	1.26	0.68～2.32	0.460
喀痰塗抹スコア（対．−）						
±	1.30	0.68～2.47	0.430	1.33	0.55～3.22	0.524
＋	1.45	0.64～3.28	0.368	2.03	0.76～5.46	0.159
＋＋/＋＋＋	1.96	1.16～3.33	0.012	1.65	0.81～3.33	0.168
間質性肺疾患（あり）（対．なし）	4.87	3.02～7.84	<0.001	2.50	1.16～5.39	0.020
HRCT パターン（線維空洞型）（対．結節・気管支拡張型）	1.80	1.11～2.90	0.016	0.83	0.41～1.68	0.601
PPFE 様病変（あり）（対．なし）	8.92	5.78～13.75	<0.001	3.88	2.14～7.01	<0.001
肺 MAC 症への治療（あり）（対．なし）	0.58	0.37～0.90	0.014	0.67	0.35～1.30	0.239

(Aono Y, et al. Thorax 2023 ; **78** : 825-834[12]) より作成）

器感染症が PPFE 形成と関連する可能性が示唆されていることに加え，一般集団における特発性 PPFE 患者の有病率が極めて低いにもかかわらず肺 MAC 症患者における PPFE 様病変の有病率が比較的高かったことを考慮すると，MAC 感染が PPFE 様病変の形成を促進する，あるいは PPFE 様病変を有する患者が肺 MAC 感染に対して感受性が高いという仮説をあげることができるかもしれない．

　NTM 患者における予後不良因子として，高齢や男性，BMI 低値，低アルブミン血症，胸部 CT における線維空洞型病変などがすでに報告されており，われわれの研究結果と一致した．重要なことにわれわれの研究では，肺 MAC 症患者において，これらの予後不良因子や間質性肺疾患併存の有無，治療歴などで調整したあとでさえも，PPFE 様病変の存在は独立した死亡率上昇・呼吸器関連死のリスク因子だった（表2，表3）．PPFE 様病変を有する患者群の死因としては，慢性呼吸不全と肺炎が多かった（表1）．したがって，このよ

うな患者群の予後改善のためには，慢性呼吸不全への進行と肺炎を予防することが重要かもしれない．特に，肺 MAC 症の進行そのものが慢性呼吸不全の原因となりうる可能性を考慮すると，PPFE 様病変を有する患者に対し，より早期からの抗菌薬治療開始，あるいはより強力なレジメンによる抗菌薬治療が検討されるべきであろう．肺炎予防の観点からは，肺炎球菌やインフルエンザ，COVID-19 などに対するワクチンの接種や日々の感染予防対策が必要となりうる．また，気管支拡張症や慢性閉塞性肺疾患，特発性肺線維症などの慢性呼吸器疾患患者ではリハビリテーションや栄養療法が QOL や予後改善につながる可能性も示唆されている[13~15]．したがって，PPFE 様病変を有する肺 MAC 症に対しても，これらを含めた集学的治療が望ましいのかもしれない．PPFE 様病変を有する肺 MAC 症患者の治療や管理に焦点を当てた前向き研究が必要である．

文　献

1) Haworth CS, et al. British Thoracic Society guidelines for the management of non-tuberculous mycobacterial pulmonary disease（NTM-PD）. Thorax 2017 ; **72** : ii1-ii64

2) Ringshausen FC, et al. Prevalence of nontuberculous mycobacterial pulmonary disease, Germany, 2009-2014. Emerg Infect Dis 2016 ; **22** : 1102-1105

3) Kaunisto J, et al. Idiopathic pulmonary fibrosis--a systematic review on methodology for the collection of epidemiological data. BMC Pulm Med 2013 ; **13** : 53

4) Raghu G, et al. Idiopathic pulmonary fibrosis in US Medicare beneficiaries aged 65 years and older : incidence, prevalence, and survival, 2001-11. Lancet Respir Med 2014 ; **2** : 566-572

5) Chua F, et al. Pleuroparenchymal fibroelastosis. A review of clinical, radiological, and pathological characteristics. Ann Am Thorac Soc 2019 ; **16** : 1351-1359

6) Travis WD, et al. An official American Thoracic Society/European Respiratory Society statement : update of the international multidisciplinary classification of the idiopathic interstitial pneumonias. Am J Respir Crit Care Med 2013 ; **88** : 733-748

7) Lee SI, et al. Pleuroparenchymal fibroelastosis in patients with idiopathic pulmonary fibrosis. Respirology 2020 ; **25** : 1046-1052

8) Bonifazi M, et al. Pleuroparenchymal fibroelas-tosis in systemic sclerosis : prevalence and prognostic impact. Eur Respir J 2020 ; **56**

9) Jacob J, et al. Functional associations of pleuroparenchymal fibroelastosis and emphysema with hypersensitivity pneumonitis. Respir Med 2018 ; **138** : 95-101

10) Khiroya R, et al. Pleuroparenchymal fibroelastosis : a review of histopathologic features and the relationship between histologic parameters and survival. Am J Surg Pathol 2017 ; **41** : 1683-1689

11) Yamamoto Y, et al. Pleuroparenchymal fibroelastosis in *Mycobacterium avium* complex pulmonary disease : clinical characteristics and prognostic impact. ERJ Open Res 2021 ; **7** : 00765-2020

12) Aono Y, et al. Prognostic significance of radiological pleuroparenchymal fibroelastosis in *Mycobacterium avium* complex lung disease : a multicentre retrospective cohort study. Thorax 2023 ; **78** : 825-834

13) Lee AL, et al. Airway clearance techniques for bronchiectasis. Cochrane Database Syst Rev 2015 : CD008351

14) Lee AL, et al. Pulmonary rehabilitation in individuals with non-cystic fibrosis bronchiectasis : a systematic review. Arch Phys Med Rehabil 2017 ; **98** : 774-782

15) Furukawa T, et al. The St. George's respiratory questionnaire as a prognostic factor in IPF. Respir Res 2017 ; **18** : 18

6 関節リウマチとNTM症
—どんな知識と心構えが必要か？—

肺非結核性抗酸菌（NTM）症，特に肺 *M. avium* complex 症（肺 MAC 症）は，COPD や気管支拡張症，結核などの既存呼吸器疾患や悪性腫瘍を背景に発症することが多い感染症であるが，基礎疾患のない中高年女性に発症することも増えている．最近は膠原病などの自己免疫疾患を背景にした患者が増加傾向で，治療のための免疫抑制薬導入が増えていることが大きな要因と考えられている[1]．現在，関節リウマチ（RA）治療に多様な疾患修飾性抗リウマチ薬（disease-modifying antirheumatic drugs：DMARDs）が使われるようになり，NTM に感染した RA 患者のマネジメントが重要な課題となっている．

1 RA治療の進歩

RA は持続性関節炎と進行性関節破壊を特徴とする自己免疫疾患である．病変は関節以外の全身に及び，易感染性の誘導，悪性腫瘍や心血管イベントリスクの増大を招く．

近年，RA の早期診断が可能になり，第一選択 DMARD として従来型合成 DMARD（conventional synthetic DMARD：csDMARD）であるメトトレキサート（MTX）を用いて導入後 3～6ヵ月以内に低疾患活動性を誘導するという治療目標が掲げられている．MTX 治療でこの目標を達成できない場合，tumor necrosis factor α（TNF-α）阻害薬，interleukin-6（IL-6）阻害薬，T 細胞標的薬（アバタセプト）などの生物学的製剤（biological DMARDs：bDMARDs）を使用する．2013 年 8 月，多くのサイトカインや増殖因子のシグナル伝達経路である Janus kinase-signal transducer and activator of transcription（JAK-STAT）を遮断する JAK 阻害薬トファシチニブが RA 治療薬として承認された．JAK 阻害薬は分子標的合成 DMARDs（targeted synthetic DMARDs：tsDMARDs）と呼ばれている．bDMARDs や JAK 阻害薬の登場により，難治性 RA といえども疾患活動性のコントロールが可能になった．しかし，bDMARDs や JAK 阻害薬治療が普及するにつれ，RA 患者の日和見感染症が増加傾向にある．日本で最初に承認された bDMARD は抗 TNF-α モノクローナル抗体のインフリキシマブであった．発売当初，結核低蔓延国の米国のみならず，多くの国で結核，特に播種性結核が多発した．日本では，結核よりも *Pneumocystis jirovecii* による真菌性のニューモシスティス肺炎が多数発生した．このような日和見感染症の増加は，RA 患者の DMARD 治療を行うリウマチ医や呼吸器医を悩ませた．

2 RAは肺NTM症のリスク因子か？

RA 患者の肺 NTM 症の罹患率は non-RA グループに比べて高いという報告が多い．2001～2010 年のカナダの調査では，NTM 発症リスクは non-RA グループより 2.1 倍高く，同じ時期の台湾からの報告では，リスクは 4～6 倍高かった[2~4]．RA 患者にみられる免疫機能低下と肺構造異常の合併は肺 NTM 症リスクを増加させると考えられている．RA 疾患活動性のコントロール不良時には正常免疫機能が抑制され感染症リスクが高くなる[5]．また，気管支拡張症は肺 NTM 症のリスク因子であるが，最近のメタアナリシス研究では，RA 患者の約 20% に HRCT 検査で気管支拡張が存在することが示された[6]．

RA 治療薬としては TNF 阻害薬使用中の肺 NTM 症が注目された. 結核菌や NTM 菌による細菌性肺炎や *P. jirovecii* などの真菌性肺炎は代表的肉芽腫形成性感染症であるが, TNF 阻害薬治療による TNF-α の枯渇により肉芽腫形成が阻害され, 病原体が全身に散布されやすくなる. 米国からの大規模コホート研究では, 2000〜2008 年の間に TNF 阻害薬治療を受けた RA 患者は未使用の患者に比べて NTM 発症リスクは 5 倍であった. さらに発症患者 18 人中 7 人が死亡した. NTM に対する殺菌作用のある抗菌薬がないことも考慮して, NTM 感染患者には TNF 阻害薬やほかの bDMARDs および JAK 阻害薬を使用するべきではないと結論づけている[7]. 韓国からの報告では, 2005〜2016 年の全国規模の RA 患者のコホート研究で, NTM 発症リスクは TNF 阻害薬と csDMARDs で有意な差はなかった[8]. 同じデータベースを使った 2009〜2016 年のコホート研究では, TNF 阻害薬を使用した RA 患者は未使用の患者に比べて 1.8 倍 NTM 発症リスクが高かった[9]. TNF 阻害薬に加えて csDMARDs やステロイドも NTM 症のリスクを高めるという報告もある[10].

日本リウマチ学会では, NTM 感染症に対しては確実に有効な抗菌薬が存在しないため同感染患者には原則として TNF 阻害薬は投与すべきでないが, 患者の全身状態, RA の活動性・重症度, 菌種, 画像所見, 治療反応性, 治療継続性などを慎重かつ十分に検討したうえで, TNF 阻害薬による利益が危険性を上回ると判断された場合には投与を考慮してもよいとしている. その場合に日本呼吸器学会呼吸器専門医との併診が望ましいとしている. この方針は, IL-6 阻害薬, アバタセプト, JAK 阻害薬のガイドラインにも記載されている.

3　肺 MAC 症の典型的 HRCT 所見

肺 MAC 症の HRCT 所見の特徴は気管支拡張と結節影である. 気管支拡張は右中葉と左舌区優位で, 中等度以上の症例では囊胞状気管支拡張がみられる. 結節影は小葉中心性小結節影や小葉中心性分岐影 (tree-in-bud appearance) で, 不

揃いな結節や空洞がみられることも多い.

中葉や舌区を中心に気管支拡張と小葉中心性小結節や tree-in-bud が多発するパターンを結節・気管支拡張型 (nodular-bronchiectatic form : NB) と呼び, 肺 MAC 症の 90% を占め, 50 歳代以降の非喫煙女性に多い. 進行すると空洞形成もみられる. 結核に類似し肺尖や上肺野を中心に空洞が多発するパターンを線維空洞型 (fibro-cavitary form : FC) と呼び, 中高年の喫煙男性で COPD や結核既往などの基礎疾患を持つ患者が多い. 空洞の拡大・融合が進行性で難治性である. 肺 NTM 症の HRCT 所見は予後を予測するうえで重要である. 肺 NTM 症診断時, 空洞病変が存在することは予後不良であるとされている[11, 12]. 実際には, 小葉中心性粒状影 (細気管支炎), 気管支拡張・気管支肥厚像, 浸潤影, 空洞陰影などの混合パターンを示して, NB 型や FC 型に分類できないことも多い.

4　肺 NTM 症を合併した RA 患者の HRCT 所見

筆者らは, 日本の多施設研究で RA 患者の bDMARD 治療に伴う肺 NTM 症の HRCT 画像と抗菌薬の効果を詳細に検討した[13]. 発症時に使用していた DMARDs は TNF 阻害薬が 9 例, IL-6 阻害薬が 4 例であった. 13 症例のうち 5 症例は無症状, 残りは軽度の感冒様症状を呈したのみであった. 血液検査は CRP を含め正常所見を示す例が多かった. 12 症例では bDMARD 導入前の HRCT 画像があり, 結節病変, 細気管支炎, 気管支拡張部位から病変が拡がっていることが判明した (図 1). bDMARD 導入後の数ヵ月で急速に進行していた. 半数は NB 型であり, 2 例は FC 型であった. 5 例は NB 型や FC 型に分類できなかった (図 2). 画像の異常所見は多様だが, 一般の肺 NTM 症に比べて特徴的なパターンはなかった. 11 症例は長期にわたって疾患活動性コントロール不良で関節破壊が進行した患者だった.

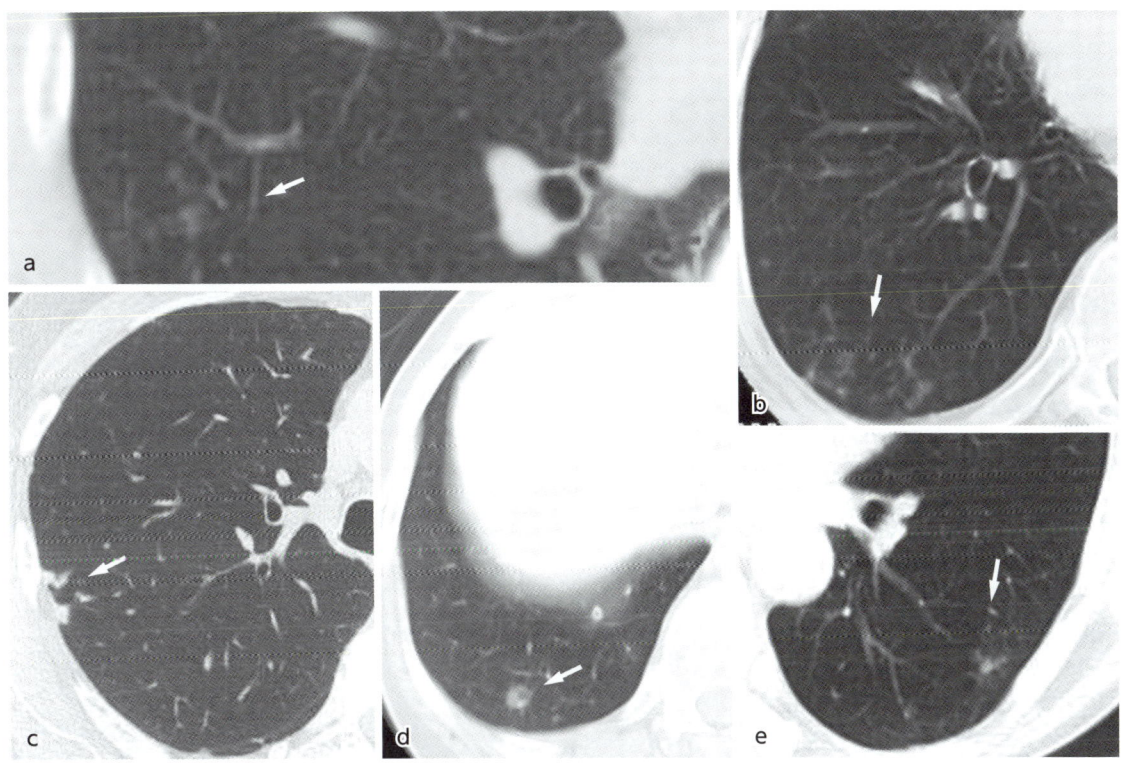

図 1　bDMARD 治療中に肺 NTM 症を合併した RA 患者の治療開始前の HRCT 画像
中心性微小結節（a, b），壁在性結節影（c），小結節影（d, e）が，NTM の感染部位の可能性が高い．
(Mori S, et al. Mod Rheumatol 2012 ; **22** : 723-737[13] より引用)

5　RA 関連気道病変と肺 MAC 症

　RA 患者は初期から気道病変の合併が多い．当施設の HRCT 検査では，発症 1 年以内の RA 患者の 7.7% に小葉中心性微小結節影が，33.8% に気管支拡張影がみられた．発症 3 年以後の患者では 21.3% に小葉中心性微小結節影が，49.2% に気管支拡張影がみられた[14]．HRCT に異常所見がない RA 患者の呼吸機能検査では，30.3% に末梢気道閉塞パターンを認め，RA 罹患歴が長いことと相関があった[15]．

　このように，RA 関連気道病変と肺 MAC 症の HRCT 像の鑑別は難しい．RA 患者の HRCT 検査で細気管支病変や気管支拡張などの気道病変がみられた場合，RA 関連気道病変の可能性が高いが，肺 NTM 症の存在も疑わなければならない．肺 MAC 症では損傷を受けた気道粘膜より菌が侵入

し肉芽腫を形成するというモデルが提唱されている．DMARD 治療中の肺病変の拡大・空洞形成などに注意が必要である．

6　肺 NTM 症を合併した RA 患者の予後に関する研究

　Yamakawa らは，肺 NTM 症合併 RA 患者の死亡予測因子として CRP≧1.0 mg/dL と空洞を伴う NB 型や FC 型などを報告した．また ESR>50 mm/hr が病変の進行を予測する因子とした[20]．

　われわれは RA 患者の死亡リスクを non-RA 患者と比較した．全死亡では診断時の高齢，男性，血清アルブミン値 3.0 g/dL 未満，リンパ球数 800/mL 未満，診断時の空洞病変の存在が死亡リスク因子であった．全死亡のなかから，肺 NTM 症による死亡を肺病変の拡大による呼吸不全および肺炎や敗血症による死亡と定義したところ，肺

結節・気管支拡張型（NB 型）　　　　　線維空洞型（FC 型）

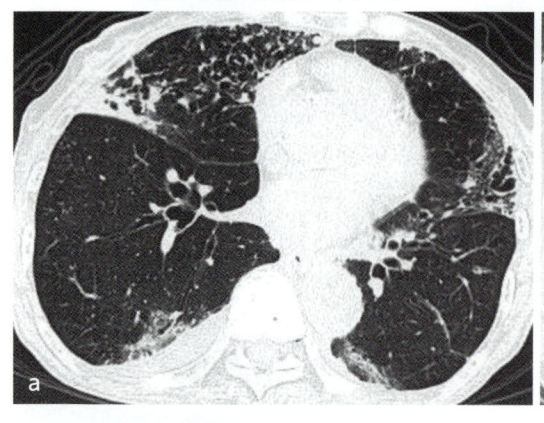

結節型（Unclassified）　　　　　浸潤影型（Unclassified）

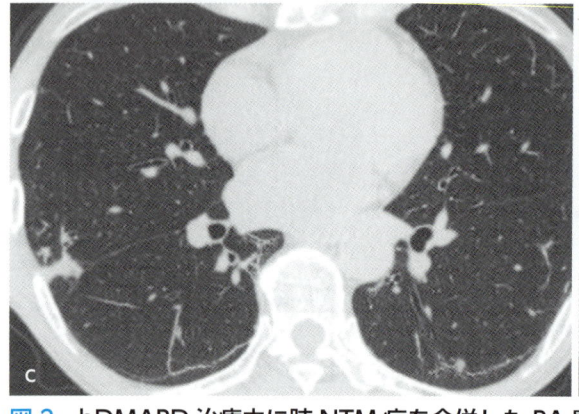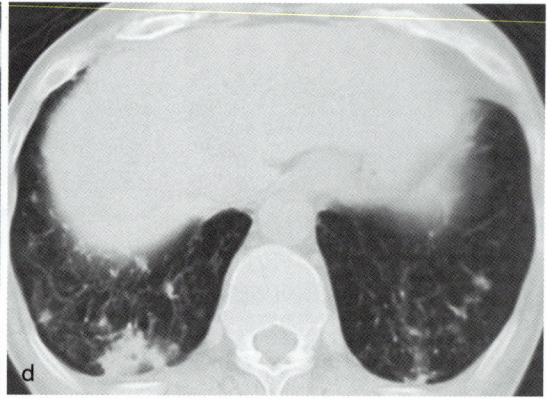

図2　bDMARD 治療中に肺 NTM 症を合併した RA 患者の診断時の HRCT 画像
a：結節・気管支拡張型
b：線維空洞型
c：単結節型
d：浸潤影型

(Mori S, et al. Mod Rheumatol 2012；**22**：723-737[13]) より引用)

NTM症による死亡リスク因子は，診断時の高齢，男性，菌種が *M. abscessus* species，空洞病変の存在であった．RA 患者と non-RA 患者で肺 NTM 症による累積死亡率に有意差はなく，5 年累積死亡率は 11％だった[12]．

NTM 感染 RA 患者でも適切な抗菌薬治療を同時に受けてよい効果が出ていれば，bDMARD 治療を導入・継続・再開しても，肺画像所見の悪化はみられなかったという日本からの報告もある[13, 21~24]．前述した死亡リスク因子，特に空洞の有無，菌種，患者の全身状態が考慮すべきポイントである．

7　肺 NTM 症を合併した RA 患者のマネジメント

RA は適切な治療がなされない限り生命予後不良の疾患である．一方で，肺 NTM 症に関しては確実に有効な抗菌薬が存在しない．したがって，患者ごとに RA 治療のリスクとベネフィットを考慮すべきである．

ステップ 1：RA 治療薬導入前に重要なことは，肺 NTM 症，肺結核，肺癌を見逃さないことである．典型的 NB 型では HRCT 上で気管支拡張，小葉中心性小結節，tree-in-bud を認めるが，こ

れは RA 患者の気道病変の特徴でもあり，注意が必要である．肺 NTM 症と肺結核の合併が起こりうることも頭に入れておく[25]．肺 NTM 症は HRCT 上で孤立性結節影や腫瘤影を呈することがあり肺癌との鑑別が必要である[26]．さらに肺 NTM 症と肺癌の合併例も報告されている．これらの症例では，HRCT 上で腫瘤影や空洞影がみられた[27]．日本では肺 MAC 症患者の 2% に肺癌が発症したという報告がある[28]．これらの点も留意しなければならない．

ステップ 2：RA 治療薬導入前の HRCT 上で確認された結節病変，小葉中心性小結節影や気管支拡張像に注意する．前述したようにこれらの病変部から NTM 症が広がっていくことが多い．小葉中心性小結節影が存在する場合は，喀痰や気管支洗浄液を用いた培養検査を行うことが望ましい．培養検査が陰性であった場合でも，胸部 X 線検査を定期的に実施して病変部位の拡大がないかを確認する．また，RA 疾患活動性のコントロールが不良の女性患者では気管支拡張症を合併することが多いが，喀痰培養検査で NTM 菌が検出されることがある．1 回の培養で陰性であっても，その後の定期的な喀痰培養と X 線検査の実施が大切である．呼吸器専門医との併診が望ましい．

ステップ 3：肺 NTM の診断基準を満たした場合は，速やかに抗菌薬治療を開始する．2020 年の ATS/ERS/ESCMID/IDSA ガイドラインでは，経過観察をしながら治療のタイミングを考えるより，速やかに抗菌薬による治療を開始することが推奨されている[16]．また，ガイドラインでは治療開始前に薬剤感受性試験を推奨しており，肺 MAC 症の場合はクラリスロマイシンとアミカシンに対する遅発育菌用薬剤感受性試験を実施する．感受性が確認できれば速やかにクラリスロマイシン，エタンブトール，リファンピシン（あるいはリファブチン）を含む 3 剤治療を開始する．クラリスロマイシンの代わりにアジスロマイシンの使用も保険適用となった．症例によってはアミカシンの点滴を併用することも推奨されている[16]．3 剤治療をガイドラインは推奨しているが，この治療法は有害事象の発生率が高い．最近の国内の報告では，806 人の肺 MAC 症患者に 2,780 件の有害事象が発生していた．そのうち 11.2% は未回復，

7.1% は死亡していた[29]．Ito らは，肺 MAC 症患者に対して，クラリスロマイシンとエタンブトールの 2 剤治療群が 3 剤治療群よりもクラリスロマイシンに対する薬剤耐性を生じなかったと報告している[30]．これらの点を考慮して，当科ではクラリスロマイシンとエタンブトールの 2 剤で肺 MAC 症の治療を行っている．1 回目の培養陰性となった検体採取日を排菌陰性達成日とし，4 週以上の間隔で採取した喀痰の抗酸菌培養で 3 回以上続けて陰性を確認する[17]．排菌陰性達成日から少なくとも 1 年は抗菌薬治療を継続し，培養陰性を維持する[16]．特に空洞病変がある場合は抗菌薬の効果が低下するという報告があり，より長期の抗菌薬投与が必要である[18]．定期的な喀痰培養による排菌状態のチェックが患者マネジメントには重要である．

肺 NTM 症を合併した RA 患者の死亡リスクは non-RA 患者に比べて有意な差はない．bDMARDs や JAK 阻害薬を含む DMARD 治療による RA 患者の生命予後への影響は少ないと考えられる．しかし TNF 阻害薬使用時には肺 NTM 症の病勢の進展はほかの DMARD 使用時に比べては速い．DMARD 治療開始前の HRCT 検査で肺 NTM 症を疑わせる病変部をみつけ，DMARD 治療中に定期的 X 線検査で疑わしい部位の変化を見逃さないことが重要である．肺 NTM 症既往歴のある RA 患者に積極的な DMARD 治療を躊躇すれば，RA 疾患活動性を悪化させて免疫機能低下による易感染状態を生み，QOL を悪化させ，生命予後を不良にするリスクがある．NTM 感染のある RA 患者でも適切な抗菌薬治療を同時に実施すれば，DMARD 治療が可能である．呼吸器・感染症専門医と密に連携しながら，DMARD 治療の開始・継続・再開の可能性を探ることが望ましいと考えている．

文 献

1) Ito Y, et al. Increasing patients with pulmonary *Mycobacterium avium* complex disease and associated underlying diseases in Japan. J Infect Chemother 2015；21：352-356

2) Brode SK, et al. Risk of mycobacterial infections associated with rheumatoid arthritis in Ontario, Canada. Chest 2014；**146**：563-572

3) Liao TL, et al. Risk for Mycobacterial Disease among Patients with Rheumatoid Arthritis, Taiwan, 2001-2011. Emerg Infect Dis 2015；**21**：1387-1395

4) Yeh JJ, et al. Rheumatoid arthritis increases the risk of nontuberculosis mycobacterial disease and active pulmonary tuberculosis. PLoS One 2014；**9**：e110922

5) Weaver A, et al. Rheumatoid arthritis disease activity and disability affect the risk of serious infection events in RADIUS 1. J Rheumatol 2013；**40**：1275-1281

6) Martin LW, et al. Prevalence and risk factors of bronchiectasis in rheumatoid arthritis：A systematic review and meta-analysis. Semin Arthritis Rheum 2021；**51**：1067-1080

7) Winthrop KL, et al. Mycobacterial diseases and antitumour necrosis factor therapy in USA. Ann Rheum Dis 2013；**72**：37-42

8) Park HJ, et al. Association of Tumor Necrosis Factor Inhibitors with the Risk of Nontuberculous Mycobacterial Infection in Patients with Rheumatoid Arthritis：A Nationwide Cohort Study. J Clin Med 2023；**12**：6998

9) Park DW, et al. TNF inhibitors increase the risk of nontuberculous mycobacteria in patients with seropositive rheumatoid arthritis in a mycobacterium tuberculosis endemic area. Sci Rep 2022；**12**：4003

10) Brode SK, et al. Increased risk of mycobacterial infections associated with anti-rheumatic medications. Thorax 2015；**70**：677-682

11) Jhun BW, et al. Prognostic factors associated with long-term mortality in 1445 patients with nontuberculous mycobacterial pulmonary disease：a 15-year follow-up study. Eur Respir J 2020；**55**：1900798

12) Mori S, et al. Mortality in rheumatoid arthritis patients with pulmonary nontuberculous mycobacterial disease：A retrospective cohort study. PLoS One 2020；**15**：e0243110

13) Mori S, et al. Radiological features and therapeutic responses of pulmonary nontuberculous mycobacterial disease in rheumatoid arthritis patients receiving biological agents：a retrospective multicenter study in Japan. Mod Rheumatol 2012；**22**：723-737

14) Mori S, et al. Comparison of pulmonary abnormalities on high-resolution computed tomography in patients with early versus longstanding rheu-

matoid arthritis. J Rheumatol 2008；**35**：1513-1521

15) Mori S, et al. Small airway obstruction in patients with rheumatoid arthritis. Mod Rheumatol 2011；**21**：164-173

16) Daley CL, et al. Treatment of Nontuberculous Mycobacterial Pulmonary Disease：An Official ATS/ERS/ESCMID/IDSA Clinical Practice Guideline. Clin Infect Dis 2020；**71**：e1-e36

17) van Ingen J, et al. Treatment outcome definitions in nontuberculous mycobacterial pulmonary disease：an NTM-NET consensus statement. Eur Respir J 2018；**51**

18) Koh WJ, et al. Outcomes of *Mycobacterium avium* complex lung disease based on clinical phenotype. Eur Respir J 2017；**50**：1602503

19) Kim HJ, et al. BACES Score for Predicting Mortality in Nontuberculous Mycobacterial Pulmonary Disease. Am J Respir Crit Care Med 2021；**203**：230-236

20) Yamakawa H, et al. Prognostic factors and radiographic outcomes of nontuberculous mycobacterial lung disease in rheumatoid arthritis. J Rheumatol 2013；**40**：1307-1315

21) Mori S, Sugimoto M. Is continuation of anti-tumor necrosis factor-alpha therapy a safe option for patients who have developed pulmonary mycobacterial infection? Case presentation and literature review. Clin Rheumatol 2012；**31**：203-210

22) Yamakawa H, et al. Clinical investigation of nontuberculous mycobacterial lung disease in Japanese patients with rheumatoid arthritis receiving biologic therapy. J Rheumatol 2013；**40**：1994-2000

23) Takei H, et al. Rheumatoid arthritis with nontuberculous mycobacterial pulmonary disease：a retrospective, single-centre cohort study. Mod Rheumatol 2022；**32**：534-540

24) Funada M, et al. CT informs detection and treatment options in rheumatoid arthritis complicated by pulmonary non-tuberculous mycobacterial disease from the FIRST registry. RMD Open 2024；**10**：e004049

25) Damaraju D, et al. Isolation of non-tuberculous mycobacteria among patients with pulmonary tuberculosis in Ontario, Canada. Int J Tuberc Lung Dis 2013；**17**：676-681

26) Hong SJ, et al. Nontuberculous mycobacterial pulmonary disease mimicking lung cancer：Clinicoradiologic features and diagnostic implications. Medicine（Baltimore）2016；**95**：e3978

27) Conic J, et al. Association between non-tuberculous mycobacterial infection and aerodiges-

tive cancers : A case series highlighting different features, sequence and association. Respir Med Case Rep 2022 ; **40** : 101751

28) Kusumoto T, et al. Development of lung cancer in patients with nontuberculous mycobacterial lung disease. Respir Investig 2019 ; **57** : 157-164

29) Ozawa T, et al. Analysis of adverse drug events in pulmonary *Mycobacterium avium* complex disease using spontaneous reporting system. BMC Infect Dis 2022 ; **22** : 580

30) Ito Y, et al. Macrolide resistant *Mycobacterium avium* complex pulmonary disease following clarithromycin and ethambutol combination therapy. Respir Med 2020 ; **169** : 106025

7 播種性 NTM 症
—見逃さずに，しっかり管理するために—

非結核性抗酸菌（NTM）症の大部分は肺限局型の NTM 症（肺 NTM 症）であるが，まれに全身に病変をきたすことがあり，その病態は播種性 NTM 症として知られている．播種性 NTM 症は HIV 感染による後天性免疫不全症候群（acquired immunodeficiency syndrome：AIDS）などが宿主要因として知られているが，既知の免疫不全がないにもかかわらず播種性 NTM 症を発症した症例が報告されており，そのような症例中にはインターフェロン-γ（IFN-γ）に対する中和自己抗体が陽性である症例が多く存在する．既知の免疫不全がない患者で播種性 NTM 症を早期に疑うのは難しく，本項では播種性 NTM 症を見逃さないための知見について紹介する．

1 播種性 NTM 症の宿主要因

播種性 NTM 症の宿主要因としては後天性免疫不全である AIDS や，血球分化に重要な転写因子である *GATA2* 欠損症[1] などが知られている．特に播種性 NTM 症の 6 割は AIDS 患者と報告されている[2]．

ステロイドや免疫抑制薬の長期使用も宿主要因となりうると考えられる．さらに近年は，関節リウマチなどの自己免疫疾患に対して生物学的製剤も多く使用され，生物学的製剤の使用により NTM 症の疾患感受性が高まることも指摘されている．日本では実際，抗インターロイキン-6（IL-6）受容体抗体を使用中に播種性 NTM 症を発症した症例も報告されている[3]．

2004 年に明らかな免疫不全を有さない東南アジア系の成人女性が播種性 NTM 症を発症し，その患者から抗 IFN-γ 自己抗体が検出されたことがはじめて報告された[4]．散発的な症例報告が続いたのちに 2012 年に NIH のグループより本抗体を保持する症例を adult-onset immunodeficiency（AOID）としてまとまった報告がなされ広く知られることとなった[5]．IFN-γ はインターロイキン-12（IL-12）とともにサイトカインネットワークを形成し，細胞内寄生菌である抗酸菌に対する感染防御において重要な役割を担っている．抗 IFN-γ 自己抗体は IFN-γ の生物学的機能を阻害し宿主に易感染性をもたらす，その結果として播種性 NTM 症を発症すると考えられ，新たな宿主要因の可能性が示唆されている．

2 臨床像

a AIDS 合併播種性 NTM 症

AIDS 合併播種性 NTM 症の症状では発熱や倦怠感，体重減少のほか，下痢や腹痛といった消化器症状をきたす．AIDS 合併播種性 NTM 症で胃腸感染を呈した 55 症例に内視鏡検査を行ったところ，十二指腸の罹患が 76％，直腸が 24％，回腸が 6％，大腸が 4％であったと報告されている[6]．また，AIDS 合併播種性 NTM 症の大部分で消化器病変が指摘されていることから，その感染経路としては経口・経消化管で感染し，血行性もしくはリンパ行性播種により肝臓や脾臓，骨髄，リンパ節に病変が形成されることで発症にいたると考えられている．AIDS 合併播種性 NTM 症患者から分離される菌種に関しては，*M. avium complex*（MAC）が 96％を占めると報告されている[7]．AIDS 合併播種性 NTM 症の診断は血流から NTM が同定されることが重要な所見であり，臨床症状を加味したうえで診断されることが多い．播種性

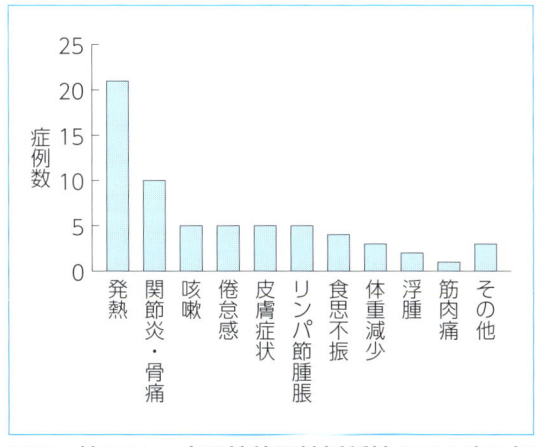

図1 抗 IFN-γ 自己抗体陽性播種性 NTM 症の初発症状（自験例）

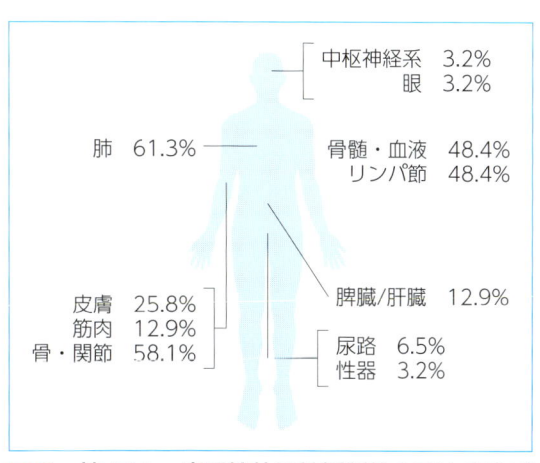

図2 抗 IFN-γ 自己抗体陽性播種性 NTM 症の感染部位（自験例）

NTM 症は AIDS 発症の指標疾患のひとつであり難治性のことが多く予後不良とされている．

b 抗 IFN-γ 自己抗体陽性播種性 NTM 症

筆者らが行った臨床像解析の結果を記す[8]．2011～2016 年にかけて本邦の各施設より集積した播種性 NTM 症 50 症例のうち，既知の免疫不全を有さない患者は 37 人であり，そのうち 30 人（81％）から抗 IFN-γ 自己抗体が検出された．抗体陽性例の症状としては発熱，関節痛・骨痛，リンパ節腫脹，皮膚症状など，非特異的な症状がみられた（図1）．抗体陽性例の罹患部位としては肺病変が 61.3％，リンパ節病変が 48.4％であった（図2）．AIDS 合併播種性 NTM 症では極めてまれである骨・軟部組織病変が，抗体陽性例に関しては 58.1％と高率であった．抗体陽性例の検出菌種に関しては，MAC が最多ではあったものの頻度は 70％にとどまり，極めて弱毒とされている菌種も検出された．播種性 NTM 症までの診断は平均で 4 ヵ月を要し，数年にわたり確定診断を得られていない例も認められた．薬物療法は長期にわたり必要とするものの生命予後は比較的良好であることが示されている．

抗 IFN-γ 自己抗体陽性播種性 NTM 症は AIDS 合併播種性 NTM 症と異なった臨床像を呈する．AIDS 合併播種性 NTM 症と非 AIDS 合併播種性 NTM 症は主な感染経路や感染後の進展様式が異

なる可能性を指摘されており[9]，そのことが抗 IFN-γ 自己抗体陽性播種性 NTM 症と AIDS 合併播種性 NTM 症間の臨床像の違いに影響している可能性があるが，詳細なメカニズムはまだわかっていない．

3 播種性 NTM 症の診断 —見逃さないために—

播種性 NTM 症の診断は 2 臓器以上からの抗酸菌の検出，もしくは血流感染症の確認によって行う．AIDS や免疫低下をきたすような薬剤の使用歴など，すでに免疫不全の背景が明らかになっている症例では播種性 NTM 症の合併を臨床現場で想起することは難しくはないであろう．抗 IFN-γ 自己抗体陽性例では非特異的な症状を呈すること，実際に初期診断では悪性リンパ腫や転移性骨腫瘍が疑われた症例が多く，NTM 症を疑われた症例はわずか約 5％であった（図3）ことからは，初期より播種性 NTM 症を疑うことは難しい可能性が高い．このような疾患が存在することを認識し，複数臓器に多発した疾患が原因不明に存在している場合は，本疾患を疑うことが診断のスタートとなる．

さらに，抗 IFN-γ 自己抗体の存在を疑うためには，インターフェロン-γ遊離試験（IGRA）のひとつである QuantiFERON®試験（QFT）が

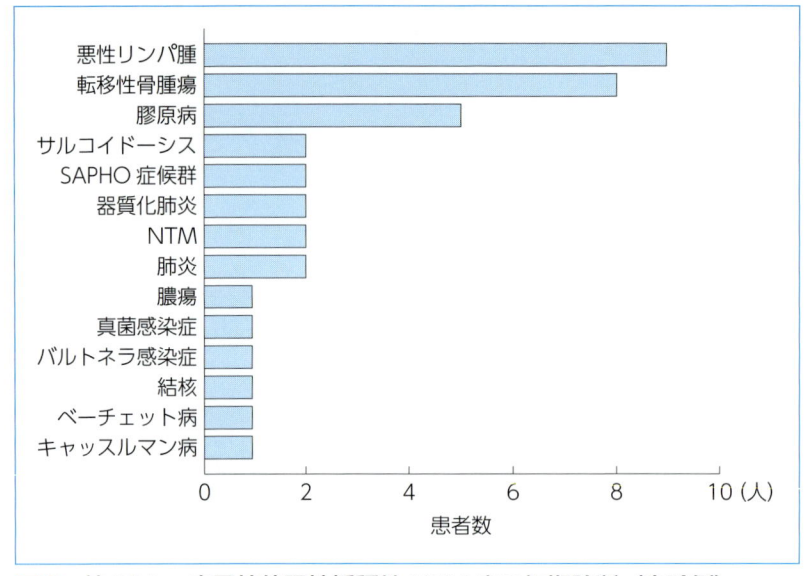

図3　抗 IFN-γ 自己抗体陽性播種性 NTM 症の初期診断（自験例）

診断の参考となる．QFT では陽性コントロールとして全血中のリンパ球を Mitogen 刺激し，IFN-γが分泌されることを確認するが，抗 IFN-γ 自己抗体が存在していると，分泌された IFN-γ が速やかに中和され検出できなくなるために「判定不可」となる．よって，検査に必要なリンパ球数を満たしているにもかかわらず QFT が「判定不可」となることが，抗 IFN-γ 自己抗体の存在を疑うきっかけとなる[10]．

　抗 IFN-γ 自己抗体の検体検査として確立したものはないが，われわれの研究室では国内各施設より依頼を受け，抗 IFN-γ 自己抗体の定量的評価と中和能を評価する定性的評価[11] の 2 つの方法を使って検出し報告している[12]．

4　治療法

　播種性 NTM 症に対する抗菌薬治療としては，感受性のある薬剤を中心とした抗菌薬多剤併用療法が行われる．これに加えて，現疾患の治療，外科的ドレナージなどの治療が行われる．抗 IFN-γ 自己抗体陽性播種性 NTM 症でも基本的な抗菌薬多剤併用療法は同様であるが，難治例に対しての追加治療として，宿主免疫能のサポートを目的と

した IFN-γ 製剤や，抗 IFN-γ 自己抗体の産生抑制を狙ったリツキシマブ（抗 CD20 モノクローナル抗体）やボルテゾミブの使用が行われている．治療予後は比較的良好で 3 年間での致死率は 3.2％と報告されているが[8]，抗菌薬投与を中断すると再燃がほぼ必発であり，現状としては抗菌薬治療の永続的な継続が必要と考えられる．

　本項で紹介してきたように，播種性 NTM 症は診断に苦慮する症例が多い．既知の免疫不全がある場合は播種性 NTM 症が鑑別にあがりやすいが，抗 IFN-γ 自己抗体陽性例では免疫不全の存在が認識されていないことが大多数であり，播種性 NTM 症は非常に疑われにくい．加えて，既知の原疾患が影響する播種性 NTM 症では出現頻度の少なかった骨病変や多発リンパ節病変が抗 IFN-γ 自己抗体陽性の播種性 NTM 症では比較的多いことから悪性疾患が疑われやすい傾向にある．診断が遅れると治療介入が遅れ，患者の QOL を低下させる要因になりうるため，早期に播種性 NTM 症を疑う必要がある．播種性 NTM 症のなかでも抗 IFN-γ 自己抗体陽性播種性 NTM 症は，この 10 年ほどで疾患概念が理解され始めた疾患である．十分に臨床現場に認識されているとはいえず，

現状でも看過されている症例が存在すると予測される．今後も臨床からの知見を積み重ねていくことが，播種性 NTM 症を見逃さずに，早期に診断するための一助となるのではないかと考える．

文　献

1) Hsu AP, et al. Mutations in GATA2 are associated with the autosomal dominant and sporadic monocytopenia and mycobacterial infection (MonoMAC) syndrome. Blood 2011；**118**：2653-2655

2) Henkle E, et al. Surveillance of extrapulmonary nontuberculous mycobacteria infections, Oregon, USA, 2007-2012. Emerg Infect Dis 2017；**23**：1627-1630

3) Naito D, et al. Case Report；A case of disseminated *Mycobacterium shigaense* infection. Nihon Naika Gakkai Zasshi 2016；**105**：717-722

4) Höflich C, et al. Naturally occurring anti-IFN-γ autoantibody and severe infections with Mycobacterium chelonae and Burkholderia cocovenenans. Blood 2004；**103**：673-675

5) Browne SK, et al. Adult-Onset Immunodeficiency in Thailand and Taiwan. N Engl J Med 2012；**367**：725-734

6) Sun HY, et al. Endoscopic appearance of GI mycobacteriosis caused by the *Mycobacterium avium* complex in a patient with AIDS：case report and review. Gastrointest Endosc 2005；**61**：775-779

7) Horsburgh CR Jr, et al. The epidemiology of disseminated nontuberculous mycobacterial infection in the acquired immunodeficiency syndrome (AIDS). Am Rev Respir Dis 1989；**139**：4-7

8) Aoki A, et al. Clinical Significance of Interferon-γ Neutralizing Autoantibodies Against Disseminated Nontuberculous Mycobacterial Disease. Clin Infect Dis 2018；**66**：1239-1245

9) 日比谷健司ほか：*Mycobacterium avium* complex 感染症の病態と進展機序．結核 2007；**82**：903-918

10) Suárez I, et al. Repurposing QuantiFERON for Detection of Neutralizing Interferon-γ Autoantibodies in Patients With Nontuberculous Mycobacterial Infections. Clin Infect Dis 2017；**65**：518-521

11) Shima K, et al. Novel assay to detect increased level of neutralizing anti-interferon gamma autoantibodies in non-Tuberculous mycobacterial patients. J Infect Chemother 2014；**20**：52-56

12) 抗インターフェロンγ自己抗体測定照会フォーム｜熊本大学大学院生命科学研究部　呼吸器内科学講座＜https://kumamoto-respir.com/inf-g-inspection-app＞（2023 年 12 月 27 日閲覧）

8 肺外 NTM 症
―治療の基本アプローチは？―

肺外非結核性抗酸菌（NTM）症は多彩な病態でわれわれの前に現れる非常に興味深い感染症であるが，肺 NTM 症と比較すると疫学情報，治療に関連するエビデンスともに乏しく，しばしばマネジメントに難渋する．その大きな理由として環境菌であり培養検査での分離＝感染とは限らない（肺感染症も同様であるがより診断基準が決定しにくい）こと，感染部位が多岐にわたること，各専門領域の狭間に陥りやすく特定の医療機関での症例集積が困難であることがあげられる．本項では原稿執筆時点での疫学に関する知見を述べたのちに診断に関するピットフォールを説明し，治療に関しては実際に困ることの多い迅速発育性抗酸菌に焦点を当て概説する．

1 肺外 NTM 症の疫学

米国より肺外 NTM 症の疫学調査結果が複数報告されている．2009〜2014 年の Electronic Health Record を後ろ向きに調査した研究[1]では起因菌は約 50％が MAC で迅速発育性抗酸菌（rapidly growing mycobacteria：RGM）は約 30％を占めるという結果であった．興味深いことに米国内でも地域によって皮膚軟部組織感染と播種性感染症の割合，MAC と RGM の割合はそれぞれ異なっていた．また 2019〜2020 年には CDC の Emerging Infections Program に基づいたコロラドなどの 4 州を対象とした NTM 感染症サーベイランスが行われ[2]，肺外 NTM 症では肺 NTM 症と比較して MAC が占める割合が低いこと，また MAC 以外の菌種としては RGM が大部分を占めていることが示された．肺 NTM 感染症の疫学ではアジア地域はほかの地域と比較して

RGM が占める割合が高いことが報告されているが肺外 NTM 感染症でも同様の傾向があるかどうかは不明である．韓国で行われた 4 施設の後ろ向き調査では皮膚軟部組織感染の起因菌は RGM の割合が多い一方で，骨関節感染症は遅発育性抗酸菌（slow growing mycobacteria：SGM）の割合が多かった[3]．日本における肺外 NTM 感染症の疫学情報は乏しい．筆者が行った日本全国の臨床検体より分離同定された RGM を対象とした調査[4]では，下気道由来の臨床検体と非下気道由来の臨床検体では分離される菌種に違いがあり，肺外感染症では *M. abscessus* species 以外の RGM が起因菌となっている頻度が肺感染症と比較して高い可能性が示唆された．今後，日本においても臨床情報を含めた質の高い肺外 NTM 感染症のサーベイランスが求められている．

2 診断および治療の基本

肺外 NTM 症においてまず重要なのは環境菌であるため真の起因菌かどうかを適切に判定することであるが時に容易ではない．注意点として肺感染症の起因菌として馴染みの薄い *M. fortuitum* や *M. chelonae*, *M. mageritense* といった RGM も肺外感染症では比較的ポピュラーな起因菌となるため，安易に起因菌であることを否定しないことが重要である．

一般細菌と比較すると経過が長く非感染症も含めた幅広い鑑別疾患の評価が必要となることもしばしばあるが，感染症診療の原則である患者背景，臓器，微生物のトライアングルが重要であることは変わらない．特に明らかな細胞性免疫不全が背景にないにもかかわらず播種が疑われるよう

なケースでは抗インターフェロン-γ自己抗体産生の可能性を一度は検討することが必要である．治療において重要な点は極めてシンプルで，抗菌薬の治療効果を過信しないことに尽きる．可能な限り感染巣のデブリドマンやドレナージなどの外科的処置を行い治療開始前の菌量を減らすこと，感染巣付近の人工物を除去すること，静注抗菌薬を含めた多剤併用で初期治療を開始することである（遅発育性抗酸菌の場合は内服抗菌薬のみで問題ないことも多い）．またステロイドや免疫抑制薬，生物学的製剤など細胞性免疫不全の原因となる薬剤を使用している場合には減量が可能か，主治医と相談することも非常に重要である．

治療期間の長さを考えても，薬剤感受性試験結果に基づいた治療薬選択が必須であるが薬剤感受性試験を行うためには最低限，RGM か SGM かは絞り込む必要がある．菌種不明のまま "抗酸菌っぽい" という状況で治療を開始することはその後のマネジメントを極めて困難にする可能性が高いため極力避けるべきである．また，培養検査を行う際には 30℃での低温培養や，液体培地や場合によっては鉄含有の培地を併用する必要があり，細菌検査室に抗酸菌の可能性があることを前もって十分に伝えておく必要がある．特に迅速発育性抗酸菌はアルカリに弱く，喀痰前処理で汎用される NALC 処理が検出感度を下げる可能性が高いことも知っておく必要がある．

患者数が多くない一方で起因菌×感染臓器の組み合わせが多数あり，外科的処置で菌量をどこまで減らせたかについては個々の症例でかなり幅があるため，治療レジメンおよび治療期間を一般化して語ることは現状のエビデンスでは限界があるが，RGM による皮膚軟部組織感染症であれば静注製剤を含めた初期治療を病変改善が確認できるまで（最短 2 週間以上）行ったうえで，2 剤以上の抗菌薬併用で総治療期間 4 ヵ月，骨病変があれば 6 ヵ月というのがひとつの基準になる[5]．軽症例であれば内服薬のみで治療を開始することも選択肢にはなりうるが，経験上その見極めは難しく，外科的に病変部位が完全に除去できたうえで，薬剤感受性試験で感受性が十分期待できる内服薬が複数ある場合を除いて，筆者は初期治療での静注抗菌薬併用を推奨することが多い．

一方で起因菌が MAC の場合には肺感染症に準じた 3 剤の治療で 6〜12 ヵ月とされている[5]．

実際には前述のとおり期待どおりの治療効果が得られず，年単位での治療を行わざるを得ないケースもしばしばあるため症例ごとに慎重に判断する必要がある．治療レジメンに関しては，肺感染症に準じて選択する形になる[6]が肺感染症と同様に多くの症例で内服抗菌薬のみのレジメン構築は難しい．しかし肺感染症との違いとして治療期間が短い傾向にあるので期間を決めてリネゾリド（600 mg/日）を使用する選択肢の閾値を筆者はやや下げている（積極的に使用するわけではない）．リネゾリドについては血球減少などの骨髄抑制や，末梢神経障害出現などの重大な有害事象があること，保険適用がなく医療費が高額となることを念頭に置き，使用にあたって治療経験豊富な医師に相談することが望まれる．

3 皮膚軟部組織感染症

一般的に外傷や手術後 4〜6 週間で症状出現することが多いが，数ヵ月後に発症することもしばしば経験する．外傷部位や手術部位に一致して感染が起きることが一般的ではあるが，最初に診療にあたる医師は外科系医師であることが多く，どうしても抗酸菌診療が想起されにくい背景がある．特に手術後の創部感染（surgical site infection）はなかなか診断がつかないままデブリドマンが繰り返されるケースが散見される．迅速発育性抗酸菌であれば血液寒天培地であっても数日でコロニーが確認できることが多いが，72 時間未満で培地を破棄している場合，検査室で培養陰性と判断されてしまうことがある．明らかな外傷がない場合でも脛骨前面や前腕に病変が出現している場合には，筆者は剃毛の有無や古い剃刀を使用していないかについて確認し，再発防止のために生活指導を行っている．また診断当初は病変が表在皮膚に限局している症例でも難治化し経過が長引くと筋肉内膿瘍や骨髄炎を合併していることがしばしばあるため，経過が望ましくない場合には積極的に CT 以外のモダリティ（MRI やエコーなど）も利用し病変深達度の再評価を行うべきである．

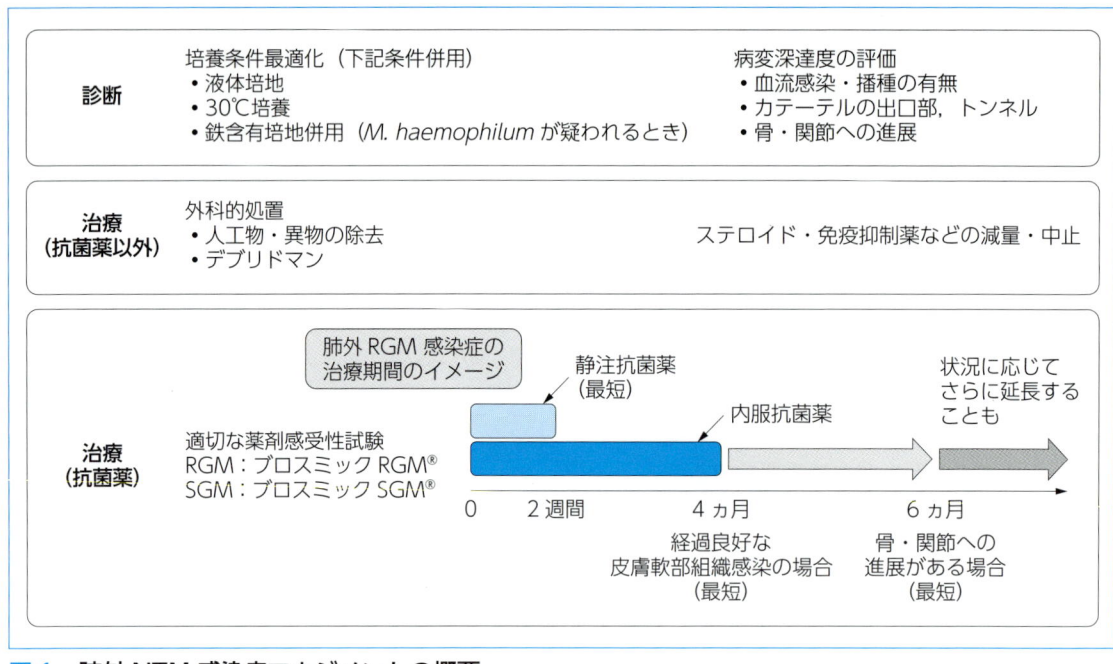

図1　肺外 NTM 感染症マネジメントの概要

RGM による皮膚軟部組織感染症では起因菌によって臨床像に差異がある可能性が指摘されている[7]（図1）．治療期間は 2 剤以上の併用で最短 4 ヵ月とされているが筆者は *M. abscessus* species や *M. chelonae* の場合にはより慎重に判断し 6 ヵ月以上とすることが多い．

4　腹膜透析カテーテル関連感染症

腹膜透析カテーテル関連の感染症においても特に重要なのはやはり深達度評価である．カテーテル出口部感染→トンネル部感染→腹膜炎の順に感染は進展していくため，どのフェーズにあるのかを適切に認識することが重要である．筆者はトンネル部感染に関してはエコーでの評価を行うように心がけている．

起因菌によらず，最低でも治療期間中は腹膜透析カテーテルの抜去が望ましい．腹膜透析カテーテルの再留置に関しては明確なコンセンサスはないが腹膜炎まで達した症例で行う場合には再燃のリスクを十分に説明しておく必要がある（筆者は特に *M. abscessus* species の場合に再留置は慎

重に判断すべきと考えている）．

治療期間はかなり幅があり定まっていないが，出口部感染のみの場合には抜去のみで改善した症例も報告されている．筆者は出口部感染のみであれば皮膚軟部組織感染症に準じて最短 4 ヵ月（起因菌によって注射製剤使用期間は変更している）としトンネル部以上の深達度や起因菌がマクロライド耐性の *M. abscessus* species である場合には 6 ヵ月以上で病変部位の反応をみながら決定している．

5　血流感染症

中心静脈カテーテル関連感染は，RGM による血流感染症の原因として最も一般的である一方で，出口部位やトンネル部感染のような局所的な感染として現れることもあるため症状にかなり幅がある．治療期間は最後の血液培養陽性から 4〜8 週間行われることが多いが，治療開始 1 週間後に血液培養が陰性化していれば 2 剤（内服薬のみ）で 4 週間の治療期間が許容される可能性が示唆されている[8]．また，免疫不全のない患者では 74% が

中心静脈カテーテル抜去のみで改善したとの報告があるが，起因菌の約 60% が *M. fortuitum* であった[9] ことに注意する必要がある．*M. abscessus* species が菌血症の起因菌の場合には入院期間が長く，死亡率が高い傾向にあることに注意が必要である[10]．

6 骨関節感染症

RGM による骨髄炎は開放骨折や穿刺創ののちに起きることがある．人工物がある場合には可能な限り抜去が望ましいが，抜去できない場合にはエキスパートと治療レジメンや期間についてエキスパートとともに検討し，経過を慎重にフォローアップすることが必須である．

骨や関節の感染症は通常，原因となる外傷や手術が明らかであることが多いが，脊椎椎体炎は例外で 86% の症例で体表面からの病変進展を疑う所見がない[11]．このような場合，特に免疫抑制患者では血流感染からの播種を積極的に疑うべきである．

文 献

1) Ricotta EE, et al. Extrapulmonary Nontuberculous Mycobacteria Infections in Hospitalized Patients, United States, 2009-2014. Emerg Infect Dis 2021；27：845-852
2) Grigg C, et al. Epidemiology of Pulmonary and Extrapulmonary Nontuberculous Mycobacteria Infections at 4 US Emerging Infections Program Sites：A 6-Month Pilot. Clin Infect Dis 2023；77：629-637
3) Kim JH, et al. Profiles of Extrapulmonary Nontuberculous Mycobacteria Infections and Predictors for Species：A Multicenter Retrospective Study. Pathogens 2020；9：949
4) Kamada K, et al. Geographical distribution and regional differences in 532 clinical isolates of rapidly growing mycobacterial species in Japan. Sci Rep 2021；11：4960
5) Griffith DE, et al. An official ATS/IDSA statement：diagnosis, treatment, and prevention of nontuberculous mycobacterial diseases. Am J Respir Crit Care Med 2007；175：367-416
6) Lange C, et al. Consensus management recommendations for less common non-tuberculous mycobacterial pulmonary diseases. Lancet Infect Dis 2022；22：e178-e190
7) Uslan DZ, et al. Skin and soft tissue infections due to rapidly growing mycobacteria：comparison of clinical features, treatment, and susceptibility. Arch Dermatol 2006；142：1287-1292
8) Helou GE, et al. Rapidly growing mycobacterial bloodstream infections. Lancet Infect Dis 2013；13：166-174
9) Mizusawa M, et al. A case series of rapidly growing mycobacterial catheter-related bloodstream infections among immunocompetent patients. J Clin Tuberc Other Mycobact Dis 2020；21：100196
10) Comba IY, et al. Bloodstream infections with rapidly growing nontuberculous mycobacteria. J Clin Tuberc Other Mycobact Dis 2021；25：100288
11) Kim CJ, et al. Vertebral osteomyelitis caused by non-tuberculous mycobacteria：Predisposing conditions and clinical characteristics of six cases and a review of 63 cases in the literature. Infect Dis（Lond）2016；48：509-516

9 肺NTM症と気管支拡張症
―気管支拡張症としての管理を忘れずに―

1 気管支拡張症とは

気管支拡張症は，約200年前にRené Laennecによって発見された疾患である．不可逆性の気管支拡張を呈し，気道の破壊，感染，炎症，粘液線毛クリアランスの異常による悪循環（vicious vortex）に陥り，進行していく疾患と理解されている[1]．2022年には，胸部高分解能CT（high-resolution computed tomography：HRCT）と臨床症状を組み合わせた，診断のためのコンセンサスステートメントが発表された．HRCTによる診断基準は，「気管支径（内径もしくは外径）と伴走する動脈径の比率が1.0以上，気管支のtaperingの消失，胸膜下1cm以内の末梢気管支の顕在化」と定められた．臨床症状の基準は，「ほぼ毎日の咳」「ほぼ毎日の痰の喀出」「増悪の既往」のうち2つ以上を満たすこととされている[2]．

気管支拡張症の原因疾患は多岐にわたり，まずはこれらの原因疾患の特定が重要とされている（図1）．原因疾患の特定により，13〜37%の症例で気管支拡張症の治療や管理方法が変わってくる[3, 4]．原因疾患の内訳には地域差がみられるが，ヨーロッパのレジストリ研究（European Multi-centre Bronchiectasis Audit and Research Collaboration：EMBARC）によると，特発性（38.1%）に次いで多いのが感染後（21.2%）の気管支拡張症である．続いて，慢性閉塞性肺疾患（chronic obstructive pulmonary disease：COPD），気管支喘息，結核，免疫不全症，線毛機能不全症候群の順となっている[5]．

2 肺NTM症と気管支拡張症

システマティックレビューによれば，気管支拡張症における肺非結核性抗酸菌（NTM）症の合併率は約10%とされている[6]．米国のレジストリ研究（US Bronchiectasis Research Registry：USBRR）によると，レジストリ登録時点で気管支拡張症の63%に肺NTM症の既往，もしくはNTMの感染を認めている[7]．本邦の疫学データは乏しいが，女性ではNTMの死亡者数の増加とともに，気管支拡張症による死亡者数の増加が認められている[8]．USBRRのデータによると，NTMの合併の有無は気管支拡張症の5年死亡率に影響を与えないことが報告されている[9]．

NTM症の発症機序に関しては研究途上にあるが，通常，何らかの素因や気管支拡張が先行して，NTMの感染が起こると考えられている．その一方で，肺NTM症の悪化に伴い，気管支拡張が進行するため，気管支拡張とNTMの関係性は「鶏が先か，卵が先か」というジレンマに形容されることがある．

このように，肺NTM症と気管支拡張症はオーバーラップする疾患であるため，肺NTM症においては気管支拡張症としての管理と治療を並行して行い，気管支拡張症においてはNTM感染に注意しながら診療を行っていく必要がある．

3 肺NTM症における気管支拡張症としてのマネジメント

気管支拡張症の管理を行っていくうえで，まずはじめに行わなければならないのが，気管支拡張症の原因検索である．これは肺NTM症において

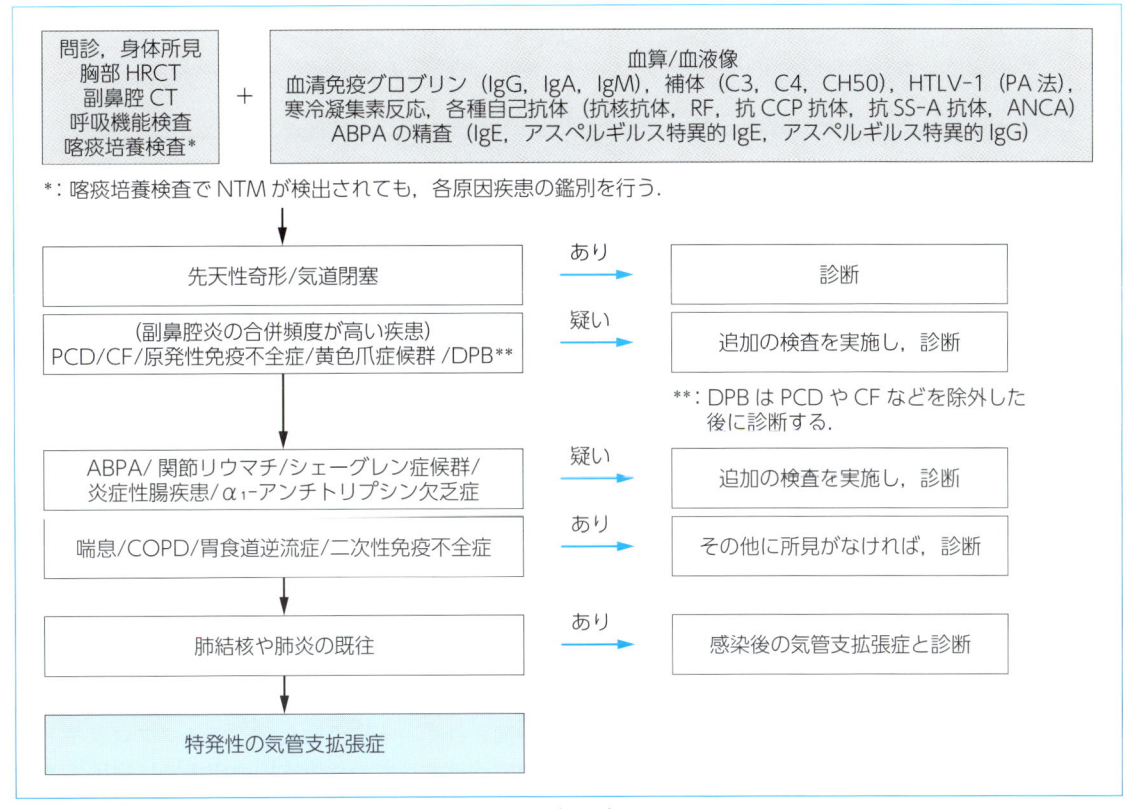

図 1　気管支拡張症の原因を同定するためのアルゴリズム
（「複十字病院呼吸器センター（呼吸器科）のブログ（https://fukujuji.home.blog/）」より引用）

も同様である．たとえば，肺 NTM 症として長く治療されていた症例が，あとになって線毛機能不全症候群の診断にいたることがある．気管支拡張症の基礎疾患として，関節リウマチやアレルギー性気管支肺真菌症（ABPM）など複数の要因が混在する症例もあるため，注意が必要である．基礎疾患が明らかになれば，まずは推奨される管理・治療を行う．

British Thoracic Society（BTS）のガイドラインでは，基礎疾患の治療に加えて，airway clearance techniques（ACT）（排痰法），理学療法，ワクチン接種の実施を，治療の第一段階として推奨している（図 2）[10]．また，気管支拡張症は増悪を起こすことがあり，増悪時には 14 日間の抗菌薬治療が推奨されている．気管支拡張症増悪は，「咳，膿性喀痰，痰の量や粘稠度の増加，呼吸困難感や運動耐容能の低下，倦怠感，血痰のうち少なくとも 3 つ以上の症状が 48 時間以上増

悪し，治療の変更が必要な状態」と定義づけられている[7]．肺 NTM 症患者の症状や画像所見が悪化した際には，NTM の悪化以外にも，気管支拡張症増悪も鑑別する．筆者らの検討では，肺 NTM 症の診断がついたあとに 14% が気管支拡張症の増悪を起こしていた[11]．

4　マクロライド長期療法

BTS や European Respiratory Society（ERS）のガイドラインでは，年に 3 回以上の増悪歴のある気管支拡張症に対して，マクロライド長期療法が推奨されている[10, 12]．マクロライド長期療法は，増悪歴のある気管支拡張症を対象とした 3 つのランダム化比較試験（RCT）（BAT，EMBRACE，BLESS）で，増悪回数の有意な減少と初回増悪までの期間の延長を示している[13~15]．これらの RCT

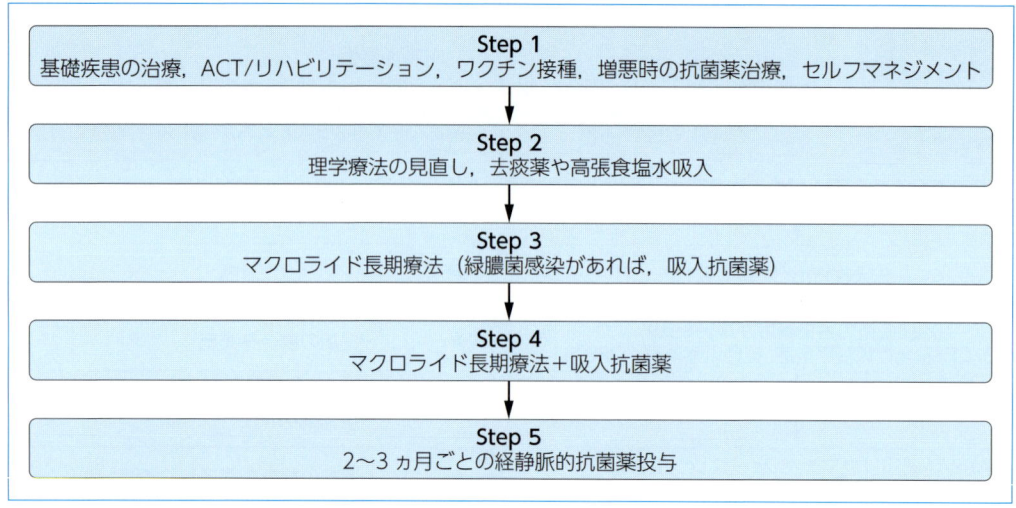

図2　気管支拡張症の治療の流れ

＊Step 1〜3 の場合，年に 3 回以上の増悪もしくは症状が強い場合，次の Step へ．
＊Step 4 治療にもかかわらず年に 5 回以上増悪する場合は Step 5 へ．

(Hill AT, et al. BMJ Open Respir Res 2018；5：e000348[10] より作成)

のメタアナリシスでは，緑膿菌感染がある症例や，増悪歴が年に 1〜2 回の症例においても，マクロライド長期療法の有効性が示されている[16]．

3つの RCT のうち 2つ（BAT，EMBRACE）はアジスロマイシンによるものであり，1つ（BLESS）はエリスロマイシンによるものである．クラリスロマイシンとアジスロマイシンは交叉耐性があるため，これらの薬剤を単独で使用すると NTM の耐性化のリスクとなる．そのため，NTM の罹患率が高い本邦では，クラリスロマイシンやアジスロマイシンと交叉耐性のないエリスロマイシンの使用が一般的である．

肺 NTM 症において，エリスロマイシンの少量長期療法は，経過観察群と比較して NTM の治療開始までの期間を有意に延長することが示されている[17]．しかし，エリスロマイシンには NTM に対する抗菌作用がなく，免疫調整作用を期待した治療であるため，NTM の標準治療の代替となるものではない　病状が進行する場合には，適切なタイミングで遅滞なく，NTM に対する標準治療を開始しなければならない．

BLESS 試験のマイクロバイオーム解析では，マクロライド長期療法により気道中の細菌叢が変化し，緑膿菌を含むマクロライド耐性菌の増加が指摘されている[18]．したがって，マクロライド長期療法はすべての気管支拡張症患者に適用するのではなく，増悪歴のある症例やびまん性汎細気管支炎など特定の基礎疾患を有する症例に限定して行うべきである．

5　一般細菌の感染が肺 NTM 症の経過に与える影響

肺 NTM 症の 19〜66％に一般細菌の下気道感染を認める．気管支拡張症においては緑膿菌やインフルエンザ桿菌が代表的な菌種として報告されているが[5]，肺 NTM 症では黄色ブドウ球菌の頻度が高い．しかし，NTM の治療中や治療後には，緑膿菌感染が増えることが報告されている[19]．

緑膿菌の検出は，気管支拡張症の増悪や予後不良のリスク因子とされている．肺 NTM 症においても，診断時に緑膿菌が検出された症例では，気管支拡張症増悪の頻度が高く，初回増悪までの期間が短い[11]（図3a）．さらに，これらの症例では，NTM 治療の導入率が低く，NTM の自然培養陰性化率が高いという結果が示されている（表1）（図3b）．この傾向は黄色ブドウ球菌が検出された症例においても同様である[11]．つまり，診断時

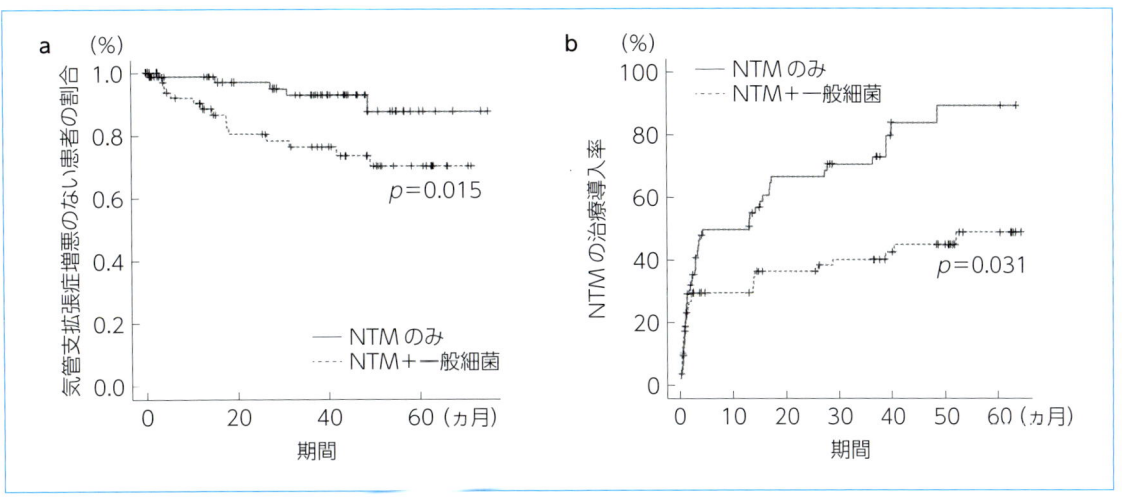

図3　一般細菌の感染を伴う肺 NTM 症の臨床経過
a：気管支拡張症の初回増悪までの期間
b：肺 NTM 症の治療導入までの期間

(Ito M, et al. Respir Med 2023；**219**：107417[11]) より作成)

表1　診断時に一般細菌が感染した肺 NTM 症の特徴

診断時に一般細菌が感染した肺 NTM 症の特徴
• 気管支拡張症増悪の頻度が高い（21.4% vs. 6.8%，$p=0.015$）
• 初回増悪までの期間が短い（$p=0.015$）
• より重度の気管支拡張（modified Reiff score 4 vs. 3，$p=0.015$）
• 症状を有する頻度が高い（80.0% vs. 58.1%，$p=0.006$）
• 抗酸菌塗抹の陽性率が低い（35.7% vs. 56.8%，$p=0.013$）
• NTM の自然培養陰性化率が高い（18.6% vs. 6.8%，$p=0.007$）
• NTM の標準治療の導入率が低い（41.1% vs. 67.6%，$p=0.003$）

(Ito M, et al. Respir Med 2023；**219**：107417[11]) より作成)

に緑膿菌や黄色ブドウ球菌などの一般細菌が検出された肺 NTM 症では，気管支拡張症としての管理と治療が特に重要になる．

　さらに，診断時に一般細菌感染を伴う肺 NTM 症は，一般細菌感染を伴わない肺 NTM 症と比較して，症状を有する頻度が有意に高い（80% vs. 58.1%，$p=0.006$）[11]．臨床現場では，進行例にもかかわらず咳や痰の症状に乏しい肺 NTM 症患者を経験する．これらのことから，呼吸器症状への影響は，NTM よりも一般細菌感染のほうが強い可能性が示唆される．

　このように，一般細菌感染の有無は NTM の経過に違いをもたらすが，NTM の治療効果には影響を与えないことが報告されている[20]．筆者らの検討でも，診断時の一般細菌感染の有無で，喀痰培養陰性化率には差を認めなかった（一般細菌あり 72.7% vs. 一般細菌なし 64.9%，$p=0.578$）[11]．

6　肺 NTM 症の治療終了後の管理

　肺 NTM 症は治療終了後 3〜4 年で 31〜40% に NTM の再発を認め，再発症例のうち 74% が再感染であることが報告されている[21, 22]．特に，結節・気管支拡張型の症例や，重度の気管支拡張がある症例では再発率が高いため，注意深いフォローアップが必要である[21, 22]．

　また，肺 NTM 症の治療終了後に，NTM の再

発は認めないものの，気管支拡張症増悪を繰り返し，病状が悪化していく症例が一定数存在する．残存した空洞や気管支拡張にアスペルギルスが感染するケースもある．つまり，肺 NTM 症の治療後に症状や画像所見が悪化した場合，必ずしも NTM の再発を意味するわけではない．

肺 NTM 症患者の症状が悪化したにもかかわらず，喀痰培養検査で NTM が検出されない場合，気管支拡張症増悪としての抗菌薬治療や，その他の呼吸器感染症の鑑別が必要になる．特に，治療中や治療終了後に緑膿菌が検出される症例では，NTM 治療終了後も，気管支拡張症としての管理と治療を徹底すべきである．

7　気管支拡張症に対するその他の治療選択肢

a 喀痰調整薬

気管クリアランスを改善させるためには，気道クリアランス手技（ACT）や理学療法が基本となる．しかし，これらの治療を行っても増悪を繰り返し，咳や痰などの症状に悩まされる症例も少なくない．そのような場合には，去痰薬や食塩水吸入の追加が選択肢となる．食塩水吸入によりQOL の改善効果が示されており，BTS のガイドラインでは，ACT がうまくいかない場合に 0.9% または 3% 以上の食塩水吸入が推奨されている[10]．本邦では高張食塩水製剤が販売されていないため，食塩水吸入は汎用されていないものの，症例によっては有効性を認める．

b 吸入抗菌薬

ERS や BTS のガイドラインでは，年に 3 回以上の増悪歴があり，緑膿菌感染を有する非囊胞性線維症気管支拡張症（NCFB）に対して，吸入抗菌薬の使用を推奨している[12]．本邦では，囊胞性線維症（CF）に対してトブラマイシン吸入が使用可能であるが，NCFB に対する吸入抗菌薬の使用は認められていない．2024 年 8 月時点で，米国食品医薬局（FDA）や欧州医薬品庁（EMA）においても，NCFB に対して認可されている吸入抗菌薬はない．

吸入抗菌薬による緑膿菌の菌量減少効果が示さ

れているが，増悪頻度の低下や初回増悪までの期間の延長については，確実な有効性が確認されていない状況である．メタアナリシスでは増悪頻度のわずかな減少が報告されているものの[23]，RCT では有意差は示されていない．

c 気管支拡張薬

ガイドラインでは気管支拡張薬のルーチンの使用は推奨されておらず，COPD や喘息を合併している症例や，呼吸困難感が強い症例に限定して使用することが提案されている．プラセボと比較した RCT では，チオトロピウム吸入による呼吸機能の改善は示されたが，増悪頻度の低減にはいたらなかった[24]．現在，成人の気管支拡張症患者 600 例を対象に，LAMA/LABA 群，ICS/LAMA/LABA 群，プラセボ群の 3 群（2：2：1）に分けて行われる RCT が進行中である[25]．

d 吸入ステロイド（inhaled corticosteroids：ICS）

気管支拡張薬と同様に，NCFB に対して ICS のルーチンの使用は推奨されていない．近年，NCFBの 2~3 割に Type 2 炎症バイオマーカー（呼気中一酸化窒素濃度や好酸球数）の上昇を認めることが報告されている[26, 27]．末梢血中の好酸球数が 300 cells/μL 以上の症例では，ICS の使用によって気管支拡張症増悪の頻度が減少することが示されている[28]．しかし，ICS は NTM や緑膿菌などの感染症のリスクを高めるため[29, 30]，その使用には慎重な判断が求められる．

e 抗 IL-5 モノクローナル抗体

Type 2 炎症バイオマーカーの上昇を伴う喘息合併の気管支拡張症において，抗 IL-5 モノクローナル抗体の増悪抑制効果が報告されている[27]．2024 年 1 月現在，重症喘息を合併した気管支拡張症患者と非合併の重症喘息患者を対象に，メポリズマブの有効性を評価する前向き試験が進行中である（NCT05189613）．

f DPP-1 阻害薬（cathepsin C 阻害薬）

DPP-1（cathepsin C）は骨髄中の好中球セリンプロテアーゼの活性化に関与する酵素である．

DPP-1阻害薬によって骨髄中の好中球セリンプロテアーゼが抑制されることで，結果的に肺内の好中球エラスターゼも抑制される．喀痰中の好中球エラスターゼ濃度の上昇は気管支拡張症増悪や死亡のリスク因子として報告されている[31]．

DPP-1阻害薬のひとつであるBrensocatibは，第II相試験（WILLOW study, NCT 03218917）で増悪抑制効果を示し[32]，第III相試験（ASPEN study, NCT04594369）においても有効性がプレスリリースされている（https://insmed.com/）．

同じくDPP-1阻害薬のひとつであるBI1291583も，第II相試験（Airleaf™, NCT05238675）が完了し，結果の報告が待たれる．

肺NTM症の診療において，気管支拡張症としての側面からも患者を診察することが重要である．特に，一般細菌感染を伴う肺NTM症では，積極的な介入が必要である．具体的には，気管支拡張症の原因疾患の検索，早期からのACTやリハビリテーション，ワクチンなどの感染予防，気管支拡張症増悪時の抗菌薬治療を行うべきである．気管支拡張症増悪を繰り返す場合は，BTSやERSのガイドラインを参考に，喀痰調整薬の追加やマクロライド長期療法を検討する．NTMのマクロライド耐性を避けるために，エリスロマイシンで開始することが望ましい．

NTM治療終了後も，気管支拡張病変や呼吸器症状が残る場合は，気管支拡張症としての管理と治療を継続していく必要がある．

文 献

1) Flume PA, et al. Advances in bronchiectasis：endotyping, genetics, microbiome, and disease heterogeneity. Lancet 2018；**392**：880-890
2) Aliberti S, et al. Criteria and definitions for the radiological and clinical diagnosis of bronchiectasis in adults for use in clinical trials：international consensus recommendations. Lancet Respir Med 2022；**10**：298-306
3) Lonni S, et al. Etiology of Non-Cystic Fibrosis Bronchiectasis in Adults and Its Correlation to Disease Severity. Ann Am Thorac Soc 2015；**12**：1764-1770
4) Shoemark A, et al. Aetiology in adult patients with bronchiectasis. Respir Med 2007；**101**：1163-1170
5) Chalmers JD, et al. Bronchiectasis in Europe：data on disease characteristics from the European Bronchiectasis registry（EMBARC）. Lancet Respir Med 2023；**11**：637-649
6) Zhou Y, et al. Global prevalence of non-tuberculous mycobacteria in adults with non-cystic fibrosis bronchiectasis 2006-2021：a systematic review and meta-analysis. BMJ Open 2022；**12**：e055672
7) Aksamit TR, et al. Adult Patients With Bronchiectasis：A First Look at the US Bronchiectasis Research Registry. Chest 2017；**151**：982-992
8) Morimoto K, et al. Epidemiological characteristics of nontuberculous mycobacteriosis and bronchiectasis：comparative study using national mortality statistics from 1970 to 2015 in Japan. ERJ Open Res 2023；**9**：1700629
9) Aksamit TR, et al. Five-Year Outcomes among U.S. Bronchiectasis and NTM Research Registry Patients. Am J Respir Crit Care Med 2024；**210**：108-118
10) Hill AT, et al. British Thoracic Society guideline for bronchiectasis in adults. BMJ Open Respir Res 2018；**5**：e000348
11) Ito M, et al. Multiple bacterial culture positivity reflects the severity and prognosis as bronchiectasis in *Mycobacterium avium* complex pulmonary disease. Respir Med 2023；**219**：107417
12) Polverino E, et al. European Respiratory Society guidelines for the management of adult bronchiectasis. Eur Respir J 2017；**50**
13) Altenburg J, et al. Effect of azithromycin maintenance treatment on infectious exacerbations among patients with non-cystic fibrosis bronchiectasis：the BAT randomized controlled trial. JAMA 2013；**309**：1251-1259
14) Wong C, et al. Azithromycin for prevention of exacerbations in non-cystic fibrosis bronchiectasis（EMBRACE）：a randomised, double-blind, placebo-controlled trial. Lancet 2012；**380**：660-667
15) Serisier DJ, et al. Effect of long-term, low-dose erythromycin on pulmonary exacerbations among patients with non-cystic fibrosis bronchiectasis：the BLESS randomized controlled trial. JAMA 2013；**309**：1260-1267
16) Chalmers JD, et al. Long-term macrolide antibiotics for the treatment of bronchiectasis in adults：an individual participant data meta-analysis. Lancet Respir Med 2019；**7**：845-854
17) Komiya K, et al. Long-term, low-dose erythro-

mycin monotherapy for *Mycobacterium avium* complex lung disease : a propensity score analysis. Int J Antimicrob Agents 2014 ; **44** : 131-135

18) Rogers GB, et al. The effect of long-term macrolide treatment on respiratory microbiota composition in non-cystic fibrosis bronchiectasis : an analysis from the randomised, double-blind, placebo-controlled BLESS trial. Lancet Respir Med 2014 ; **2** : 988-996

19) Fujita K, et al. Prevalence and risk factors for chronic co-infection in pulmonary *Mycobacterium avium* complex disease. BMJ Open Respir Res 2014 ; **1** : e000050

20) Wang G, et al. Clinical Features and Treatment Outcomes of Pulmonary *Mycobacterium avium-intracellulare* Complex With and Without Coinfections. Open Forum Infect Dis 2022 ; **9** : ofac375

21) Furuuchi K, et al. Posttreatment Lymphopenia Is Associated With an Increased Risk of Redeveloping Nontuberculous Lung Disease in Patients With *Mycobacterium avium* Complex Lung Disease. Clin Infect Dis 2021 ; **73** : e152-e157

22) Lee BY, et al. Risk factors for recurrence after successful treatment of *Mycobacterium avium* complex lung disease. Antimicrob Agents Chemother 2015 ; **59** : 2972-2977

23) Cordeiro R, et al. The Efficacy and Safety of Inhaled Antibiotics for the Treatment of Bronchiectasis in Adults : Updated Systematic Review and Meta-Analysis. Chest 2024 ; **166** : 61-80

24) Jayaram L, et al. Tiotropium treatment for bronchiectasis : a randomised, placebo-controlled, crossover trial. Eur Respir J 2022 ; **59** : 2102184

25) Morton M, et al. Dual bronchodilators in Bronchiectasis study （DIBS） : protocol for a pragmatic, multicentre, placebo-controlled, three-arm, double-blinded, randomised controlled trial studying bronchodilators in preventing exacerbations of bronchiectasis. BMJ Open 2023 ; **13** : e071906

26) Shoemark A, et al. Characterization of Eosinophilic Bronchiectasis : A European Multicohort Study. Am J Respir Crit Care Med 2022 ; **205** : 894-902

27) Oriano M, et al. T2-High Endotype and Response to Biological Treatments in Patients with Bronchiectasis. Biomedicines 2021 ; **9** : 772

28) Martínez-García M, et al. The U-Shaped Relationship Between Eosinophil Count and Bronchiectasis Severity : The Effect of Inhaled Corticosteroids. Chest 2023 ; **164** : 606-613

29) Henkle E, et al. Pharmacotherapy for Non-Cystic Fibrosis Bronchiectasis : Results From an NTM Info & Research Patient Survey and the Bronchiectasis and NTM Research Registry. Chest 2017 ; **152** : 1120-1127

30) Shu CC, et al. Inhaled Corticosteroids Increase Risk of Nontuberculous Mycobacterial Lung Disease : A Nested Case-Control Study and Meta-analysis. J Infect Dis 2022 ; **225** : 627-636

31) Chalmers JD, et al. Neutrophil Elastase Activity Is Associated with Exacerbations and Lung Function Decline in Bronchiectasis. Am J Respir Crit Care Med 2017 ; **195** : 1384-1393

32) Chalmers JD, et al. Phase 2 Trial of the DPP-1 Inhibitor Brensocatib in Bronchiectasis. N Engl J Med 2020 ; **383** : 2127-2137

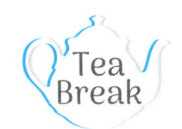

線毛機能不全症候群の最新情報
―どこまで発展している？　日本の状況は？―

　非結核性抗酸菌（NTM）症にかかわる宿主側要因のひとつとして気道線毛機能の低下による粘液線毛クリアランスの障害があげられている[1]．線毛機能不全症候群（primary ciliary dyskinesia：PCD）は気道などを覆う運動性線毛の先天的障害に起因する遺伝性疾患でしばしば NTM が検出されることが知られている[2]．

　国内でPCDについて解説した文書のなかには（2024年12月時点），名のある呼吸器科医による執筆/監修にもかかわらず，希少疾患であるためか現代の国際標準から外れた記載が見受けられることが多いため，このコラムのなかで現状のアップデートを試みたい．

○原発性線毛機能不全症候群は常染色体潜性（劣性）遺伝と考えられる先天性の線毛器官の超微構造異常とそれによる機能不全を病態とする症候群である？

➡PCD の原因となる遺伝子は，現在 50 以上報告されており，遺伝形式は，常染色体潜性遺伝が多くを占めるが，一部に常染色体顕性遺伝，X 連鎖潜性遺伝形式のものが含まれている．また，運動性線毛の構造ではなく，線毛数が極端に減少している遺伝子群（reduced generation of multiple motile cilia：RGMC）が最近，報告されている[2]．

○本症の約 50％で内臓逆位がみられ，Kartagener 症候群と呼ばれている？

➡内臓逆位のみられる PCD 症例は胎生期に身体の左右を決定するノード流が生成できない遺伝子異常に限られる．一般にネキシン-ダイニン制御複合体（N-DRC），放射状スポーク，中心微小管構造にかかわる遺伝子異常では内臓逆位はみられない．日本

では 2019 年に N-DRC を構成する *DRC1* 遺伝子の 27.7 kb に及ぶ大規模欠失が森本，土方らにより報告された[3]．このバリアントによる PCD は，現在わが国の全 PCD 症例の約半数を占める[4,5]．したがって，わが国で内臓逆位のみられる症例は全 PCD のおよそ 1/4 程度となる．

○耳鼻科でのサッカリンテストは簡便であり，スクリーニング検査として重要である？

➡サッカリンテストは客観性が乏しく，現在国内外の手引き，ガイドラインのいずれにおいても推奨されていない．スクリーニング検査としては鼻腔一酸化窒素（nNO）の産生が非侵襲的で有用である[2,5]．

○最終的には，ポイントとなる線毛器官の電子顕微鏡による微細構造の解析を行い，確定診断がなされる？

➡電子顕微鏡観察では診断できない PCD の原因遺伝子が次々と報告されている[2,6]．特にわが国では先述の *DRC1* 遺伝子の大規模欠失がおそらく日本人と韓国人に共通な創始者変異であり，最も高頻度に認められている[5]（図 1）．このような場合，確定診断には遺伝子検査が必須となる[6]．小児慢性特定疾病として認められていた「線毛機能不全症候群（カルタゲナー症候群を含む．）」は，遺伝子検査を主軸とした客観的診断基準を備えたことで，2023 年厚生科学審議会・疾病対策部会において 340 番目の指定難病として了承された．

　現在，PCD 関連の主要遺伝子検査は保険収載されている [https://www.genetest.jp/test_search.html]．

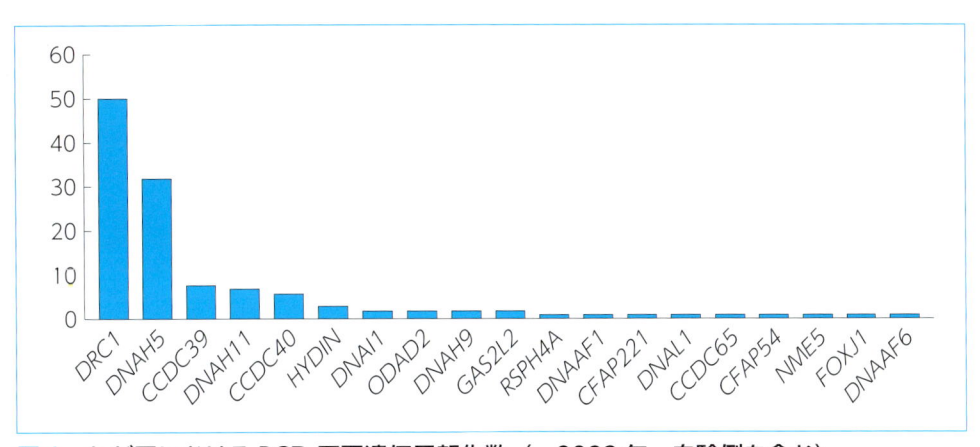

図 1　わが国における PCD 原因遺伝子報告数（～2023 年　自験例を含む）

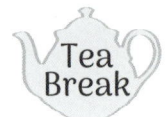

文　献

1) Szymanski EP, et al. Pulmonary Nontuberculous Mycobacterial Infection. A Multisystem, Multigenic Disease. Am J Respir Crit Care Med 2015 ; **192** : 618-628
2) Wallmeier J, et al. Motile ciliopathies. Nat Rev Dis Primers 2020 ; **6** : 77
3) Morimoto K, et al. Recurring large deletion in DRC1 (CCDC164) identified as causing primary ciliary dyskinesia in two Asian patients. Mol Genet Genomic Med 2019 ; **7** : e838
4) Takeuchi K, et al. Copy number variation in DRC1 is the major cause of primary ciliary dyskinesia in the Japanese population. Mol Genet Genomic Med 2020 ; **8** : e1137
5) Keicho N, et al. Impact of Primary Ciliary Dyskinesia : Beyond Sinobronchial Syndrome in Japan. Respir Investig 2024 ; **62** : 179-186
6) Keicho N, et al. The challenge of diagnosing primary ciliary dyskinesia : a commentary on various causative genes and their pathogenic variants. J Hum Genet 2023 ; **68** : 571-575

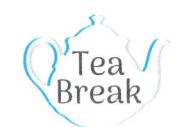

気道上皮の最新研究
―気管支拡張症からの視点で研究する―

肺非結核性抗酸菌（NTM）症における CT 画像の特徴的な変化には，空洞病変および気管支拡張病変があげられる．筆者は肺 NTM 症の気管支拡張病変に着目し，主に囊胞性線維症（cystic fibrosis：CF）ではない気管支拡張症（non-CF bronchiectasis：NCFB）において病変がどのように形成・進展していくのかを研究テーマとして取り組んでいる．本項では，難治性肺 NTM 症を多く含む NCFB の肺組織および初代ヒト気道上皮細胞を用いた知見を紹介する[1]．

1）気管支拡張病変はどこに起こるのか

ヒト気道は第 7～9 世代を境目として，気管軟骨・粘液下腺を有する気管支（trachea/bronchus，直径 2 cm 以上），これらを有さない細気管支（bronchiole，直径 2 cm 未満）に分けられる．これまでの肺機能研究および古典的な病理学的研究により，細気管支の病変が病態形成において重要である可能性が示唆されている．特に 1950 年代に行われた研究で，Whitwell らは粘膜下の炎症が細気管支閉塞を引き起こすと報告し[2]，Reid らは粘液栓の重要性を強調している[3] が，これまでに分子生物学的に評価した報告はなかった．近年のシングルセル RNA 解析により，気管支および細気管支（近位 vs. 遠位）の部位特異的な遺伝子発現が明らかになり，部位による性質の違いが探索可能となった（図 1）[1]．HE 染色で評価した標本全体の面積に占める細気管支の割合は，NCFB 肺で有意に高く，

細気管支における気管支拡張病変を確認した．また，NCFB 肺において遠位細気管支特異的マーカーである SFTPB および SCGB3A2 の発現が上昇し，これらの蛋白質は NCFB 患者由来の喀痰上清でも同様に増加していた．一方，気管支特異的マーカーである UGT2A1 や NTS は正常肺および疾患肺の中枢気道にのみ発現し，細気管支における気管支拡張の所見を支持した．これらの結果から，NCFB の細気管支が拡張し，分子生物学的にも特徴的な変化が観察されることを確認した．

2）細気管支におけるムチン貯留および IL-1 経路の関与

気管支拡張症は 1819 年にフランス人医師である Laënnec によってはじめて報告され，気管支拡張病変における慢性的な粘液貯留が重要であることが記載されている[4]．気道上皮細胞は気道分泌物で覆われており，粘液と線毛が協調して有害物質を排除している．この仕組みは粘液線毛クリアランス（MCC）と呼ばれ，MCC 装置は粘液層（mucus layer），線毛，線毛間液（periciliary layer：PCL）から構成される．粘液層は 98％の水分と 2％の固形成分（0.9％塩分，0.8％球状蛋白質，0.3％高分子ムチン）からなる．さらに，MCC 装置の粘液層および PCL を構成する成分として，それぞれ分泌型ムチン（MUC5B，MUC5AC）と膜結合型ムチン（MUC1，MUC4，MUC16）が重

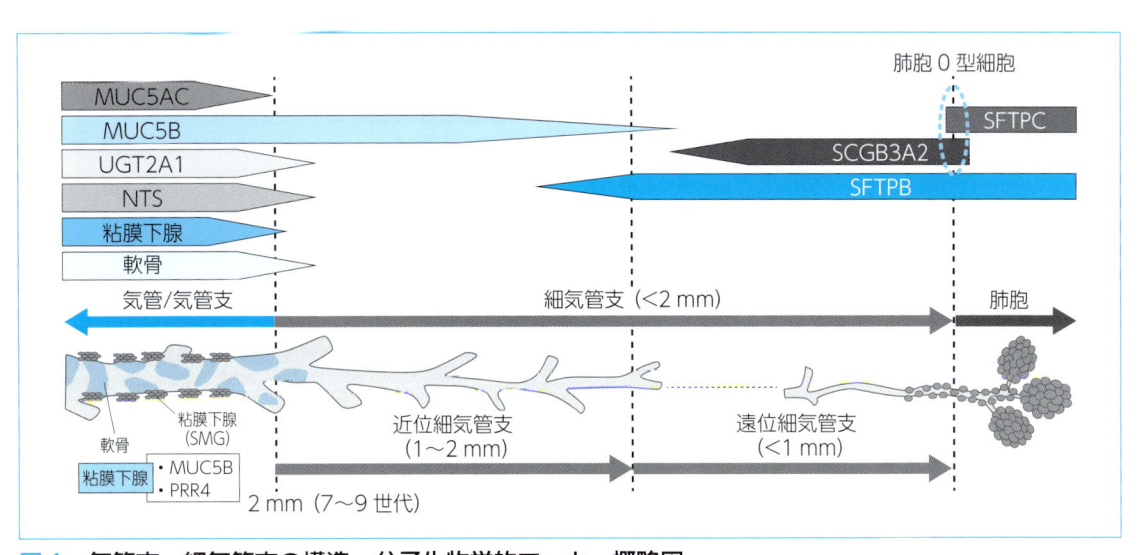

図 1　気管支・細気管支の構造・分子生物学的マーカー概略図

(Asakura T, et al. Am J Respir Crit Care Med 2024；**209**：374-389[1] より引用)

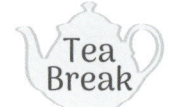

Tea
Break

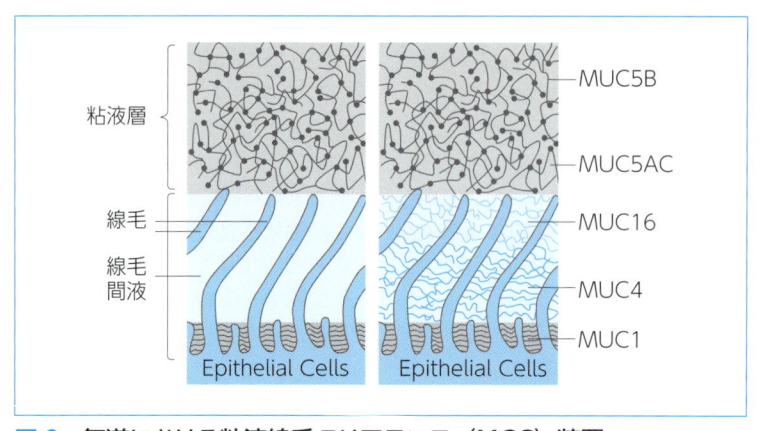

図 2　気道における粘液線毛クリアランス（MCC）装置
(Button B, et al. Ann Am Thorac Soc 2016；**13**（Suppl 2）：S156–162[5] より引用)

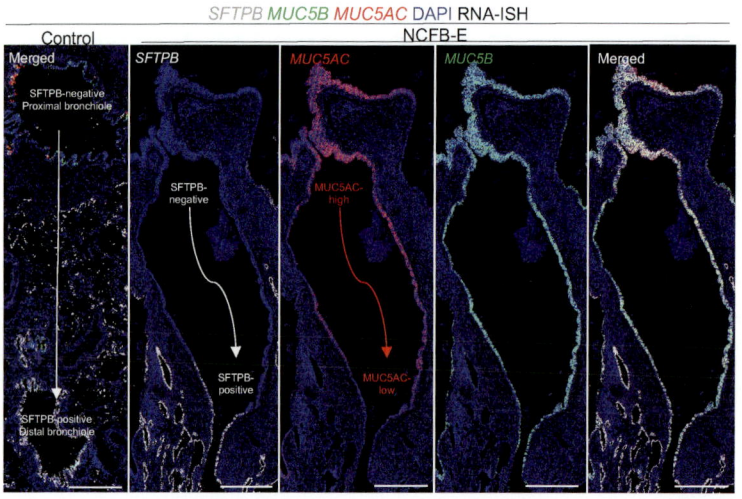

**図 3　SFTPB−近位細気管支と SFTPB＋遠位細気管支における分泌型
　　　　ムチン MUC5B および MUC5AC の発現**
(Asakura T, et al. Am J Respir Crit Care Med 2024；**209**：374–389[1] より引用)

要である（図 2）[5]．粘液層を構成する分泌型ムチンである MUC5B および MUC5AC の異常は，気管支拡張症を含む粘液閉塞性肺疾患の説明において重要な役割を果たしている[6]．本項では詳細を割愛するが，囊胞性線維症（CF），線毛機能不全症候群，NCFB では，喀痰中のムチン濃度が上昇することで MCC に異常をきたし，さらなる感染などを引き起こすことで気管支拡張病変が進展することが示唆されている[6]．

　正常肺では図 1 に示すように MUC5AC の産生は気管支に限定され，MUC5B は粘液腺，気管支，近位細気管支で産生される．NCFB の喀痰では MUC5B 優位のムチン濃度が上昇しているのに対し，気管支の生検検体では MUC5AC が優位に発現しており，MUC5B の産生は確認されていない．著者の検討では，NCFB 肺の近位および遠位細気管支に多くの粘液栓が確認され，近位細気管支で MUC5B と MUC5AC がともに上昇していたのに対し，遠位細気管支では MUC5B が選択的に上昇していることを見出した（図 3）[1]．また，ヒト気道上皮細胞におけるムチン産生に IL-1 経路が重要である点に着目し[7]，*in vitro*

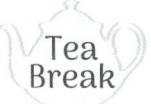
実験を行った．NCFB 患者の喀痰由来上清で刺激されたヒト初代気道上皮細胞では，MUC5B と MUC5AC の発現が有意に上昇し，IL-1R1 をノックアウトすることでこれらの発現が低下することを確認した．

3）今後の展望

これまで気管支拡張症は bronchus の拡張，つまり "bronchiectasis" として中枢気道病変に着目されていたが，本研究では気道部位特異的分子マーカーを用いて細気管支病変を評価し，bronchioles の拡張を示す "bronchieolectasis" の概念が重要であることを示した．今後はほかの気管支拡張症との比較や，気道上皮，粘液栓，粘膜下組織など各種細胞と，NTM を含む病原微生物との相互作用の探索が重要である．

文　献

1) Asakura T, et al. Proximal and Distal Bronchioles Contribute to the Pathogenesis of Non-Cystic Fibrosis Bronchiectasis. Am J Respir Crit Care Med 2024 ; **209** : 374-389
2) Whitwell F. A study of the pathology and pathogenesis of bronchiectasis. Thorax 1952 ; **7** : 213-239
3) Reid LM. Reduction in bronchial subdivision in bronchiectasis. Thorax 1950 ; **5** : 233-247
4) Laennec RTH. A treatise on diseases of the chest and on mediate auscultation. Translated by John Forbes. 1819
5) Button B, et al. Mucus Hyperconcentration as a Unifying Aspect of the Chronic Bronchitic Phenotype. Ann Am Thorac Soc 2016 ; **13** (Suppl 2) : S156-S162
6) Boucher RC, et al. Muco-Obstructive Lung Diseases. N Engl J Med 2019 ; **380** : 1941-1953
7) Chen G, et al. IL-1β dominates the promucin secretory cytokine profile in cystic fibrosis. J Clin Invest 2019 ; **129** : 4433-4450

10 肺NTM症とアスペルギルス症
―見逃さずにしっかり治療をするには？またどうやって治療する？―

アスペルギルスは土壌，大気中に広く存在し，その胞子を経気道的に吸い込むことによって，主に肺への感染症を引き起こしたり，アレルゲンとして感作したりする病原真菌である．肺アスペルギルス症には3つの病型（慢性型，アレルギー型，急性型）があるが，そのうち肺非結核性抗酸菌（NTM）症診療において遭遇することが多いのは，慢性型とアレルギー型であり，特に慢性肺アスペルギルス症（chronic pulmonary aspergillosis：CPA）が臨床上問題となっている．アスペルギルスは正常肺に感染することはほとんどなく，気管支拡張病変や空洞病変のような構造破壊された部位に感染，定着し病原性を発揮する．構造破壊をきたす代表的疾患であった肺結核は減少傾向であるが，代わって近年増加傾向が顕著な肺NTM症がCPAの基礎疾患としての重要性を増している．

1　疫学

肺NTM症患者のCPA発生率は3.9～16.7%と報告されているが，診断が不確実なため過小評価されている可能性がある[1, 2]．気管支拡張症患者においてNTM感染はCPA発症の独立した危険因子（オッズ比5.1）であった[3]．CPAの発症は肺NTM症の診断から1.5～7年と報告によって幅がある[2, 4]．

2　危険因子

肺NTM症患者におけるCPA発症の危険因子についていくつかの報告があり，まとめると空洞形成，高用量ステロイドの使用，肺気腫の存在が独立した危険因子としてあげられる[4~6]．CPA発症リスクについてNTM菌種による違いはわかっていないが，最も多く報告されている菌種は *M. avium* complex（MAC）である[7]．しかし，その多くが最もMACが優勢な菌種である日本からの報告であることを加味する必要がある．韓国からは *M. abscessus* species（subsp. *abscessus* と subsp. *massiliense*）がMACよりCPAを多く発症し（14.9% vs. 5.1%）独立した危険因子であったとの報告があり[6]，東南アジアでは最も多く，本邦でも増加傾向が顕著な *M. abscessus* speceis により注目していく必要がある．

3　臨床課題

肺NTM症に合併するCPAの診療において次に示す3つの大きな臨床課題がある．
①肺NTM症にCPAが合併すると予後不良
②肺NTM症に合併するCPA診断の難しさ
③抗酸菌治療薬と抗真菌薬の複雑な薬物相互作用

a 肺NTM症にCPAが合併すると予後不良

比較的緩徐な進行を示す肺NTM症においては，生命にかかわることは少なく予後に関する検討はあまりなされていないが，近年CPAを合併した肺NTM症は予後不良であるという報告がされている．NTMとアスペルギルスの共感染をみたシステマティックレビューでは世界全体で死亡率は43%（159/370）であった[7]．

本邦からはTakedaらの報告によると，82名の肺NTM症患者のうち9名がCPAを合併し，1年後の死亡率はCPA合併例が22.2%，非合併

例が 1.4％，3 年後の死亡率はそれぞれ 55.6％，13.7％と CPA 合併例が予後不良であった．同報告で CPA と診断された 41 名のうち肺 NTM 症を合併している 9 例と CPA 単独の 32 名の比較もしているが，NTM の合併のない CPA 単独例でも 1 年後の死亡率は 15.6％，3 年後の死亡率は 40.6％と高く，CPA からみると NTM 合併の有無で死亡率に差はみられなかったことからも，NTM に CPA が合併することで予後が悪くなると考えられる[4]．

　韓国からは，単一施設ではあるが，1,445 名の肺 NTM 症患者を 15 年間フォローアップした報告があり，65 歳以上の高齢，男性，低 BMI，様々な基礎疾患が多変量解析で有意な予後不良因子としてあげられ，その基礎疾患のひとつとして肺アスペルギルス症があり，ハザード比が 1.77 であった[8]．

b 肺 NTM 症に合併する CPA 診断の難しさ

　肺 NTM 症に合併する CPA は，肺 NTM 症の診断とほぼ同時に CPA と診断される場合と，肺 NTM 症の治療経過中にあとから CPA 合併と診断される場合がある．CPA を先行して発症し，あとから肺 NTM 症を合併するケースはまれである．

　肺 NTM 症と CPA の両疾患ともに慢性的に経過する咳嗽，喀痰，血痰などの呼吸器症状を呈するため，もしほぼ同時に発症していたとしても症状だけでは両者の鑑別はできない．

　また，肺 NTM 症の画像病型のうち CPA 合併のリスクが高いのは線維空洞型である[4]．CPA でみられる画像所見は新たな空洞の出現，空洞の拡大，空洞壁の肥厚，空洞壁周囲の浸潤影，胸膜肥厚，菌球形成，液面形成などがある．空洞を伴った肺 NTM 症と CPA はともに空洞性病変を特徴としているため画像での鑑別も困難である．肺 NTM 症における CPA を合併した症例の画像所見として，真菌球と隣接する胸膜外脂肪を伴う空洞の存在（図 1）が有意な予測因子であったという報告があり，参考にできるかもしれない[9]．

　肺 NTM 症で治療中にもかかわらず症状，画像所見の悪化がみられた場合には肺 NTM 症の悪化なのか，他疾患の合併なのか鑑別を要する．他疾患の合併で最たるものは CPA の合併である．し

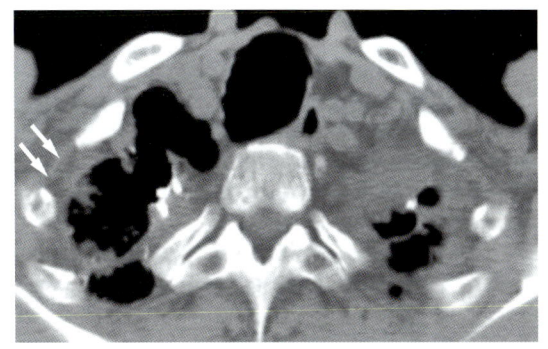

図 1　胸部 CT．隣接する胸膜外脂肪を伴う空洞
白矢印：胸膜外脂肪

かし，先に述べたように両疾患は臨床症状，画像所見ともに時間的にも空間的にも分離が難しく，喀痰培養検査，血清学的検査の結果などを参考に総合的に判断する必要がある．以前は血清診断として血清抗アスペルギルス沈降抗体が用いられていたが使用できなくなっており，現在は血清抗アスペルギルス IgG 抗体が血清診断に用いられている．

　また，アスペルギルス属が喀痰から検出された場合にその臨床的意義については注意が必要である．Furuuchi らの報告では 329 例の肺 NTM 症の患者のうち 40 例（12.2％）で気道検体よりアスペルギルスが検出され，そのうち CPA を発症したのは 9 例（22.5％）であった．残りの 31 例（77.5％）は colonization であったということであり，アスペルギルスの検出が必ずしも病原性があるとは限らないことに留意する必要がある[5]．

c 抗酸菌治療薬と抗真菌薬の複雑な薬物相互作用

1）アゾール系薬

　肺 NTM 症治療で用いられるリファンピシン（RFP）とリファブチン（RBT）は様々な薬物代謝酵素を誘導し，薬物相互作用に注意を要する薬剤の代表である．特に CPA 合併時には抗真菌薬として使用できる唯一の内服薬であるアゾール系薬剤のイトラコナゾール（ITCZ），ボリコナゾール（VRCZ），イサブコナゾール（ISCZ）の効果を減弱させてしまう．逆に VRCZ と ITCZ は RBT の代謝酵素の阻害作用を有し，RBT の効果を増

表1　抗酸菌治療薬と抗真菌薬の相互作用

薬剤			抗酸菌治療薬				
			RFP	RBT	CAM	AZM	INH
抗真菌薬	注射＋経口	ITCZ	ITCZ ↓	ITCZ ↓ RBT ↑	ITCZ ↑ CAM ↑		ITCZ ↓
		VRCZ	VRCZ ↓	RBT ↑ VRCZ ↓	(CAM ↑) (VRCZ ↑)		
		ISCZ	ISCZ ↓	ISCZ ↓	ISCZ ↑		
	注射のみ	MCFG					
		CPFG	CPFG ↓				
		L-AMB					

色字：併用禁忌　　黒字：併用注意

ITCZ：イトラコナゾール，VRCZ：ボリコナゾール，ISCZ：イサブコナゾール，MCFG：ミカファンギン，CPFG：カスポファンギン，L-AMB：アムホテリシンBリポソーム，RFP：リファンピシン，RBT：リファブチン，CAM：クラリスロマイシン，AZM：アジスロマイシン，INH：イソニアジド

(各薬剤の添付文書より作成)

強させる．そのため RFP および RBT は VRCZ，ISCZ との併用が禁忌となっており，ITCZ とは併用注意となっている．同じくアゾール系薬にはポサコナゾールもあるが，CPA には適応がないので本項では割愛する．

また，肺 MAC 症治療におけるキードラッグであるクラリスロマイシン（CAM）と抗真菌薬の ITCZ は両薬剤とも CYP3A4 に対する阻害作用を有し，相互に代謝が阻害され作用を増強するため併用禁忌ではないが併用注意とされている．VRCZ と CAM は添付文書上では薬剤名としては互いに併用禁忌，併用注意の記載がされていないが，ともに CYP3A4 を強力に阻害する薬剤であり，互いに血中濃度が上昇する可能性があり注意が必要である．CAM と ISCZ の併用は CAM の CYP3A4 阻害作用により ISCZ の血中濃度が上昇するおそれがあるため併用禁忌となっている．

M. kansasii 症の治療に用いられることのあるイソニアジドは ITCZ の効果を減弱するため併用に注意が必要である．

さらに，抗酸菌治療薬同士でも RFP は CAM の効果を減弱させるなど，多剤併用を要する抗酸菌治療薬と抗真菌薬治療の相互作用は非常に複雑なものとなっている．近年，肺 NTM 症に対して AZM の使用が保険審査上認められるようになり，抗真菌薬との相互作用を考慮すると治療選択肢が増えたことは朗報である．

2）キャンディン系薬

キャンディン系抗真菌薬であるミカファンギン（MCFG）は抗酸菌治療薬との相互作用がないため合併例において使用しやすいという利点があるが，剤形が注射剤しかないため長期にわたって使用しにくいことが難点である．また同じキャンディン系でもカスポファンギンは RFP によりトラフ値が低下するため併用注意となっている．

3）ポリエンマクロライド系薬

ポリエンマクロライド系薬のアムホテリシンリポソーム製剤も CPA に用いられることがあり，抗酸菌治療薬との薬物相互作用はみられないが，相互作用以前に副作用が多いこと，キャンディン系と同様に剤形が注射剤のみという点で使用しづらい薬剤である．

主な抗真菌薬と抗酸菌治療薬の薬物相互作用をまとめた表を示す（表1）．

この相互作用の懸念が関連してか，CPA 症例 41 例のうち，NTM 以外の基礎疾患に合併した CPA 症例では 32 例中 27 例（84.4%）で治療導入が行われたのに対して，NTM に合併した CPA では 9 例中 3 例（33.3%）しか治療導入がなされなかったとの報告がある[4]．

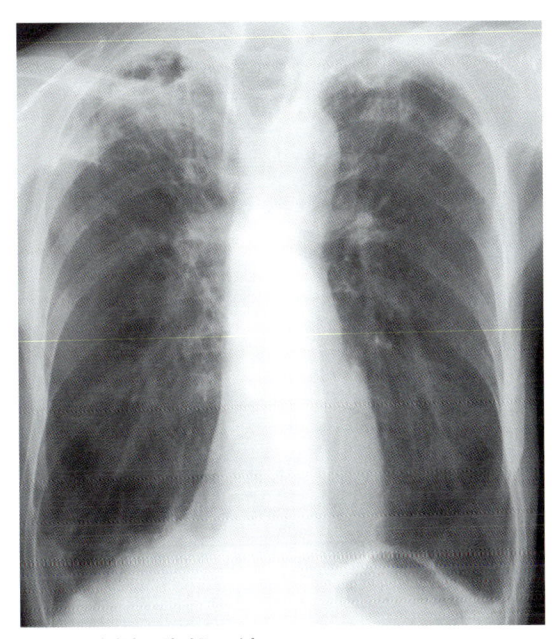

図 2　症例. 胸部 X 線

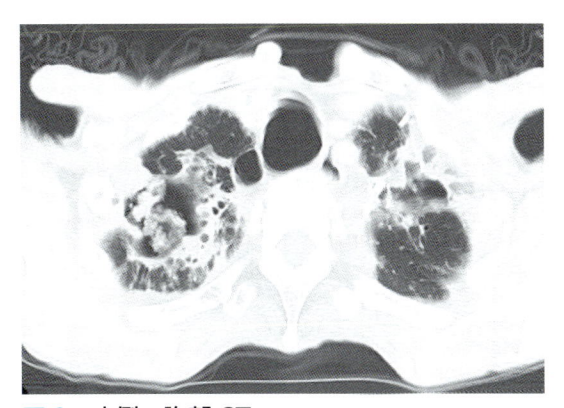

図 3　症例. 胸部 CT

　また，NTM とアスペルギルスの共感染をまとめたシステマティックレビューでは，364 例のうち NTM とアスペルギルスの両者に対して治療が行われたのは 172 例（47.3%），NTM に対する治療のみが 85 例（23.4%），アスペルギルスに対する治療のみが 6 例（1.6%），両者ともに治療を行わなかったのが 101 例（27.7%）であった[7]. このことが先に述べた，肺 NTM 症に CPA が合併すると予後不良であることと関連している可能性が考えられる.

4　NTM と CPA 合併例診療のコツ

- 肺 NTM 診療において，肺アスペルギルス症の合併を常に念頭に置く.
- NTM の重症度，CPA 治療の必要性に応じて治療優先順位をつける.
- 抗真菌薬治療を行うことが想定される場合，NTM に対するマクロライドは薬物相互作用の点から AZM を優先的に考慮する.

　（例 1）NTM 軽症/CPA 要治療：抗真菌薬（VRCZ or ISCZ or ITCZ）治療終了後に NTM 治療開始，もしくは AZM＋EB＋抗真菌薬（VRCZ or ISCZ or ITCZ）

　（例 2）NTM 重症/CPA 要治療：AZM＋EB＋RFP＋アミカシン硫酸塩注射＋抗真菌薬（MCFG）注射で治療導入，AZM＋EB＋アミカシン硫酸塩吸入用製剤＋抗真菌薬（VRCZ or ISCZ or ITCZ）で維持療法，外科治療を検討

症例提示

　73 歳男性．169 cm，40 kg

　既往歴：62 歳右気胸手術，63 歳左気胸手術

　喫煙歴：30 本×40 年（22〜62 歳）

　職業歴：事務職

　現病歴：2ヵ月間続く咳嗽，3 日前から血痰あり近医受診. 両肺に空洞性病変を認め，肺結核疑いで当院紹介受診.

　画像所見：両側肺尖部に空洞性病変，空洞壁肥厚，空洞周囲浸潤影，周囲胸膜肥厚，菌球様陰影を認める（図 2, 図 3）.

　血清学的検査：WBC 5,600/μL，CRP：0.95 mg/dL，キャピリア MAC 抗体 0.49 U/mL，抗アスペルギルス沈降抗体 2＋，β-D グルカン 5.0 pg/mL，T-SPOT：陰性

　喀痰検査：抗酸菌塗抹陰性，抗酸菌培養 1 週陽性（2 回 *M. intracellulare* と同定），真菌培養陰性

　治療経過：肺 MAC 症（*M. intracellulare*）に対してクラリスロマイシン（CAM）＋エタンブトール（EB）＋リファンピシン（RFP）内服治療開始. 1ヵ月後の喀痰検査で *Aspergillus fumigatus* が検出され，肺 NTM 症と CPA の合併と診断.

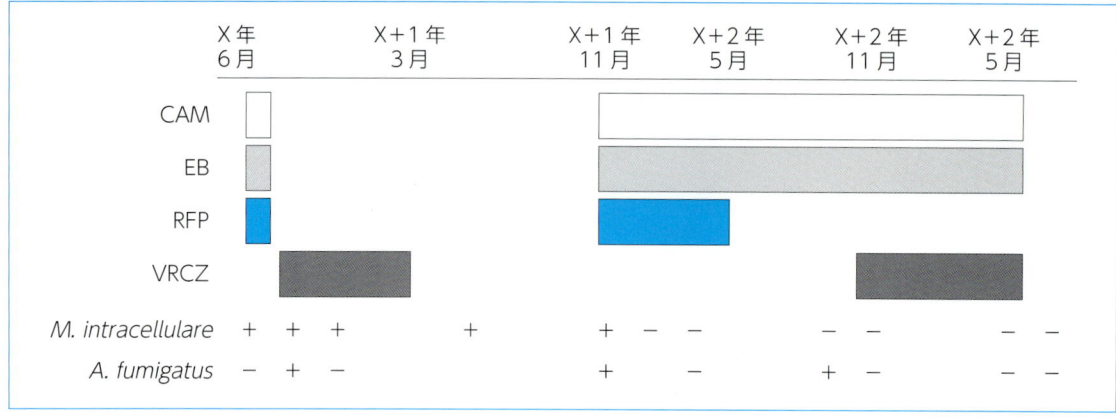

図 4　症例．臨床経過

CPA の優先度が高いと判断され，肺 NTM 症治療をいったん中止して抗真菌薬治療としてボリコナゾール（VRCZ）点滴を開始したあと，内服に切り替えて継続．治療開始後 3 ヵ月以降は喀痰真菌培養陰性が継続し，抗真菌薬治療は 6 ヵ月で終了．その間，繰り返し *M. intracellulare* が検出されていたため，CAM＋EB＋RFP 治療を再開．半年間は内服できたが，食欲不振のため RFP は中止し，CAM＋EB のみ継続．1 年後に再度 *A. fumigatus* が検出され，CAM＋EB＋VRCZ による治療を 6 ヵ月継続し，抗酸菌，真菌ともに排菌陰性が持続していることを確認して治療を終了（図 4）．

文　献

1) Phoompoung P, et al. Chronic Pulmonary Aspergillosis Following Nontuberculous Mycobacterial Infections : An Emerging Disease. J Fungi 2020；**6**：346

2) Ishikawa S, et al. Clinical analysis of non-tuberculous mycobacteriosis cases complicated with pulmonary aspergillosis. Kekkaku 2011；**86**：781-785

3) Kunst H, et al. Nontuberculous mycobacterial disease and Aspergillus-related lung disease in bronchiectasis. Eur Respir J 2006；**28**：352-357

4) Takeda K, et al. The risk factors for developing of chronic pulmonary aspergillosis in nontuberculous mycobacteria patients and clinical characteristics and outcomes in chronic pulmonary aspergillosis patients coinfected with nontuberculous mycobacteria. Med Mycol 2016；**54**：120-127

5) Furuuchi K, et al. Clinical significance of Aspergillus species isolated from respiratory specimens in patients with *Mycobacterium avium* complex lung disease. Eur J Clin Microbiol Infect Dis 2018；**37**：91-98

6) Jhun BW, et al. Risk factors for the development of chronic pulmonary aspergillosis in patients with nontuberculous mycobacterial lung disease. PLoS ONE 2017；**12**：e0188716

7) Fayos M, et al. Non-Tuberculous Mycobacteria and Aspergillus Lung Co-Infection : Systematic Review. J Clin Med 2022；**11**：5619

8) Jhun BW, et al. Prognostic factors associated with long-term mortality in 1445 patients with nontuberculous mycobacterial pulmonary disease : a 15-year follow-up study. Eur Respir J 2020；**55**：1900798

9) Maruguchi N, et al. Clinical Impact of Chronic Pulmonary Aspergillosis in Patients with Nontuberculous Mycobacterial Pulmonary Disease and Role of Computed Tomography in the Diagnosis. Intern Med 2023；**62**：3291-3298

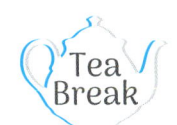

アスペルギルス症の最新研究

―菌種，新しい展開が欲しい！―

アスペルギルス症の原因菌種は，*Aspergillus fumigatus* が最も多く，次いで *A. niger*，その他 *A. flavus*，*A. terreus*，*A. nidulans* などであると知られている．実臨床において菌種同定は主に形態学的診断で行われてきた．しかし，各菌種において形態学的には鑑別困難な菌種（関連種もしくは近縁種/隠蔽種と呼ばれる）が存在するため，形態学的診断は正確な菌種同定ではない場合がある．関連種の存在の問題点として，薬剤感受性が異なる菌種が存在することがあげられる．例として *A. fumigatus* の関連種には *A. lentulus*，*A. niger* の関連種には *A. tubingensis* が存在するが，いずれもアゾール系抗真菌薬の MIC 値が高い傾向にある．また *A. fumigatus* 関連種の検出頻度は少ないが，*A. niger* 関連種の頻度は多いため注意を要する[1]．アスペルギルス症において正確な菌種同定と薬剤感受性試験は課題のひとつである．

菌種同定検査としては，遺伝子学的同定もしくは質量分析法（MALDI-TOF MS）の活用が望まれる．核酸増幅法は海外のガイドラインではアスペルギルス症の診断法のひとつとして推奨されている．主なアスペルギルス属の複数種をターゲットとして特異的に検出する手法の報告もある．薬剤耐性にかかわる遺伝子変異も合わせて検出する診断キットもあるが，検出可能な薬剤耐性変異は限られる．MALDI-TOF MS に関しても菌種同定に有用な報告が増えている．*A. fumigatus* に比べると non-*fumigatus Aspergillus* の診断精度が低いという報告がある[2] が，この問題はデータベースの構築により解消される可能性がある．また MALDI-TOF/MS で薬剤耐性菌かどうかも評価できる可能性がある．具体的には *A. fumigatus* におけるアゾール耐性株の判別が報告されている[3]．

現時点では薬剤耐性のメカニズム/遺伝子変異が不明な株も存在すること，アゾール系抗真菌薬以外の抗真菌薬耐性の報告もあることなどから，同定検査に加えて薬剤感受性試験を併用することが求められる．薬剤感受性試験は，精度管理の問題を解決し一般化されることが望まれる．

アスペルギルス症において正確な菌種同定ならびに薬剤耐性の評価が求められているが，これらの結果を治療に繋げることを考えると，現在の抗真菌薬の選択肢は少ない．アゾール系以外の系統の経口抗真菌や新規の作用機序を持つ抗真菌薬の開発が待たれる．

文　献

1) Takeda K, et al. The accuracy and clinical impact of the morphological identification of *Aspergillus* species in the age of cryptic species : A single-centre study. Mycoses 2022 ; **65** : 164-170
2) Shao J, Limitations of matrix-assisted laser desorption/ionization time-of-flight mass spectrometry for the identification of *Aspergillus* species. Med Mycol 2022 ; **60** : myab084
3) Zvezdanova ME, et al. Detection of azole resistance in *Aspergillus fumigatus* complex isolates using MALDI-TOF mass spectrometry. Clin Microbiol Infect 2022 ; **28** : 260-266

11 肺NTM症と喀血治療
—なぜ喀血する？　血管はどうなっているの？—

1 肺NTM症における喀血治療

　喀血に対する低侵襲な治療として気管支動脈塞栓術（bronchial artery embolization：BAE）の有効性は広く知られている．MACをはじめとした非結核性抗酸菌（NTM）症に伴う喀血は少量から中等量の非致死的喀血であることが多いが，慢性肺アスペルギルス症が関与することにより，再喀血のリスクが上昇することが報告されている[1]．NTM症治療後の気管支拡張症も主な喀血の原因となりうる．

　肺MAC症をはじめとしたNTM症やその他の原因による気管支拡張症による少量，中等量の非致死性喀血の患者は多い．NTM症の経過とともに喀血に長く苦しめられる患者も多く，QOLの改善を目的とし，安全性を担保した繰り返し，再治療可能なBAEの適応が広がりつつある．血痰，喀血を生じた患者の精神的なショックは大きく，行動制限を生じ，たとえば喀血を恐れるがあまり，入浴できない，外出することができない，家事や運動などを躊躇し，身体機能を損なうような状態に陥ってしまうことも懸念されるため，早期のBAE介入によるQOLの改善が期待される[2]．

2 喀血の機序−肺動脈shunt（systemic artery to pulmonary artery shunt：SPS）

　肺の炎症に起因して，低酸素血管攣縮や肺動脈内の微小な血栓形成，血管炎などの肺動脈による循環障害が生じた場合，気管支動脈などのsystemic arteryが増生，発達し，肺動脈内へと流入するSPSが生じる．

　SPSの流入により，圧の上昇した肺動脈が破綻することにより，喀血が生じる．低圧系である肺動脈はSPSにより高い圧負荷に常態的に曝されることとなり，繰り返す喀血の原因となっている[3,4]．

3 Shunt diagnostic CTA

　拡張蛇行した気管支動脈，胸壁に近接しており拡張蛇行した非気管支動脈あるいはSPSを認めた動脈は喀血の責任血管として塞栓術が行われる．これらのうち，拡張蛇行した気管支動脈と胸壁に近接しており拡張蛇行した非気管支動脈はこれまでCTで診断されてきた[5]．さらに近年，shunt diagnostic CTA（図1）を用いれば，SPSの存在も術前に評価可能になっている[6]．

　具体的には，大動脈の濃度が肺動脈の濃度よりも高くなるshunt diagnostic CTAを撮影すればSPSの診断が可能となる．当院では370 mgI/mLヨード造影剤を3 mL/秒 1.3 mL/kg＋後押し生理食塩水を3 mL/秒 30 mLで注入し，下行大動脈の濃度が130 HUに達してから10秒後に撮影している．大動脈の濃度を高く保ち，生理食塩水の後押しにより，肺動脈の濃度を低くすることが重要である．

　NTMの肺野陰影は中葉舌区に多いなど一定の傾向があるものの喀血を生じるような気道破壊性病変が両肺に広範に生じる．活動性出血を示唆する血管外漏出像や仮性動脈瘤の形成は，少量から中等量の喀血においてはかなり少ない．喀血の原因となるSPSをshunt diagnostic CTAで描出することで術前に出血部位の絞り込みをできるようになり，治療成績の向上に貢献しうる（図2，図3）．術前にSPSを診断することは，詳細な喀血部位を

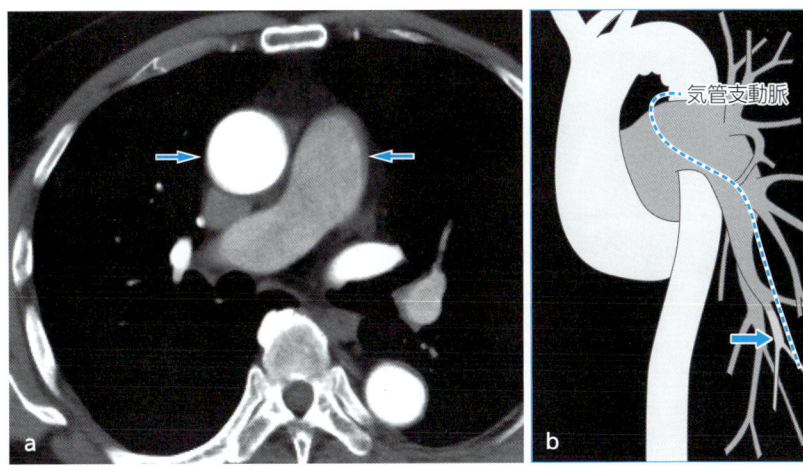

図 1　Shunt diagnostic CTA のコンセプト
a：大動脈の濃度が肺動脈の濃度よりも高くなっている（矢印）.
b：SPS があれば，肺動脈末梢の造影効果が上昇する（矢印）.

特定し，治療計画を立てるのに役立ち，術後のシャントの消失，減弱を確認することによって手技の効果判定が行える（図2，図3）.

4　NTM における塞栓物質と合併症

　BAE における重篤な合併症は脳梗塞や脊髄梗塞などの中枢神経系障害である．脊髄梗塞を生じる危険性は NBCA（n-butyl-2-cyanoacrylate），ゼラチンスポンジ細片，金属コイルの順に高いことが示されている[7]．塞栓物質の選択や塞栓部位は患者の重症度，緊急性を考慮し，耐えうる合併症に応じて選択する必要がある．NTM 症における非致死的喀血においては NTM 症の治療に並行して，繰り返す喀血の継続的な塞栓術が必要で，重篤な合併症を回避するためには安全性の高い金属コイルの使用や，細径のマイクロカテーテル，3 本組の triaxial カテーテルによる葉枝以遠のより末梢での塞栓（図4），術前 CTA でのアダムキュービッツ動脈の描出，遠位橈骨動脈や橈骨動脈穿刺（図2），による中枢神経合併症の回避などを考慮すべきである[8]．

文　献

1) Okuda, K et al. Bronchial artery embolization to control hemoptysis in patients with *Mycobacterium avium* complex. Respir Invest 2016；**54**：50-58

2) Omachi N, et al. The impact of bronchial artery embolisation on the quality of life of patients with haemoptysis：a prospective observational study. Eur Radiol 2021；**31**：5351-5360

3) Chun JY, et al. Radiological management of hemoptysis：a comprehensive review of diagnostic imaging and bronchial arterial embolization. Cardiovasc Intervent Radiol 2010；**33**：240-250

4) Xu S, et al. Recurrent hemoptysis after bronchial artery embolization：prediction using a nomogram and artificial neural network model. AJR Am J Roentgenol 2020；**215**：1490-1498

5) Yoon W, et al. Bronchial and nonbronchial systemic artery embolization for life-threatening hemoptysis：a comprehensive review. Radiographics 2002；**22**：1395-1409

6) Takeuchi H, et al. Detection of shunting into pulmonary artery on multidetector row computed tomography arteriography before bronchial arterial embolization：a preliminary study. J Comput Assist Tomogr 2020；**44**：852-856

7) Ishikawa H, et al. Spinal cord infarction after bronchial artery embolization for hemoptysis：a nationwide observational study in Japan. Radiology 2021；**298**：673-679

8) Takeuchi H, et al. Preoperative endovascular coil embolisation for chronic pulmonary aspergillosis. Int J Tuberc Lung Dis 2021；**25**：725-731

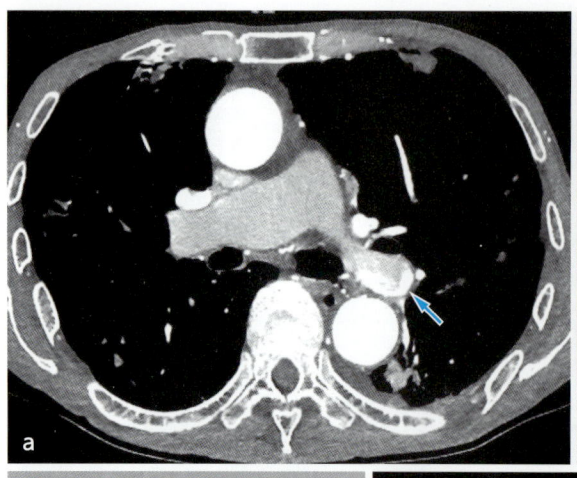
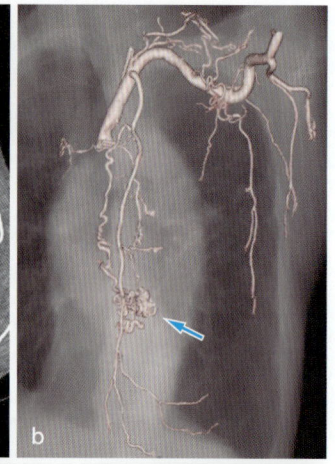
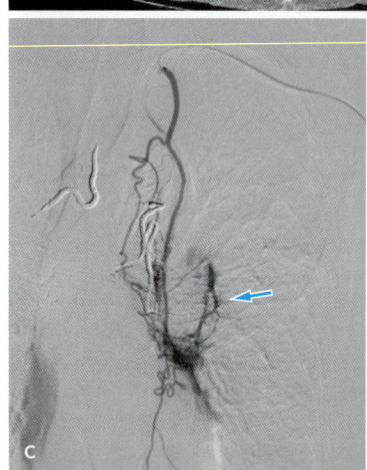
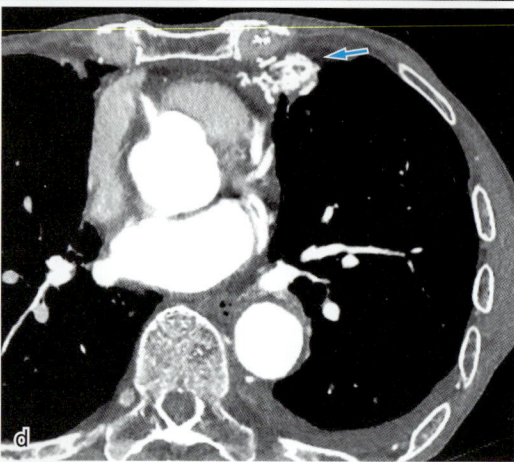
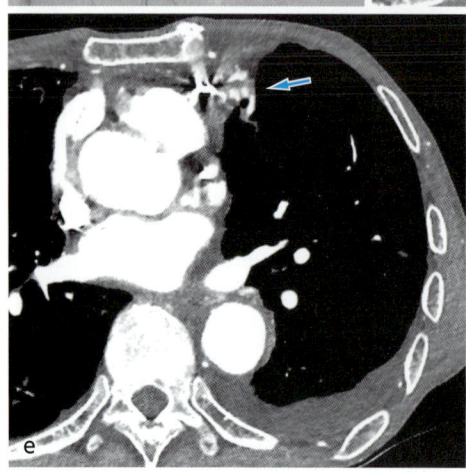

図2　80歳代男性．NTM症．中等量喀血

a：Shunt diagnostic CTA，造影CT軸位断像．肺動脈は低濃度，大動脈は高濃度となっている．左肺動脈本幹に高濃度造影剤の流入（矢印）があり，SPSと判断される．

b：造影CT．VR画像．左内胸動脈分枝の心横隔動脈の発達とnidus様の血流増加領域あり．

c：血管造影．左内胸造影．左内胸動脈分枝の心横隔動脈の発達とnidus様の血流増加領域に加え，左上葉舌区の肺動脈が描出されている（SPS）．なお，当院では，鎖骨下動脈の分枝である内胸動脈へは，中枢神経合併症の予防の観点から遠位橈骨動脈アプローチで行っている．

d, e：塞栓前（d），塞栓後（e）のshunt diagnostic CTA．塞栓前，舌区にみられたnidus様の血流腔は塞栓後に減弱している．

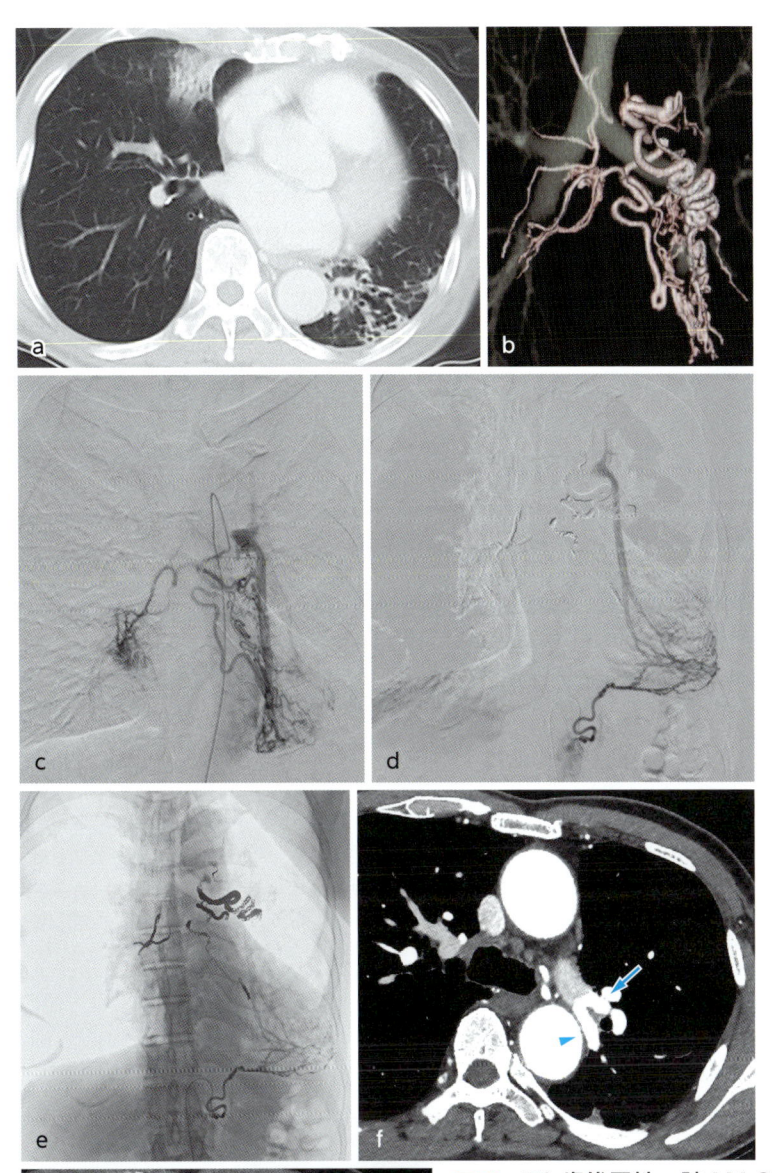

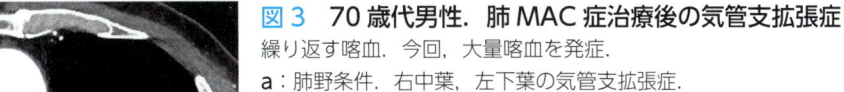

図3　70歳代男性．肺MAC症治療後の気管支拡張症

繰り返す喀血．今回，大量喀血を発症．

a：肺野条件．右中葉，左下葉の気管支拡張症．

b：造影CT VR画像．2本の気管支動脈が著明な拡張と蛇行を示している．
右気管支動脈領域の発達は軽度．

c：血管造影．左右共通管気管支動脈．左気管支動脈の拡張，蛇行と明瞭
な肺動脈シャントあり．右気管支動脈の発達があるがシャントは目立
たない．

d, e：血管造影．左下横隔動脈．左下横隔動脈の発達と下葉肺動脈への
シャントが明瞭に描出される．左気管支動脈は金属コイルにて塞栓
されたが，下横隔動脈末梢の選択は困難で塞栓できなかった．

f：shunt diagnostic CTA．塞栓前．左上葉肺動脈（矢印），下葉肺動脈
（矢頭）のいずれにも高濃度造影剤の流入があり，SPSと診断できる．

g：shunt diagnostic CTA．塞栓後．左上葉肺動脈の高濃度造影剤は消失
しているが左下葉肺動脈には残存している．塞栓できなかった下横隔
動脈からのSPSが残存していると評価できる．

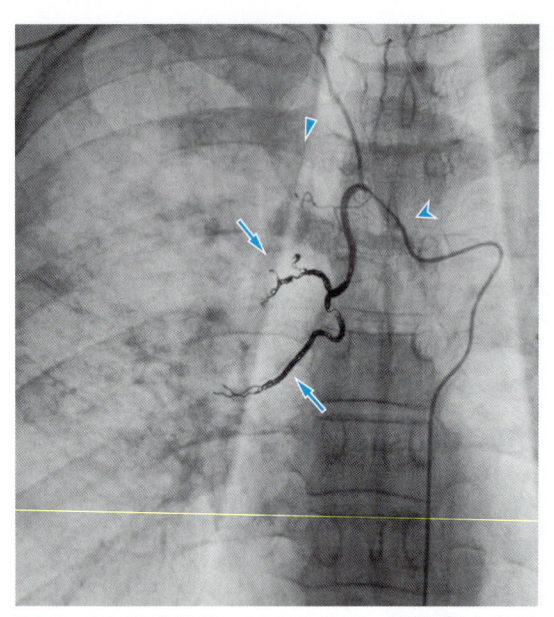

図4　50歳代男性．肺MAC症．繰り返す少量喀血

血管造影．右気管支動脈幹領域の塞栓後．右上葉，下葉の気管支動脈（矢印）に金属コイルが挿入されている．右第3肋間動脈（矢頭）の血流は保たれている．気管支動脈は葉枝以遠の塞栓を常とし，可能であれば区域枝レベル以遠の塞栓が望ましい．仮に気管支肋間動脈幹（矢羽根）のレベルで塞栓すれば肋間動脈からの側副路により，上葉枝，下葉枝の血流遮断は期待できない．

12 気胸，膿胸の治療
―どうやって治療すればよい？―

肺非結核性抗酸菌（NTM）症患者は年々増加しており，肺 NTM 症に合併する気胸や膿胸に遭遇する機会も増えてきている．しかし，肺 NTM 症に合併した気胸や膿胸治療に関して，いまだガイドラインはなく，明確な治療方針が定まっていないのが現状である．本項では著者の施設での肺 NTM 症に合併した気胸，膿胸治療について解説する．

1 NTM に合併する気胸，膿胸の頻度や原因

肺 NTM 症に合併する気胸は肺 NTM 症患者の 2.2～4.1％に合併する[1~3]．男性に多い特徴があり，その他，喫煙，背景肺の COPD がリスクファクターとしてあげられる[4]．肺 NTM 症の末期症状として気胸を発症することも多く，5 年生存率は 40％程度である[4]．気胸の原因には気腫性変化した肺が偶発的に破裂した気胸と NTM 感染部位に瘻孔を形成した気胸の 2 パターンがある．気腫性変化した肺が偶発的に破裂した気胸は一般的な気胸治療と同様の治療で治癒が見込める．しかし，NTM 感染部位に瘻孔を形成した気胸は非常に難治であり，NTM 病変が胸腔に露出していることから有瘻性膿胸と同等の対応が必要である[1~3]．

一方，NTM 膿胸は肺 NTM 症の合併がない症例での報告もあるが[5]，一般的に肺 NTM 症病変が胸膜直下まで進展し，胸膜まで感染を起こすことで発症する．そのため，NTM 膿胸も肺 NTM 症の末期症状として発症することが多く，5 年生存率は 30％程度とされる[6]．

膿胸治療において肺との瘻孔の有無が治療成績に大きく左右する．肺との瘻孔がない無瘻性膿胸は結核性膿胸と比べ少なく，これまでの報告では NTM 膿胸の 40～70％が肺との瘻孔を有する有瘻性膿胸とされる．当院呼吸器内科で 2007～2017 年に治療した NTM 膿胸 17 例のうち 13 例（76.5％）が有瘻性膿胸であった．

2 気胸・膿胸の治療

肺との瘻孔の有無が治療方針決定に重要であり，ここでは無瘻性膿胸治療と気胸・有瘻性膿胸治療に分けて解説する．

a 無瘻性膿胸の治療（図 1）

無瘻性膿胸治療の原則は，感染の制御，汚染物質の除去，死腔の閉鎖である．第一に，感染制御が重要であるが，感染制御の詳細は「Ⅲ．非結核性抗酸菌症の治療」に譲り，ここでは汚染物質の除去と死腔の閉鎖のための治療について解説する．

汚染物質の除去と死腔の閉鎖のための治療は，保存治療，外科治療がある．保存治療はチューブによる胸腔ドレナージが基本的な治療である．胸腔ドレナージは，1 日の排液量や胸腔内の菌量などの膿胸の情報を得るうえでも有用であり，汚染物質の除去を行い，陰圧をかけて肺の伸展を促し死腔を縮小するうえでも有用である．NTM 膿胸は癒着が少なく[3]，われわれの経験では多房化することも少ない．そのため，チューブによる胸腔ドレナージで有効なドレナージが得られる症例が多い．しかし，チューブによる胸腔ドレナージで汚染物質の除去が不十分な症例では胸腔洗浄の追加や，胸腔内の多房化により汚染物質の除去が不十分な症例では胸腔内線維素溶解療法の追加を検討する．それでも，汚染物質の除去や死腔の閉鎖が得られない症例では外科治療を検討する．

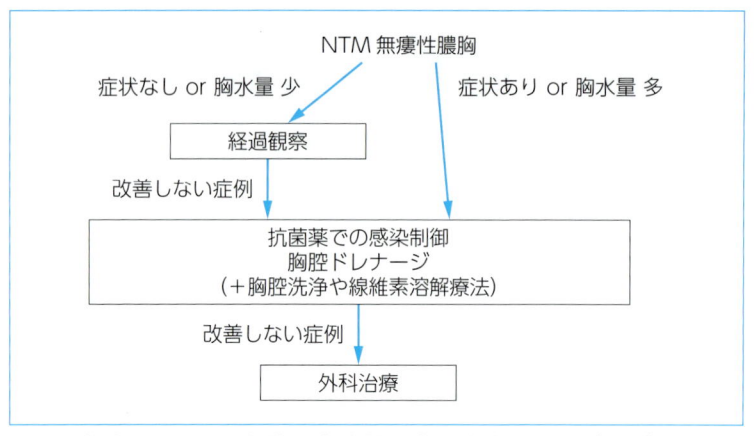

図1　当院でのNTM気胸・有瘻性膿胸の治療のアルゴリズム

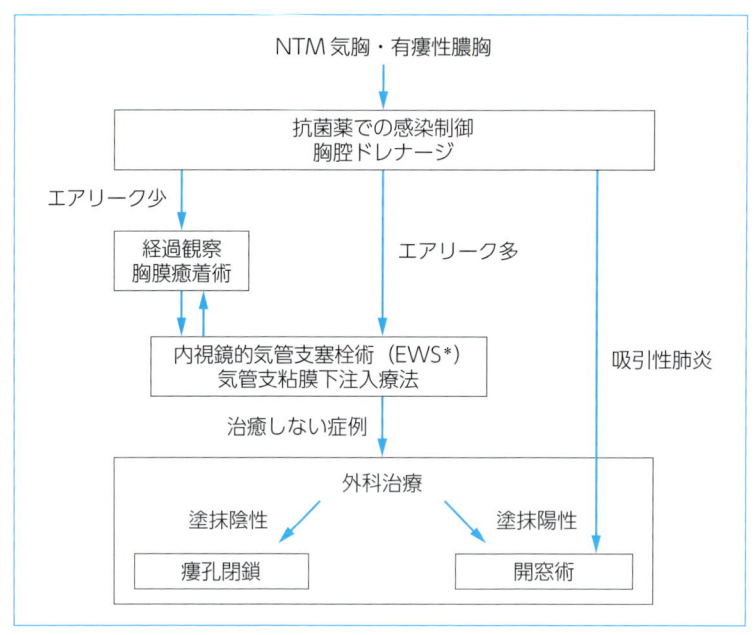

図2　当院でのNTM気胸・有瘻性膿胸の治療のアルゴリズム
* EWS：Endobronchial Watanabe Spigot

外科治療は，胸腔内の汚染物質の除去が不十分な症例では胸腔内掻爬術が選択肢となる．肥厚した醸膿胸膜（膿胸により感染した胸膜で，炎症のため肥厚し伸展性を失った胸膜）により十分に肺の伸展が得られずに死腔が残る症例では，肺剥皮術，胸郭成形術，筋肉や大網などの充填術も選択肢となる．

2007～2017年に当院呼吸器内科で治療された無瘻性膿胸4例は外科治療を必要とせず，保存治療で治癒もしくは改善が得られた．

b 気胸・有瘻性膿胸治療（図2）

気胸もしくは有瘻性膿胸治療は無瘻性膿胸治療の原則（感染の制御，汚染物質の除去，死腔の閉鎖）に加え，瘻孔の閉鎖が必要となる．ここで，気胸を有瘻性膿胸とともに同一の治療アルゴリズムで紹介するのは，先述のとおり肺NTM症病変に瘻孔を形成したNTM気胸は，感染部位に瘻孔が形成されており，有瘻性膿胸と同様に難治性となる症例が多いためである．また，NTMの培養には1ヵ月程度の時間を要するため，実際には治療

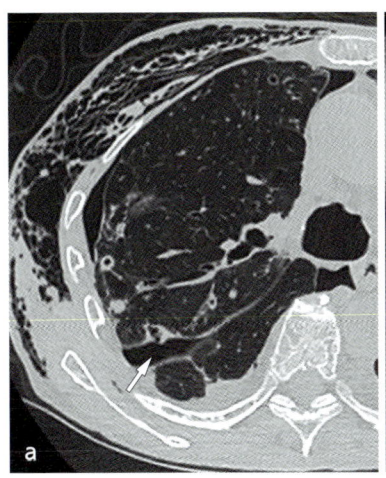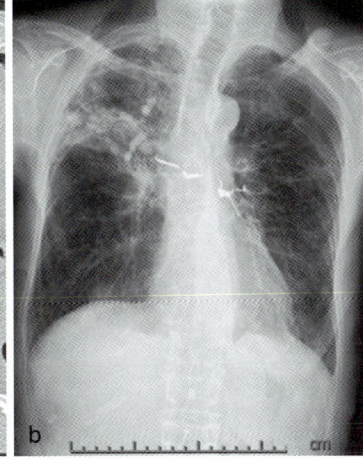

図3　EWS を行い治癒した NTM 有瘻性膿胸

a：EWS を行い治癒した NTM 有瘻性膿胸の胸部 CT 画像．右上葉 S^2 に認める
　肺 NTM 症の結節性病変内に瘻孔（矢印）を形成しており，気胸の責任病変
　として胸腔造影の所見とも合致していた．側副換気を考えて，右上葉全枝に
　Endobronchial Watanabe Spigot（EWS）を挿入し治癒した．

b：治癒後の胸部 X 線写真

開始時には膿胸であるかの判別が困難であること
も同一の治療アルゴリズムで治療を進める要因で
ある．本項では気胸・有瘻性膿胸治療について解
説する．

　気胸・有瘻性膿胸治療は，無瘻性膿胸と同様
に，保存治療，外科治療がある．安易に外科治療
は行わず，感染制御を行いつつ保存治療を開始す
る．保存治療の基本は，気胸・有瘻性膿胸治療で
もチューブによる胸腔ドレナージである．胸腔ド
レナージは，気瘻の量や胸腔内の菌量などの情報
を得られ，気漏や汚染物質の除去や肺の伸展を促
し死腔閉鎖の上でも有用である．気瘻が少なく
徐々に気瘻が減少する症例では自然治癒を期待し
経過観察もしくは胸膜癒着術を行う．一方，気瘻
が多い症例もしくは経過観察で気瘻が減少しない
症例では，内視鏡的気管支塞栓術（図3）や内視
鏡的気管支粘膜下注入療法などの内視鏡治療を行
う．その際，胸腔造影や胸腔鏡などで瘻孔部位を
確認しておくとターゲットを絞りやすい．当院で
の内視鏡治療は主に固形シリコン製気管支充填剤
Endobronchial Watanabe Spigot（EWS）によ
る内視鏡的気管支塞栓術を行っている．その際，
肺 NTM 症による気道破壊から側副換気が生じ

ていることを考慮し，最も関与が疑われる責任気
管支だけではなく複数の気管支に EWS を挿入す
ることが重要と思われる（図3）．保存治療によ
り効果が認められる症例では，保存治療での瘻孔
閉鎖を期待し保存治療を繰り返し行う．一方，保
存治療の効果が認められない症例では外科治療を
検討する．

　外科治療には一期的手術と開窓術がある．一期
的手術は瘻孔閉鎖および死腔の閉鎖を目的に行う
が，一期的手術の成功には胸腔内の感染制御と汚
染物質の除去が十分になされていることが重要と
思われる．当院では，膿胸の合併がない症例もし
くは抗菌薬治療により胸水の塗抹が陰転化する症
例で一期的手術を行っている．一期的手術には瘻
孔を含めた肺実質の切除や瘻孔閉鎖したうえで肋
間筋弁や広背筋弁での被覆などがある．その際，
膿胸腔が広く，筋弁充塡のみでは大きな死腔が残
ることが予想される症例では胸郭成形術の追加も
検討する．一方，胸水の塗抹陰転化が得られない
有瘻性膿胸症例は，胸腔内の感染制御と汚染物質
の除去が不十分と思われる．開窓術を行い，膿胸
腔が浄化したあとに段階的に根治的な手術を行う
ようにしている．

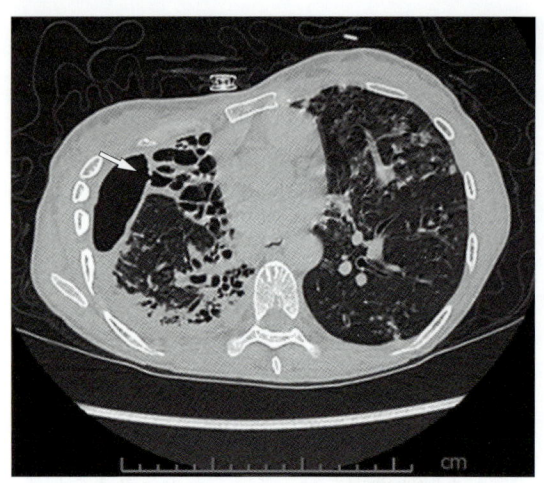

図4　開窓術を施行したNTM有瘻性膿胸
開窓術を施行したNTM有瘻性膿胸の胸部CT．気管支の
嚢状拡張が胸膜直下まで広がり，胸膜に瘻孔（矢印）を形
成している．胸腔ドレナーン挿入直後に対側への吸引性肺
炎を合併し，胸腔ドレナージ6日後に開窓術を施行した．

　ただし，吸引性肺炎，特に対側への吸引性肺炎
を合併した症例では，さらなる吸引が致命的とな
りうるため，直ちに開窓術の検討が必要である
（図4）．

［備考］

　NTM気胸もしくは有瘻性膿胸は，これまでの
報告から50～70％が保存治療で治癒が得られ[1~4]，
外科治療は保存治療で治癒しない症例が適応とな
る．当院では2015～2023年の8年間に6例の
NTM有瘻性膿胸に外科治療を行っており，3例
が開窓術，2例が瘻孔閉鎖＋広背筋弁充填術，1
例は病変が限局していたため左下葉および舌区切

除術を施行した．外科治療は化学療法の強化や保
存治療後に行っており，ドレーン留置期間は開窓
術で平均116日（6日，38日，304日），一期的
手術で平均61.3日（36日，64日，84日）であっ
た．3例の一期的手術では全例で一時的な治癒は
得られたが，1年以内に2例が再発した．一方，
開窓術は毎日のガーゼ交換が必要であるため，家
族のサポートもしくは社会的なサポートが必要で
ある．5年生存率は30～40％であると報告されて
おり[4,6]，それぞれの患者にあった治療戦略を立て
ることも重要である．治癒を目標とせず，ドレーン
を留置したままでの外来管理も選択肢となりうる．

文　献

1) 萩原恵里ほか．気胸を合併した非結核性抗酸菌症16
例の臨床的検討．日呼吸会誌 2010；**48**：104-107
2) Kobashi Y, et al. Clinical analysis of patients with
pulmonary nontuberculous mycobacterial dis-
ease complicated by pneumothorax. Intern Med
2013；**52**：2511-2515
3) Ikeda M, et al. The frequency and treatment of
pneumothorax associated with pulmonary non-
tuberculous mycobacterial infection. Gen Thorac
Cardiovasc Surg 2017；**65**：117-121
4) Ueyama M, et al. Pneumothorax associated with
nontuberculous mycobacteria：A retrospective
study of 69 patients. Medicine（Baltimore）2016；
95：e4246
5) Bachar K, et al. Pleuritis due to *Mycobacterium
xenopi* without pulmonary infection. Access Mi-
crobiol 2022；**4**：000328
6) Yagi K, et al. Clinical Features and Prognosis of
Nontuberculous Mycobacterial Pleuritis：A
Multicenter Retrospective Study. Ann Am Thorac
Soc 2021；**18**：1490-1497

13 呼吸不全への対応と心理的アプローチ
─症状緩和を考えよう─

病状が進行した場面においては呼吸障害の程度に応じて包括的な呼吸管理が必要となる．非結核性抗酸菌（NTM）に特化した呼吸管理法はないが，進行したNTMは多くの場合に気管支拡張症（bronchiectasis：BE）を呈する．臨床現場ではBEに対応した呼吸管理が行われている．

NTMは病初期には無症状のことが多いが，咳・痰が出現し，時に血痰や喀血，病状が進行していくにつれ食欲低下，るいそう，倦怠感や呼吸困難など多彩な症状を呈する．診断後に長期管理を要する疾患であり，COPDなどのほかの慢性呼吸器疾患と同様に不安や抑うつという心理的問題を抱える患者が多いことが確認されている．特異的な心理的アプローチはないが，BE周辺疾患や他の呼吸器疾患で得られた知見から応用するとよいであろう．

国内での肺MAC症の予後についての報告によると，中央値が4.3年のフォローアップ期間で16.6%が死亡していた[1]．死因は原疾患増悪が14.6%，ほかの呼吸器疾患が31.5%と報告されている[1]．NTMに関連した呼吸不全に着目したガイドライン的なものは見当たらないが，NTM感染があると呼吸不全の発生率が約4倍に上昇するという報告[2]もあり，NTMと呼吸不全には密接な関連があると考えられる．NTMによる呼吸不全には広範囲のNTM病変を主因とした呼吸不全にいたるパターン（一次性）と，構造破壊が生じた背景肺（COPDや間質性肺疾患，肺結核後遺症など）にNTM感染が成立して呼吸不全にいたる（二次性）パターンの主に2つのパターンが想定される．

NTMの国際ガイドライン[3]は，起因菌に対する薬物治療に軸足を置いたガイドラインであり，呼吸管理を含む非薬物療法についての記載はない．

また各国NPPVのガイドライン[4,5]などにもNTMとしては取り上げられていない．進行したNTMはBEを呈することが多いため，現実的にはBEに準じた呼吸管理を行っているものと考えられる．したがって本項では前述の一次性の呼吸不全パターンの対応についてBEにおける呼吸不全の対応を中心に記載する．

また，NTMは健常人と比較して不安や抑うつを呈する患者が多く[6,7]，心理面にも十分な配慮が必要である．

1 NTMにおける呼吸管理

a 呼吸管理総論

呼吸管理を要する場面では，病態のフェーズにかかわらず気道分泌物のコントロールも同時に必要であり，ベースとして喀痰調整薬や気管支拡張薬などの薬物療法や非薬物療法（＝特にairway clearance technique）を適切に行うことが重要である[8]．また，急性増悪期・慢性期ともにCOPD同様CO_2貯留についての配慮が必要である．

国内のNTMを含む気管支拡張症のレビューでは約10%程度の症例が慢性呼吸不全状態で長期酸素療法（long-term oxygen therapy：LTOT），非侵襲的陽圧換気療法（non-invasive positive pressure ventilation：NPPV），気管切開下人工呼吸（tracheostomy positive pressure ventilation：TPPV）などの呼吸管理が行われている[9]．特に終末期～最終末期にかけての呼吸管理法選択には十分なインフォームドコンセントが重要であり，導入にいたるまで，また導入後もアドバンス・ケア・プランニング（advance care planning：ACP）を重ねていく必要がある．

b 酸素療法

呼吸困難に低酸素血症を伴っている場合には積極的な投与を検討する．慢性期においてはCOPDと同様の導入基準でLTOTの開始を検討する[10]．急性増悪時にはCO_2貯留に注意しながら使用することが重要である[11]．

c 高流量鼻カニュラ酸素療法（ハイフローセラピー）（high flow nasal cannula：HFNC）

在宅HFNCはBE/NTMには保険診療の適応外（本項執筆時点）であるが，急性期には有効に使用されている．その生理的効果から非常に効果的で使いやすい呼吸管理デバイスである．HFNCは鼻カニュラを通じて高流量の酸素を投与することが可能なデバイスであり，そのほかに解剖学的死腔の洗い出し効果による$PaCO_2$低下効果，PEEP効果，相対湿度100％の加湿効果を持つ[12]．特に加温・加湿効果により粘膜障害防止のみならず粘膜線毛機能の最適化，気道分泌物の排出促進による気道浄化作用がもたらされる[12]．

HFNCの生理的効果がNTMの排痰に有利な点，NPPVを上回る快適性を持つ点から緩和ケアを含むNTMのあらゆる治療フェイズにおいても呼吸管理・症状緩和デバイスとして今後さらに使用が拡大するものと予測される．

1）急性期におけるHFNC

囊胞性線維症（cystic fibrosis：CF）の急性増悪時にはABGの改善効果，呼吸回数，呼吸困難度，快適性はNPPVと同等であった[13]ことが報告されている．

またCOPDとBE合併症例の急性増悪（$n=15$）に対してHFNCの効果をみた単施設の前向き観察研究報告では，HFNC開始24時間後に呼吸困難（Borg scale $6.7\pm1.4\rightarrow4.1\pm1.3$），呼吸数（$29.6\pm2.7$/min→$23.2\pm2.9$/min），$PaCO_2$値（$58.4\pm13$ Torr→51.7 ± 8.2 Torr）といずれも有意に改善していた[14]．これまで大規模な質の高い研究の報告はなく，NPPVとの比較研究がない点には注意を要するが，その生理学的効果からHFNCはBE急性増悪病態には有利と考えられるためNTMにも十分に応用可能と考える．

2）慢性期（在宅）におけるHFNC

本稿執筆時点では在宅でのHFNCは保険適用上COPD限定であり，BE/NTMを主病態とする患者には処方できない．ここではBEにおける研究結果や今後の方向性について記載する．

慢性安定期のCOPDとBEを対象としたHFNCの加湿の上乗せ効果をみた研究では，HFNCを上乗せした群で急性増悪回数の減少や増悪までの期間延長，QOLの改善が認められた[15]．イタリアからの後ろ向き観察研究の結果（HFNC群$n=20$/コントロール$n=20$）では年間増悪回数の減少（-1.9回），入院回数の減少（-0.9回）が報告されている[16]．

Simioliらは78人の一次性・二次性のBEを対象に前向き研究の結果を報告している[17]．やはり年間増悪回数（2.81回→0.45回）と入院回数の有意な減少（1.65回→0.56回）が認められた．呼吸機能の有意な改善は認められなかったものの，mMRCスコアは2.4から0.6へ有意に改善し呼吸困難の改善が認められた[17]．

d 非侵襲的陽圧換気療法（non-invasive positive pressure ventilation：NPPV）

NPPVにより慢性期・急性増悪時ともに呼吸困難や呼吸不全の改善が期待される．BEの急性増悪時にはCOPD急性増悪の基準に準じて行うことが推奨されている[11]．膿性痰の増加が多く認められ，NPPVの除外基準である「大量の気道分泌物がある，または排痰できない」[5]に相当する，もしくは相当しそうなケースに遭遇することが多い．薬物療法や非薬物療法を組み合わせて排痰を促進しながらNPPVでの呼吸管理が可能となる．しかしながら気道確保が困難な症例においては気管挿管下人工呼吸（invasive mechanical ventilation：IMV）への速やかな移行を検討する必要がある．

呼吸困難などの症状を伴ったり，入院を繰り返す慢性Ⅱ型呼吸不全症例で在宅NPPVの適応がある[10,18]．近年ではnon-CF BEによる慢性呼吸不全におけるNPPVの臨床的効果についての報告がない．われわれが報告した国内4病院における後ろ向き研究（$n=26$（NTM 3例：男性3例/女性23例）では年齢中央値69歳であり，導入時のpH 7.364（7.320～7.426），PaO_2 66.0（45.6～113.9）Torr，$PaCO_2$ 61.8（51.1～118.9）

Torr であった[19]. 導入後 3 年程度は ABG も安定しており継続期間の中央値は 3 年であった. 適切な管理により比較的長期間 NPPV でコントロールできる可能性がある[19].

e IMV/TPPV

BE 急性増悪における NPPV は 1/3 が失敗するとされる[11]. BTS/ICS の急性II型呼吸不全ガイドライン[11] では COPD 急性増悪の際と同様に, 患者の状態や併存疾患, 過去の IMV の既往や患者の嗜好に応じて挿管するかどうかを検討するよう記載されている. IMV に移行したのちには抜管を検討するが, その後も気管挿管エピソードを繰り返す症例では TPPV への移行も検討事項となる.

2 NTM の心理的アプローチ

a NTM における QOL 低下

NTM 患者における QOL については主に MAC 症で調査されている.

MAC 患者では日本人の標準より健康関連 QOL が低下しており, 治療中であること, 排菌 (+), CRP 値, 年齢が QOL 低下に関連していた[20]. また, 高齢 (75 歳以上) MAC 症患者においても日本人の標準より健康関連 QOL が低下しており, 「空洞あり＋塗抹もしくは培養陽性」患者では「空洞なし＋塗抹もしくは培養陰性」患者より健康関連 QOL が低下していた[21]. また NTM (主に MAC 症) 患者では咳により QOL が低下しており, 現喫煙者・線維空洞型 (FC 型)・GERD の合併が咳に影響していることも報告されている[22].

このように NTM (MAC) 患者において QOL が低下する要因として高齢・排菌 (+)・咳を伴う重症病態や治療関連があげられる.

b NTM における不安・抑うつと身体症状との関連

WHO の調査によると, 一般人口において 3.6% が不安を, 4.4% が抑うつを経験している[23]. COPD[24, 25] や特発性肺線維症[26, 27], BE[28], 肺結核[29] などの慢性呼吸器疾患では不安・抑うつが比較的よく認められることが知られている.

本邦からは 95 人の肺 NTM 症患者に対して 2 つのうつ病自己評価尺度を用いて抑うつ状態の評価を行った報告がある[6]. Center for Epidemiological Studies Depression Scale (CES-D) では 37.9%, Hospital Anxiety and Depression Scale-Depression subscale (HADS-D) では 26.3% が抑うつと判定された[6]. この数値は一般人口よりも割合の高いものであり, 抑うつは咳症状と相関した[6].

また, 韓国で行われた 368 人の肺 NTM 患者を対象とした前向き研究では HADS-Anxiety subscale (HADS-A) と HADS-D を用いてそれぞれ不安・抑うつ状態を評価し, 身体症状との関連をみている[7]. 不安は 22.8%, 抑うつは 22.5% に認められた. 表 1 に示すように不安ありの患者においては咳や発熱感が不安なしの患者より有意に多く, 抑うつありの患者では咳, 痰, 呼吸困難, 体重減少, 発熱感が抑うつなしの患者より有意に多かった[7].

c 不安・抑うつを伴う NTM 患者に対する包括的アプローチと早期介入

不安・抑うつを伴う NTM 患者に対しては NTM に対する抗菌薬の投与や訴える症状に対応していく薬物療法や呼吸リハビリテーションなどの身体的アプローチと心理的なアプローチを組み合わせて行う包括的アプローチが有効かもしれない.

前述の韓国からの報告では, 不安・抑うつを抱える患者に対して NTM 治療開始 1 年後に HADS-A/D それぞれの点数は有意に低下しているもののやはり正常化は認められず, 不安・抑うつなしの群と比較して高値で推移した[7]. 不安・抑うつが改善されないまま長期間持続する要因は本研究では確認できていないが, NTM 治療開始 1 年後にそれぞれの点数は有意に低下している (＝不安・抑うつが改善している) ことは注目すべき点である. NTM の治療開始により身体的症状がいくらか軽減したことが, 不安・抑うつ症状の改善につながったと予測されるからである. なお, 本研究では不安・抑うつ症状に対して精神科のコンサルテーションを受けた患者はそれぞれ 6%, 4.8% と少ないため, 心理的アプローチや抗不安薬・抗

表1　患者報告に基づく呼吸器および全身症状と不安・抑うつの有無の関係

Symptom	Total (n=368)	Anxiety (n=84)	No Anxiety (n=284)	p Value[a]	Depression (n=83)	No Depression (n=285)	p Value[b]
Cough	157 (42.7)	49 (58.3)	108 (38.0)	.001	44 (53.0)	113 (39.6)	.03
Sputum	203 (55.2)	53 (63.1)	150 (52.8)	.096	56 (67.5)	147 (51.6)	.01
Dyspnea	16 (4.3)	6 (7.1)	10 (3.5)	.153	8 (9.6)	8 (2.8)	.007
Hemoptysis	67 (18.2)	20 (23.8)	47 (16.5)	.013	18 (21.7)	49 (17.2)	.350
Postnasal drip	104 (28.3)	27 (32.1)	77 (27.1)	.368	28 (33.7)	76 (26.7)	.208
Weight loss	26 (7.1)	9 (10.7)	17 (6.0)	.137	11 (13.3)	15 (5.3)	.012
Febrile sensation	38 (10.3)	21 (25)	17 (6.0)	<.001	19 (22.9)	19 (6.7)	<.001

Data are presented as No. (%).
[a] : Comparison between patients with and without anxiety.
[b] : Comparison between patients with and without depression.

(Jung HI, et al. Chest 2022 ; **161** : 918-926[7]) より引用)

うつ薬などの投与の効果や影響は不明であった[7]. 精神症状が咳，呼吸困難，発熱感などと関連しているため，これらの身体症状に対して積極的に介入し改善すれば，精神症状の改善につながる可能性がある.

　COPDでは呼吸リハビリテーションが不安・抑うつ改善に有効と報告[30]されている．NTMにおいても理学療法が咳や痰の改善に有効という報告があり[31]，心理学的な効果も期待できる．またCFにおいては呼吸困難や不安・恐怖感に対して認知行動療法が有効な場合があるとされる[18]ため，NTMでも有効な可能性がある.

　CFでは不安・抑うつのスクリーニングを行い，必要に応じて抗不安薬や抗うつ薬の投与などを行う，というアルゴリズムが確立されている[32]．また，不安・抑うつ症状を伴うCF患者においては，服薬アドヒアランスが低下するという報告もある[32, 33]．NTMのように抗菌薬を長期間内服する必要がある疾患において服薬アドヒアランスが低下することは病状の悪化につながるため，不安・抑うつに対しての配慮が重要と考えられる.

　しかしながら現時点でNTM患者に不安・抑うつ症状のスクリーニングを行うことは一般的とはなっていない．早期かつ定期的にスクリーニングを行い，不安や抑うつなどの精神症状を発見す

ること，また訴えの強い症状について十分に耳を傾け，積極的に介入すること，他疾患で有効とされるアプローチも可能なら試みてみる，という診療姿勢が重要と考えられる.

文　献

1) Gochi M, et al. Retrospective study of the predictors of mortality and radiographic deterioration in 782 patients with nodular/bronchiectatic Mycobacterium avium complex lung disease. BMJ Open 2015 ; 5 : e008058

2) Yeh JJ, et al. Nontuberculous mycobacterial infection is associated with increased respiratory failure : a nationwide cohort study. PLoS One 2014 ; 9 : e99260

3) Daley CL, et al. Treatment of nontuberculous mycobacterial pulmonary disease : an official ATS/ERS/ESCMID/IDSA clinical practice guideline. Eur Respir J 2020 ; 56 : 2000535

4) Rochwerg B, et al. Official ERS/ATS clinical practice guidelines : noninvasive ventilation for acute respiratory failure. Eur Respir J 2017 ; 50 : 1602426

5) 日本呼吸器学会NPPVガイドライン作成委員会（編），NPPV（非侵襲的陽圧換気療法）ガイドライン，第2版，南江堂，東京，2015

6) Kakuta T, et al. Prevalence of depressive symptoms and related risk factors in Japanese patients with pulmonary nontuberculous mycobacteriosis. Psychol Health Med 2021 ; 26 : 1172-1179

7) Jung HI, et al. Anxiety and Depression in Patients With Nontuberculous Mycobacterial Pulmonary Disease：A Prospective Cohort Study in South Korea. Chest 2022；**161**：918-926

8) 門脇 徹. 気管支拡張症の治療と管理. 長谷川直樹, 森本耕三（編）, 気管支拡張症 Up to Date, p.133-140, 南江堂, 東京, 2022

9) Kadowaki T, et al. An analysis of Etiology, Causal Pathogens, Imaging Patterns, and Treatment of Japanese patients with Bronchiectasis. Respir Invest 2015；**53**：37-44

10) Hill AT, et al. British Thoracic Society Guideline for bronchiectasis in adults. Thorax 2019；**74**（Suppl 1）：1-69

11) Davidson AC, et al. BTS/ICS guideline for the ventilatory management of acute hypercapnic respiratory failure in adults. Thorax 2016；**71**（Suppl 2）：ii1-35

12) 富井 啓介ほか. 在宅ハイフローセラピーの現状. 日呼吸ケアリハ会誌 2019；**28**：291-297

13) Sklar MC, et al. High-flow nasal oxygen versus noninvasive ventilation in adult patients with cystic fibrosis：a randomized crossover physiological study. Ann Intensive Care 2018；**8**：85

14) Crimi C, et al. High Flow Nasal Therapy Use in Patients with Acute Exacerbation of COPD and Bronchiectasis：A Feasibility Study. COPD 2020；**17**：184-190

15) Rea H, et al. The clinical utility of long-term humidification therapy in chronic airway disease. Respir Med 2010；**104**：525-533

16) Crimi C, et al. Long-Term Domiciliary High-Flow Nasal Therapy in Patients with Bronchiectasis：A Preliminary Retrospective Observational Case-Control Study. J Clin Med 2022；**11**：7323

17) Simioli F, et al. Long-Term High Flow Nasal Cannula Therapy in Primary and Secondary Bronchiectasis. Healthcare（Basel）2023；**11**：1250

18) Martínez-García MÁ, et al. Spanish Guidelines on Treatment of Bronchiectasis in Adults. Arch Bronconeumol 2018；**54**：88-98

19) Kadowaki T, et al. Non-invasive positive pressure ventilation in patients with chronic respiratory failure doe to non-CF bronchiectasis. Am J Respir Crit Care Med 2015；**191**：A3151

20) Asakura T, et al. Health-related quality of life is inversely correlated with C-reactive protein and age in *Mycobacterium avium* complex lung disease：a cross-sectional analysis of 235 patients. Respir Res 2015；**16**：145

21) Asakura T, et al. Health-related QOL of elderly patients with pulmonary *M. avium* complex disease in a university hospital. Int J Tuberc Lung Dis 2018；**22**：695-703

22) Nakayasu H, et al. Impaired cough-related quality of life in patients with nontuberculous mycobacteriosis. Respir Invest 2023；**61**：45-51

23) World Health Organization. Depression and Other Common Mental Disorders：Global Health Estimates. World Health Organization, Geneva, Switzerland 2017

24) Yohannes AM. Alexopoulos GS. Depression and anxiety in patients with COPD. Eur Respir Rev 2014；**23**：345-349

25) Panagioti M, et al. Overview of the prevalence, impact, and management of depression and anxiety in chronic obstructive pulmonary disease. Int J Chron Obstruct Pulmon Dis 2014；**9**：1289-1306

26) Lee YJ, et al. Clinical impact of depression and anxiety in patients with idiopathic pulmonary fibrosis. PLoS One 2017；**12**：e0184300

27) Ali MA, Smith RP. Depression in patients with idiopathic pulmonary fibrosis. Chron Respir Dis 2013；**10**：127-133

28) Maselli DJ, Restrepo MI. 4 Clinical Aspects, In Chalmers J, Polverino E, Aliberti S, Eds. Bronchiectasis. The EMBARC Manual, Switzerland：Springer, p.39-49, 2018

29) Duko B, et al. The prevalence of depression among patients with tuberculosis：a systematic review and meta-analysis. Ann Gen Psychiatry 2020；**19**：30

30) Gordon CS, et al. Effect of Pulmonary Rehabilitation on Symptoms of Anxiety and Depression in COPD：A Systematic Review and Meta-Analysis. Chest 2019；**156**：80-91

31) Basavaraj A, et al. Effects of Chest Physical Therapy in Patients with Non-Tuberculous Mycobacteria. Int J Respir Pulm Med 2017；**4**：065

32) Quittner AL, et al. International committee on mental health in cystic fibrosis：Cysticfibrosis foundation and European cystic fibrosis society consensus statements for screening and treating depression and anxiety. Thorax 2016；**71**：26-34

33) Quittner AL, et al. Prevalence of depression and anxiety in patients with cystic fibrosis and parent caregivers：Results of the international depression epidemiological study across nine countries. Thorax 2014；**69**：1090-1097

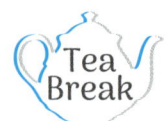

肺MAC症とリンパ球，サイトカイン研究
― IFN-γ，IL-12，TNF-αの役割―

肺非結核性抗酸菌（NTM）症，特に肺MAC症においても，免疫制御機構が重要な役割を果たしている．どの個体が感染するのかは，曝露量とともに免疫制御機構が鍵を握っていることは予想に違わないだろう．リンパ球とサイトカイン研究に関して，IFN-γ/IL-12およびTNF-αを中心に記載する．

1）抗酸菌免疫におけるIFN-γ/IL-12の役割

抗酸菌感染の病態，免疫応答には，IFN-γ/IL-12が大きな役割を果たしている[1]．抗酸菌が体内に感染すると，マクロファージや樹状細胞上のtoll-like receptor（TLR）を介して認識され，受容体シグナル伝達を介してIL-12やTNF-αなどのサイトカインが産生される[2]．産生されたIL-12は，T細胞/Th1上のIL-12受容体に結合し，IFN-γ産生とTh1細胞の分化を促進する．Th1細胞によって産生されたIFN-γは，マクロファージと樹状細胞を活性化し，細胞内の抗酸菌を処理し，IL-12とTNF-αの産生を再び促進する．このIFN-γ/IL-12軸は，結核菌やMAC菌などの抗酸菌に対する免疫応答に重要である．臨床上，この軸に関与する分子および細胞の欠失または抑制は，抗IFN-γ中和抗体や，hereditary mycobacterial susceptibility（MSMD），後天性免疫不全症候群（AIDS）症例で観察される．肺MAC症例の末梢血単核球（PBMC）や全血細胞とサイトカイン産生に関する研究では，刺激後のPBMCにおけるIL-12，TNF-α，およびIFN-γ産生能力は，健常者よりも肺MAC症例のほうが低かったことが報告されている[3]．結核患者からのPBMCのIFN-γ産生は，健康な個人および肺MAC患者からのPBMC産生よりも有意に高いことが報告されているが，肺MAC症例ではIFN-γ産生が減少しており，同じ抗酸菌症でも末梢血中のIFN-γ産生応答は反応が異なっている[4]．ほかにもCD40L，IFN-γ，IL-8，IL-23などのTh1サイトカインの血清レベルが，健常者よりも有意に低かったことが報告され，治療によりIL-17やIL-23などのTh17関連サイトカインを減少させるという報告もされている[5]．また，肺MAC症例のNB型患者よりもFC型患者のほうがCXCL-10の血清レベルが高いことや，重症度を反映していることが報告された[6]．一方，これらのサイトカインの動きはあまり関係ないという報告もある．今後もこれらの研究が進むことにより，IFN-γ/IL-12の重要性がさらに明らかにされ，治療に役立つ新薬開発につながることが期待される．

2）抗酸菌免疫におけるTNF-αの役割

TNF-αは感染防御に重要な役割を果たすproinflammatory cytokineである．実際に，細胞外増殖菌である大腸菌モデルでは，TNF receptor（TNFR）ノックアウトマウスは抵抗性が減弱する[7]．細胞内増殖菌である抗酸菌への感染防御にもTNF-αが重要な働きを果たしている．TNF-αは肉芽腫の形成に不可欠であり，肉芽腫の維持に必要になる可能性が示唆されている．関節リウマチやクローン病に対して，インフリキシマブ，アダリムマブ，エタネルセプトなどの抗TNF-α抗体の臨床使用が使用されているが，結核感染のリスクが50〜100倍高まると報告されている[8]．NTMに対しても，抗TNF-α抗体の臨床使用により，肺MAC症の発生率の上昇と関連している．TNF受容体（TNFR1およびTNFR2）欠損マウスでの実験では，TNFR1欠損マウスでのMAC感受性亢進が証明された．一方，TNFR2欠損マウスでは野生型と相違なかった[9]．TNFR1-TNFR2のシグナル伝達研究の成果により，TNFR1のみがdeath signalを持つことが示されている[10]．TNFR1とTNFR2の差異はアポトーシスと関連し，アポトーシスと肺MAC症感染防御の関係性が示唆されている[9]．この経路解明に関連する研究の発展が望まれ，将来的に新規治療薬開発につながる可能性がある．

文　献

1) Matsuyama M, et al. Pathophysiology of pulmonary nontuberculous mycobacterial (NTM) disease. Respir Investig 2023；61：135-148
2) Underhill DM, et al. A Toll-like receptor-2 mediates mycobacteria-induced proinflammatory signaling in macrophages. Proc Natl Acad Sci U S A, 1999；96：14459-14463
3) Fowler CJ, et al. Abnormal nasal nitric oxide production, ciliary beat frequency, and Toll-like receptor response in pulmonary nontuberculous mycobacterial disease epithelium. Am J Respir Crit Care Med 2013；187：1374-1381
4) Ratnatunga CN, et al. The rise of non-tuberculosis mycobacterial lung disease. Front Immunol 2020；11：303
5) Kim SY, et al. Changes in serum immunomolecules during antibiotic therapy for *Mycobacterium avium* complex lung disease. Clin Exp Immunol 2014；176：93-101
6) Bamba Y, et al. Multiplex cytokine analysis in *Mycobacterium avium* complex lung disease：relationship between CXCL10 and poor prognostic factors. BMC Infect Dis 2019；19：263
7) Lee JH, et al. Modulation of bacterial growth by tumor

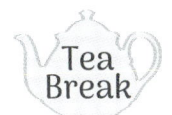

necrosis factor-alpha in vitro and in vivo. Am J Respir Crit Care Med 2003 ; **168** : 1462-1470

8) Wallis RS, et al. Granulomatous infectious diseases associated with tumor necrosis factor antagonists. Clin Infect Dis 2004 ; **38** : 1261-1265

9) Shundo Y, et al. TNFR1 mediated apoptosis is pro-tective against *Mycobacterium avium* in mice. Micro-organisms 2023 ; **11** : 778

10) Sheikh MS, et al. Death receptor activation complexes : it takes two to activate TNF receptor 1. Cell Cycle 2003 ; **2** : 550-552

V章

まれな非結核性抗酸菌症の臨床

1 まれな NTM 症の治療の考え方
―診断は正しい？　治療レジメンの選択は？―

非結核性抗酸菌（NTM）は現在約 200 種類存在するとされており[1]，そのうちヒトへの病原性が確認され報告されている菌種は 30 種類程度ある[2]．NTM の感染臓器として最多は肺であるが，それ以外にリンパ節・皮膚・軟部組織・骨・関節・播種性などがあり，菌種により感染好発臓器は異なる[1]．

図 1 に世界の大陸別の NTM 症の原因となる菌種や頻度を示す[3]が，国や地域により NTM の菌種や頻度は大きく異なっている．日本では Morimoto らが，2012 年 1 月～2013 年 12 月までの 2 年間において，3 つの検査会社（SRL，LSI，BML）で呼吸器検体から検出した NTM の菌株データの結果を報告している[4]．全国で 4,710

のクリニックあるいは病院が含まれ 113,313 検体が提出されており，そのうち 26,059 検体で NTM が陽性となり，2007 年に ATS/IDSA から発表された NTM 診断・治療・予防に関する声明（ATS 2007 声明）における NTM 診断基準[2]を満たした患者は 7,167 名であった．菌種の内訳として，*M. avium* が最多で 65.1%，次いで *M. intracellulare* が 32.4%，*M. kansasii* が 3.4%，*M. abscessus* が 2.7%となっている（重複感染あり，表 1）．それ以外のまれな NTM 菌種については，迅速発育菌である *M. fortuitum* が 0.5%，*M. chelonae* が 0.3%，遅発育菌である *M. scrofulaceum* が 0.2%，*M. terrae* が 0.1%，*M. xenopi* が 0.1%であった[4]（表 1）．この報告は

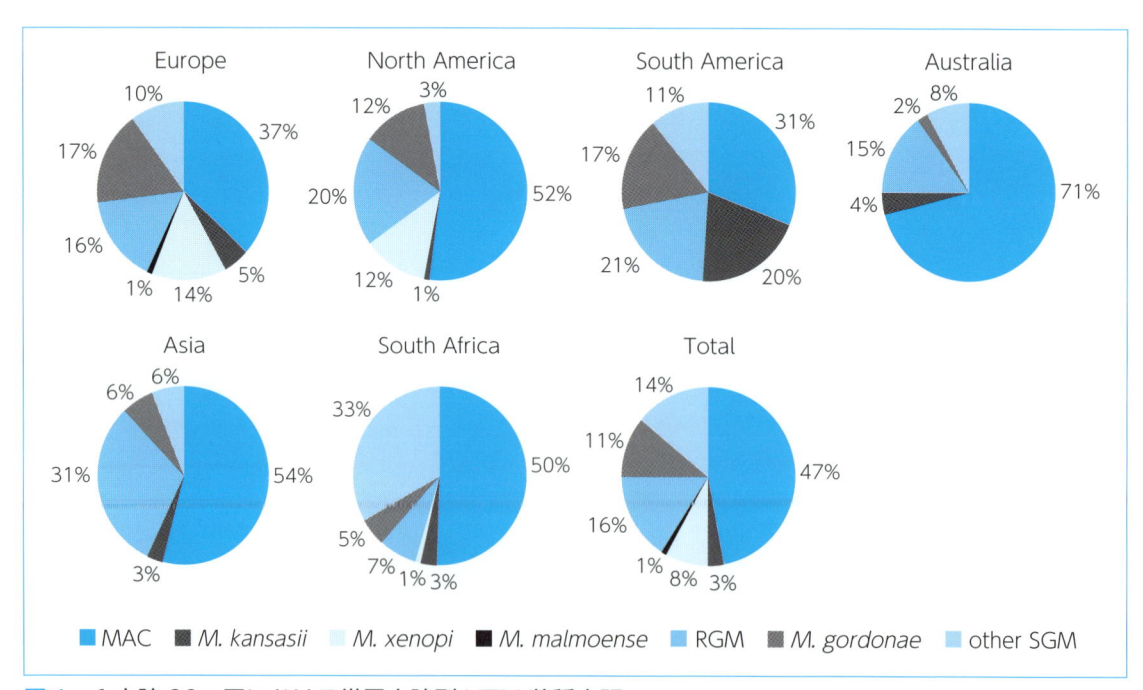

図 1　6 大陸 30 ヵ国における世界大陸別 NTM 菌種内訳

表1 わが国における肺 NTM 症菌種内訳

	Morimoto ら[4] (日本全国菌株データ) n=7,167 2012年1月～2013年12月 n（%），重複あり	Furuuchi ら[5] (単施設データ) n=2,155 2006年1月～2016年12月 n（%），重複あり
M. avium	4,667（65.1）	No data
M. intracellulare	2,321（32.4）	No data
MAC	356（5.0）	1,881（87.3）
M. kansasii	244（3.4）	83（3.9）
M. abscessus	192（2.7）	119（5.5）
M. fortuitum	33（0.5）	28（1.3）
M. chelonae	22（0.3）	9（0.4）
M. scrofulaceum	12（0.2）	0（0）
M. terrae	10（0.1）	0（0）
M. xenopi	9（0.1）	4（0.2）
M. szulgai	6（0.08）	7（0.3）
M. peregrinum	3（0.04）	4（0.2）
M. nonchromogenicum	2（0.03）	2（0.1）
M. marinum	1（0.01）	1（0.05）
M. triviale	1（0.01）	1（0.05）
M. lentiflavum	No data	7（0.3）
M. shimoidei	No data	3（0.1）
M. simiae	0（0）	1（0.05）

あくまで細菌学的基準を満たした症例の検討であり，画像所見の情報がないため真の感染症ではなく定着菌をみている可能性がある．Furuuchi らは，単施設での検討であるが，MAC については細菌学的基準のみならず画像所見も検討し ATS 2007 声明の NTM 診断基準を満たした症例での菌種の内訳を報告している[5]．同報告では 2,155 例の NTM 患者中，MAC が最多の 87.3%，次いで *M. abscessus* が 5.5%，*M. kansasii* が 3.9% となっており，それ以外のまれな NTM として *M. fortuitum* が 1.3%，*M. chelonae* が 0.4%，*M. szulgai* が 0.3%，*M. lentiflavum* が 0.3% となっていた[5]（表1）．

実臨床では主治医として MAC，*M. kansasii*，*M. abscessus* 以外のまれな NTM の診療を行うことはかなり少ないと思われ，その対応に苦慮する

ことも少なくないと想定される．2020年の ATS/ERS/ESCMID/IDSA ガイドライン（ATS2020 ガイドライン）が発表されているが，本ガイドラインで取り扱っている NTM 菌種は MAC，*M. kansasii*，*M. xenopi*，*M. abscessus* のみであり，ほかの NTM 菌種についての治療は含まれていない[6]．また，本邦の成人肺非結核性抗酸菌症化学療法に関する見解― 2023年改訂―（日本2023見解）でも取り扱っている菌種は MAC，*M. kansasii*，*M. abscessus* species であり，やはりそれ以外の菌種についての記載はない[7]．そこで本項では，MAC，*M. abscessus* species，*M. kansasii* 以外のまれな NTM を検出した際の対応について解説する．

表2　肺NTM症診断基準（ATS 2007声明）

肺非結核性抗酸菌症の診断基準（ATS 2007声明）

A.　臨床的基準（以下の2項目を満たす）

　　1.　呼吸器症状があり，胸部レントゲン写真で結節あるいは空洞性陰影を認める，HRCTで気管支拡張を伴う結節性陰影，小結節性陰影や分枝状陰影の散布を示す.

　　2.　他の疾患を除外できる.

B.　細菌学的基準

　　1.　2回以上の異なった喀痰検体での培養陽性.

　　2.　1回以上の気管支洗浄液あるいは肺胞洗浄液での培養陽性.

　　3.　経気管支肺生検または肺生検組織の場合は，抗酸菌症に合致する組織学的所見（肉芽腫性炎症あるいは抗酸菌染色陽性）と同時に組織，または気管支洗浄液，または喀痰での1回以上の培養陽性.

　　4.　稀な菌種や環境から高頻度に分離される菌種の場合は，専門家の見解を必要とする.

　　5.　肺非結核性抗酸菌症が疑われるが診断基準を満たさない場合，診断が確定するまであるいは除外されるまでフォローアップすべきである.

　　6.　肺非結核性抗酸菌症の診断は必ずしも治療の必要性とは無関係であり，治療の必要性は治療に伴うリスクベネフィットに基づき個々の患者で判断する.

（Griffith DE, et al. Am J Respir Crit Care Med 2007；**175**：367-416[2]）より引用）

表3　肺NTM症診断基準（日本2008指針）

肺非結核性抗酸菌症の診断基準（日本結核病学会・日本呼吸器学会基準）

A.　臨床的基準（以下の2項目を満たす）

　　1.　胸部画像所見（HRCTを含む）で，結節性陰影，小結節性陰影や分枝状陰影の散布，均等性陰影，空洞性陰影，気管支または細気管支拡張所見のいずれか（複数可）を示す.

　　　　但し，先行肺疾患による陰影が既にある場合は，この限りではない.

　　2.　他の疾患を除外できる.

B.　細菌学的基準（菌種の区別なく，以下のいずれか1項目を満たす）

　　1.　2回以上の異なった喀痰検体での培養陽性.

　　2.　1回以上の気管支洗浄液での培養陽性.

　　3.　経気管支肺生検または肺生検組織の場合は，抗酸菌症に合致する組織学的所見と同時に組織，または気管支洗浄液，または喀痰での1回以上の培養陽性.

　　4.　稀な菌種や環境から高頻度に分離される菌種の場合は，検体種類を問わず2回以上の培養陽性と菌種同定検査を原則とし，専門家の見解を必要とする.

以上のA，Bを満たす.

（日本結核病学会 非結核性抗酸菌症対策委員会，日本呼吸器学会 感染症・結核学術部会. 肺非結核性抗酸菌症診断に関する指針— 2008年. 結核 2008；**83**：525-526[8]）より許諾を得て転載）

1　まれなNTMの診断

　NTMは土壌や湖沼・プールなどの水系環境に存在する環境常在菌であり[1]，患者の呼吸器検体から1回のみ検出したとしてもコンタミネーションの可能性がある. そのため，ATS 2007声明の診断基準において喀痰検体では2回以上同じ菌種を検出することとしている[2]. その1年後，日本結核病学会・日本呼吸器学会から肺非結核性抗酸菌症診断に関する指針（日本2008指針）が発表されているが，同指針ではATS 2007声明をもとにほぼ同様の基準を採用している[8]. 表2にATS 2007声明を，表3に日本2008指針の診断基準の比較を示すが，両者で唯一異なる点はATS 2007声明が何らかの呼吸器症状を有する

表 4 肺 NTM 症における菌種別病原性

	Yan[9] %	van Ingen[10] %	Morimoto[4] %	Furuuchi[5] %
M. avium	29~74	40.7	29.0	No data
M. intracellulare	No data	12.5	28.6	No data
MAC	No data	No data	No data	63.2
M. kansasii	44~82	70.6	43.6	61.9
M. abscessus	No data	50.0	37.1	72.6
M. fortuitum	No data	9.1	11.9	36.8
M. chelonae	No data	18.2	11.7	26.5
M. scrofulaceum	No data	No data	32.4	0
M. malmoense	9~80	80.0	No data	No data
M. xenopi	5~48	47.7	32.1	66.7
M. szulgai	19~73	73.3	18.8	70.0
M. simiae	21~47	21.4	0	50.0
M. gordonae	0~4	2.1	No data	No data
M. lentiflavum	No data	No data	No data	33.3

ことを含めている一方で、日本 2008 指針では症状の有無は診断基準に含まれておらず、無症状や症状が軽微な患者でも診断基準を満たす可能性があることである．これはわが国の健診システムの整備ならびに容易に胸部 CT が施行できることとなど、軽度の肺病変で偶発的に発見される肺 NTM 症患者が多くみられることを考慮してのことである．

ここでまれな NTM を検出した際、患者が本当に検出した NTM による感染症を発症しているかの評価が重要である．表 4 に各 NTM 菌種の病原性、つまり喀痰検体から検出した NTM が ATS 2007 声明の診断基準を満たした割合についてのこれまでの報告を提示するが、MAC が 29~74%, M. kansasii が 44~82%, まれな NTM では M. xenopi が 5~67%, M. malmoense が 9~80%, M. gordonae が 0~4% と菌種ならびに地域によりかなりばらつきがある[4, 5, 9, 10]（表 4）. 前述の Furuuchi らの報告では検出 NTM 別の病原性も検討しているが、MAC が 63.2%, M. abscessus が 72.6%, M. kansasii が 61.9% となっており、まれな NTM では M. szulgai が 70.0%, M. len-

tiflavum が 33.3%, M. xenopi が 66.7% となっていた[5]（表 4）. ここで M. gordonae については、水道水などの環境中に常在している菌であり、同菌を検出しても基本的にはコンタミネーションと判断すべきとされており、呼吸器検体から同菌を繰り返し検出したり、それ以外の病原微生物による病態が否定される場合のみ、同菌による感染症としての治療を要するか検討する（V 章-7 参照）.

前述のとおり、まれな菌種による NTM の場合、菌種や報告により病原性が異なっており、患者の呼吸器検体からまれな NTM を検出した場合は病原性を含め患者の症状や画像所見などを総合的に評価して発症の検討を行う必要がある．実際 ATS 2007 声明[2] ならびに日本 2008 指針[8] では、「稀な菌種や環境から高頻度に分離される菌種の場合、検体種類を問わず 2 回以上の培養陽性と菌種同定検査を原則とし、専門家の見解を必要とする」と記載されており、まれな NTM による診断ならびに治療の必要性については可能な限り専門家にコンサルトすることが望ましい．

表5　まれな NTM による肺 NTM 症の治療概要

	治療薬剤数	治療レジメン選択肢	治療期間	治療エビデンス	補足
迅速発育菌					
M. chelonae	導入期≧3	AZM or CAM, tobramycin-Ⅳ, IPM/CS, fluoroquinolone（MFLX, LVFX, CPFX）, clofazimine or linezolide	排菌陰性化後1年以上	18 例症例報告 57 例症例シリーズ	薬剤感受性検査結果に基づき治療薬選択を行う
	維持期≧2				
M. fortuitum	導入期≧3	fluoroquinolone（MFLX, LVFX, CPFX）, AMK-Ⅳ, IPM/CS, cefoxitin, linezolide, co-trimoxazole, clofazimine, doxycycline	排菌陰性化後1年以上	45 例症例報告 150 例症例シリーズ	薬剤感受性検査結果に基づき治療薬選択を行う 通常マクロライドには耐性
	維持期≧2				
遅発育菌					
M. genavense	≧3	AZM or（CAM）, RFP, EB, （MFLX, clofazimine, AMK-Ⅳ）	排菌陰性化後1年以上	5 例症例報告 6 例症例シリーズ	薬剤感受性検査結果に基づき治療薬選択を行う マクロライド, RFP, EB 耐性の場合 MFLX あるいは AMK 使用
M. malmoense	≧3	AZM or（CAM）, RFP, EB, （AMK-Ⅳ, MFLX, clofazimine）	排菌陰性化後1年以上	2 つの RCT 3 つの後ろ向き研究	薬剤感受性検査結果に基づき治療薬選択を行う マクロライド, RFP, EB 耐性の場合 MFLX あるいは clofazimine 使用
M. szulgai	≧3	AZM or（CAM）, RFP, EB, （MFLX, clofazimine, AMK-Ⅳ）	排菌陰性化後1年以上	25 例症例報告 44 例症例シリーズ	薬剤感受性検査結果に基づき治療薬選択を行う マクロライド, RFP, EB 耐性の場合 MFLX, clofazimine, AMK 使用
M. simiae	≧3	AZM or（CAM）, MFLX, co-trimoxazole, clofazimine,（AMK）	排菌陰性化後1年以上	11 例症例報告 197 例症例シリーズ	薬剤感受性検査結果に基づき治療薬選択を行う 有空洞例や重症例には AMK 使用
M. gordonae	基本的にはコンタミネーションと判断する．*M. gordonae* による肺 NTM 症と診断する前に他疾患の可能性について可能な限り精査を行う．診断には少なくとも1回以上の塗抹陽性を含む3回以上の喀痰培養陽性を推奨しているものもある．				

（文献 9，11 より作成）

2　まれな NTM に対する治療

　まれな NTM に対する治療について，欧米の専門家が集まり，まれな NTM による肺病変に対する治療について 2020 年 1 月までに出版された英文論文のシステマティックレビューを行い，consensus management として 2022 年提言を出している[11]．同提言では，まれな NTM として迅速発育菌である *M. chelonae* と *M. fortuitum* ならびに遅発育菌である *M. genavense, M. gordonae, M. malmoense, M. simiae, M. szulgai* の治療レジメンについて述べられている．*M. malmoense* については 2 つの RCT と 3 つの後ろ向き研究が報告されているが，それ以外の NTM についての RCT はなく少数例の症例報告やケースシリーズ研究しか存在せず，質の高いエビデンスはないため治療レジメンは確立されているとは言い難い．基本的には薬剤感受性検査結果をもとにした治療薬選択が推奨されている[11]が，薬剤感受性検査結果と治療効果が相関するかも明らかではない．同提言において取り扱われているまれな NTM に対する推奨治療レジメンの一覧を表 5 に提示するが，それらの菌種を含めたまれな NTM の各治療の詳細については本項以降のまれな NTM の各項を参照されたい．

　まれな NTM を臨床検体から検出した場合，本当に同菌による感染症でよいのかどうか，治療の必要性はあるのかを慎重に検討する必要があるため，一度は NTM 診療に長けた専門家へコンサルトすることが望ましい．各 NTM に対する治療レジメンについては確立されておらず，今後さらに症例を集積しての検討が必要である．

＊注：非結核性抗酸菌（NTM）は 2018 年 *Mycobacterium* 属，*Mycobacteroides* 属，*Mycolicibacillus* 属，*Mycolicibaxter* 属，*Mycolicibacterium* 属の 5 属に再編

成されたが，その後すべて *Mycobacterium* 属に統一されている．本章では 5 属再編成当時の分類のまま記載している．

文　献

1) Hamed KA, et al. A narrative review of nontuberculous mycobacterial pulmonary disease：microbiology, epidemiology, diagnosis, and management challenges. Expert Rev Respir Med 2023；**17**：973-988

2) Griffith DE, et al. An official ATS/IDSA statement：diagnosis, treatment, and prevention of nontuberculous mycobacterial diseases. Am J Respir Crit Care Med 2007；**175**：367-416

3) Hoefsloot W, et al. The geographic diversity of nontuberculous mycobacteria isolated from pulmonary samples：an NTM-NET collaborative study. Eur Respir J 2013；**42**：1604-1613

4) Morimoto K, et al. A Laboratory-based Analysis of Nontuberculous Mycobacterial Lung Disease in Japan from 2012 to 2013. Ann Am Thorac Soc 2017；**14**：49-56

5) Furuuchi K, et al. Interrelational changes in the epidemiology and clinical features of nontuberculous mycobacterial pulmonary disease and tuberculosis in a referral hospital in Japan. Respir Med 2019；**152**：74-80

6) Daley CL, et al. Treatment of Nontuberculous Mycobacterial Pulmonary Disease：An Official ATS/ERS/ESCMID/IDSA Clinical Practice Guideline. Clin Infect Dis 2020；**71**：e1-e36

7) 日本結核・非結核性抗酸菌症学会 非結核性抗酸菌症対策委員会，日本呼吸器学会 感染症・結核学術部会．成人肺非結核性抗酸菌症化学療法に関する見解─ 2023 年改訂．結核 2023；**98**：177-187

8) 日本結核病学会 非結核性抗酸菌症対策委員会，日本呼吸器学会 感染症・結核学術部会．肺非結核性抗酸菌症診断に関する指針─ 2008 年．結核 2008；**83**：525-526

9) Yan M, et al. Treatment of the Less Common Nontuberculous Mycobacterial Pulmonary Disease. Clin Chest Med 2023；**44**：799-813

10) van Ingen J, et al. Microbiological diagnosis of nontuberculous mycobacterial pulmonary disease. Clin Chest Med 2015；**36**：43-54

11) Lange C, et al. Consensus management recommendations for less common non-tuberculous mycobacterial pulmonary diseases. Lancet Infect Dis 2022；**22**：e178-e190

2 *M. arupense*

1 細菌学的特徴

M. arupense は，2006 年に Cloud ら[1] によって新種として記載された．種形容語の *arupense* は基準株が分離された米国ユタ州ソルトレイクシティの検査センターの名称 ARUP（Associated Regional and University Pathologists）Laboratories に由来する．Runyon 分類のⅢ群（非光発色菌群）で *M. terrae* complex に属する．なお，*M. terrae* complex は当初（1981 年），*M. terrae* と *M. nonchromogenicum* の 2 菌種であったが，分子生物学的な解析法の進展により，*M. hiberniae*, *M. arupense*, *M. kumamotonense*, *M. heraklionense*, *M. senuense*, *M. minnesotense*, *M. longobardum*, *M. algericum*, *M. engbaekii*, *M. virginiense* の 10 菌種が追加されて，12 菌種で構成されている．

M. arupense は 30℃で迅速発育（5～7 日），37℃では遅発育（10～12 日），42℃で発育しない．Tween 80 の加水分解とアリルスルファターゼ（14 日間），*β*-ガラクトシダーゼは陽性，硝酸塩還元試験，アリルスルファターゼ，ウレアーゼ，*α*-グルコシダーゼ，*β*-グルコシダーゼは陰性である[1,2]．質量分析装置 MALDI バイオタイパー（ブルカー社）のデータベースには 9 菌株が収載されており，高いスコア値で同定できる．

2 症例

80 歳代，女性[3]．主訴は右手関節の腫脹，橈側穿刺孔からの排膿あり．生活歴は農作業，既往歴は，骨髄異形成症候群，糖尿病，リウマチ性多発筋痛症（プレドニゾロン内服），高血圧症．半年前より右手関節橈側に皮下結節を自覚し，間欠的に腫脹を繰り返していた．20XX 年 4 月末の内科受診時に膿瘍形成を認め，感染症が疑われ，レボフロキサシン（LVFX）が 4 週間処方された．しかし，症状が改善しないため，5 月下旬に 30 mm 大の膿瘍を穿刺し，培養提出された．その後，粉瘤として当院皮膚科にて処置が続けられたが，穿刺孔より排膿が続いた．7 月末に実施した MRI にて屈筋腱腱鞘滑膜炎と診断され，同年 8 月中旬に当院整形外科に紹介された．整形外科紹介時，右手関節橈側の穿刺孔より排膿を認めた．同日直ちに手術となり，右前腕を切開したところ，腱周囲に異常に増生した滑膜が観察され（図 1），腱滑膜および関節滑膜切除が行われた．術中に提出された関節液および滑膜の抗酸菌検査では，直接塗抹でガフキー3 号であった（図 2）．培養は外注検査の液体培養のほかに，3％小川培地（日水製薬）と工藤 PD 培地（日本ビーシー

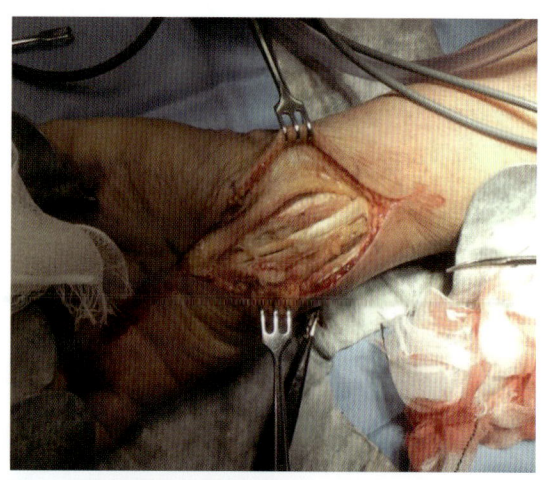

図 1　手術時の右前腕写真

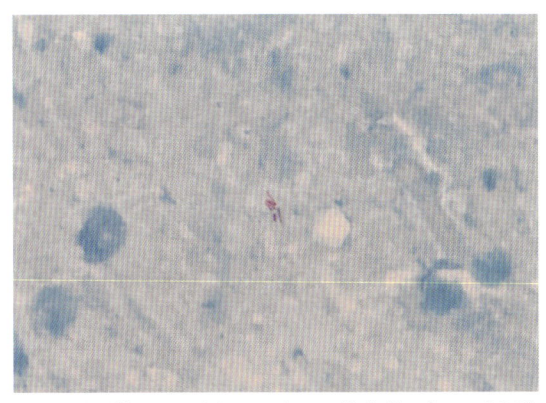

図2　滑膜の Ziehl-Neelsen 染色像（×1,000）

表1　*M. arupense* 分離菌株の MIC 値

抗菌薬	MIC（µg/mL）
ストレプトマイシン（SM）	4
エタンブトール（EB）	32
カナマイシン（KM）	8
リファンピシン（RFP）	1
リファブチン（RBT）	0.25
レボフロキサシン（LVFX）	0.5
クラリスロマイシン（CAM）	0.5
エチオナミド（TH）	2
アミカシン（AMK）	4

ジー）の固形培地を用いて 35℃での培養を院内でも実施した．培養 1 週間後に S 型集落（非光発色性）を認めた．DDH 法で *M. nonchromogenicum* と判定されたが，16S rRNA 遺伝子の塩基配列を解析した結果，*M. arupense* の基準株と 99.7％（1,464/1,469）の相同性から *M. arupense* と同定された．薬剤感受性試験はブロスミック NTM（極東製薬工業）を用いて実施した．本菌種に対するブレイクポイント判定基準がないため MIC 値のみ報告した（表1）．術後，リファンピシン（RFP）の投与が行われていたが，滲出液が続くため，LVFX およびアモキシシリン/クラブラン酸が追加された．その後，デブリドマンと LVFX での治療が続けられ，9 月中旬にいったん改善した．10 月末に再度右手の腫脹を自覚し，尺骨頭周囲および手関節橈側同部の関節滑膜切除および部分関節固定術が行われた．術中採取した滑膜の抗酸菌検査で再度，塗抹陽性，*M. arupense* が培養・同定された．再手術後は RFP と LVFX の併用で改善を認めたため，12 月初旬より LVFX 単剤に切り替えられた．その後は再燃を認めずに経過は良好であったが，翌年 1 月末に肺炎により永眠された．

3　*M. arupense* 感染症の特徴と治療

M. arupense による感染症の論文報告を PubMed，Google Scholar および医中誌 Web を用いて検索した．骨・軟部組織感染症 17 例，菌血症（HIV 患者）1 例，肺炎 1 例が報告されていた．骨・軟部組織感染症 17 例の概要をまとめた（表2）．17 例中 14 症例は手，指，手首の腱鞘滑膜炎または骨髄炎，2 例は各々，膝関節感染症と足潰瘍，1 例は椎骨骨髄炎であった．免疫抑制薬使用中，糖尿病，外傷歴，手指の外傷や環境曝露のリスクを高める活動（農作業やガーデニング，釣り，調理など）のある患者に多くみられた．

M. arupense 感染症における最適な抗菌薬レジメンと治療期間はまだ確立されていない．本菌種の薬剤感受性試験に関するこれまでの報告[4] では，クラリスロマイシン（CAM），リファブチン（RBT），エタンブトール（EB）には低い MIC 値を示すが，RFP，ストレプトマイシン，ドキシサイクリン，ニューキノロン系抗菌薬には高い MIC 値であることが多い．したがって，結核菌を対象とした標準的な 4 剤併用療法は不適切である可能性が高い．骨・軟部組織感染症の報告（表2）では，外科的な処置（デブリドマンやドレナージ）に加えて，CAM，EB，RBT もしくは CAM，EB，RFP の 3 剤投与例が多かった．抗菌薬治療は 4〜6 ヵ月間，免疫不全の患者や骨髄炎者では 1 年以上実施されていた[5]．

文　献

1) Cloud JL, et al. *Mycobacterium arupense* sp. nov., a non-chromogenic bacterium isolated from clinical specimens. Int J Syst Evol Microbiol

表2　*M. arupense* による骨・軟部組織感染症 17 例の報告と概要

報告者	発表年	年齢/性別	患者背景	陽性検体と診断	外科的処置	抗菌薬治療	期間
Tasai ら	2008	54/F	糖尿病, 交通事故歴	皮膚, 手腱鞘滑膜炎	有	CAM, EB, MFLX, RBT	6ヵ月
Senda ら	2011	68/M	ステロイド注射 高血圧	滑液, 手腱鞘膜炎	有	EB, RFP	14ヵ月
Legout ら	2012	35/M	手のけが (硝子片) 既往 ステロイド注射	滑液, 手関節骨髄炎	有	AMK, CAM, CIP, EB →CAM, CIP	12ヵ月
Lee ら	2014	56/F	指の穿刺損傷 ステロイド注射既往	切除組織, 手腱鞘滑膜炎	有	CAM, EB, RFP	NA
Beam ら	2014	58/M	指の鈍的外傷歴 農家	腱滑膜, 手&手首腱鞘滑膜炎	有	CAM, EB, MFLX, RFP →CAM, EB, RFP	12ヵ月
Seidl ら	2014	69/F	外傷性関節切除術 再発性膝感染症	手術検体, 膝関節骨感染症	有	AZM, EB, RFP	4ヵ月
小川ら	2014	76/M	調理師	組織, 前腕腱鞘滑膜炎	有	CAM, RFP, SM	9ヵ月
Lopez ら	2016	62/M	NK 細胞欠損症, 高 IL-6 症候群, 再発性多発性軟骨炎, Sweet 症候群； IVIG, ステロイド療法 カナキヌマブ使用	皮膚, 手腱鞘滑膜炎	有	CAM, EB, RBT	12ヵ月
山本ら	2020	80/F	骨髄異形成症候群, 糖尿病, リウマチ性多発筋痛症, ステロイド使用	滑膜/滑液, 手腱鞘滑膜炎	有	LVFX, RFP	6ヵ月
Navid ら	2020	51/F	糖尿病, 足潰瘍, 農家, HTLV-I キャリア	潰瘍性病変, 足創感染	有	CAM, EB, RBT	2週間
Jaime-Villalongaz ら	2020	50/M	指外傷後のセメントスペーサー留置術	組織, 指腱鞘滑膜炎&骨髄炎	有	EB, RBT →CAM, EB	12ヵ月
Yokozeki ら	2020	64/M	釣りによる指の負傷歴	吸引液, 手/手首腱鞘滑膜炎	有	CAM, EB, RFP	2年間
Uehara ら	2021	70/M	関節リウマチ, ステロイド メトトレキサート使用	腱滑膜, 手/手首腱鞘滑膜炎	有	CAM, EB, RFP	NA

（表つづく）

（表のつづき）

報告者	発表年	年齢/性別	患者背景	陽性検体と診断	外科的処置	抗菌薬治療	期間
Patel ら	2021	50/M	外科医，ガーデニングでの裂傷歴	滑液/組織，手指腱鞘滑膜炎	有	CAM, EB, RBT, ±AMK	12ヵ月
Turner ら	2021	60/M	関節リウマチ，インフリキシマブ/メトトレキサート使用，指の外傷歴	滑膜，手腱鞘滑膜炎	有	AZM, EB, RFP	12ヵ月
采原ら	2021	70 歳代/F	関節リウマチ，プレドニゾロン/メトトレキサート使用，調理師	滑膜，手腱鞘滑膜炎	有	EB, RFP →EB, RFP, CAM →EB, CAM	NA
Kasamatsu ら	2023	78/M	腎臓癌	組織，椎骨骨髄炎	有	CAM, EB, RBT, INH →CAM, EB, RBT →CAM, EB, FRPM	12ヵ月

AMK：アミカシン，AZM：アジスロマイシン，CAM：クラリスロマイシン，CIP：シプロフロキサシン，EB：エタンブトール，FRPM：ファロペネ，LVFX：レボフロキサシン，MFLX：モキシフロキサシン，RBT：リファブチン，RFP：リファンピシン，SM：ストレプトマイシン
NA：該当なし

2006；**56**：1413-1418

2) Masaki T, et al. *Mycobacterium kumamotonense* sp. nov. recovered from clinical specimen and the first isolation report of *Mycobacterium arupense* in Japan：Novel slowly growing, nonchromogenic clinical isolates related to Mycobacterium terrae complex. Microbiol Immunol 2006；**50**：889-897

3) 山本絢子ほか．*Mycobacterium arupense* による滑膜炎の一例．日臨微生物会誌 2020；**30**：69-73

4) Vasireddy R, et al. *Mycobacterium arupense*, *Mycobacterium heraklionense*, and a newly proposed species, "*Mycobacterium virginiense*" sp. nov., but not *Mycobacterium nonchromogenicum*, as species of the *Mycobacterium terrae* complex causing tenosynovitis and osteomyelitis. J Clin Microbiol 2016；**54**：1340-1351

5) Kasamatsu A, et al. Vertebral osteomyelitis caused by *Mycobacterium arupense* mimicking tuberculous spondylitis：First reported case and literature review. Open Forum Infect Dis 2023；**10**：ofad019

3 *M. chelonae*

1 菌の性状

　M. chelonae は迅速発育菌の一種で，水中，土壌，下水などの環境中に広く存在する[1]．*M. chelonae* の発育至適温度は 28～40℃と比較的低温であるため，抗酸菌培養は 25℃ないし室温と 37℃で行うことが推奨されている[2,3]．抗酸菌培養のほか，血液寒天培地やサブロー培地などにも発育することがある[2]．*M. chelonae* は NaOH 処置への耐性に乏しいと報告されており，分離・培養の際には注意する必要がある[4]．

2 疫学

　主として皮膚，肺，骨，関節などへ感染し，免疫が抑制された状態では血行性，リンパ行性に播種性の病変を形成しうる[1,2]．皮膚感染では関節リウマチ，皮膚筋炎，全身性エリテマトーデス，透析患者などの免疫抑制患者で感染がみられることが多いが，健常者にも感染しうる[1,2,5]．2000～2021 年における本邦報告の皮膚非結核性抗酸菌（NTM）症 581 例の原因菌では，*M. marium* と *M. chelonae* が最も多く，それぞれ約 30％を占めていた[2,6]．1969～1996 年の統計では *M. chelonae* が占める割合は 251 例のうち約 7％であったことを考えると近年増加傾向であることがわかる[7,6]．皮膚では，外傷やカテーテル刺入部位，手術創などからの感染や，海外では滅菌されていない水道水の使用に起因する刺青部や美容手術部位への感染も報告されている[1,6]．

　肺病変のリスク因子は不明だが，肺病変のある患者の約 15％は臓器移植後であるという報告もある[7]．

3 症状

　皮膚の感染創では，丘疹，結節，局面，発赤，潰瘍，皮下膿瘍など多彩な臨床像を呈しうる[5,8]（図 1）．発症部位としては四肢が多い[1,8]．特に免疫抑制患者や外傷・侵襲的処置後の患者に生じた難治性病変（結節・潰瘍など）では，本菌の感染を鑑別にあげ，抗酸菌培養を提出することが望ましい[5]．免疫抑制患者あるいは，病理組織学的に肉芽腫形成がみられない病変から採取した検体のほうが組織内に菌が検出されやすい[5]．また，多彩な症状を呈している場合，潰瘍形成部やその周辺から生検を行うことで菌を検出できる可能性がある[5]．病理組織像では，真皮内から脂肪織内に pseudocyst 様の空洞が形成され，その内部に抗酸菌が検出できる場合が多い[5,9]（図 2）．本菌の感染が疑わしいが病原菌が検出されない場合には繰り返し検査を行うことで同定できる場合もある[5]．

　肺病変は，ほかの肺 NTM 症と同様に咳などの非特異的な呼吸器症状を呈する[10]．

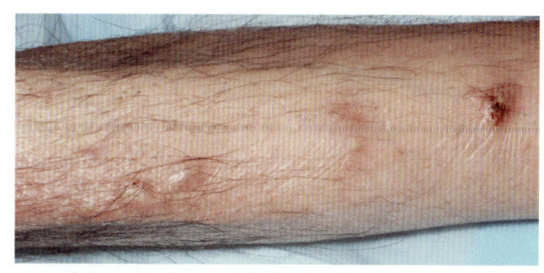

図 1　*M. chelonae* 感染症の臨床像（前腕）
一部痂皮を付す結節と膿瘍が多発している．

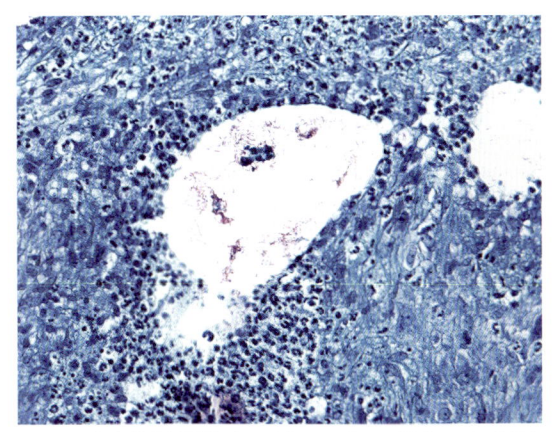

図2　皮膚生検組織 (Ziehl-Neelsen 染色, 400 倍)
真皮深層から脂肪織に形成された空隙内に抗酸菌が多数みられ, 周囲には好中球が多数浸潤している.

4　治療

　耐性菌の出現を抑えるために2剤以上の多剤併用療法が基本となる[3]. 標準的な結核薬 (イソニアジド, リファンピシン, ピラジナミド, エタンブトール, ストレプトマイシン) には耐性を示す[7]. 迅速発育菌の薬剤感受性検査には希釈法によるMIC測定 (ブロスミックRGM®) が用いられ[2], 薬剤感受性検査結果を参考に薬剤を選択する[6]. ただし, 感受性検査結果と臨床効果が合致しない場合もあり注意が必要である[6]. 選択薬としては, アジスロマイシンまたはクラリスロマイシン, トブラマイシン (点滴), イミペネム/シラスタチン (点滴), モキシフロキサシン, クロファジミン, リネゾリドなどから感受性をもとに選択する[7]. 本邦におけるクラリスロマイシンへの耐性は約10%と報告されている[11]. トブラマイシンへの感受性は約40%という報告もあり, トブラマイシンやアミカシンへの感受性が低い場合にはアルベカシンが選択肢となりうる[11].

　皮膚感染症においては3ヵ月から6ヵ月程度内服療法を継続する場合が多いが[1, 12], ガイドラインがないため, 基礎疾患や症状に応じて定期的な治療効果判定を行うことが重要である[2]. ただし, 複数の薬剤による副作用のため内服の中断が必要となることもある[5]. *M. chelonae* は発育至適温度が低いことから, 温熱療法の併用が有効な場合がある[5, 6]. また, 限局的な病変であれば外科的切除も考慮する[3, 5, 6].

　M. chelonae の肺病変を診断する場合は, 肺NTM症の診断に関する指針を用いる[13]. 肺病変の治療時は軽症から中等症では少なくとも2剤以上, 重症例では3剤以上を併用する[7]. 治療開始後4～16週間は病勢コントロールのため1～2剤の点滴製剤を併用する場合が多い[7]. 経口薬のうち1剤は感受性のあるマクロライド系を含み, 培養が陰性化してから12ヵ月は少なくとも加療を継続することが望ましい[7]. また, 罹患範囲によっては肺部分切除が行われる場合もある[7].

謝辞：本原稿をご確認いただきました杏林大学皮膚科学教室 教授 大山 学先生, 同臨床感染症学教室 臨床教授 倉井大輔先生に深謝申し上げます.

文　献

1) Scott-Lang VE, et al. Cutaneous *Mycobacterium chelonae* infection in Edinburgh and Lothians, South-East Scotland, U.K. Br J Dermatol 2014 **;** **171**：79-89
2) 三上万里子. 非結核性抗酸菌症の最近の知見─抗酸菌の再分類を含めて─. 皮膚臨床 2022；**64**：1918-1926
3) 石井則久. 抗酸菌感染症. 日皮会誌 2020；**130**：2347-2354
4) 西山沙織. 迅速菌 (迅速発育菌群). 臨床と微生物 2022；**49**：66-70
5) Shimoda-Komatsu Y, et al. Histological assessment of granuloma formation for the management of cutaneous *Mycobacterium chelonae* infection. J Dermatol 2022；**49**：e32-e33
6) 山口さやか. 皮膚非結核性抗酸菌症. MB Derma 2022；**325**：34-40
7) Lange C, et al. Consensus management recommendations for less common non-tuberculous mycobacterial pulmonary diseases. Lancet Infect Dis 2022；**22**：e178-e190
8) Fujishima C, et al. Cutaneous nontuberculous mycobacterial infections in Japan：Review of the Japanese literature. J Dermatol 2022；**49**：1075-1084
9) Sardina LA, et al. Diagnosis of *Mycobacterium abscessus/chelonae* complex cutaneous infection：Correlation of tissue culture and skin bi-

opsy. J Cutan Pathol 2020；**47**：321-327

10) Metlay JP, et al. Diagnosis and treatment of adults with community-acquired pneumonia. An official practice guideline of the American thoracic society and infectious diseases society of America：Am J Respir Crit Care Med 2019；**200**：e45-e67

11) Kamada K, et al. Nationwide surveillance of antimicrobial susceptibility of 509 rapidly grow-ing mycobacteria strains isolated from clinical specimens in Japan. Sci Rep 2021；**11**：12208

12) Zosso C, et al. Post liposuctions by rapid grow-ing mycobacteria. Infect Dis 2015；**47**：69-72

13) 日本結核病学会 非結核性抗酸菌症対策委員会，日本呼吸器学会 感染症・結核学術部会．肺非結核性抗酸菌症診断に関する指針—2008 年．結核 2008；**83**：525-526

4 *M. europaeum*

1　細菌学的特徴

*M. europaeum*は1995～2009年にかけてヨーロッパ諸国で独立して分離された非結核性抗酸菌（NTM）である．3菌株は喀痰から培養され，このうち2つはイタリアの異なる病院の異なる患者から，もう1つはギリシャの患者から分離された．さらに1菌株はスウェーデンの患者の顎下リンパ節から分離された．5菌株目であるMCR019の起源は不明だが，2011年にこれら5つの独立した菌株をもって*M. europaeum*として新たに同定された[1]．マイコバクテリアの種分類において推奨される主要な生化学検査にて，これら全菌株が同一のパターンを示した．各菌株は37℃での約3週間培養後にLöwenstein-Jensen，Middlebrook 7H11といった固形培地上で黄色く平滑な scotochromogenic なコロニーを形成し（Runyon Ⅱ），遅発育菌に分類された．30℃では増殖が遅く，42℃では増殖しなかった．*M. europaeum* は遺伝学的特徴が *M. simiae* に関連しており，多数の種とともに *M. simiae* complex に分類されている[2]．*hsp65*，*tuf*，*sodA*，*groEL2*，*rpoB* といった部分配列が限定的に得られていたが，近年になって *M. europaeum* CSUR P1344 分離株のドラフトゲノム配列が得られている[3,4]．標準株は CCUG 58464，DSM 45397，FI-95228 である．

2　治療

近縁種である *M. simiae* は一般的に免疫不全，糖尿病，肺疾患などの既往症を持つ患者に播種性または肺感染症を引き起こすことが報告されているまれな NTM 種である[5~7]．*M. europaeum* もまたまれだが，ヒトへの感染が確認されている[4,8~11]（表1）．感染する性別や年齢に明らかな傾向はない．*M. europaeum* 感染症の治療や経過に関する報告は少なく，最適な治療レジメンは不明だが，薬剤感受性試験結果や近縁種の治療法を参考にすることが多いかと思われる．既存の報告では，*M. europaeum* 感染症に対してイソニアジド，リファンピシン，エタンブトール，マクロライド，アミノグリコシド，フルオロキノロン，ST 合剤などの抗菌薬が使用されている（表1）．また，近縁種の *M. simiae* による肺感染症については，2007 年の ATS/IDSA ガイドラインでマクロライドベースの多剤併用療法が推奨されている[5]．専門家グループのリコメンデーションでは，肺 *M. simiae* 症治療には少なくとも 3 種類以上（アジスロマイシンまたはクラリスロマイシン，モキシフロキサシン，ST 合剤，クロファジミン，アミカシン静脈注射を含む）の多剤併用療法が推奨されている[12]．薬剤感受性試験の結果に基づき，クロファジミン＋アミカシン＋アジスロマイシン，アジスロマイシン＋モキシフロキサシン＋ST 合剤，アジスロマイシン＋モキシフロキサシン＋薬剤感受性試験結果を参考に 1 または 2 剤を追加（クロファジミンやアミカシンなど）といった治療レジメンが検討される．空洞性病変を有するまたは重症の場合，アミカシンの投与が推奨される．最適な治療期間は不明だが，専門家らは喀痰培養の陰性化後少なくとも 12 ヵ月間の治療を推奨し，臨床的・微生物学的・放射線学的な改善が認められれば治療のステップダウン（アミカシン中止など）を検討することを提案している．

表 1　症例報告された *M. europaeum* 感染症の臨床的特徴，治療法および経過

性別	年齢	国	感染部位	症状	背景疾患	治療内容	経過
女	70	日本	肺	咳嗽，咽頭部違和感	特になし	リファンピシン，エタンブトール，クラリスロマイシン，アミカシン	改善
男	48	イラン	肺	咳嗽，発熱	HIV 感染症	アミカシン	改善
女	13	イラン	肺	咳嗽，体重減少	囊胞性線維症	イソニアジド，リファンピシン，エタンブトール，カナマイシン	改善
女	49	フランス	肺	インフルエンザ様症状	HIV 感染症，C 型肝炎，インフルエンザ	対症療法	改善
男	60	フランス	肘	疼痛，熱感	関節リウマチ	リファブチン，エタンブトール，クラリスロマイシン，外科的治療	改善
男	60 歳代	デンマーク	肺	不明	慢性閉塞性肺疾患，肺アスペルギルス症	アジスロマイシン，モキシフロキサシン，ST 合剤，アミカシン	悪化（肺アスペルギルス症の悪化との鑑別困難）

3　症例

　自験例を紹介する．70 歳の女性，当院受診 6 年前に前医にて DNA-DNA ハイブリダイゼーション（DDH）法で肺 *M. scrofulaceum* 症と診断され，経過観察されていた．しかし，咳嗽と咽頭部違和感の悪化がみられ，6ヵ月前からエリスロマイシン投与を受けていたが，症状と画像所見の悪化，排菌が持続したため当院へ紹介された．胸部 CT では左肺葉を主に気管支拡張，小結節影，浸潤影を認め，舌区および左下葉に空洞性病変がみられた（図 1）．問診では特に基礎疾患は認められず，各種検査においても免疫不全は確認されなかった．喀痰抗酸菌培養は複数回陽性で，マトリックス支援レーザーイオン化飛行時間型質量分析法および 16S rRNA，*hsp65* 遺伝子解析の結果，肺 *M. europaeum* 症と診断された．*M. europaeum* は系統学的に *M. parascrofula-*

ceum に近く，DDH 法で *M. parascrofulaceum* が *M. scrofulaceum* と誤同定される例が報告されているため，この女性は実際には 6 年間肺 *M. europaeum* 症を患っていた可能性が高いと考えられた．Middlebrook 7H9 broth を用いた市販のパネルで微量液体希釈法による薬剤感受性試験を行い，クラリスロマイシン，リファンピシン，アミカシンへの感受性を確認し，エタンブトールには耐性がみられた．クラリスロマイシン，リファンピン，エタンブトールの投与に加え，4ヵ月間のアミカシン静脈注射の追加投与を行ったところ，症状と画像所見は改善し，喀痰抗酸菌培養陰性が 12ヵ月以上続いたため治療を終了とした．本症例は，明らかな免疫不全や基礎疾患がない肺 *M. europaeum* 症のはじめての報告であった．

　M. europaeum はヒトへの感染が確認されたまれな NTM である．世界的に NTM 感染の有病率と罹患率が増加しており，さらに診断技術が進歩するにつれて同定される種が増える傾向にある．

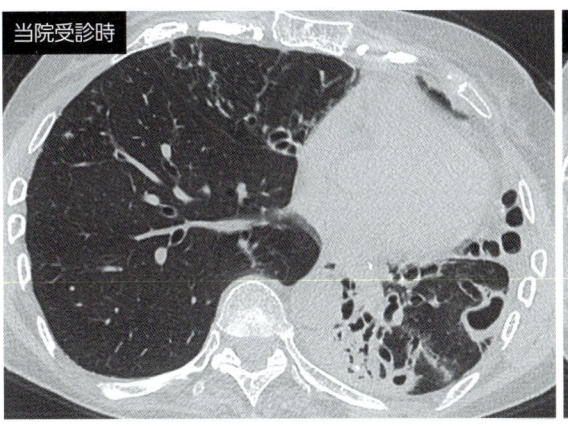
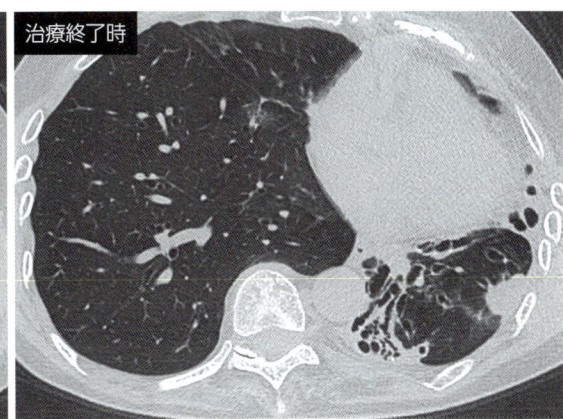

図1　当院受診時および治療終了時の胸部 CT 画像所見
治療により気管支拡張病変周囲の浸潤影は改善傾向を認め，左下葉の空洞性病変は結節化した.

これまで希少だったとされる NTM 種のヒトへの感染も増える可能性があるため，*M. europaeum* を含む NTM 希少種の研究は今後さらに重要になるだろう.

文　献

1）Tortoli E, et al. *Mycobacterium europaeum* sp. nov., a scotochromogenic species related to the Mycobacterium simiae complex. Int J Syst Evol Microbiol 2011；**61**（Pt 7）：1606-1611

2）Hamieh A, et al. Emergence of *Mycobacterium simiae*：A retrospective study from a tertiary care center in Lebanon. PLoS One 2018；**13**：e0195390

3）Phelippeau M, et al. Draft Genome Sequence of *Mycobacterium europaeum* Strain CSUR P1344. Genome Announc 2015；**3**：e00816-15

4）Phelippeau M, et al. Respiratory tract isolation of *Mycobacterium europaeum* following influenza infection in an immunocompromised patient：a case report. J Med Case Rep 2014；**8**：463

5）Griffith DE, et al. An official ATS/IDSA statement：diagnosis, treatment, and prevention of nontuberculous mycobacterial diseases. Am J Respir Crit Care Med 2007；**175**：367-416

6）Coolen-Allou N, et al. Clinical, Radiological, and Microbiological Characteristics of *Mycobacterium simiae* Infection in 97 Patients. Antimicrob Agents Chemother 2018；**62**：e00395-18

7）Reller LB, et al. From the Centers for Disease Control and Prevention. Disseminated infection with Simiae-avium group mycobacteria in persons with AIDS--Thailand and Malawi, 1997. JAMA 2002；**288**：157, discussion 157-158

8）Fujiwara K, et al. *Mycobacterium europaeum* lung disease in an immunocompetent patient without underlying lung disease. J Infect Chemother 2021；**27**：107-109

9）Pourahmad F, et al. Report of two cases of *Mycobacterium europaeum* from Iran. Jpn J Infect Dis 2012；**65**：539-541

10）Dutertre M, et al. Olecranon bursitis secondary to *Mycobacterium europaeum* infection in a patient receiving immunosuppressive drugs for rheumatoid arthritis. Med Mal Infect 2019；**49**：358-359

11）Borup MB, et al. Cavitating pulmonary lung lesions with more than one microbiological aetiology. BMJ Case Rep 2022；**15**：e247396

12）Lange C, et al. Consensus management recommendations for less common non-tuberculous mycobacterial pulmonary diseases. Lancet Infect Dis 2022；**22**：e178-e190

5 *M. fortuitum*

1 菌の性状

　M. fortuitum は Runyon 分類Ⅳ群に含まれる迅速発育菌（rapidly growing mycobacteria：RGM）の一種であり，自然界の土壌や水に存在する．その感染は肺・皮膚・骨に好発し，外傷・手術創などの創部感染症や，カテーテル[1]・人工関節[2]など人工物感染の起因菌となることもある．

　M. fortuitum と性状が近い菌種を総じて *M. fortuitum* complex と呼称し，*M. peregrinum* や *M. septicum* などが含まれる．しかし，それぞれの薬剤感受性は異なり，特にマクロライド系抗菌薬への感受性は異なる[3]．本邦では菌種同定において質量分析法が広く行われているが，一般臨床では *M. fortuitum* complex をさらに詳細に識別することは困難である．したがって，治療薬は薬剤感受性検査結果に基づいて選択することが望ましい．以下では主に肺 *M. fortuitum* 症について述べる．

2 疫学

　非結核性抗酸菌（NTM）症における起因菌の頻度は *M. avium* と *M. intracellulare* を合わせて 90％程度と最多であり，次いで *M. abscessus* species が多い．その後に *M. kansasii* と *M. fortuitum* が続くが，これは地域ごとに異なる可能性がある[4]．

　肺 *M. fortuitum* 症は男性に多く，平均年齢は 60 歳前後で，ほとんどが肺基礎疾患を有し[5]，肺結核後遺症，重症 COPD，間質性肺炎，気管支拡張症やリポイド肺炎などがあげられる．肺以外では特に食道アカラシアなど胃・食道疾患が多く，誤嚥との関連が考えられており[6]，この他に悪性腫瘍や糖尿病もあげられる．これらの基礎疾患が改善すると，肺 *M. fortuitum* 症も抗菌薬治療をせずに改善することがある[5, 7]．

3 症状

　M. fortuitum は喀痰などの呼吸器検体からしばしば分離されるが，混入や定着が多く，真の感染ではないこともある．新たな症状の出現や，画像所見の変化・新規陰影の出現があり，培養で繰り返し菌が同定されれば肺 *M. fortuitum* 症を発症したと診断される．肺 MAC 症の治療中に *M. fortuitum* が検出されることもしばしば経験され，真の肺 *M. fortuitum* 症か否かは経過や所見を慎重に検討して判断する必要がある．

　肺 *M. fortuitum* 症の画像所見は多岐にわたり，小結節影や斑状影，浸潤影，気管支拡張など様々な所見を呈する．そのため，ほかの肺 NTM 症と同様，画像検査のみでは肺 *M. fortuitum* 症と判断するのは困難である．

4 治療

　M. fortuitum は迅速発育菌であるため，薬剤感受性検査はブロスミック RGM®（極東工業製薬）を用いる．それぞれの抗菌薬の最小発育阻止濃度（minimum inhibitory concentration：MIC）を測定し，判定は米国臨床検査標準協会（Clinical and Laboratory Standard Institute：CLSI）のブレイクポイント基準（M24-A2）に

表1　*M. fortuitum* 症において推奨される治療

初期導入治療 （4〜16 週間）	下記のなかから併用（軽症〜中等症：2 剤以上，重症：3 剤以上） ・フルオロキノロン系薬剤：下記のうち 1 つ 　・モキシフロキサシン 　・レボフロキサシン 　・シプロフロキサシン ・アミカシン ・イミペネム/シラスタチン ・クロファジミン ・トリメトプリム/スルファメトキサゾール ・ドキシサイクリン ・リネゾリド ・セフォキシチン
維持治療 （菌陰性化後 12ヵ月）	2 剤以上併用 フルオロキノロン系薬剤が最も有効 薬剤感受性のある 2 剤を用いる（軽症〜中等症では経口抗菌薬から選択する）

（上記には本邦未承認を含む）

（Lange C, et al. Lancet Infect Dis 2022 ; **22** : e178-e190[7] より一部引用）

基づいて行われる．

M. fortuitum は一般的にフルオロキノロン系薬剤やドキシサイクリン，ミノサイクリン，スルホンアミド系薬剤などに感受性を示す[6]．特にフルオロキノロン系は治療の中心として推奨され，レボフロキサシンやモキシフロキサシンは良好な感受性を示す[8]．

その他にもアミカシンやイミペネム，クロファジミンにも感受性があるとされる[8]．イミペネムは *in vitro* で有効性が示されているが，ブレイクポイントは十分なデータがないため暫定的なものと捉える必要があり，今後のデータ集積が待たれる[9]．一方，マクロライド曝露により *erm*（39）遺伝子が機能し耐性が誘導されるため，クラリスロマイシンなどのマクロライド系抗菌薬は耐性となる[10]

以上のような薬剤感受性検査結果を参考に治療薬を選択し，感受性を有する 2 剤以上を用いて初期導入治療を 4〜16 週間ほど行い，培養陰性化後 12ヵ月間の治療を行うことが推奨される[7]．重症例では 3 剤以上を併用した初期導入治療を行う．推奨される治療レジメンを表 1 に示す．イミペネムは前述のように，薬剤感受性検査上は耐性と判定されても臨床的には有効な可能性があるため初期導入治療において併用が望ましい．

こうした治療により多くの症例では改善が得られるが，薬剤感受性検査結果と臨床的な有効性との相関性はまだ十分には示されていない．治療に難渋し死亡にいたる場合もあり，前述のような基礎疾患が重症の場合や，多剤耐性，腎不全，ステロイドや免疫抑制薬使用例などの場合である[11]．自験例の画像経過を図 1 に示す．

M. fortuitum 症は薬剤感受性検査結果を参考に治療を行っているが，いまだ確立しておらず，今後のデータ集積が期待される．

文　献

1) El Helou G, et al. Rapidly growing mycobacterial bloodstream infections. Lancet Infect Dis 2013 ; **13** : 166-174
2) Eid AJ, et al. Prosthetic joint infection due to rapidly growing mycobacteria : report of 8 cases and review of literature. Clin Infect Dis 2007 ; **45** : 687-694
3) Kim SY, et al. Species distribution and macrolide susceptibility of *Mycobacterium fortuitum* complex clinical isolates. Antimicrob Agents Chemother 2019 ; **63** : e02331-18
4) 御手洗　聡. 抗酸菌検査について．モダンメディア 2021 ; **67** : 200-204（p8-12）

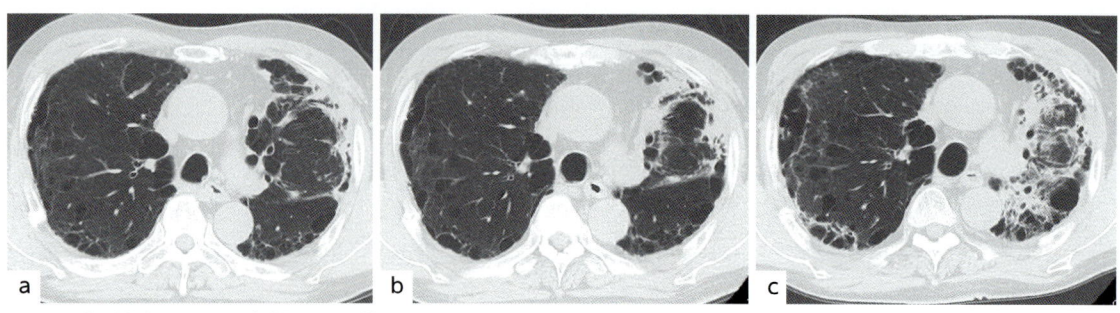

図1　自験例における胸部CT画像

72歳男性．ANCA関連血管炎でステロイド治療あり．気腫合併肺線維症，慢性腎不全を合併．左肺上葉胸膜直下に浸潤影が出現．

a：肺 *M. fortuitum* 症診断時

b：治療開始時

c：治療開始から8ヵ月後．多剤併用による抗菌薬治療を行ったが改善得られず，治療開始から9ヵ月後に呼吸不全が進行し死亡した．

5）Park S, et al. Clinical significance of *Mycobacterium fortuitum* isolated from respiratory specimens. Respir Med 2008；**102**：437-442

6）Griffith DE, et al. An official ATS/IDSA statement：diagnosis, treatment, and prevention of nontuberculous mycobacterial diseases. Am J Respir Crit Care Med 2007；**175**：367-416

7）Lange C, et al. Consensus management recommendations for less common non-tuberculous mycobacterial pulmonary diseases. Lancet Infect Dis 2022；**22**：e178-e190

8）Aono A, et al. Antimicrobial susceptibility testing of *Mycobacteroides* (*Mycobacterium*) *abscessus* complex, *Mycolicibacterium* (*Mycobacterium*) *fortuitum*, and *Mycobacteroides* (*Mycobacterium*) *chelonae*. J Infect Chemother 2019；**25**：117-123

9）Brown-Elliott BA, et al. *In-vitro* comparison of ertapenem, meropenem, and imipenem against isolates of rapidly growing mycobacteria and *Nocardia* by use of broth microdilution and Etest. J Clin Microbiol 2016；**54**：1586-1592

10）Nash KA, et al. Moleculare basis of intrinsic macrolide resistance in clinical isolates of *Mycobacterium fortuitum*. J Antimicrob Chemother 2005；**55**：170-177

11）Inaki S, et al. Fatal case of *Mycobacterium fortuitum* lung infection complicated by antineutrophil cytoplasmic antibody-associated vasculitis, combined pulmonary fibrosis and emphysema, and chronic renal failure. Kekkaku 2020；**95**：175-180

6 M. genavense

1 細菌学的特徴

　1990年頃よりAIDS患者の播種性感染症[1,2]の病原体が未知の抗酸菌であることが16S rRNA遺伝子解析で認識されていた．1993年にBöttgerら[3]がMycobactin Jを追加したMiddlebrook 7H11寒天培地で安定的な培養に成功し，生化学的な性状，脂肪酸分析，遺伝子学的な解析から，新種 M. genavense と命名した．種形容語の genavense は基準株が分離されたスイス南西部の都市ジュネーブ；Geneva に由来する．Runyon分類のⅢ群（非光発色菌群）に属する．ヒトへの感染は，野生動物や家畜（鳥，ウサギ，ネコ，フェレット，ヘビなど）との密接な接触，汚染された水からの経口摂取によって起こるとされている．健常者の消化管に定着することも示されている．

　本菌は小川培地やMiddlebrook 7H11寒天培地などの固形培地で発育できない．また，液体培地で6～12週間の培養が必要である．質量分析装置MALDIバイオタイパー（ブルカー社）に本菌種は1株も収載されていないので同定できない．したがって，本菌による感染症の診断や菌種の同定は16S rRNAやhsp65遺伝子などのシーケンス解析に頼らざるを得ない．

　Mycobactin Jを添加したMiddlebrook 7H11寒天培地で増殖した M. genavense 菌株は，カタラーゼ（半定量的および68℃），ピラジナミダーゼ，ウレアーゼは陽性，ニコチン酸を生成せず，硝酸塩還元試験，Tween80加水分解，アリルスルファターゼは陰性である[3]．

2 症例1：腹腔内リンパ節腫大と脾梗塞を合併した播種性 M. genavense 感染症

　48歳男性[4]．発熱と左頸部リンパ節腫脹を認め，リンパ節生検時にHIV感染症（CD4 3/μL，HIV1-RNA 1.3×10⁵ copies/mL）が判明した．右季肋部痛およびCT検査で腹腔内リンパ節腫大と肝脾腫を認め，Hb 8.4 g/dL，ALP 732 IU/Lから播種性非結核性抗酸菌（NTM）症を疑った．アジスロマイシン（AZM）・エタンブトール（EB）・リファブチン（RBT）で治療を開始し，発熱とALPは改善した．第21病日に左頸部リンパ節を再度生検した．抗酸菌の塗抹検査は陽性であったが，PCR検査は結核菌とMACともに陰性であった．第36病日から抗HIV療法を開始した．第46病日から再度発熱とALP上昇，腹腔内リンパ節腫脹と脾腫の増悪を認めた．免疫再構築症候群（IRIS）と考えアミカシン（AMK）とレボフロキサシン（LFLX）を追加したがALP上昇は遷延した．第81病日に左胸痛を認め，造影CTで脾梗塞と診断した．感染性心内膜炎や抗リン脂質抗体症候群などの合併を疑ったが，血液培養や各種血液検査では否定的であった．抗血栓療法は行わず，左胸痛は軽快しALPも漸減した．抗酸菌培養は8週後も陰性であったため，脾梗塞の合併から M. genavense 感染症を疑い，筆者に精査の依頼があった．Ziehl-Neelsen染色で抗酸菌が観察された（図1）．病理標本のパラフィン切片からDNAを抽出した後，hsp65遺伝子領域のPCRとシーケンス解析で M. genavense であることが判明した（図2）．AZM・EB・RBTと抗HIV療法を継続し，第130病日に退院した．

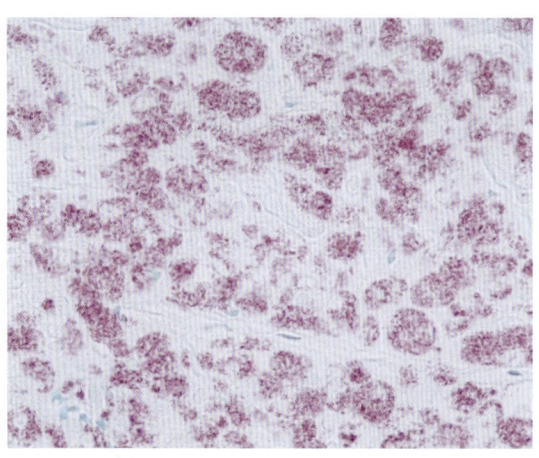

図1 Ziehl-Neelsen 染色像（400 倍）

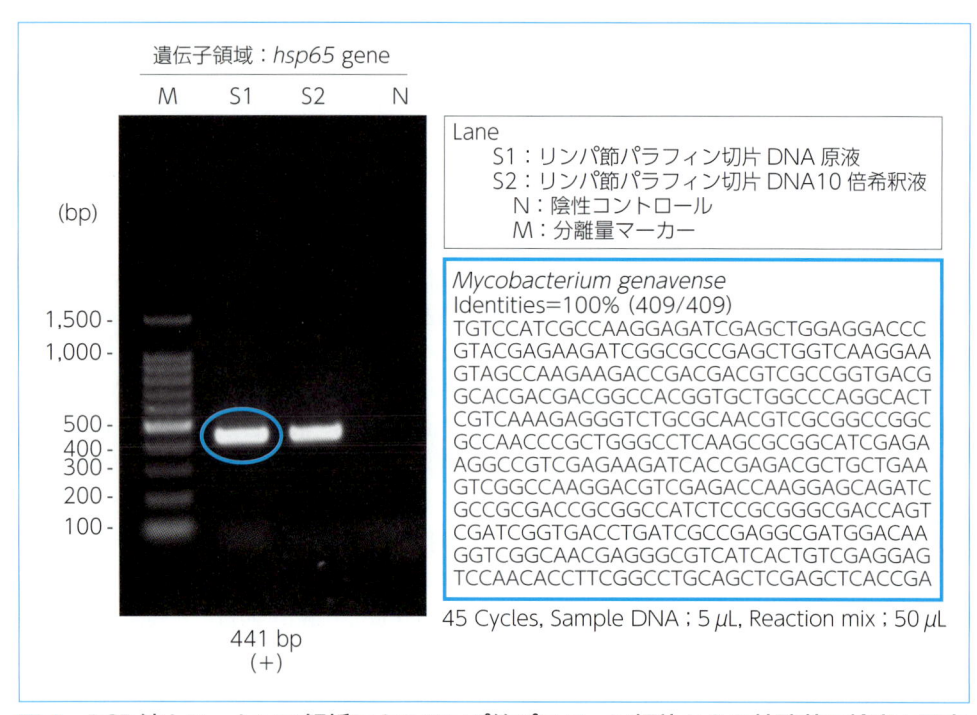

遺伝子領域：*hsp65* gene

M　S1　S2　N

Lane
　S1：リンパ節パラフィン切片 DNA 原液
　S2：リンパ節パラフィン切片 DNA10 倍希釈液
　N：陰性コントロール
　M：分離量マーカー

(bp)

Mycobacterium genavense
Identities=100% (409/409)
TGTCCATCGCCAAGGAGATCGAGCTGGAGGACCC
GTACGAGAAGATCGGCGCCGAGCTGGTCAAGGAA
GTAGCCAAGAAGACCGACGACGTCGCCGGTGACG
GCACGACGACGGCCACGGTGCTGGCCCAGGCACT
CGTCAAAGAGGGTCTGCGCAACGTCGCGGCCGGC
GCCAACCCGCTGGGCCTCAAGCGCGGCATCGAGA
AGGCCGTCGAGAAGATCACCGAGACGCTGCTGAA
GTCGGCCAAGGACGTCGAGACCAAGGAGCAGATC
GCCGCGACCGCGGCCATCTCCGCGGGCGACCAGT
CGATCGGTGACCTGATCGCCGAGGCGATGGACAA
GGTCGGCAACGAGGGCGTCATCACTGTCGAGGAG
TCCAACACCTTCGGCCTGCAGCTCGAGCTCACCGA

1,500 -
1,000 -

500 -
400 -
300 -
200 -
100 -

441 bp
(+)

45 Cycles, Sample DNA；5 μL, Reaction mix；50 μL

図2　PCR 法とシーケンス解析によるリンパ節パラフィン切片からの抗酸菌の検出と同定

3　症例2：頸部・腹腔内リンパ節腫脹で発症した抗 IFN-γ 中和自己抗体陽性の播種性 *M. genavense* の一例

66 歳男性[5]．来院 2 週間前から右頸部のリンパ節腫脹を自覚したが，疼痛・熱感はなく，経過観察していた．来院 1 週間前から心窩部痛を自覚し，前医を受診した．CT と PET/CT 検査で右頸部・腹腔内リンパ節腫脹，回盲部膿瘍を指摘され，悪性リンパ腫の疑いで紹介受診した．右頸部に自壊を伴うリンパ節腫脹があり，穿刺吸引液の塗抹検査で抗酸菌が観察された．結核菌および MAC の PCR 検査は陰性であった．固形培地による培養を行いながら，外来で経過観察をしていたが，右腋窩の疼痛を伴うリンパ節腫大が出現し，精査目的で入院した．右腋窩リンパ節の穿刺吸引

液の塗抹検査で抗酸菌が観察されたため，筆者に精査依頼があり，*hsp65* および 16S rRNA 遺伝子の塩基配列相同性によって *M. genavense* と同定した．また，既知の免疫不全のない播種性抗酸菌症であったことから，抗 IFN-γ 中和自己抗体を測定したところ，陽性であった．CAM，EB，リファンピシン（RFP）による治療を開始し，リンパ節腫脹は改善した．

4 *M. genavense* 感染症の特徴と治療

日本国内における *M. genavense* による感染症の論文報告を PubMed，Google Scholar および医中誌 Web で検索した．英文および和文で報告された 17 症例の概要をまとめた（表 1）．日本人患者 17 名すべてが男性であった．HIV 感染者 10 例で，残る非 HIV 感染者 7 例のうち，2 例は抗 IFN-γ 抗体が陽性，1 例は低ガンマグロブリン血症，1 例はリウマチ性多発筋痛症，1 例は EBV 関連リンパ増殖性疾患（EBV-LPD），もう 1 例（サルコイドーシス治療中）は特発性 CD4 陽性リンパ球減少症の可能性が示唆されていた[6]．最も一般的な臨床症状は発熱とリンパ節腫脹であった．微生物学的な検査では，17 例すべてが抗酸菌の塗抹陽性であり，培養で菌が分離されたのは 7 例のみで，検体から直接あるいは培養液/分離菌株の 16S rRNA，*rpoB*，もしくは *hsp65* 遺伝子解析によって *M. genavense* であることが確定された．

近年では，IRIS も含めた HIV 感染者の播種性感染症のほか，臓器移植患者，自己免疫疾患のため免疫抑制療法を受けている患者，原発性免疫不全患者においても *M. genavense* 感染症が報告[7]されている．抗酸菌の塗抹検査で菌体が観察されているにもかかわらず，培養陰性のケースでは *M. genavense* も鑑別にあげて，液体培地による培養期間の延長（12 週間）や検体から直接の遺伝子解析による菌種の同定[4, 5]を考慮することが重要である．なお，既知の免疫不全のない播種性 *M. genavense* 感染症例では，抗 IFN-γ 中和自己抗体存在の可能性を考える必要がある[5]．

M. genavense 感染症における最適な抗菌薬レジメンと治療期間はまだ確立されていない．本菌株のほとんどがアミノグリコシド系薬，マクロライド系薬，ニューキノロン系薬，リファマイシン系薬に感性であることが示唆されている．国内における *M. genavense* 感染症 17 例（表 1）では，CAM，EB，RFP もしくは CAM，EB，RBT の 3 剤投与例が多かった．マクロライド系薬を含むレジメンは，マクロライド系薬を含まないレジメンよりも有効であることが報告されている[8]．

文 献

1) Hirschel B. Fatal infection with a novel, unidentified mycobacterium in a man with the acquired immunodeficiency syndrome. N Engl J Med 1990；323：109-113

2) Böttger EC, et al. Disseminated "*Mycobacterium genavense*" infection in patients with AIDS. Lancet 1992；340：76-80

3) Böttger EC, et al. *Mycobacterium genavense* sp. nov. Int J Syst Bacteriol 1993；43：841-843

4) Hosoda T, et al. Splenic infarction complicated with immune reconstitution inflammatory syndrome due to disseminated *Mycobacterium genavense* infection in a patient infected with human immunodeficiency virus. J Infect Chemother 2019；25：1060-1064

5) Asakura T, et al. Disseminated *Mycobacterium genavense* infection in patient with adult-onset immunodeficiency. Emerg Infect Dis 2017；23：1208-1210

6) Ogata R, et al. Disseminated *Mycobacterium genavense* infection mimicking sarcoidosis：A case report and review of literature on Japanese patients. Microorganisms 2023；11：2145

7) Baldolli A. *Mycobacterium genavense* Infections in Immunocompromised Patients Without HIV：Case Series of Solid Organ Transplant Patients and Literature Review. Open Forum Infect Dis 2022；9：ofac498

8) Wetzstein N, et al. High overall mortality of *Mycobacterium genavense* infections and impact of antimycobacterial therapy：Systematic review and individual patient data meta-analysis. J Infect 2022；84：8-16

表1　日本国内における *M. genavense* 感染症 17 例の報告と概要

報告者	発表年	年齢/性別	HIV	CD4 (μL)	症状/患者背景	検体	微生物検査			抗菌薬治療
							塗抹	培養	遺伝子	
Furunishi ら	2006	43/M	+	7	発熱	気道系	+	+	+	RFP, EB, CAM, INH
Miyoshi ら	2010	15/M	−	298	腹痛, リンパ節腫脹	リンパ節	+	−	+	RFP, EB, CAM
Uchino ら	2011	50/M	−	NA	発熱, リンパ節腫脹, 肝肥大 低ガンマグロブリン血症	リンパ節	+	+	+	RFP, EB, CAM, SM
Niino ら	2021	26/M	+	25	発熱, リンパ節腫脹	リンパ節	+	−	+	RFP, EB, CAM, MFLX
Abe ら	2013	23/M	+	11	発熱, 咳嗽	気道系, 組織, 血液	+	+	+	EB, AZM, LVFX
Koizumi ら	2014	58/M	+	17	リンパ節腫脹	組織, 血液, リンパ節	+	+	+	RBT, EB, CAM
Hoshina ら	2014	44/M	+	24	発熱, リンパ節腫脹	リンパ節	+	−	+	RBT, EB, CAM
Ogawa ら	2015	44/M	+	22	発熱, リンパ節腫脹	骨髄, リンパ節	+	−	+	RBT, EB, CAM, LVFX
Tanaka ら	2016	38/M	+	25	発熱, 腹痛, リンパ節腫脹	骨髄, 糞便 リンパ節	+	−	+	RFP, EB, CAM, LVFX
Asakura ら	2017	66/M	−	normal	腹痛, リンパ節腫脹 抗 IFN-γ 抗体陽性	リンパ節	+	−	+	RFP, EB, CAM, AMK
Yamashita ら	2027	30s/M	+	13	発熱, 腹痛, リンパ節腫脹	気道系, 糞便, 骨髄, 血液	+	+	+	RBT, EB, CAM
Hosoda ら	2019	48/M	+	3	発熱, リンパ節腫脹	リンパ節	+	−	+	RBT, EB, AZM INH, LVFX, AMK
Oka ら	2020	69/M	−	normal	発熱, 背部痛 抗 IFN-γ 抗体陽性	骨髄, 血液	+	+	+	RFP, EB, CAM
Hosoda ら	2020	73/M	−	NA	喀血, リンパ節腫脹 リウマチ性多発筋痛症 (プレドニゾロン/メトトレキサート投与中)	気道系	+	−	+	RFP, EB, CAM
Ito ら	2021	53/M	−	678	発熱, リンパ節腫脹, 体重減少 EBV 関連リンパ増殖性疾患 (EBV-LPD)	リンパ節	+	−	+	RFP, EB, CAM
Murata ら	2021	40/M	+	4	発熱, リンパ節腫脹	リンパ節, 血液	+	+	+	RBT, EB, CAM, INH
Ogata ら	2023	69/M	−	88	発熱	骨髄	+	−	+	RFP, EB, CAM, AMK

AMK：アミカシン, AZM：アジスロマイシン, CAM：クラリスロマイシン, EB：エタンブトール, INH：イソニアジド, LVFX：レボフロキサシン, MFLX：モキシフロキサシン, RBT：リファブチン, RFP：リファンピシン, SM：ストレプトマイシン, NA：該当なし

7 *M. gordonae*

1　菌の性状と疫学

M. gordonae は，Runyon 分類でⅡ群（暗赤色群）に分類される，遅発育菌で暗赤色群の非結核性抗酸菌（NTM）である．呼吸器検体から分離される最も一般的な NTM のひとつであるが，一般的には非病原性菌として知られており，水道網に広く生息していることもあり，分離されても混入菌と判断されるか，定着菌とみなされることの多い菌である．

国内の最新データでは，2012～2021 年までの NTM 分離 854 株のうち MAC 528 株（61.8%）に次いで *M. gordonae* が 118 株（13.8%）と 2 番目に多いと報告されており[1]，世界の 30 ヵ国 62 施設のデータでも，MAC に次いで 2 番目に多い分離頻度であると報告されている[2]．呼吸器検体から *M. gordonae* が分離された場合，仮に 2 回以上分離されても，ほかの肺疾患やより病原性の高いほかの NTM を除外するため数ヵ月にわたって複数の喀痰検体を採取すべきである[3, 4]．

実際，MAC 症の治療中に *M. gordonae* が一時的に検出されることもまれではない．当院の後ろ向き研究で，2006～2015 年の期間に 2 回以上 MAC 以外の同じ NTM が分離された 213 症例のうち，*M. gordonae* が 69 例 32.4% と最も多かった（図 1）．また，この 69 例のうち，24 例（34.8%）で他の NTM も分離されており，その 24 例のうち 21 例（87.5%）は MAC であった[5]．

2　診断

2022 年に発表された欧米専門家集団からの勧告では，NTM の比較的まれな菌種の診断や治療について文献を網羅して解説されており，そのなかにわかりやすい一覧表がつくられている[4]．その一覧表には，菌ごとに推奨される薬剤名や用量が詳しく書かれているが，唯一 *M. gordonae* だけが，推奨される治療選択肢がなく，"治療しない"と記載されている．また，表の注釈として，「この菌が侵襲的な肺疾患を引き起こしているという強固な証拠，すなわち複数の培養陽性と病理組織学的所見などがない限り，治療を行うべきでない」との記載がある．さらにその本文には，以下のような記載がある．「臨床医は，*M. gordonae* 肺疾患を特定するための高い診断閾値を維持すべきである．国際的な NTM ガイドラインに記載されている肺疾患の臨床的・放射線学的基準に加え，同菌はほとんど非病原性であるため，2 回以上の喀痰培養陽性と，少なくとも 1 回の抗酸菌塗抹の検出が必要である」．診断のよりどころとして，上記の，画像所見や呼吸器症状に加えて培養 2 回と塗抹 1 回の確認のほかに，森本らの報告した研究がある[6]．2 回以上 *M. gordonae* を検出した 27 例のうち，3 例が NTM 症に矛盾しない画像所見と 3 回の培養陽性（うち 1 回塗抹陽性）を満たし確定診断されたが，確定診断された例は培養陽性になるまでの日数が有意に短く（9 日 vs. 18 日），同期間の遅発育菌 MAC の培養陽性日数とほぼ同じであり，確定診断の補助となりうるとしている．さらに，確定診断例では，全例が *rpoB* シーケンスによるサブタイプが C タイプであったとしている．サブタイプを臨床現場で特定することは難しいかもしれないが，培養日数を注視しておくことは有用と考えられる．

当院の経験で，60 歳女性で *M. gordonae* を 2 回検出したものの経過観察していたところ，1

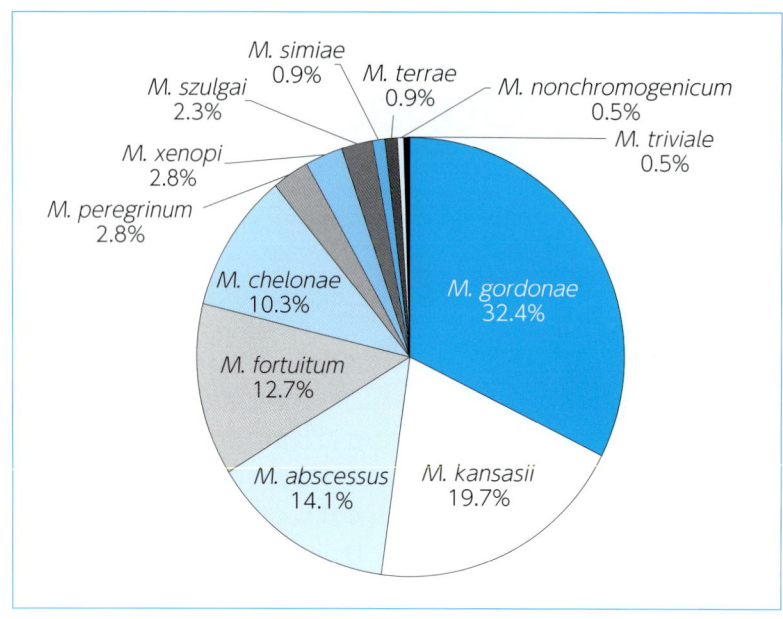

図 1　2006～2015 年の間に当院で呼吸器検体から MAC 以外の同じ NTM が 2 回以上検出された 213 例の内訳

（Asaoka M, et al. Intern Med 2021；**60**：3213-3219[5] より引用）

年 1 ヵ月後に画像所見の明らかな増悪を認め，再び同菌を 2 回分離したことから，クラリスロマイシン，リファンピシン，レボフロキサシンによる治療を行い画像所見の明らかな改善を認めた例を経験している（図 2)[7]. 同様の，*M. gordonae* による肺感染症は国内外で散見されており，まれならず肺 *M. gordonae* 症は存在するものと思われる. 同症の診断にかなり否定的な欧米とは住環境も医療環境も異なるためか，わが国での報告は欧米よりも比較的多い印象である.

3　治療

　2 回の分離を得ても，上記のように治療が必要かどうかは慎重な検討を要するが，治療する場合には，ほかの NTM と同様に薬剤感受性試験を行うことは推奨できる. *M. gordonae* は *in vitro* ではマクロライド，キノロン，アミノグリコシド系薬などの薬剤に感受性を示すことが多いが，これらの *in vitro* の結果と臨床転帰との相関は不明である. しかし，治療に難渋することは少ない

とされている. 臨床試験データなどのエビデンスに基づく標準的な治療は確立されていないが，クラリスロマイシン，リファンピシン，エタンブトールによる治療が多く行われている. 抗菌薬治療に加えて外科的切除で治癒した例も報告されている[6, 8].

文　献

1) 関根由貴ほか. 川崎市立井田病院における非結核性抗酸菌の分離頻度と時系列変化　日臨微生物会誌 2023；33：196-200
2) Hoefsloot W, et al. The geographic diversity of nontuberculous mycobacteria isolated from pulmonary samples：an NTM-NET collaborative study. Eur Respir J 2013；42：1604-1613
3) 森本耕三. まれな非結核性抗酸菌. 医学のあゆみ 2022；280：727-730
4) Lange C, et al. Consensus management recommendations for less common non-tuberculous mycobacterial pulmonary diseases. Lancet Infect Dis 2022；22：e178-e190
5) Asaoka M, et al. Identification and Characteristics of Co-isolation of Multiple Nontuberculous Mycobacteria. Intern Med 2021；60：3213-3219
6) Morimoto K, et al. Clinical and microbiological

Sep. 2008　　　　　　　　　Oct. 2009　　　　　　　　　Jun. 2011

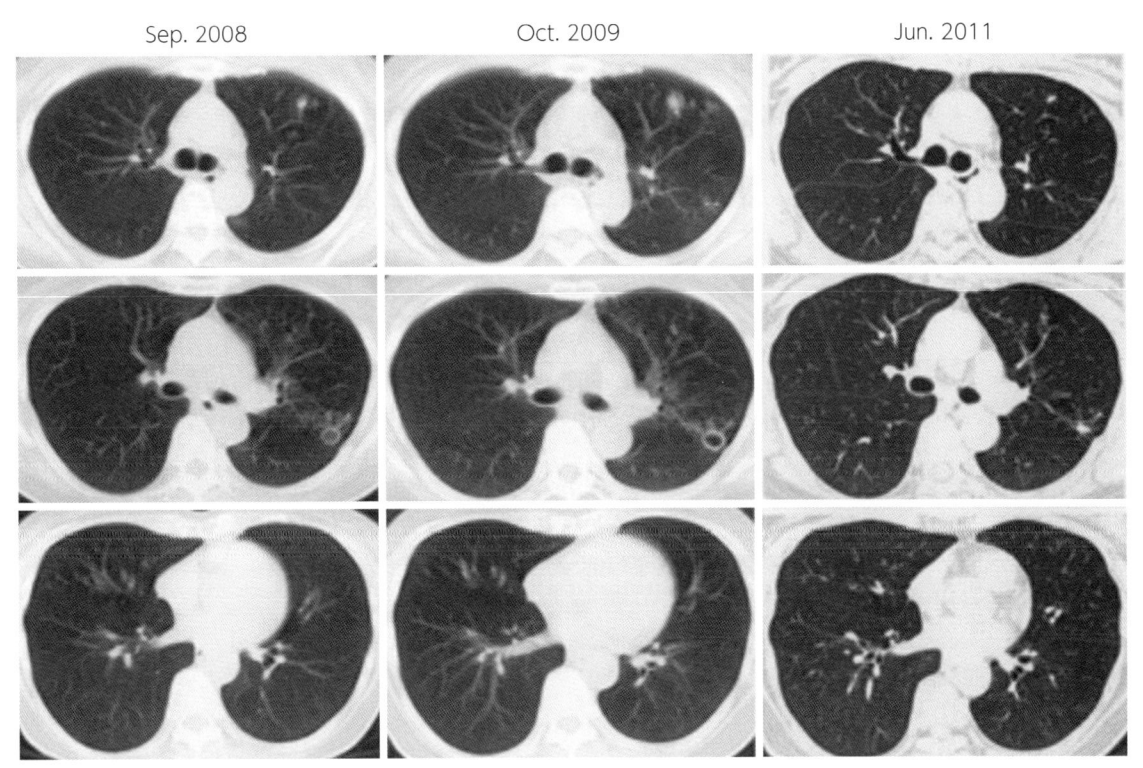

図2　60 歳女性の胸部 CT 画像

2008 年初診時，左上葉に気管支拡張・空洞があり周囲に中心小葉性結節を認めた．2009 年，空洞は拡大し，結節影も増大し範囲も拡大した．2011 年，1 年半の治療後すべての陰影が縮小した．

（中澤篤人ほか．胃液培養で診断し，多剤併用化学療法が奏効した肺 *Mycobacterium gordonae* 症の 1 例．結核 2012；**87**：727-731[7）] より許諾を得て転載）

features of definite *Mycobacterium gordonae* pulmonary disease：the establishment of diagnostic criteria for low-virulence mycobacteria. Trans R Soc Trop Med Hyg 2015；**109**：589-593

7）中澤篤人ほか．胃液培養で診断し，多剤併用化学療法が奏効した肺 *Mycobacterium gordonae* 症の 1 例．結核 2012；**87**：727-731

8）Umeda Y, et al. Extralobar pulmonary sequestration infected with *Mycobacterium gordonae*. J Thorac Cardiovasc Surg 2009；**137**：e23-e22

8 *M. haemophilum*

1 細菌学的特徴

M. haemophilum は 1978 年に Sompolinsky らによって報告された[1]．発育にヘミンや鉄を必要とし，至適発育温度が 30℃付近である．主に免疫不全患者に皮膚非結核性抗酸菌（NTM）症を引き起こす．著者施設では，皮膚組織の培養検査において，血液寒天培地やチョコレート寒天培地の延長培養（10〜30 日）や MGIT にサプリメントを加えて培養し，検出率を高める工夫をしている[2]．同定には質量分析装置や *rpoB* および *hsp65* 遺伝子領域のシーケンス解析が有用である．標準化された薬剤感受性検査方法はないが，CLSI M24 3rd Edition[3] にディスク溶出法が推奨事項として記載されている．ディスク溶出法で薬剤感受性検査を実施した自験例 2 例は，いずれの株もリファンピシン（RFP）に低感受性で，シプロフロキサシン（CPFX），クラリスロマイシン（CAM），ST 合剤，ドキシサイクリンはいずれの株も感受性であった．

2 臨床的特徴

自験例を含め，国内で報告された *M. haemophilum* 症の症例を表 1 にまとめた．*M. haemophilum* は AIDS 患者や臓器移植患者，ステロイド使用者などの免疫不全患者に皮膚軟部組織感染症，敗血症，関節炎などを起こす[4]．また，免疫が正常な小児に頸部リンパ節炎を起こすことが報告されている[5]．Chirasuthat らは，*M. haemophilum* が皮膚の NTM 症の原因菌として *M. abscessus* species に次いで 2 番目に多い原因

菌であったと報告している[6]．特に細胞性免疫の低下した患者で感染しやすく，免疫保全者と比較して皮膚外病変や再発のリスクが高まることが報告されている[6]．まれな NTM 症として掲載しているが，皮膚 NTM 症の common な原因菌として認識する必要がある．

3 治療

確立した治療法はないが，マクロライド系薬，フルオロキノロン系薬，リファマイシン系薬の併用が有効であることが報告されている[4]．治療期間は 4〜18ヵ月で良好な経過を辿ることが多い．しかし，*M. haemophilum* 感染症患者の 8/26 例（31％）で，治療中に免疫再構築症候群を発症した報告があり，ほかの NTM に比べて発症リスクが高い可能性がある[7]．

4 症例

a 症例 1（皮膚 NTM 症）

患者は 80 歳代，女性．関節リウマチに対してメトトレキサートを内服中であった．左顔面の硬結，発赤および発熱を主訴に当院を受診した．アメナビル，ミノサイクリン，ヒドロコルチゾン軟膏による治療を開始したが改善を認めず，初診時＋22 日目に皮膚生検を実施し，組織培養から *M. haemophilum* を検出した．初診時＋22 日の皮膚所見を図 1a に呈示する．CAM および CPFX の併用療法で 13ヵ月後に軽快した．

表 1　国内で報告された *M. haemophilum* 症

報告年	年齢	性別	基礎疾患	内服薬	病変部	抗酸菌染色	類上皮肉芽腫	培養	治療	期間	経過
2022年（日本例未報告）	80歳代	女	関節リウマチ	MTX	顔面	+	+	MGIT（ヘミン添加 30℃）：12日 MGIT（37℃）：84日	MINO, CAM →CAM, CPFX	13ヵ月	軽快
2022年	40歳代	女	SLE, Sweet病	PSL MMF	左下肢	+	−	小川培地：− チョコレート寒天培地：22日	RFP, INH, PZA, EB →CAM, LVFX →CAM, LVFX, RFP	12ヵ月	軽快
2021年	30歳代	女	皮膚筋炎	PSL CsA MMF	左下肢	+	−	MGIT（ヘミン添加）：7日 血液寒天培地：10日 小川培地：−	CAM, EB, INH, RFP →LVFX, SM, MINO →LVFX, SM, CAM	13ヵ月	軽快
2020年	40歳代	女	腎移植	PSL TAC MMF EVL	頸部、両下肢、右前腕	+	−	チョコレート寒天培地：14日 MGIT（血液）：18日	CAM, MINO, CPFX →CAM, CPFX, RBT →CAM, CPFX, FRPM	>12ヵ月	軽快
2019年	60歳代	女	関節リウマチ	PSL MTX IFX	右下肢、右頸部リンパ節	+	+	小川培地：− MGIT：−	CAM, RFP →CAM, STFX	12ヵ月	軽快
2019年	60歳代	男	多発性筋炎	PSL TAC MTX ABT	前腕、両下肢	+	+	MGIT：+（日数不明）	RBT, AZM, EB	12ヵ月	軽快
2018年	10歳代	女	心臓移植	PSL TAC MMF	左肘	+	−	MGIT：−	MEPM, LVFX, CAM →RFP, CPFX, CAM	不明	軽快
2016年	60歳代	女	関節リウマチ	PSL TAC MTX	顔面（額）、上腕、鼻粘膜	+	+	培地不明：+（鉄添加、日数不明）	CAM, LVFX, RFP →CAM, CPFX, REP, AMK ヨウ化カリウム併用療法	6ヵ月	軽快
2015年	70歳代	女	リウマチ性多発筋痛症	PSL MTX	左前腕	+	+	小川培地：− ヘミン添加 7H11 培地（30℃）：+（日数不明）	MINO →RFP, CAM, LVFX	6ヵ月	軽快
2004年	50歳代	男	なし（詳細不明）	− CD4Tcell：12/μL	左足背	+	+	小川培地：− MGIT：+（日数不明）	RFP, LVFX, MINO	不明	軽快
2002年	50歳代	男	HIV PCP	− CD4Tcell：3/μL	右下肢	+	+	小川培地：− 血液寒天培地（30℃）：28日	CAM, EB	7ヵ月	軽快

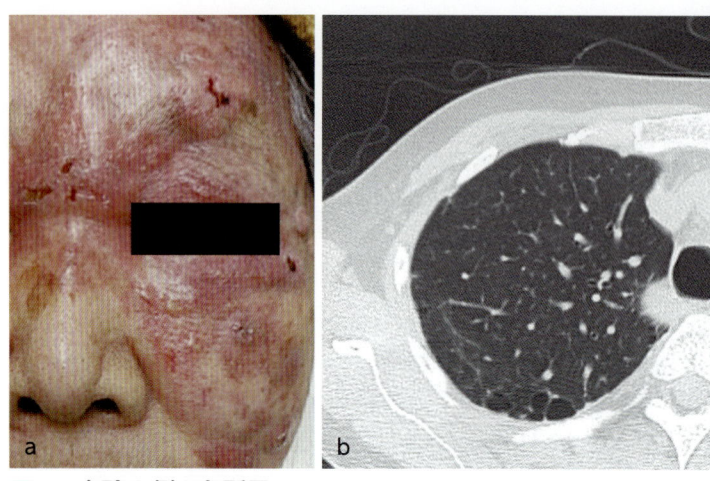

図 1　自験 2 例の各所見
a：症例 1 の皮膚所見
b：症例 2 の胸部 CT 所見
（図 1（b）大野達也ほか. 日臨微生物会誌 2021；**31**（2）：92-97 より許諾を得て転載）

b 症例 2（播種性感染症）[2]

　患者は 30 歳代，女性．皮膚筋炎の加療目的にプレドニゾロン，シクロスポリン A，ミコフェノール酸モフェチルを内服中であった．両下腿の皮下結節および両膝関節伸側に結節性紅斑様皮疹を認め，皮膚生検した組織から *M. haemophilum* を検出した．同日施行した胸部 CT 検査で右肺上葉優位に小葉中心性の陰影を認めた（図 1b）．血液および誘発吸入喀痰からも本菌を検出した．CAM，レボフロキサシン，ストレプトマイシンの併用療法を 13 ヵ月継続し軽快した．

文　献

1) Sompolinsky D, et al. *M. haemophilum* sp. nov., a new pathogen of humans. Int J Syst Bacteriol 1978；**28**：67-75

2) 大野達也ほか. 播種性 *Mycobacterium haemophilum* 感染症の 1 例. 日臨微生物会誌 2021；**31**（2）：92-97

3) Clinical and Laboratory Standards Institute（CLSI）：Susceptibility testing of Mycobacteria, Nocardiae, and other aerobic Actinomycetes. M24 3rd Edition, CLSI, Wayne, PA, 2018

4) Tyner HL, et al. Fifteen-year clinical experience with *Mycobacterium haemophilum* at the Mayo Clinic：A case series. J Clin Tuberc Other Mycobact Dis 2017；**8**：26-32

5) Armstrong KL, et al. *Mycobacterium haemophilum* causing perihilar or cervical lymphadenitis in healthy children. J Pediatr 1992；**121**：202-205

6) Chirasuthat P, et al. Cutaneous nontuberculous mycobacterial infection in Thailand：A 7-year retrospective review. Medicine（Baltimore）2020；**99**（10）：e19355

7) El Zein, et al. Clinical manifestations, treatment and outcomes of patients infected with *Mycobacterium haemophilum* with a focus on immune reconstitution inflammatory syndrome：a retrospective multi-site study. Infect Dis（Lond）2023；**55**：467-479

9 *M. heckeshornense*

M. heckeshornense は，1993 年にベルリン郊外の Heckeshorn Lung Clinic で右肺上葉の空洞性病変を有する白人女性の喀痰よりはじめて分離されたが，当時は *M. xenopi*-like と同定されていた．その後，ミコール酸パターン解析や 16S rRNA 塩基配列の決定の結果，2000 年に *M. heckeshornense* として新たに発表された[1]．現在までに *M. heckeshornense* による肺感染症は数例報告されており[2]，肺外病変では脊椎骨髄炎や椎間板炎[3]，腰椎椎間板炎[4]，リンパ節炎[5]などが報告されている．

1　臨床症状・画像所見

表 1 に *M. heckeshornense* の報告例を示す．年齢分布は幅広く，約半数は何らかの基礎疾患を有していた．特に免疫不全状態でなくとも陳旧性肺結核や術後など既存構造が破壊された部位に発生したものが半数に存在していた．症状として咳が最も多く，次に倦怠感と労作時呼吸困難が続く．

画像所見では空洞とその周囲の浸潤影が最も多く，全例上肺に認めており，特に理由は不明であ

表 1　肺 *M. heckeshornense* 感染患者の報告例

報告年	患者	基礎疾患	症状	画像所見	治療	転帰
2018	72 歳男性	なし	咳・体重減少	空洞＋浸潤影	CAM＋R・E	軽快
2000	30 歳女性	なし	咳・倦怠感	空洞＋浸潤影	H・R・E/PTH/CPFX と切除	記載なし
2004	43 歳男性	気胸 心筋梗塞	寝汗・体重減少・倦怠感	右胸水＋浸潤影	H・R・E・Z＋R・E	不変
2006	51 歳女性	陳旧性肺結核	喀血	浸潤影	R・E/KM	死亡
	71 歳男性	じん肺	なし	空洞	なし	軽快
2007	65 歳女性	右上葉切除後	労作時呼吸困難・咳嗽・体重減少	空洞＋胸膜肥厚を伴う浸潤影	H・R・E→H・R・E・Z/OFLX→R・E/CAM/MFLX	軽快
2008	68 歳男性	なし	咳・喀血	浸潤影	H・R・E・Z→H・R・E	不変
2011	47 歳女性	なし	記載なし	浸潤影	MEPM→MFLX	軽快
2015	53 歳男性	アルコール中毒	咳・発熱・倦怠感	空洞＋浸潤影	H・R・E・Z→H・R・E/LVFX/CAM	軽快
2018	40 歳男性	ベーチェット病	咳	孤立性結節	H・R・E/STFX	軽快
2018	39 歳女性	なし	なし	空洞＋浸潤影	H・R・E・Z→R・E/CAM と切除	軽快

略語：CAM：クラリスロマイシン，R：リファンピシン，E：エタンブトール，H：イソニアジド，PTH：プロチオナミド，CPFX：シプロフロキサシン，Z：ピラジナミド，KM：カナマイシン，OFLX：オフロキサシン，MFLX：モキシフロキサシン，MEPM：メロペネム，LVFX：レボフロキサシン，STFX：スタフロキサシン

(Iitoh E, et al. Respir Med Case Rep 2020；**30**：101093[6] より引用)

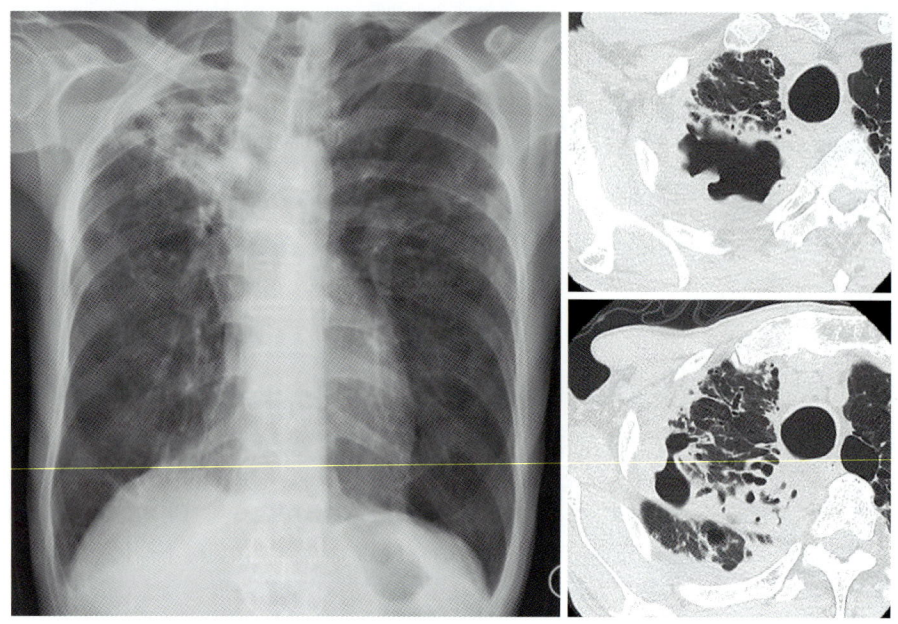

図 1　当院で経験した症例
右上葉に空洞病変と周囲に浸潤影を認める.

るが右肺に多い傾向がある. 当院で経験した症例
を図 1 に示す.

2　診断

　M. heckeshornense は Runyon 分類Ⅱ群で,
37～45℃以上で非常に遅い増殖速度を示すが,
増殖温度の違いは *M. heckeshornense* の分離
株によって異なる. 当初は固体培地上で培養する
ことはできなかったが, のちに MGIT システムを
用いて増殖させることが可能となった. *M. xenopi*
の一種と誤って認識されることがあるが, 16S
rRNA と 16S-23S スペーサー遺伝子の塩基配列
によって区別は可能である. しかし, 日本では一
部の研究室でしか同定できない状況であったが,
今日質量分析法が開発され保険収載もされるよう
になり, *M. heckeshornense* だけでなく様々な
菌種を同定できるようになった.

3　治療

　M. heckeshornense 感染症に対する確立した
治療法はないが, 全例に抗結核薬, CAM, アミ
ノグリコシド系抗菌薬, ニューキノロン系抗菌薬
を含む多剤併用療法が選択されていたが効果は一
定しない. 感受性に関しても数例で報告されてい
るが, 全例 INH 耐性で RFP, EB, SM, KM,
LVFX, CPFX, CAM に感受性を示すものが多
かったが, *in vivo* での効果は不明である. 治療
反応性に乏しく全身状態が安定しており, 病変が
限局していれば積極的に切除を考慮したほうがよ
いと考えている.

　今後は質量分析法の普及に伴い, 肺 *M. hecke-
shornense* 感染症は増加してくることが予想さ
れる. 症例を蓄積することで, 病態の解明が望ま
れる.

文　献

1) Roth A, et al. *Mycobacterium heckeshornense*
sp. nov., a new pathogenic slowly growing *My-
cobacterium* sp. causing cavitary lung disease in

an immunocompetent patient. J Clin Microbiol 2000；**38**：4102-4107

2) 鹿住祐子ほか. 2 症例から細菌学的に同定された *Mycobacterium heckeshornense* について. 結核 2006；**81**：603-607

3) Carpenter RJ, Graf PC. Pott's disease? AIDS-associated *Mycobacterium heckeshornense* spinal osteomyelitis and diskitis. J Clin Microbiol 2015；**53**：716-718

4) Elyousfi AA, et al. *Mycobacterium heckeshornense* lumbar spondylodiskitis in a patient with rheumatoid arthritis receiving etanercept treatment. J Rheumatol 2009；**36**：2130-2131

5) McBride SJ, et al. First case of *Mycobacterium heckeshornense* lymphadenitis. J Clin Microbiol 2009；**47**：268-270

6) Iitoh E, et al. A case of pulmonary *Mycobacterium heckeshornense* infection in a healthy Japanese man. Respir Med Case Rep 2020；**30**：101093

10 *M. kumamotonense*

1 菌の性状

　M. kumamotonense は 2006 年に *Mycolicibacter* 属（以前の *Mycobacterium terrae* complex）から新たに単離された遅発育・光不発色・非結核性抗酸菌（NTM）であり[1]，ヒト由来検体，魚，水試料から単離されている．市販プローブでは *M. tuberculosis* complex と交叉反応性があることもあり[2]，これまでは同定されていなかったが，近年の遺伝子検査や MALDI-TOF MS といった同定技術の進歩によって判別できるようになったと考えられる．

2 疫学

　M. kumamotonense の感染報告例はまだ少数であり，報告例を表 1 にまとめた[1~12]．過去に数例の報告しかみらないが，検体の採取方法がわかっているもののなかでは主に呼吸器検体から検出されている．明らかな免疫不全患者の報告はHIV 感染者の 1 例だけで，その他の多くは全身性免疫は正常と推定される．HIV 感染例の頸部リンパ節から分離された[2]．自験例は手の腱鞘炎としての軟部組織感染症であるが（図 1)[9]，Balagueらの報告では手のNTM症236 例中198 例 (84%)が *M. marinum* によるものであった[13]．

表 1　*M. kumamotonense* 分離報告例

文献番号	報告年	国	例数または頻度	検体 / 疾患
1	2006	日本	1 例	喀痰
2	2010	スペイン	1 例	頸部リンパ節/頸胸腹部リンパ節炎，HIV 感染
3	2013	トルコ	6 例/90 例 NTM	不明
4	2015	韓国	4 例/803 例 NTM	呼吸器検体
5	2015	ザンビア	2 例/54 例 NTM	不明
6	2016	ギリシャ	1 例	喀痰/潜在性結核（免疫正常）
7	2016	タンザニア	2/36 例 NTM	喀痰
8	2019	メキシコ	1 例	頸部リンパ節（免疫正常）
9	2020	日本	1 例（自験例）	手の腱鞘炎（免疫正常）
10	2021	ギリシャ	1 例	気管支洗浄液/気管支拡張症
11	2022	英国	1 例	喀痰/喘息
12	2023	米国	1 例	喀痰/CPFE

NTM：non-tuberculous mycobacterium, CPFE：combined pulmonary fibrosis and emphysema

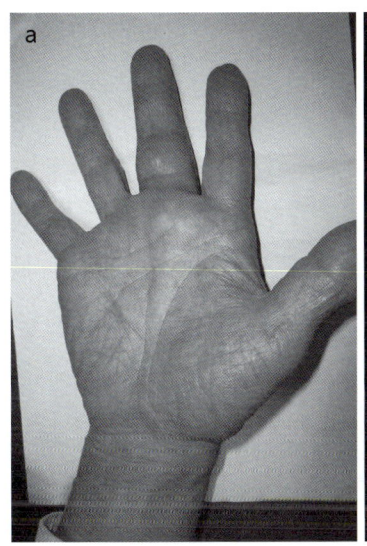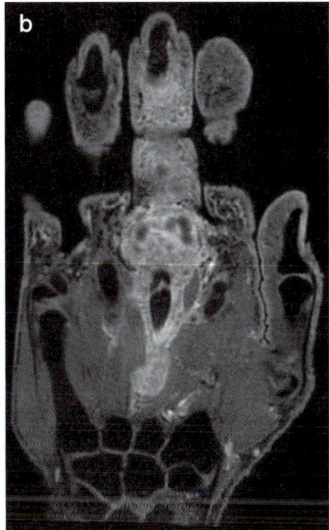

図1　*M. kumamotonense* による右手腱鞘炎
a：右手中指先端から付け根まで発赤・瘤状の腫脹がみられる.
b：右手の脂肪抑制造影 T1 強調 MRI 画像. 手掌部まで炎症・膿汁が波及
　している.

3　症状

　呼吸器感染症として，発熱，喀痰，咳嗽などを生じ，画像上は，小葉中心性粒状影，結節影，空洞，気管支拡張を呈する. 頸部リンパ節炎や軟部組織感染の報告もある.

4　治療

　本菌については定まった治療レジメンは存在しない. 薬剤感受性は報告により多少異なるが，アミカシン，クラリスロマイシン，リファンピシン，シプロフロキサシン，モキシフロキサシン，リファブチン，エタンブトール，リネゾリドに感受性がある一方，イソニアジド，エチオナミド（文献1では感受性），ストレプトマイシンには耐性であった. われわれの分離株ではアミカシン耐性であったことを除き，同様であった. リファンピシン，シプロフロキサシン，モキシフロキサシンに耐性例もある[10, 11].

　自験例では，菌種や薬剤感受性が不明の段階で

リファンピシン，クラリスロマイシン，エタンブトールを併用して投与したが，手指の腫脹は悪化したため，手の感染巣のデブリドマンを反復し，（結果的に薬剤感受性は乏しいことが判明したが）イソニアジド，レボフロキサシンとアミカシン点滴を併用して治療を行った. 手の腫脹は順調に消退し，感受性のある抗菌薬のみを残して24ヵ月で治療を終了した.

文　献

1) Masaki T, et al. *Mycobacterium kumamotonense* Sp. Nov. recovered from clinical specimen and the first isolation report of *Mycobacterium arupense* in Japan：novel slowly growing, non-chromogenic clinical isolates related to *Mycobacterium terrae* complex. Microbiol Immunol 2006；**50**：889-897

2) Rodríguez-Aranda A, et al. Misindentification of *Mycobacterium kumamotonense* as *M. tuberculosis*. Emerg Infect Dis 2010；**16**：1178-1180

3) Gunaydin M, et al. Distribution of nontuberculous Mycobacteria strains. Ann Clin Microbiol Antimicrob 2013；**12**：33

4) Kim J, et al. Frequency and clinical implications of the isolation of rare nontuberculous mycobacteria. BMC Infect Dis 2015；**15**：9

5）Mwikuma G, et al. Molecular identification of non-tuberculous mycobacteria isolated from clinical specimens in Zambia. Ann Clin Microbiol Antimicrob 2015 ; **14** : 1

6）Kontos F, et al. Isolation of *Mycobacterium kumamotonense* from a patient with pulmonary infection and latent tuberculosis. Indian J Med Microbiol 2016 ; **34** : 241-244.

7）Hoza AS, et al. Increased isolation of nontuberculous mycobacteria among TB suspects in Northeastern, Tanzania : public health and diagnostic implications for control programmes. BMC Res Notes 2016 ; **9** : 109

8）Solis AH, et al. *Mycobacterium kumamotonense* in the cervical region in an immunocompetent patient, clinical case report in Mexico. J Infect Dev Ctries 2019 ; **13** : 1165-1169

9）Iemura-Kashiwagi M, et al. Soft tissue infection caused by *Mycolicibacter kumamotonensis*. J Infect Chemother 2020 ; **26** : 136-139

10）Manika K, et al. Severe Pulmonary Disease Caused by *Mycolicibacter kumamotonensis*. Emerg Infect Dis 2021 ; **27** : 962-964

11）Marshall BG, et al. A rare infective cause for recurrent exacerbations and poor asthma control-*Mycobacterium kumamotonense*. JRSM Open 2022 ; **13** : 20542704221124013

12）Weidmann MD, et al. A case of novel, rapidly-growing *Mycolicibacter kumamotonensis* infection in a patient with severe pulmonary disease treated in New York City. BMC Infect Dis 2023 ; **23** : 26

13）Balague N, et al. Nontuberculous mycobacterial infections of the hand. Chir Main 2015 ; **34** : 18-23

11 *M. kyorinense*

1 細菌学的特徴

M. kyorinense は 2009 年に Okazaki らにより喀痰およびリンパ節からはじめて分離・同定され[1]，以降，18 例の感染例の報告にとどまる，まれな非結核性抗酸菌（NTM）である（表 1）．遅発育菌で Runyon 分類でⅢ群に分類され，*M. celatum* や *M. branderi* の近縁種とされる．*M. kyorinense* の同定は過去には 16S rRNA や *rpoB*，*hsp65* などの系統学的検査で行われていたが，現在では保険収載された質量分析法で同定可能である．*In vitro* 薬剤感受性は過去の報告例，自験例ともおおむね一致した結果が示され，マクロライドやフルオロキノロン，アミノグリコシドのMIC は低く，一方でリファンピシン（$>32\,\mu$g/mL），エタンブトール（$2\sim4\,\mu$g/mL），イソニアジド（$1\sim16\,\mu$g/mL）の MIC は比較的高い[2~4]．*M. kyorinense* の全ゲノム解析において *rpoB* 遺伝子内に変異が検出されることから，ヒト型結核菌におけるリファンピシン耐性と共通の機序が推定されるが，エタンブトールやイソニアジド耐性機序は不明である[5]．

2 疫学および臨床像

M. kyorinense 感染症の疫学的・臨床的特徴は不明な点が多い．報告例には 14 例の肺感染症と 4 例の肺外感染症（リンパ節 2 例，胸水 1 例，関節液 1 例）が含まれる（表 1）．18 例中の 14 例が男性で，全体の発症年齢中央値は 63.5 歳（26~89 歳）であるが肺外感染症症例は若年傾向がある．ブラジル，オーストラリア，インドから 1 例ずつ報告されている以外は，本邦からの報告であるが，本邦への地理的偏在があるかどうか明らかではない．

肺外感染症症例では悪性固形腫瘍・血液腫瘍，あるいは膠原病を併存していたのに対し，肺感染症症例では半数に肺疾患の既往・併存があった．ほかの NTM 症と同様に全身性の免疫機能低下が肺外感染症の発症リスクであるのに対し，既存疾患による肺・気道の構造的改変や局所免疫機能低下が肺感染症の発症リスクである可能性がある．

3 画像所見

M. kyorinense の画像所見の情報は乏しい．半数以下の症例において空洞性浸潤影が診断時あるいは経過中に認められる．既存空洞が発症リスクになっている可能性もあるが，少なくとも一部の症例においては *M. kyorinense* の感染により肺の構造破壊が進行し，空洞形成，気管支拡張などを伴いながら肺容積減少がみられる[3]．

4 治療

適切な治療レジメンや期間は確立していない．限られた治療経験をもとに *in vitro* 薬剤感受性検査で感受性のあるマクロライド，フルオロキノロン，アミノグリコシドの併用レジメンが使用されることが多く，リファンピシン，エタンブトール，イソニアジドを中心とした多剤併用療法よりも転機が良好な症例が多い（表 1）．現状では *in vitro* 薬剤感受性試験の結果に応じた併用レジメンが選択されやすいがさらなる症例集積が望まれる．

表1　*M. kyorinense* 感染症の過去の報告

	年・性	国	肺併存症	肺外併存症	検体	空洞	治療内容	転帰
1	89 M	日本	COPD，肺結核		喀痰		無治療	死亡
2	70 M	日本			喀痰		CAM, RFB, EB	死亡
3	81 M	日本			BALF		RFP, EB, INH	死亡
4	67 M	日本			BALF		CAM, MFLX, SM	生存
5	72 M	日本			喀痰		CAM, RFP, EB（無効）	生存
6	66 M	日本			喀痰		CAM, LVFX, RFP	生存
7	60 M	日本			喀痰		CAM, LVFX	生存
8	26 M	ブラジル	肺線維病変		喀痰		RFP, INH, PZA, EB	死亡
9	63 M	日本	肺癌，COPD		喀痰	あり（診断時）	CAM, LVFX	生存
10	66 M	日本		胃潰瘍	喀痰	あり（経過中）	CAM, MFLX, SM	生存
11	85 M	日本	肺腫瘤切除後		喀痰	あり（経過中）	CAM, RFP, EB	死亡
12	46 F	オーストラリア	気胸・胸膜癒着	不安障害	喀痰，BALF	あり（診断時）	CAM, MFLX, EB	生存
13	55 F	インド	肺結核	DCM, IHD	喀痰	あり（診断時）	CAM, LVFX, EB, INH, AMK	生存
14	45 M	日本	肺結核		喀痰，BALF	あり（診断時）	CAM, MFLX, AMK	生存
15	64 F	日本		乳癌	リンパ節		無治療	死亡
16	50 M	日本		MDS	リンパ節		CAM, RFP, LVFX, AMK	生存
17	48 F	日本		RA，SLE	関節液		CAM, LVFX, EB	生存
18	48 M	日本		悪性リンパ腫	胸水		CAM, MFLX	生存

AMK：アミカシン，CAM：クラリスロマイシン，EB：エタンブトール，INH：イソニアジド，LVFX：レボフロキサシン，MFLX：モキシフロキサシン，PZA：ピラジナミド，RFB：リファブチン，RFP：リファンピシン，SM：ストレプトマイシン
BALF：気管支肺胞洗浄液，COPD：慢性閉塞性肺疾患，DCM：拡張型心筋症，IHD：虚血性心疾患，MDS：骨髄異形成症候群，RA：関節リウマチ，SLE：全身性エリテマトーデス

(Nagao G, et al. IDCaces 2022；**28**：e01476[2)] より作成)

5　症例[2)]

　空洞性肺結核に対する治療歴を有する免疫不全のない40歳代の日本人男性．持続する血痰と喀痰のため受診した．胸部CTで右上葉および下葉に巨大空洞と周辺の浸潤影を認めた（図1a〜c）．気管支鏡下に採取した空洞内貯留液が抗酸菌培養陽性となり，質量分析法で *M. kyorinense* が同定された．薬剤感受性試験ではクラリスロマイシン，レボフロキサシン，アミノグリコシドのMICが低かった（表2）．*M. kyorinense* 肺感染症と診断してクラリスロマイシン（800 mg），モキシフロキサシン（400 mg）の連日内服，アミカシン（800 mg）の週3回点滴静注を導入したところ，症状の消失，喀痰抗酸菌培養の陰性化，画像所見の改善（空洞縮小，空洞壁菲薄化，浸潤影軽減）を認めた（図1d〜f）．2年間で治療を終了（アミカシンは4ヵ月で終了）したあと，18ヵ月間，再燃なく経過している．

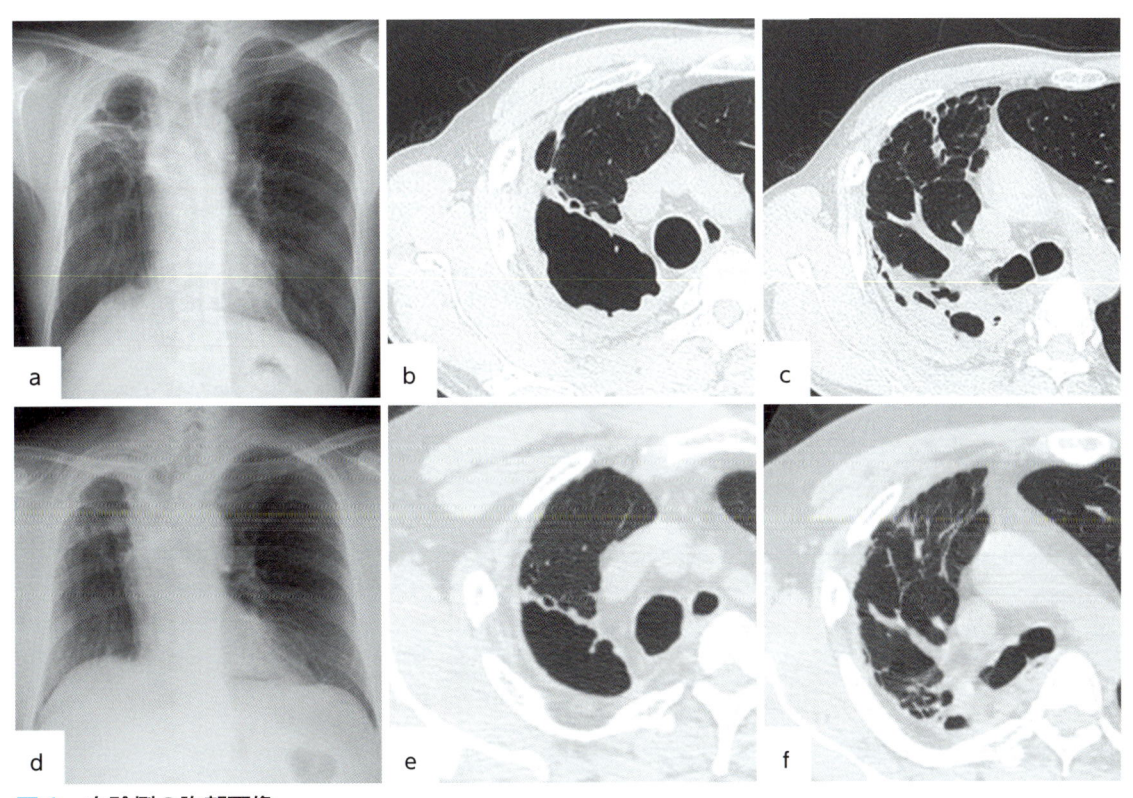

図 1　自験例の胸部画像
a〜c：治療前，d〜f：治療導入 2 年後

(Nagao G, et al. IDCaces 2022；**28**：e01476[2] より引用)

6　肺外感染症

　M. kyorinense による肺外感染症は無治療で死亡した症例を除き，クラリスロマイシンとフルオロキノロンを含んだ併用療法を実施した 3 例はいずれも生存報告である．胸膜炎症例において菌種同定前に行われたリファンピシン，エタンブトール，イソニアジド，ピラジナミドによる治療効果は得られなかったが，*M. kyorinense* 同定後に変更されたクラリスロマイシン，モキシフロキサシン併用療法が奏効したことが報告されている[6]．肺外感染症においても *in vitro* 薬剤感受性に沿った適切な治療薬を選択することで治療効果が得られることが示唆される．症例によってはドレナージや外科治療の検討も必要となると思われるが，その臨床的意義はまだ不明である．

7　予後

　これまでの 18 症例の報告において 6 例が死亡症例であることから *M. kyorinense* の病原性が低いとはいえない．一方，クラリスロマイシンとフルオロキノロンを含んだ治療レジメンを導入した全症例が生存報告であり（表 2），適切な治療による予後改善が示唆される．本邦においては質量分析法を用いた抗酸菌同定の臨床適応が得られており，早期の診断・治療介入による予後改善が期待される．

文　献

1) Okazaki M, et al. *Mycobacterium kyorinense* sp. nov., a novel, slow-growing species, related to *Mycobacterium celatum*, isolated from human clinical specimens. Int J Syst Evol Microbiol

表2　自験例の薬剤感受性試験

薬剤名	MIC（μg/mL）
アミカシン	≦0.5
クラリスロマイシン	≦0.03
エタンブトール	2
カナマイシン	0.25
レボフロキサシン	0.06
リファブチン	1
リファンピシン	＞32
ストレプトマイシン	0.25
エチオナミド	≦0.5

MIC：最小発育阻止濃度

2009 ; **59** : 1336-41

2) Nagao G, et al. Pulmonary *Mycobacterium kyorinense* infection secondary to cavitary pulmonary tuberculosis. IDCases 2022 ; **28** : e01476

3) 寺田裕子ほか. *Mycobacterium kyorinense*（*M. kyorinense*）による呼吸器感染症の1例. 日内会誌 2012 ; **101** : 2301-2303

4) Ohnishi H, et al. *Mycobacterium kyorinense* infection. Emerg Infect Dis 2013 ; **19** : 508-510

5) Ohtsuka K, et al. Whole-Genome Sequence of *Mycobacterium kyorinense*. Genome Announc 2014 ; **2** : 01062-14

6) Ikeue T, et al. Pleuritis Caused by *Mycobacterium kyorinense* without Pulmonary Involvement. Intern Med 2017 ; **56** : 2785-2790

12　*M. lentiflavum*

1　*M. lentiflavum* とは

M. lentiflavum は，1996 年に分離および発見された Runyon II 群に属する遅発育性の非結核性抗酸菌（NTM）のひとつである[1]．DNA-DNA hybridization（DDH）法で同定できないため遺伝子学的解析が必要になるが，土壌や水などの環境中から検出されることが多く，臨床検体からの分離は偶発的なものと考えられてきた[1,2]．これまでの症例報告は皮膚や小児の頸部リンパ節から分離されたものがほとんどであり[3,4]，成人例における肺 *M. lentiflavum* 症の臨床像についてはいまだ不明な点が多い．

2　肺 *M. lentiflavum* 症の臨床像

われわれは，肺 *M. lentiflavum* 症の臨床像を明らかにするため，2001～2015 年の期間で慶應義塾大学病院および公益財団法人結核予防会複十字病院における，米国胸部疾患学会/米国感染症学会（2007 年）の診断基準[5] を満たした肺 *M. lentiflavum* 症の 5 症例を調査した[6]．なお，*M. lentiflavum* は，NTM 培養陽性となった呼吸器検体に対して結核研究所において 16S rRNA 遺伝子および *rpoB* 遺伝子領域のシーケンス解析を行うことで同定された．診断時の年齢中央値は 68 歳で，5 例中 4 例（80%）が女性であった．2 例（40%）に背景呼吸器疾患（陳旧性肺結核 1 例，気管支喘息 1 例）を認めた（表 1）．胸部 CT パターンはすべて結節・気管支拡張型（NB（nodular-bronchiectatic）型）（図 1）で，1 例のみ空洞

表 1　肺 *M. lentiflavum* 症の 5 症例

症例	年齢，性別	喫煙歴	背景呼吸器疾患	併存症	喀痰塗抹	胸部 CT パターン	治療	観察期間	予後
1	66，女	あり	−	−	−	Non-cavitary NB	−	30ヵ月	不変
2	83，男	あり	Old PTB	BPH	+	Cavitary NB	CAM+RFP+EB+SM	68ヵ月	改善
3	68，女	なし		HT，DL	−	Non-cavitary NB		18ヵ月	不変
4	79，女	なし	BA	AAV，慢性副鼻腔炎	−	Non-cavitary NB	−	4ヵ月	不変
5	58，女	なし	−	掌蹠膿疱症	−	Non-cavitary NB	EM	14ヵ月	不変

AAV：anti-neutrophil cytoplasmic antibody-associated vasculitis, BA：bronchial asthma, BPH：benign prostatic hyperplasia, CAM：clarithromycin, DL：dyslipidemia, EB：ethambutol, EM：erythromycin, HT：hypertension, NB：nodular-bronchiectatic pattern, PTB：pulmonary tuberculosis, RFP：rifampicin, SM：streptomycin

(Yagi K, et al. Int J Intect Dis 2018；**67**：65-69[6] より作成)

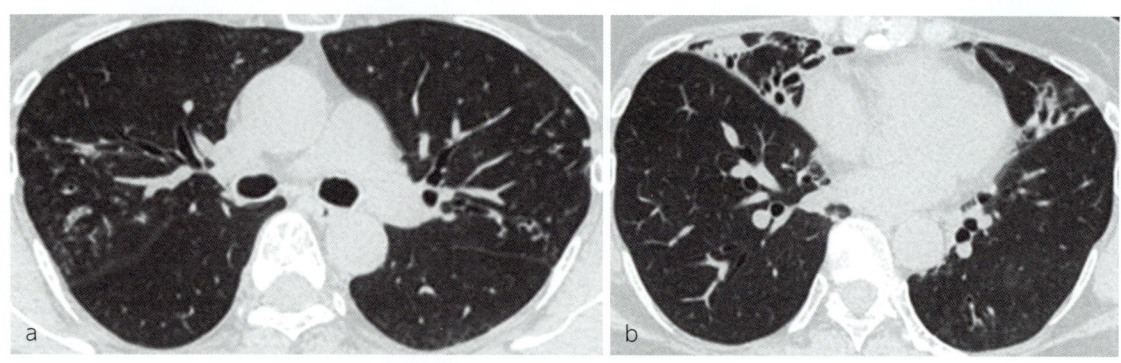

図 1　肺 *M. lentiflavum* 症の典型的な胸部 CT 所見（自験例）

を有していた（Cavitary NB）.

　また，肺 *M. lentiflavum* 症の臨床像をさらに深く理解するため，"*Mycobacterium lentiflavum*" のキーワードを用いて PubMed で網羅的に検索し，米国胸部疾患学会/米国感染症学会（2007 年）の診断基準[5] を満たし，基本的な臨床情報が使用可能な肺 *M. lentiflavum* 症例を抽出した．日本を含むアジア（韓国，イラン），米国，欧州（イタリア），およびオーストラリアから合計 11 の症例報告があった．自験例 5 例を含む合計 16 例の臨床像をまとめたところ，診断時の年齢中央値は 61 歳で，11 例（69%）が女性であった．6 例（38%）に背景呼吸器疾患（陳旧性肺結核 4 例，慢性閉塞性肺疾患 1 例，気管支喘息 1 例）を認めた．胸部 CT パターンは 15 例（94%）で NB 型であった[6].

　上記の検討から，肺 *M. lentiflavum* 症は中高年女性に多くみられ，胸部 CT 画像では NB 型が多いという肺 *M. avium* complex 症に比較的類似した臨床像を呈すると考えられる．

3　肺 *M. lentiflavum* 症に対する治療，予後

　肺 *M. lentiflavum* 症に対する治療に関しては，その他のまれな菌による NTM 症と同様に確立されたものはない．近縁菌種である肺 *M. simiae* 症に対する治療に準じてクラリスロマイシン（CAM）＋リファンピシン（RFP）＋エタンブトール（EB）による治療が適切という報告もあるが[7]，治療介入の必要性や時期，治療期間を含めて統一

された見解はない．自験例 5 例中 1 例で CAM＋RFP＋EB を含む多剤併用抗菌薬治療が行われたが，同症例は喀痰塗抹陽性で胸部 CT 所見上も空洞を有し，病勢進行が予測されたための治療介入であり，治療により喀痰培養陰性化が得られ，胸部 CT 所見の改善も得られた（表 1）．ほかの 4 症例では，多剤併用抗菌薬治療の実施がなかったが観察期間中で病勢進行は示さなかった．また，文献検索から抽出した 11 症例を含む合計 16 症例では，10 例（63%）で多剤併用抗菌薬治療が施行され，そのうち 7 例で CAM を含むレジメンが使用されていた．しかし，無治療経過観察された 6 例を含む全 16 例で病勢進行を示した症例を認めなかった[6].

　これらの検討から，肺 *M. lentiflavum* 症は比較的落ち着いた臨床経過をたどり，治療介入せずに慎重に経過観察することも可能であると考えられる．今後のさらなる症例集積によりその臨床像や治療，予後が明らかになっていくことが期待される．

文　献

1) Springer B, et al. Isolation and characterization of a unique group of slowly growing mycobacteria：description of *Mycobacterium lentiflavum* sp. nov. J Clin Microbiol 1996；**34**：1100 1107
2) Marshall HM, et al. *Mycobacterium lentiflavum* in drinking water supplies, Australia. Emerg Infect Dis 2011；**17**：395-402
3) Haase G, et al. *Mycobacterium lentiflavum*：an etiologic agent of cervical lymphadenitis. Clin Infect Dis 1997；**25**：1245-1246
4) Tortoli E, et al. *Mycobacterium lentiflavum, an*

emerging pathogen? J Infect 2006 ; **52** : e185–e187

5) Griffith DE, et al. An official ATS/IDSA statement : diagnosis, treatment, and prevention of nontuberculous mycobacterial diseases. Am J Respir Crit Care Med 2007 ; **175** : 367–416

6) Yagi K, et al. Clinical characteristics of pulmonary *Mycobacterium lentiflavum* disease in adult patients. Int J Infect Dis 2018 ; **67** : 65–69

7) van Ingen J, et al. Drug susceptibility testing and pharmacokinetics question current treatment regimens in *Mycobacterium simiae* complex disease. Int J Antimicrob Agents 2012 ; **39** : 173–176

13 *M. mageritense*

本項では迅速発育菌の一種である *M. mageritense* について記述する.

1　菌の性状

M. mageritense は迅速発育菌（rapid growing mycobacteria）の一種である. 1997 年に Domenech らによってはじめて言及され[1]，国内では Miki らが 2007 年にはじめて肺への感染症を報告している[2]. スペインで発見されたことから，首都マドリード（Madrid）の旧名：アラビア名である "Magerit" が命名の由来になっている[1].

Runyon 分類ではⅣ群に分類される. 色素非産生性で，コロニーは平滑であり形成に 2〜5 日を要する. 至適発育温度は 22〜45℃で，これは後述の *M. fortuitum* や *M. peregrinum* よりもやや高温で発育する可能性があるとされる. 系統発生的には *M. smegmatis* group の一種と考えられており，遺伝的には *M. fortuitum* や *M. peregrinum* に類縁した菌種と考えられている. ただ，一般的に *M. mageritense* は *erm39*（erythromycin ribosome methylase 39）遺伝子を有するため，マクロライド系薬剤に耐性を示すことがある. 前述の菌種とは治療が異なる点から，十分な鑑別を要する.

DNA-DNA hybridization（DDH 法）で診断できる菌種には含まれておらず，同定困難である. むしろ，DNA の類似度が高い上記菌種と誤診される可能性がある. 筆者らの経験した症例も[3]，DDH 法では *M. peregrinum* と診断され，その後の再検討で改めて同定された経緯がある. 詳細な鑑別のためには，16S rRNA 遺伝子の解析や，*rpoB*（RNA polymerase subunit 遺伝子B），*hsp65*（heat shock protein 65）などの塩基配列解析によって，上記の菌と区別する必要がある. また，質量分析法（Matrix-Assisted Laser Desorption/Ionization-Time of Flight Mass Spectrometry：MALDI-TOF MS）は，少数例だが高い精度で同定可能であった報告があり，有用と考えられる[4].

なお，抗酸菌の同定を外部検査機関に委託している施設の場合，外注先での検査内容や同定検査が実施可能であるかについて把握しておくことは重要である. そして，同定に難渋する場合には，抗酸菌診療の専門機関への相談や紹介を検討する必要がある.

2　疫学

M. mageritense は，ほかの多くの抗酸菌同様に土壌や水中など環境中に存在していると考えられており，日本からもそれを裏づける報告がある[5].

本項執筆までに文献化されている報告を表に示す（表 1）. 術後創部感染・カテーテル感染などの医療関連感染，軟部組織感染の報告が多く，肺への感染の報告は少数にとどまる. 患者に性差や年齢の偏りはない. 単一菌種による感染の報告がほぼすべてだが，筆者らは，他菌種との共感染を認めた症例を報告している[3].

通常の細菌感染のように日単位で症状が進行する患者もいるが，多くの場合，本感染症は経過が長く，診断に難渋し数週〜数ヵ月の経過を要した報告も散見される. 診断が困難な場合，繰り返し微生物学的検査を行うことが重要であると考えられる.

表 1　*M. mageritense* に関する既報のまとめ

著者	年	感染巣	年齢・性別	背景・医療曝露	治療レジメン	薬物療法以外の治療	治療期間	転帰
Hashimoto ら	2023	腹膜炎	60s/M	腹膜透析	IPM/CS, AMK, CAM		51 d	死亡
Etesami ら	2022	皮下感染	25/F	脂肪充填術後（美容処置）	MINO		2 M	治癒
		皮下感染	27/F	脂肪充填術後（美容処置）	MINO		2 M	治癒
Lobo ら	2021	皮下感染	25/M	刺青施術後	SMX-TMP, CPFX		3 M	治癒
Maheshwari ら	2021	網脈絡膜炎、菌血症	42/F	子宮摘出術後	N.D.		3 M	治癒
Niitsu ら	2021	肺病変、胸膜炎	77/M	右肺葉切除後	LVFX, IPM/CS		N.D.	死亡
Sando ら	2021	皮下感染	69/F	デニスポート治療後	CAM, LVFX		12 W	治癒
Ando ら	2021	デバイス感染	85/F	腹壁ヘルニア治療後、メッシュ感染	LVFX	デブリ	N.D.	治癒
Koyama ら	2021	術後創部感染、血流感染	44/F	免疫チェックポイント阻害薬投与中	AMK, CPFX		4 W	治癒
Turuk ら	2021	術後創部感染	66/F	腹腔鏡下胆嚢切除後	ofloxacin, doxycycline		2 M	治癒
Joya ら	2021	術後創部感染	40/F	乳癌、乳房切除後、皮弁形成後	>5 drugs	デブリ	about 6 M	治癒
Caravedo Martinez ら	2020	デバイス感染	66/M	人工膝関節感染	IPM/CS, AMK, SMX-TMP, CPFX	再置換	1 Y	治癒
Park ら	2020	皮下感染	48/M	刺青施術後	MINO, MFLX		3 M	治癒
Singhal ら	2019	術後創部感染	38/M	腹腔鏡下胆嚢切除後	LZD, AMK, CPFX, clotrimazole		6 M	未完治
Hirabayashi ら	2019	肺炎、胸膜炎	68/F		IPM/CS, LVFX, MINO		6 M	治癒
Okuyama ら	2019	デバイス感染	80s/F	ペースメーカー留置後ポケット感染	CAM, CPFX	デバイス抜去	27 d	治癒
Oiwa ら	2018	皮下感染	70/M	腹腔鏡下胆嚢切除後	CAM, LVFX, MINO		9 M	治癒
Okabe ら	2018	耳下腺炎	40/M		LVFX, SMX-TMP	デブリ	14 M	治癒
Fukunaga ら	2016	デバイス感染	59/F	ICD感染、Brugada症候群	N.D.	ICD抜去、再留置	15 M	治癒
McMullen ら	2015	デバイス感染、血流感染	47/F	リウマチ性大動脈弁狭窄症、人工弁置換術後	IPM/CS, MFLX, DOXY	人工弁置換	6 W	治癒
Muñoz-Sanz ら	2013	デバイス感染、髄膜炎	39/F	髄腔内カテーテル	LZD, MFLX, DOXY		1 Y	治癒
Gordon Huth ら	2011	肺炎	54/F	ステロイド内服中	IPM/CS, AMK, LZD, SMX-TMP		4 M	治癒
Miki ら	2007	肺炎	36/F		無治療			治癒
Ali ら	2007	デバイス感染、血流感染	26/F	カテーテル感染	SMX-TMP	カテーテル抜去	2 W	治癒
Gira ら	2004	皮下感染	43/F	フットバス	SMX-TMP, LVFX		3 M	治癒
		皮下感染	56/F	フットバス	GFLX		2 M	治癒

AMK：amikacin, CAM：clarithromycin, CPFX：ciprofloxacin, DOXY：doxycycline, GFLX：gatifloxacin, IPM/CS：imipenem/cilastatin, LVFX：levofloxacin, LZD：linezolid, MFLX：moxifloxacin, MINO：minocyline, SMX-TMP：sulfamethoxazole-trimethoprim, N.D.：no data

3　症状と治療

本感染症による患者の症状は，慢性的な感染症としての発熱，全身倦怠感に加え，感染巣の局所症状を呈することが多い．たとえば皮膚感染症の場合，局所の発赤，硬結や潰瘍を呈する．採血でも炎症反応の上昇，好中球数の増多や核の左方移動などがみられるが，症状や検査結果のみで原因や菌種を特定することは困難である．前述のように抗酸菌培養検査によって，菌種の同定を積極的に行う必要がある．

治療について確立したものはないため，菌の感受性から適切な抗菌薬を選び，治療を行う．「菌の性状」の項で記載したとおり，マクロライド系抗菌薬には耐性を持つことに十分に注意する．既報のようにフルオロキノロン系薬剤，テトラサイクリン系薬剤，ST 合剤，カルバペネム系薬剤などから複数の薬剤を選択し治療を行う．少なくともキノロン系薬剤の単剤治療は耐性誘導の観点から勧められない[6]．加えて感受性結果の判明に時間差があることからも，できる限り複数薬剤を併用しての治療が望ましい．薬物治療以外に，感染巣のデブリドマンや挿入物の抜去など，ソースコントロールは重要である．

治療期間についても適切な期間は定まっていない．集計した既報の中央値は 3ヵ月であるが，2週間から 1 年以上を要したものまで大きな差がある．最適な治療期間は感染巣の場所や状況，免疫状態，デブリドマンなどの非薬物治療の有無により左右されると考えられ，患者ごとに臨床的に判断する必要がある．肺病変に限ると既報は少なく，4 例のみである．Miki らの報告のように無治療で改善した症例[2]もあるが，筆者らの報告では，感染巣のドレナージができなかったことや，これまで共感染の治療報告がなかったことなどから，長い治療期間を取っている[3]．いずれにしても，適切な抗菌薬投与がなされれば，治療反応性や予後は良好である場合が多い．

文　献

1) Domenech P, et al. *Mycobacterium mageritense* sp. nov. Int. J Syst Bacteriol 1997 ; **47** : 535-540
2) Miki M, et al. Case of pulmonary *Mycobacterium mageritense* infection : the difficulty of differential diagnosis of granulomatous lung diseases. Kekkaku 2007 ; **82** : 189-194
3) Hirabayashi R, et al. A case of pleural effusion caused by *Mycobacterium fortuitum* and *Mycobacterium mageritense* coinfection. BMC Infect Dis 2019 ; **19** : 720
4) Brown-Elliott BA, et al. Comparison of Two Commercial Matrix-Assisted Laser Desorption/Ionization-Time of Flight Mass Spectrometry (MALDI-TOF MS) Systems for Identification of Nontuberculous Mycobacteria. Am J Clin Pathol 2019 ; **152** : 527-536
5) Wang Y, et al. Isolation and identification of mycobacteria from soils at an illegal dumping site and landfills in Japan. Microbiol Immunol 2006 ; **50** : 513-524
6) Wallace RJ Jr, et al. Activities of ciprofloxacin and ofloxacin against rapidly growing mycobacteria with demonstration of acquired resistance following single-drug therapy. Antimicrob Agents Chemother 1990 ; **34** : 65-70

14 *M. malmoense*

1 菌の性状

M. malmoense は 1977 年に Schroder と Juhlin により新種の非結核性抗酸菌（NTM）による呼吸器感染症の 4 症例としてはじめて報告された[1]. スウェーデンの南部の都市であるマルメからの報告でありこの菌名の語源となった. 遅発育性で非光発色性のコロニーを形成する抗酸菌であり, Runyon 分類では *M. avium, M. intracellulare* と同じⅢ群に分類されている. *M. malmoense* の生化学的性状はアミダーゼ活性のパターンや硝酸塩還元試験で陰性を示すなどの点で *M. avium, M. intracellulare* に近いが, ホスファターゼ-エラスターゼ活性のパターンや 68℃ でのカタラーゼ活性の消失, Tween 80 水解試験陽性などよりこれらの 2 菌種と区別が可能とされている.

2 疫学

M. malmoense もほかの NTM 同様にヒトからヒトへの感染は報告されておらず, 土壌や水からの感染が主な感染経路とされている[2]. ヨーロッパ, アフリカ, 日本の水や土壌から *M. malmoense* が検出されているが, 症例はイギリスと北欧地域に大きく偏っており, 日本を含めほかの地域での報告は非常に少ない[3]. 臨床検体からの本菌が検出された患者が疾患としての診断基準を満たす確率は 70~88% と高率であるため[4], *M. kansasii, M. szulgai* と同様に高病原性の NTM に位置づけられている[5].

3 症状

M. malmoense はほかの NTM に比較して高い気道への親和性を持ち, *M. malmoense* 感染症における気道感染症の頻度は気道以外の感染症の 6 倍ほど高率であるとされ, 結核での 2.7 倍, MAC の 2.4 倍と比較しても顕著に高い[6]. *M. malmoense* の呼吸器感染症の症例の多くは COPD のような慢性肺疾患を基礎疾患に持っており, 男性は女性の 2 倍ほど高頻度である. 画像所見としては, 空洞性陰影の頻度が高く 74~88% にみられるとされている[7].

低頻度ながら肺外病変も報告があり, 非免疫不全患者では頸部リンパ節炎（成人ではまれ）が最多で, 次いで腱鞘滑膜炎の報告が多い[2,4,7]. 免疫不全患者においては播種性 *M. malmoense* 感染症の報告もある.

4 治療

M. malmoense の *in vitro* での薬剤感受性試験の成績は報告により大幅に異なるが, 多くの株においてクラリスロマイシンへの感受性, イソニアジドへの耐性の傾向がみられる[3]. また, 多くの NTM と同様に, *in vitro* の薬剤感受性と臨床効果との関連は低いと考えられている.

2001 年の RCT では *M. malmoense* 106 例に対するリファンピシン＋エタンブトールの 2 剤による治療と, これにイソニアジドを加えた 3 剤の 2 年間の治療で, 治療の失敗や死亡, 再発などの治療成績に差がなかった[8]. 2008 年の *M. malmoense* 167 例を含む RCT ではリファンピ

シン＋エタンブトールにクラリスロマイシンを加えた群とシプロフロキサシンを加えた群で2年間の治療が行われ，5年後の全生存率および無再発生存率においてクラリスロマイシン群のほうが良好であった[9]．

　これらの結果も踏まえ，リファンピシン（またはリファブチン），エタンブトール，マクロライド系薬（クラリスロマイシンまたはアジスロマイシン）を組み合わせた MAC と同様のレジメンによる，培養陰性化から12ヵ月間の治療が推奨されている．ほかの代替薬としてモキシフロキサシン，クロファジミン，アミカシン（特に重症例）があげられている[10]．

　また，症例によっては外科手術も考慮すべきとされており，本邦からも M. malmoense 感染症に対する肺切除術が有効であった症例報告がある[11]．

文　献

1) Schroder KH, et al. Mycobacterium malmoense sp. nov. Int J Syst Bacteriol 1977 ; 27 : 241-246
2) Henriques B, et al. Infection with Mycobacterium malmoense in Sweden : report of 221 cases. Clin Infect Dis 1994 ; 18 : 596-600
3) Yan M, et al. The Other Nontuberculous Mycobacteria : Clinical Aspects of Lung Disease Caused by Less Common Slowly Growing Nontuberculous Mycobacteria Species. Chest 2023 ; 163 : 281-291
4) Hoefsloot W, et al. The rising incidence and clinical relevance of Mycobacterium malmoense : a review of the literature. Int J Tuberc Lung Dis 2008 ; 12 : 987-993
5) Stout JE, et al. Update on pulmonary disease due to non-tuberculous mycobacteria. Int J Infect Dis 2016 ; 45 : 123-134
6) Ellis ME, et al. Mycobacteria other than Mycobacterium tuberculosis. Curr Opin Imfect Dis 1988 ; 1 : 252-271
7) Hoefdloot W, et al. Clinical relevance of Mycobacterium malmoense isolation in The Netherlands. Eur Respir J 2009 ; 34 : 926-931
8) Research Committee of the British Thoracic Society. First randomised trial of treatments for pulmonary disease caused by M avium intracellulare, M malmoense, and M xenopi in HIV negative patients : rifampicin, ethambutol and isoniazid versus rifampicin and ethambutol. Thorax 2001 ; 56 : 167-172
9) Jenkins PA, et al. Clarithromycin vs ciprofloxacin as adjuncts to rifampicin and ethambutol in treating opportunist mycobacterial lung diseases and an assessment of Mycobacterium vaccae immunotherapy. Thorax 2008 ; 63 : 627-634
10) Lange C, et al. Consensus management recommendations for less common non-tuberculous mycobacterial pulmonary diseases. Lancet Infect Dis 2022 ; 22 : e178-e190
11) Ohno H, et al. The first surgical treatment case of pulmonary Mycobacterium malmoense infection in Japan. Intern Med 2008 ; 47 : 2187-2190

15　*M. marinum*

M. marinum は 1926 年に Aronson[1] によって海水魚から分離された．遅発育菌，光発光菌で Runyon 分類Ⅰ群に属する．海水魚，淡水魚（特に熱帯魚），水槽，汚水，土壌などに存在し，皮膚の微細な外傷から感染し，皮膚真皮を中心とした肉芽腫性病変や結節性病変を形成する[2]．*M. marinum* は皮膚非結核性抗酸菌（NTM）症の原因のなかでは最も多く，その約過半数を占めている．皮膚の NTM 症の全国的な統計はなく，その発生頻度は症例報告からの推測となる．本邦の *M. marinum* 感染症の報告は年間 5〜10 例程度である[3]．

め，*M. marinum* を疑う場合は 30℃前後の低温培養を行う必要がある[6]．

病理組織学的には，感染初期には非特異的な炎症像がみられ，4ヵ月ほど経つと少数の多核巨細胞や小型の類上皮細胞性肉芽腫を形成し，さらに 6ヵ月以上経過すると結核に類似した肉芽腫を形成する[6]．

M. marinum は同定に時間を要し，最終的に同定にいたらないこともある．病理組織で類上皮細胞性肉芽腫を認めた場合には臨床所見，病歴，感染を疑う接触歴などを合わせて同疾患を疑うことが必要である．

1　症状

硬結，結節，膿瘍，紅斑，潰瘍など多彩な皮膚症状を呈する．強い疼痛を伴うことはまれで，多くは無痛，疼痛はあっても軽度である．皮下組織や骨にまで達し，腱鞘炎や滑膜包炎を併発したり，リンパ管に沿って上行性に皮下結節が発生するリンパ管型の病像を呈することもある．患者は，魚類や水環境などへの曝露歴を有することが多く，外傷を受傷しやすい上肢，特に手指の発症例が大部分[4] である．

2　診断

病原菌が同定されて診断が確定するが，*M. marinum* の生物学的活性は低く，発育には 1〜2ヵ月を要する．また，培養至適温度は 22〜33℃ と低く，37℃以上ではほとんど発育しない[5]．通常，小川培地は 37℃のため偽陰性となりうるた

3　治療

現時点では，*M. marinum* 感染症に対する確立した治療はないが，ミノサイクリン塩酸塩（MINO）を使用した報告が多い[2,7] ほか，クラリスロマイシン（CAM）やレボフロキサシンの単剤，もしくは併用治療の報告がある．近年では耐性菌出現予防の観点から単剤ではなく 2 剤以上の多剤併用治療が推奨されている．

その他の治療法として温熱療法と外科治療法があり，治療抵抗例など症例により，薬物療法と併用で用いられる．なお，手指の NTM 症では深部に進展した病巣が機能障害を生じうることから早期の手術が必要となることがあり[8] 注意を要する．

4　症例

われわれが経験した，顔面というまれな部位に発症し，魚類や水環境への明らかな曝露歴もな

く，診断に難渋した症例を提示する．

67 歳女性．

主訴：右下顎部の皮膚腫瘍．

既往歴：高血圧，白内障．

ペット飼育や魚，海水と接触する生活歴，外傷歴はない．

　右下顎部皮膚腫瘍にて A クリニックを受診，生検を行うも診断にいたらず，B 病院へ紹介となった．B 病院で精査を行うも診断にいたらず経過観察となったが，約半年後から腫脹，排膿を伴うようになった．外歯瘻を疑い精査するも，外歯瘻は否定的であった．その後，悪性腫瘍の可能性を念頭に手術の治療方針を提示されたが，患者希望により C 病院を受診．C 病院でも同様の方針の説明を受けたのち，当院を受診した．

［当院初診時］

　右下顎部に 20×13 mm の肉芽腫様の病変を認めた（図 1）．周囲に色素沈着を伴い，中央から排膿を認めた．腫瘍性病変のほか，真菌や抗酸菌を含めた感染症や，炎症性疾患の可能性を考え生検を行ったところ，炎症性細胞の浸潤と類上皮性肉芽腫を認め，悪性所見はなかった．明らかな菌体は確認できず，細菌培養，真菌培養，抗酸菌培養はいずれも陰性であった．結局診断にはいたらなかったが，創は問題なく治癒したため経過観察とした．しかしその約 4ヵ月後に同様の病変が再発した．再度の生検と各種培養を行ったところ，抗酸菌培養から NTM を検出，*M. marinum* と同定され，確定診断にいたった．ミノサイクリン塩酸塩の内服で病変は消失し，以後再発はない．

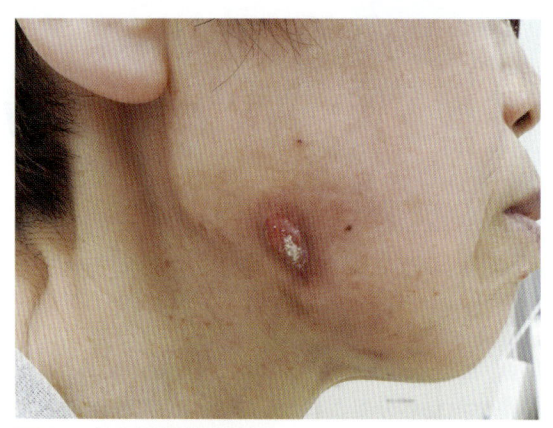

図 1　本症例初診時所見
右下顎部に肉芽腫様の皮膚病変を認めた．

文　献

1）Aronson JD. Spontaneous tuberculosis in salt water fish. J Infect Dis 1926；**39**：315-320

2）黄原久美子ほか．*Mycobacterium marinum* 感染症の 1 例．皮膚の科学 2007；**6**：288-291

3）清島真理子．皮膚科領域における非結核性抗酸菌症．臨皮 2019；**46**：331-336

4）永江俊介ほか．診断に難渋した顔面の *Mycobacterium marinum* 感染症の 1 例．創傷 2022；**13**：34-38

5）野々垣彰ほか．*Mycobacterium marinum* 感染症の 1 例．皮膚臨床 2019；**61**：1317-1321

6）中村悦子ほか．滲出性炎症像の目立った皮膚 *Mycobacterium marinum* 感染症の 1 例．診断病理 2009；**26**：84-87

7）荻原麻里ほか．皮膚リンパ管型を呈した *Mycobacterium marinum* 感染症の 1 例．皮膚臨床 2018；**60**：1142-1146

8）井原和彦ほか．手の非結核性抗酸菌症の検討．整外と災外 2013；**62**：829-834

16

M. nonchromogenicum

1　特徴

　M. nonchromogenicum は *M. terrae* complex のひとつであり，Runyon 分類Ⅲ群菌に属する遅発育菌で，土壌や病院の給水系を含む水生環境から分離される[1]．同定するためには遺伝子学的検査が必要であり，さらには，この群のヒトへの病原性は低いと考えられていたためほとんど注意が払われてこなかった．しかし，1976 年に Tsukamura らが *M. nonchromogenicum* による呼吸器感染症例，Hirata らが足関節炎症例を報告後[2,3]，1991 年には Ridderhof らが手の慢性腱鞘滑膜炎症例を報告したことで[4]，*M. nonchromogenicum* が病原微生物と一般的に認知されるようになった．

2　疫学

　肺に対する病原性に関しては，1983 年に Tsukamura らが *M. nonchromogenicum* による肺感染症例を報告したが[5]，その報告も併せ，英文では 8 例しか症例報告がなされていない[5~7]（表 1）．年齢は 21~74 歳で平均 46 歳と比較的若年者に多く，性別では男性 7 例，女性 1 例と

表 1　肺 *M. nonchromogenicum* 症 8 症例の臨床的特徴

症例	性別/年齢	症状	基礎疾患	胸部画像所見	治療	予後
Tsukamura ら 1983, case 1[5]	男 /57	咳嗽・喀痰	気管支拡張・糖尿病・粉塵曝露	索状・浸潤影	INH＋EB 後 TH＋KM＋INH	他疾患による死亡
Tsukamura ら 1983, case 2[5]	男 /36	記載なし	粉塵曝露	孤立空洞影	INH＋RFP＋SM	生存（菌陰性化）
Tsukamura ら 1983, case 3[5]	男 /26	記載なし	粉塵曝露	孤立空洞影	INH＋RFP＋SM	生存（菌陰性化）
Tsukamura ら 1983, case 4[5]	男 /74	記載なし	陳旧性肺結核	広汎空洞影	記載なし	他疾患による死亡
Tsukamura ら 1983, case 5[5]	男 /65	記載なし	陳旧性肺結核	索状影	INH＋RFP＋EB＋KM	生存（菌陰性化）
Tsukamura ら 1983, case 6[5]	男 /59	記載なし	陳旧性肺結核	広汎空洞影	記載なし	他疾患による死亡
Krisher ら 1988[6]	女 /29	喀血	特になし	孤立空洞影	INH＋RFP＋EB	生存（菌陰性化）
Sawai ら 2006[7]	男 /21	倦怠感	特になし	多発結節影	INH＋RFP＋EB＋LVFX	生存（菌陰性化）

（Sawai T, et al. Diag Microbiol Infect Dis 2006；**54**：311-314[7] より作成）

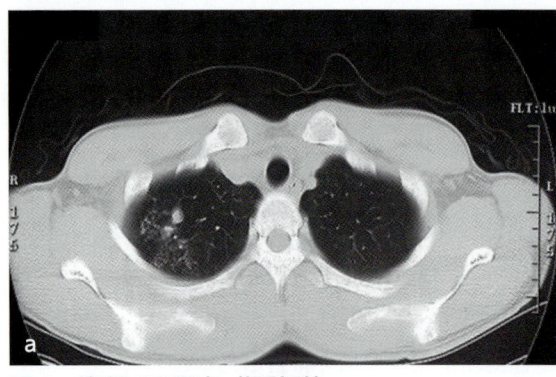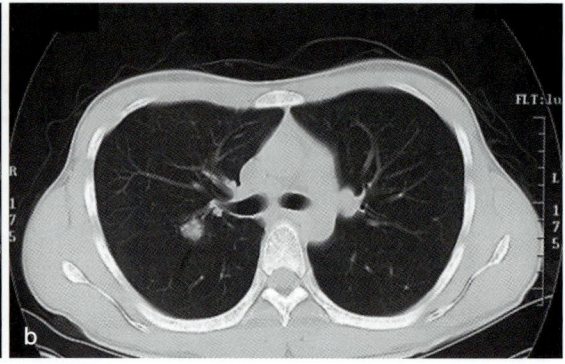

図 1　胸部 CT 写真（初診時）

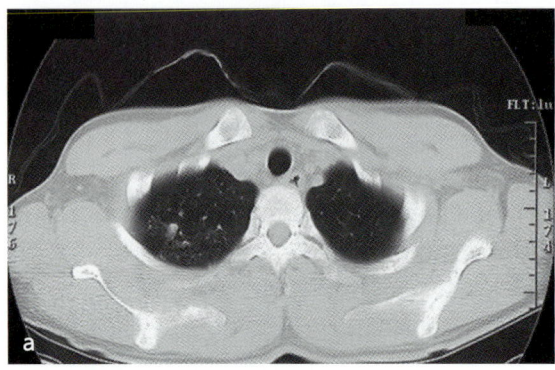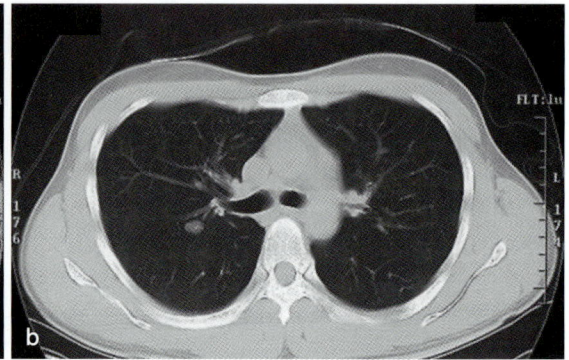

図 2　胸部 CT 写真（治療半年後）

ほとんどが男性であった．*M. nonchromogenicum* による肺感染症には，免疫抑制や肺局所の障害が，病原性を発揮するための補助因子として必要と考えられているが[8]，全身性の基礎疾患としては糖尿病が 1 例のみと日和見感染の側面は少なかった．一方，陳旧性肺結核や気管支拡張，粉塵曝露歴など肺局所に器質的障害を伴う症例が多くみられた．しかし，2 例においては何ら基礎疾患はみられず，健常者においても発症する可能性も考慮しておく必要がある．

3　画像所見

胸部画像所見では，空洞影 5 例，多発結節影 1 例，気管支拡張や肺嚢胞周囲の索状影が各 1 例と空洞影を呈する症例が多かった．図 1 に当科で経験した肺 *M. nonchromogenicum* 症例の胸部 CT を示すが，右上葉に辺縁は整で境界明瞭な多発結節影が認められている[7]．

4　治療

治療に関しては，イソニアジド，リファンピシン，エタンブトールやストレプトマイシンによる治療が行われ，5 例で菌陰性化が得られている．当科で経験した症例では，肝機能障害によりクラリスロマイシンが継続できなかったため，イソニアジド，リファンピシン，エタンブトールにレボフロキサシンを加えて 6 ヵ月間の抗菌薬療法を行い図 2 のように陰影が縮小傾向を示している[7]．最適なレジメンに関しては，症例数がまれなためいまだ確立されていないが，Smith らが報告した *M. terrae* complex 症 54 例のレビューでは，マクロライド系抗菌薬とエタンブトールにもうひと

つの効果的な抗菌薬を加え，臨床効果が得られた
あと少なくとも12ヵ月の継続投与が勧められて
いる[9].

文　献

1) Tsukamura M. A group of mycobacteria from soil sources resembling nonphotochromogenes (group 3). A description of *Mycobacterium nonchromogenicum*. Med Biol 1965；**71**：110-113

2) Tsukamura M. Parasitism and infection with atypical mycobacteria in the respiratory organ. Kekkaku 1976；**51**：19-23

3) Hirata S, et al. The right foot joint infection with *Mycobacterium nonchromogenicum*：a case report. Kekkaku 1976；**59**：389

4) Ridderhof JC, et al. Chronic tenosynovitis of the hand due to *Mycobacterium nonchromogenicum*：use of high-performance liquid chromatography for identification of isolates. Rev Infect Dis 1991；**13**：857-864

5) Tsukamura M, et al. A study of the taxonomy of the *Mycobacterium nonchromogenicum* complex and report of six cases of lung infection due to *Mycobacterium nonchromogenicum*. Microbiol Immunol 1983；**27**：219-236

6) Krisher KK, et al. Primary pulmonary infection caused by *Mycobacterium terrae* complex. Diag Microbiol Infect Dis 1988；**11**：171-175

7) Sawai T, et al. A case of *Mycobacterium nonchromogenicum* pulmonary infection showing multiple nodular shadows in an immunocompetent patient. Diag Microbiol Infect Dis 2006；**54**：311-314

8) Peters EJ, et al. Miliary pulmonary infection caused by *Mycobacterium terrae* in an autologous bone marrow transplant patient. Chest 1991；**100**：1449-1450

9) Smith DS, et al. *Mycobacterium terrae*：Case reports, literature review, and in vitro antibiotic susceptibility testing. Clin Infect Dis 2000；**30**：444-453

17　*M. peregrinum*

1　*M. peregrinum* 感染症

　非結核性抗酸菌（NTM）は，発育に7日以上かかる遅育NTMと7日未満で発育する迅速発育NTMに分類される．NTMの約9割を占めるMAC症や，数％を占める *M. kansasii* は遅育発育菌である．迅速発育菌は，いわゆる希少菌種で *M. chelonae*，*M. abscessus*，*M. fortuitum* などが報告されている．

　M. peregrinum は，*M. fortuitum* 群のひとつに分類され，迅速発育菌感染症の1~2％を占める．環境中に広く分布し，ヒトや動物に様々な感染症を引き起こす．皮膚軟部組織や骨に感染症を生じることが多く，手術部位やカテーテルに関連した報告が多い[1]．肺に感染している症例は極めてまれである[2~7]．

2　肺 *M. peregrinum* 症

　自験例を含めて過去に文献で報告されている肺 *M. peregrinum* 症6例を呈示した（表1）．年齢は，5名が60歳代から70歳代と高齢者であったが，1名が24歳と若年者であった．性別は，男性3名，女性3名と性差は認めなかった．自覚症状は，咳嗽・喀痰・血痰・呼吸困難感・食欲不振・胸部不快感などで一般的なNTM症の症状と変わりない．症状の発現は急性または緩徐であり，症状の持続期間は数週間から数年である．

表1　これまでに報告された *M. peregrinum* 症6例の比較

	年齢性別	自覚症状	基礎疾患	治療	予後
Case 1	61 男性	咳嗽	気管支拡張症	CAM＋LVFX＋MINO	改善
Case 2	24 女性	発熱，咳嗽，喀痰	（−）	CAM＋LVFX＋EB	改善
Case 3	68 男性	発熱，全身倦怠感，咳嗽，呼吸困難感	多発性筋炎（インフリキシマブ投与中）	INH＋RFP＋EB＋PZA	死亡
Case 4	72 男性	胸部不快感	（−）	INH＋RFP＋EB	改善
Case 5	70 女性	咳嗽，血痰，呼吸困難感，食欲不振	橋本病	CAM＋LVFX＋EB	改善
Case 6	62 女性	呼吸困難感	（−）	（−）	生存

CAM：クラリスロマイシン，LVFX：レボフロキサシン，MINO：ミノマイシン，EB：エタンブトール，INH：イソニアジド，PZA：ピラジナミド

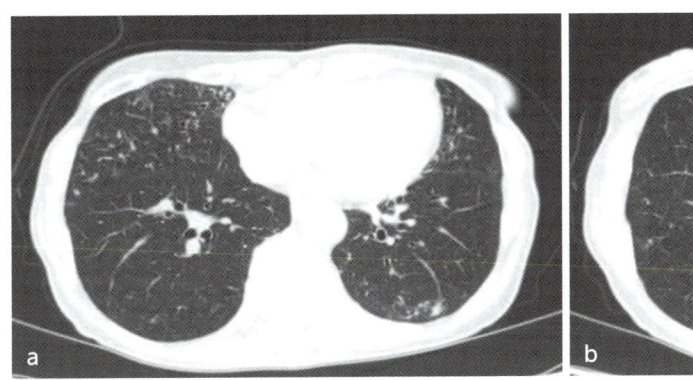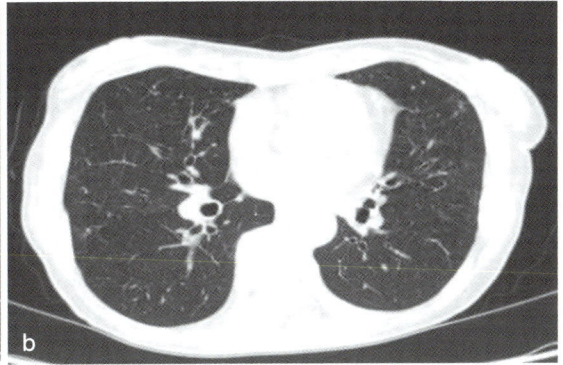

図1　初診時胸部 CT
右中葉と左舌区に小葉中心性の粒状影，末梢の気管支拡張が認められた．

　胸部画像（X 線・CT）は，気管支拡張症，浸潤影，結節性，空洞性病変などの異常所見が報告されている．しかし，これらの所見は肺 *M. per-egrinum* 症に特異的ではなく，結核，ほかの菌種による NTM 症（MAC や *M. kansasii* など），真菌感染症，細菌感染症，悪性腫瘍（肺癌など）などのほかの疾患と区別がつかない．

　微生物学的診断は，喀痰，気管支肺胞洗浄（BAL）液などの呼吸器検体からの *M. peregrinum* の分離と同定に基づいている．

　なお，胸部画像にて NTM 症を疑う場合に，日常臨床で抗 MAC 抗体を測定することが多い．その際に抗 MAC 抗体が上昇していれば MAC 症と考えがちだが，新井らは抗 MAC 抗体陽性 *M. per-egrinum* 症の 1 例を報告している[6]．抗 MAC 抗体は，細胞壁抗原（Glycopeptidolipid（GPL）-core）に対する患者血清中の IgA 抗体を蛍光色素抗体法（ELISA 法）によって測定される[8]．GPL は細胞壁の主要な構成成分であり，MAC 以外の主要な肺抗酸菌感染の病原体である *M. tuber-culosis* や *M. kansasii* には存在しない．GPL は MAC の血清型を規定する物質として古くから知られており，GPL-core とそれに結合する血清型特異的な糖鎖からなる．GPL-core は全血清型に共通で，高い抗原性を有することが確認されているため，MAC に特異的な血清診断の抗原として使われている[9]．この検査の精度を検討したメタ解析ではカットオフ値が 0.7 U/mL の場合，感度は 69.9％，特異度 90.6％と報告[10]されていて

肺 MAC 症の補助診断として実臨床で広く使用されている．しかし，この GPL は，稀少菌種である *M. abscessus*，*M. chelonae*，*M. fortuitum* などの迅速発育菌にも存在することが報告されていて[11]，交叉反応で抗 MAC 抗体が偽陽性を示すことが報告されている[12]．*M. peregrinum* も迅速発育菌であることより MAC と共通する GPL-core に交叉反応を示し，抗 MAC 抗体が偽陽性になることがある．日常臨床において，抗 MAC 抗体が陽性を呈しただけで短絡的に肺 MAC 症と診断するのではなく，積極的に喀痰などの細菌学的検査を施行し，培養での抗酸菌同定に努めるべきである．

　治療については公式の見解はないものの，*M. fortuitum* 症と同様に治療効果が優れていて，CAM，LVFX，EB，リファンピシン（RFP），アミカシン（AMK），カナマイシン（KM），ストレプトマイシン（SM）による MIC はすべて 2 μg/mL 以下との報告がある[1,2]．6 例の症例報告の治療効果においても日和見宿主である Case 3 以外は化学療法により改善していた．しかし，治療についてはまだ公式の見解がないことから，今後の症例の蓄積が求められる．

3　症例（図1）

　70 歳女性．X−3 年 10 月に胸部異常陰影にて当院紹介受診．胸部 CT にて右中葉，左舌区に

小葉中心性の粒状影，末梢の気管支拡張像を認めた．異なる 2 回の喀痰で抗酸菌培養が陽性で，DNA-DNA ハイブリダイゼーション（DDH）法により *M. peregrinum* と同定された．また，血液検査にて MAC 特異的血清診断・キャリビア®MAC 抗体 enzyme-linked immunosorbent assay（ELISA）（抗 MAC 抗体）が陽性であった．しばらく経過観察を行っていたが緩徐に増悪したため，X 年 8 月に化学療法（CAM，LVFX，EB の 3 剤併用）を開始した．症状，画像所見とも改善が得られ順調に経過している．

文　献

1) 倉島篤行. 比較的稀な菌種による肺非結核性抗酸菌症の治療. 結核 2011；**86**：923-932
2) 澤幡美千瑠ほか. 健康な若年男性に発症した肺 *Mycobacterium peregrinum* 感染症の 1 例. 日呼吸会誌 2010；**48**：866-870
3) 藤原清宏. Mycobacterium peregrinum による肺感染症の 1 例. 医療 2008；**62**：281-284
4) Tatina T, et al. A pulmonary infection caused by *Mycobacterium peregrinum*-a case report. J IMAB 2015；**21**：1000-1002
5) Marie I, et al. Fatal *Mycobacterium peregrinum* pneumonia in refractory polymyosis treated with infliximab. Rheumatology 2005；**44**：1202-1203
6) 新井将弘ほか. 抗 MAC 抗体が陽性を呈した肺 Mycobacterium peregrinum 感染症に対して 3 剤併用の化学療法を行った 1 例. 市立伊丹病院誌 2021；**36・37**：20-24
7) Morita Y, et al. Pulmonary mycobacteriosis caused by *Mycobacterium peregrinum*：A case report. Medicine 2022；**101**：6
8) 北田清悟. 抗 GPL 抗体の開発と臨床. 呼吸器ジャーナル. 2018；**66**：603-607
9) Kitada S, et al. Serodiagnosis of *Mycobacteirum avium*-complex pulmonary disease using an enzyme immunoassay kit. Am J Respir Crit Care Med 2008；**177**：793-797
10) Shibata Y, et al. Diagnostic test accuracy of anti-glycopeptid-core IgA antibodies for *Mycobacterium avium* complex pulmonary disease：systematic review and meta-analysis. Sci Rep 2016；**6**：29325
11) 北田清吾, 前倉亮治. MAC 症診断における血清診断法（妥当性と臨床データ）. 結核 2012；**87**：439-441
12) Jeong BH, et al. Serodiagnosis of *Mycobacterium avium* Complex and *Mycobacterium abscessus* Complex Pulmonary Disease by Use of IgA Antibodies to Glycopeptidolipid Core Antigen. J. Clin Microbiol 2013；**51**：2747-2749

18 *M. scrofulaceum*

1 菌の性状

M. scrofulaceum は Runyon 分類 II 群の非結核性抗酸菌（NTM）であり、湖や河川などの水源や土壌中に常在する菌種である。*M. scrofulaceum* による感染症は小児の頸部リンパ節炎、成人の肺感染症、免疫不全患者の播種性感染症などが知られている。本項では成人に発症する肺 *M. scrofulaceum* 症について解説する。

2 疫学

ヒトに病原性を発揮することはそれほど多くなく、少し古い研究になるが、米国で1980年に行われた研究で臨床分離された抗酸菌のうち、*M. scrofulaceum* による感染症と診断されたのは2.3%であった[1]。日本からの報告もいくつかあるが、呼吸器検体から検出された NTM のなかで *M. scrofulaceum* は 1% 未満の頻度であり[2,3]、まれな感染症であると考えられる。一方で南アフリカ共和国の金鉱夫を対象とした1990年代の研究では、喀痰から検出された NTM の菌種としては *M. kansasii* と *M. scrofulaceum* の頻度が高く、それぞれ 68%、14% と報告されており、特定の環境中では高頻度で感染症をきたしうると考えられる[4]。

3 肺 *M. scrofulaceum* 症の臨床的特徴

慶應義塾大学病院および国立国際医療研究センターの 2 施設で 2001～2011 年の間に ATS/IDSA

の診断基準を満たした肺 *M. scrofulaceum* 症について報告されている[5]。

報告された 8 例の患者の年齢中央値は 68 歳で、8 例中 7 例が男性であった。肺結核や肺 MAC 症治療後、COPD といった基礎肺疾患を持つ症例が多くみられており、画像的には線維空洞型を呈する例が 75% を占めていた。この論文では上記症例に加えて、英文・和文の症例報告をレビューし 31 例の肺 *M. scrofulaceum* 症についての検討も行われている。それによると年齢の平均値は 63.8 歳で肺結核や肺 MAC 症の既往を持つ症例がそれぞれ 7 例（23%）、5 例（16%）、COPD を有する患者が 5 例（16%）とみられており、空洞を有する症例は 19 例（61%）に認められた。以上のことより基礎肺疾患を持つ高齢男性に発症しやすく、空洞形成を伴うことが多い感染症であると考えられる。

上記の報告では全 31 例中 30 例が日本の症例であった。海外からの肺 *M. scrofulaceum* 症の報告として、南アフリカ共和国の金鉱夫を対象とした報告が Corbett らにより報告されており[4]、論文中で比較検討されている（表 1）。南アフリカの金鉱夫の集団のほうが平均年齢は若く、結核の既往や拝肺症を併存している例が多かった。また空洞形成を認める例も多く、患者の背景因子の違い、あるいは金鉱という労働環境がこの違いに関与しているものと思われる。

4 肺 *M. scrofulaceum* 症の治療について

肺 *M. scrofulaceum* 症の報告数は限られており、治療法は確立していないが、肺 MAC 症と同様に臨床で治療が必要な疾患ではないと考えら

表1　肺 *M. scrofulaceum* 症の特徴

患者の特徴	南アフリカ共和国の金鉱夫 (n=41)，n（%）	非珪肺症患者による症例 (n=31)，n（%）
年齢±SD	44.1±7.4	63.8±13.6
性別，男性	41/41（100）	19/31（61）
抗酸菌塗抹 陽性	35/41（85）	20/30（67）
同種の抗酸菌を2回以上検出	11/41（27）	31/31（100）
結核治療歴あり	21/41（51）	7/31（23）
肺MAC症の併存	不明	5/31（16）
COPDの併存	不明	5/31（16）
診断時に空洞あり	31/35（89）	19/31（61）
珪肺の併存	24/35（69）	0/31（0）

（Suzuki S, et al. J Intect Chemother 2016；**22**：611-616[5] より引用）

れている．上述の報告では，診断された8例中3例で抗菌化学治療を要しており，報告された症例のうち治療を実施した20例と合わせて検討されている[5]．抗菌化学療法を行った例では肺結核や肺MAC症に準じた治療を選択する例が多く，イソニアジド，リファンピシン，エタンブトールの併用療法が全体の47.8%を占めていた．クラリスロマイシンは他剤と併用するかたちで21.7%の症例で使用されていた．クラリスロマイシンを併用したレジメンで治療された5例中4例で奏効しており，1例は不変であり，比較的治療成績が良好であった．この結果をもって，*M. scrofulaceum* に対してクラリスロマイシンが有効であると断言することは難しい．しかし，*M. scrofulaceum* に対するクラリスロマイシンのMICが低かったという研究が報告されており[6]，また肺外病変や播種性病変に対してクラリスロマイシンを使用したレジメンが奏効したという報告もある[7,8]．治療選択肢として検討する価値は十分にあるものと思われるが，さらなる治療報告が待たれる．

　肺 *M. scrofulaceum* 症自体は頻度の低い肺NTM症であるが，日常臨床で遭遇することは十分に考えられる．まだまだわかっていないことも多いが，本項が診療の一助になれば幸いである．

文　献

1) Good RC, et al. Isolation of nontuberculous mycobacteria in the United States, 1980. J Infect Dis 1982；**146**：829-833
2) 関根由貴ほか．川崎市立井田病院における非結核性抗酸菌の分離頻度と時系列変化．日臨微生物会誌 2023；**33**（3）：22-26
3) Nagano H, et al. Causative species of nontuberculous mycobacterial lung disease and comparative investigation on clinical features of *Mycobacterium abscessus* complex disease：A retrospective analysis for two major hospitals in a subtropical region of Japan. PLoS One 2017；**12**：e0186826
4) Corbett EL, et al. *Mycobacterium kansasii* and *M. scrofulaceum* isolates from HIV-negative South African gold miners：incidence, clinical significance and radiology. Int J Tuberc Lung Dis 1999；**3**：501-507
5) Suzuki S, et al. Clinical characteristics of pulmonary *Mycobacterium scrofulaceum* disease in 2001-2011：A case series and literature review. J Infect Chemother 2016；**22**：611-616
6) Brown BA, et al. Activities of clarithromycin against eight slowly growing species of nontuberculous mycobacteria, determined by using a broth microdilution MIC system. Antimicrob Agents Chemother 1992；**36**：1987-1990
7) Sanders JW, et al. Disseminated *Mycobacterium*

scrofulaceum infection : a potentially treatable complication of AIDS. Clin Infect Dis 1995 ; **20** : 549

8) Jang H-S, et al. Successful Treatment of Local-ized Cutaneous Infection Caused by *Mycobac-terium scrofulaceum* with Clarithromycin. Pe-diatr Dermatol 2005 ; **22** : 476-479

19　*M. shigaense*

1　*M. shigaense* とは

　M. shigaense は 2018 年に新規に同定された非結核性抗酸菌（NTM）の一種である[1]．2009年，Hodgkin 病加療に伴う重度の細胞性免疫不全の既往を持つ紅皮症の患者の皮膚から同定不明の NTM 菌が分離され，16S rRNA 遺伝子，16S-23S 遺伝子の ITS（intergenic spacer region）領域，RNA ポリメラーゼ β サブユニット（*rpoB*）遺伝子，65 kDa のヒートショック蛋白質（*hsp65*）遺伝子解析の結果から分離株は *M. simiae* に近縁の新種であるものの既知の NTM ではないことが判明した．本症例については症例報告がなされるとともに，滋賀県で分離された新菌種であることから *M. shigaense* sp., nov. と新規名称が提案された[2]．部分遺伝子配列を米国国立バイオテクノロジーセンター（NCBI）上に登録したところ，日本国内を中心に徐々に症例が蓄積されており，現在までに国内外で少なくとも 8 症例が報告されている．

2　細菌学的特徴

　細菌学的特徴としては，発育までに 2 週間以上を要する遅発育性で橙色のコロニーを生ずる暗発色性抗酸菌であり，Runyon 分類 Ⅱ 群に分類される．これまでに，皮膚疾患，呼吸器疾患，および播種性病変の症例報告がそれぞれあるが，実験室においてはいずれも 37℃ の培養条件において最もよく発育する．完全ゲノムシーケンスの結果，ゲノムサイズはおよそ 5.2 Mb であり，分子系統上は *M. simiae* complex として構成される菌種群に近縁であるものの，菌種同定基準である Average Nucleotide Identity（ANI）解析ではいずれの菌種ともその相同性は菌種同定の閾値である 90% に満たないことがわかっている（*M. simiae* 標準株との相同性は 79.65%）（図 1）[1,3]．現在，日本国内で使用されている主要質量分析機器のひとつである Bruker Biotyper（Bruker Daltonics 社）の抗酸菌ライブラリーにおいて，すでに当該菌種が登録されている．

3　臨床的特徴と薬剤感受性

　これまでに報告されている 8 症例のうち，3 症例は皮膚病変を伴う疾患，3 症例は肺病変を伴う呼吸器疾患，2 症例は免疫抑制に伴う播種性疾患であり，*M. shigaense* は多様な病態を惹起する NTM であると考えられる[2,4~8]．表 1 に示すように Hodgkin 病や，HIV 感染，ステロイド加療など免疫抑制要因となる既往・治療歴のある患者がいる一方で，免疫不全にかかわる基礎疾患のない患者においても皮膚・呼吸器にかかわらず感染例が認められている．そのため，*M. shigaense* 感染による病態の特徴や菌の病原性に関してはいまだ明確になってはいない．報告された症例のうち肺病変を伴う 3 例中の 2 例に関しては自覚症状がなく，うち表中の症例 8 は無治療経過観察が可能な状況であり，症例 6 については一時画像の悪化が認められたものの 4ヵ月間のクラリスロマイシン，リファンピシン，エタンブトールの加療により軽快している[5,9]（図 2）．また，線維空洞型で排菌のあった症例 7 では，イミペネム，アミカシン，クラリスロマイシンで加療後陰性化し，クラリスロマイシン，リファンピシン，エタ

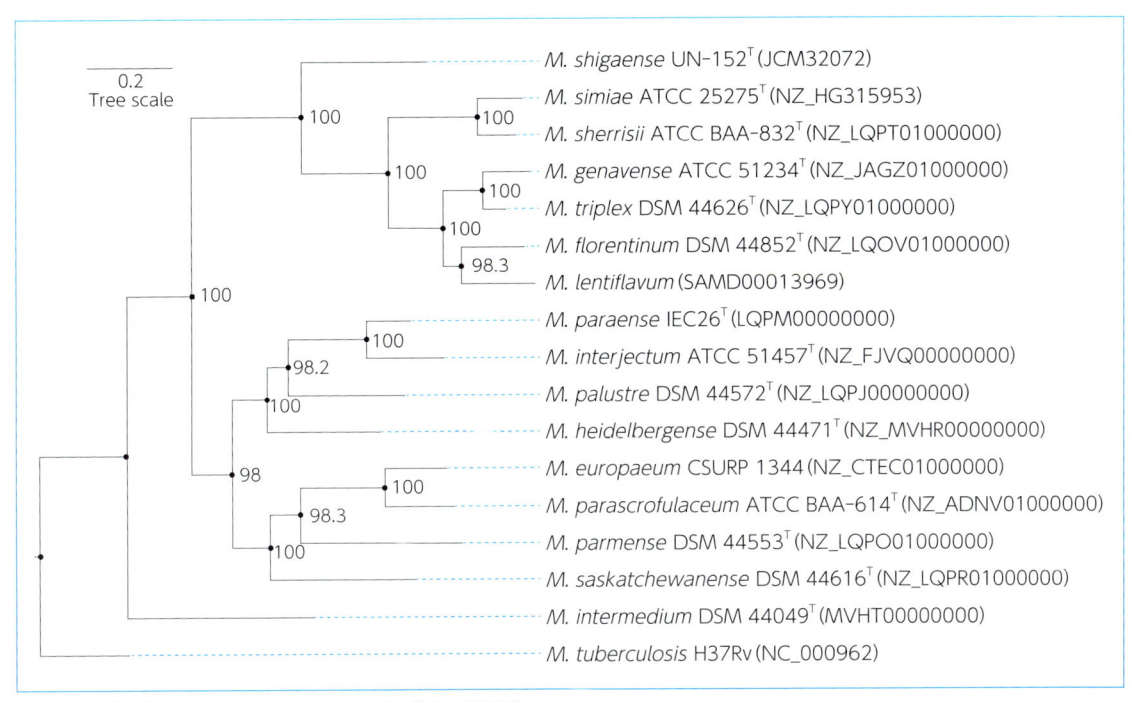

図1　次世代シーケンスデータに基づく系統樹

(Fukano H, et al. Int J Syst Evol Microbiol 2018；**68**：2437–2442[1]) より引用)

表1　これまでに報告された *M. shigaense* の症例

症例	分離年	地域	年齢	既往および免疫状態	病変部位	治療	転帰	特記事項	文献
1	2009	滋賀県	55	Hodgkin 病に伴う細胞性免疫低下	全身の皮膚紅斑（紅皮症）	INH, CAM	死亡	非 Hodgkin T 細胞性リンパ腫 (NHL) による	2
2	2011	中国	56	免疫不全の基礎疾患なし	顔面と首を中心とした皮膚丘疹および結節	RFP, MFLX, CAM	軽快		4
3	2012	滋賀県	71	全身性 Castleman 病に伴うステロイド加療	皮膚病変，その後ステロイド加療により播種性移行	RFP, CAM, LVFX	死亡	一時軽快も NTM による慢性炎症，経口摂取不良から全身衰弱進行，癒着性イレウス，誤嚥性肺炎により	9
4	2013	滋賀県	40	AIDS 発症	頸部リンパ節炎	RBT, EB, CAM	軽快		6
5	2016	愛知県	不明	間質性肺炎に伴うステロイド加療	皮膚膿瘍	不明	不明		
6	2017	滋賀県	58	免疫不全の基礎疾患なし	呼吸器	RFP, EB, CAM	軽快		5
7	2018	大阪府	88	間質性肺炎の既往あり	線維空洞型	IPM/CS, AMK, CAM, RFP, EB	軽快		8
8	2018	大阪府	78	免疫不全の基礎疾患なし	結節・気管支拡張型		軽快		8

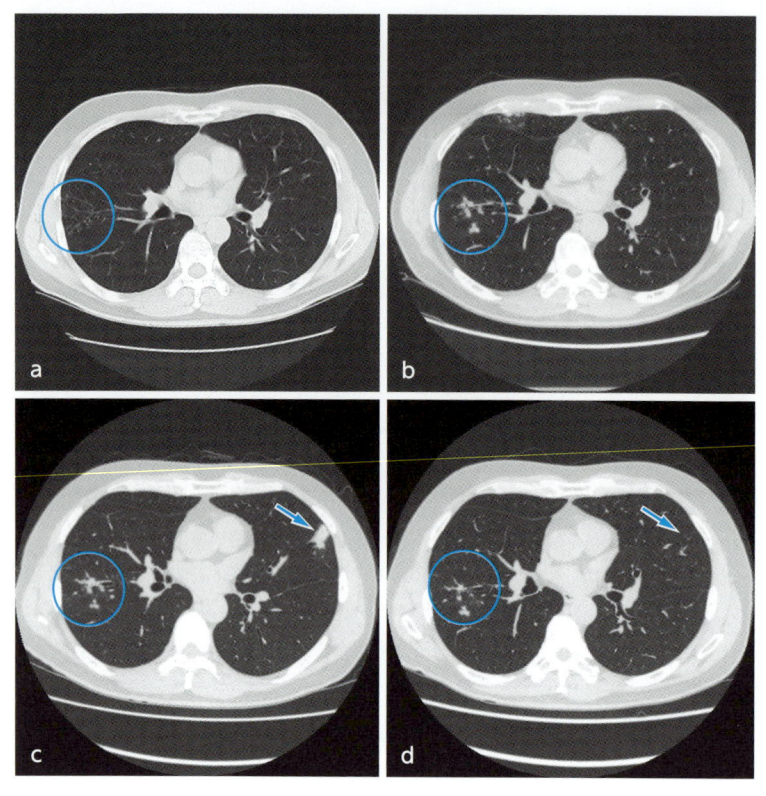

図2　一症例における CT 画像の推移

a：右下葉に小結節影を認める（2014年10月）

b：右中葉の結節影の増悪（2017年4月）

c：右下葉小結節のさらなる増悪と舌区に新たな浸潤影を認める（2017年10月）

d：治療開始4ヵ月後，右下葉結節の縮小と舌区の浸潤影の消失（2018年2月）

（Fukano H, et al. New Microbes New Infect 2020；**33**：100630 より引用）

ンブトールに変更後も1年以上の培養陰性状態を維持している[9]．薬剤感受性試験結果においても，*M. shigaense* はクラリスロマイシン，リファンピシンに対して高い感受性を示しており，上に述べたとおり実際の治療においても一定の治療効果を示していると考えられる（表1）．一方で，症例1や症例3のように免疫抑制状態である場合は予後不良となる場合もあるためほかの NTM 症同様に注意が必要である．

4　地理的特性と環境中における存在

　これまでに国内外で8症例が報告されているが，8例のうち4例についてはいずれも患者の居住地が滋賀県内，2例については大阪府内の医療機関において，ほか2例については愛知県の医療機関および中国においてそれぞれ報告されており，半数の患者が滋賀県在住者であることから地域特異性の高さが伺える（表1）．すでに，滋賀県内に存在する国内最大の湖である琵琶湖の唯一の流出河川「淀川」河川水からも *M. shigaense* が分離されており，臨床分離株と淀川環境水分離株が遺伝的に非常に近しいことが明らかになりつつあることから，今後はさらなる症例の蓄積が必要であるとともに，感染源・感染ルートの検討が必要であると考えられる．

文　献

1) Fukano H, et al. *Mycobacterium shigaense* sp. nov., a slow-growing, scotochromogenic species, is a member of the *Mycobacterium simiae* complex. Int J Syst Evol Microbiol 2018；**68**：2437-2442

2) Nakanaga K, et al. *Mycobacterium shigaense* sp. nov., a novel slowly growing scotochromogenic mycobacterium that produced nodules in an erythroderma patient with severe cellular immunodeficiency and a history of Hodgkin's disease. J Dermatol 2012；**39**：389-396

3) Yoshida M, et al. Complete genome sequence of *Mycobacterium shigaense*. Genome Announc

2018 ; **6** : e00552-18

4) Cui P, et al. Cutaneous *Mycobacterium shigaense* infection in immunocompetent Woman, China. Emerg Infect Dis 2013 ; **19** : 819-820

5) Fukano H, et al. The first case of chronic pulmonary *Mycobacterium shigaense* infection in an immunocompetent patient. New Microbes New Infect 2020 ; **33** : 100630

6) Koizumi Y, et al. *Mycobacterium shigaense* Causes Lymph Node and Cutaneous Lesions as Immune Reconstitution Syndrome in an AIDS Patient : The Third Case Report of a Novel Strain

Non-tuberculous Mycobacterium. Intern Med 2016 ; **55** : 3375-3381

7) Yoshida S, et al. Two new cases of pulmonary infection by *mycobacterium shigaense*, Japan. Emerg Infect Dis 2020 ; **26** : 2728-2732

8) Naito D, et al. Case Report ; A case of disseminated *Mycobacterium shigaense* infection. Nihon Naika Gakkai Zasshi 2016 ; **105** : 717-722

9) Yoshida S, et al. Two New Cases of Pulmonary Infection by *Mycobacterium shigaense* Japan. Emerg Infect Dis J 2020 ; **26** : 2728-2732

20 *M. shimoidei*

1　菌の性状，疫学

　M. shimoidei によるヒトの肺感染症は世界的にまれな疾患である.

　1968 年 Tsukamura らは肺結核様空洞病変を有する 56 歳の男性患者より，それまで認識されていなかった Runyon 分類Ⅲ群抗酸菌を複数回分離し，"*M. shimoidei*" と命名した. しかし，1 症例患者からの分離菌であったためか，この菌種名は Approved Lists of Bacterial Names に掲載されず無効となった. その後，International Working Group on Mycobacterial Taxonomy の共同研究でオーストラリアの Blacklock & Dawson によって分離された肺感染症の原因菌が "*M. shimoidei*" と同一クラスターに分類され，この非結核性抗酸菌（NTM）が異なった地域にも存在すること，また特異な集落形態を有することから *M. shimoidei* の種名を復活させることが妥当であるとされた. これを受けて Tsukamura は *M. shimoidei* の命名の論文を Int J Syst Bacteriol に投稿し，1982 年にこの種名が国際的に承認された[1]. *M. shimoidei* 感染症は Tsukamura の第一症例の報告以降 Mayall ら（1999）の総括した 10 症例[2]，Sundman ら（2000）の 1 症例の記載報告がある[3]. これらの症例報告はいずれも肺感染例であるが，まれにヒトに対する病原的意義のない分離報告もある[4]. *M. shimoidei* は日本本土のほか，ドイツ，イタリア，フランス，スイスなどの中央ヨーロッパ，スウェーデンやフィンランドなどの北欧諸国，北米大陸，オーストラリア大陸からの報告もみられ，世界中の環境中に広く分布していると推測される.

2　症例

　これまでの症例報告はやや寒冷，乾燥した地域からの報告が多かったが，筆者は亜熱帯地域である沖縄において，COPD の背景をもつ免疫抑制下の 61 歳男性における *M. shimoidei* 感染を経験したため，症例報告を行った[5]. この男性の主訴は喀血であったが発熱などはみられず採血では特記すべき所見は得られなかった. 患者は重喫煙者で関節リウマチに対してプレドニゾロン 7.5 mg/日，メトトレキサートを内服していた. 職業は植木職人であり，植物や土壌との接触は多かった. また，植木の仕入れのため，九州地方と沖縄を頻繁に往復していた. 胸部 CT では右上葉に大きな薄壁の空洞性病変が認められ，*M. kansasii* を想起させるような画像所見であった（図 1）. 喀痰検体から NTM が複数回同定されたが，DNA-DNA ハイブリダイゼーション（DDH）では菌種を同定できず，質量分析法（MALDI-TOF MS）を用いて最終的に菌種同定された. 抗菌薬感受性試験（ブロスミック NTM）の後，成書やエキスパートオピニオンを参照のうえ，クラリスロマイシン（CAM），レボフロキサシン（LVFX），エタンブトール（EB）による治療を開始した. 治療開始後，血痰は減少し，治療後 6 ヵ月で喀痰抗酸菌培養は陰性となり，画像所見の改善を確認した. 沖縄は亜熱帯気候に分類される日本で唯一の地域であり，*M. abscessus* species が NTM 肺疾患の主要な病原体である数少ない地域のひとつであることが報告されているが[6]，沖縄から *M. shimoidei* が報告されたのは本症例がはじめてであった.

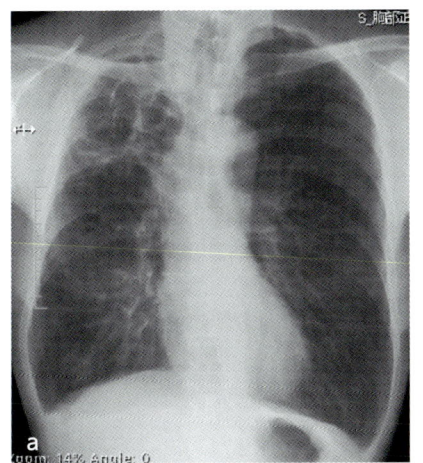

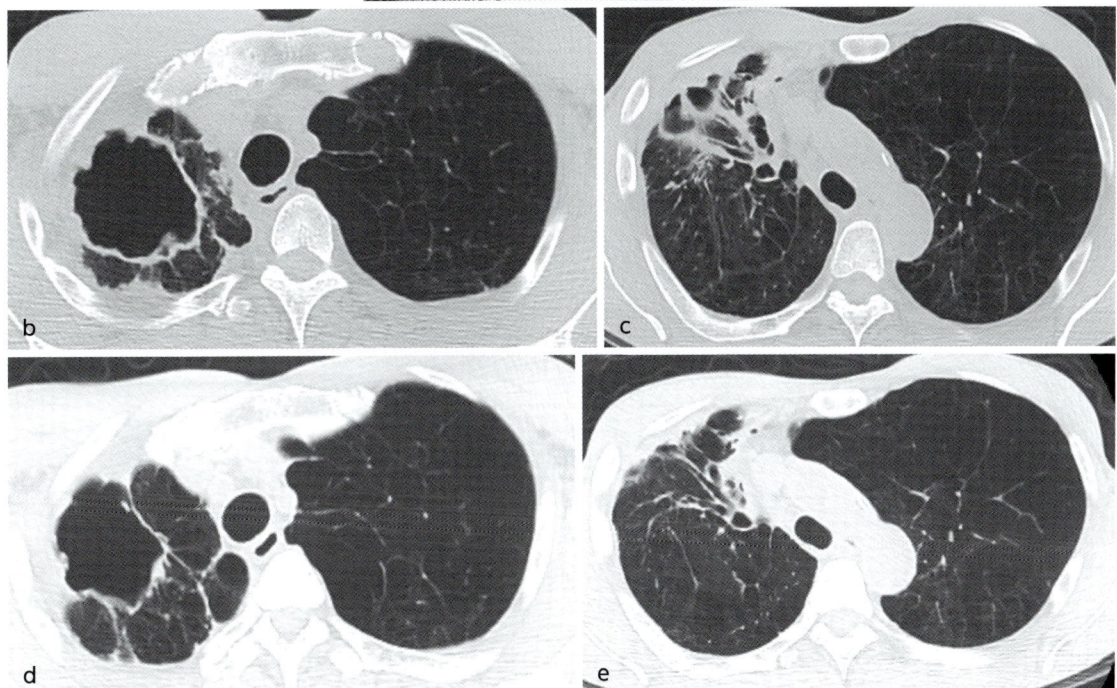

図1　61歳男性

Mycobacterium shimoidei が痰から複数回検出された．初診時の胸部X線では右上肺野に巨大空洞性病変が認められた（a）．胸部CTでは，右肺上葉に薄壁空洞病変，胸胸膜肥厚，索状影と線状影，上葉と中葉に気管支拡張が認められた（b, c）．治療6ヵ月後，空洞病変と周辺の陰影は改善がみられた（d, e）

(Nagano H, et al. Respirol Case Rep 2019；**7**：e00428[5]) より引用)

3　臨床像

M. shimoidei 感染症の臨床像については，これまでの報告では，肺が主な感染部位であり，男性患者が多かった．一般的な症状は，咳，喀痰，体重減少，呼吸困難，発熱，発汗であった．ヒトへの感染経路については不明である．これまでの症例報告では，画像所見として，肺MAC症で報告された結節・気管支拡張型（NB型：nodular-bronchiectatic disease）よりも，線維空洞型（FC型：fibro-cavitary disease）のほうが多い

傾向がある．これは男性が多いという患者背景にも関連があるかもしれない．

4　治療

治療についてゴールドスタンダードは存在しないが，これまでの症例では CAM，EB などを含めた多剤併用療法を 12 ヵ月以上行った症例では良好な予後が多いのに対して，上記薬剤を含まない治療，短期間での治療終了，経過観察のみでは死亡例もみられている．まれな疾患ではあるが，病原性を持った場合には積極的な治療が推奨される微生物かもしれない．

MALDI-TOF MS の普及により，NTM は 148 菌種の同定が可能になり診断率は飛躍的に向上した[7]．MALDI-TOF MS はほかの分子技術と比較して費用対効果が高く，分離された NTM を迅速に同定することができ，より適切な治療を早期に実施することが容易になる[7]．*M. shimoidei* の薬剤感受性に関しては世界的なスタンダードはなく，今後，より多くの知見集積が必要であるが，イソニアジド（INH）とリファンピシン（RFP）に耐性であり，EB とリファブチン（RFB）に感受性であることが知られている[5]．しかしながら，症例報告では，INH と RFP を用いたレジメン（CAM なし）においても 1 例のみ改善例がみられている．

近年，Baird らは RFB，EB，CAM を組み合わせた薬剤レジメンを提案しており，モキシフロキサシン（MFLX）/LVFX，スルファメトキサゾール，ピラジナミド，クロファジミンも有用である可能性があるとしている[8]．筆者が経験した症例では，MALDI-TOF MS を用いた正確かつ迅速な菌種同定，感受性試験と専門家の意見を組み合わせることで，*M. shimoidei* の治療レジメンに LVFX を追加することができ，治療成功に結びついた可能性がある．

肺 NTM 症は診断技術の進歩や医療者の認知度の広がりもあって，近年，報告数が増えている疾患である．NTM は 200 種類以上の菌種があり，その臨床経過や検査所見は似ているものの，菌種により薬剤感受性や経過は大きく異なる．今後，MALDI-TOF MS などによる正確な菌種同定が可能になり，*M. shimoidei* のようなまれな菌による感染症も診断，報告が増えることが予想される．臨床医は感染症診療の原則に立ち帰り，複数回の培養検査，起炎菌の同定および最適な抗菌薬の選択，適切な治療期間，フォローアップを心がけてほしい．まれな菌種の治療判断，薬剤選択に迷った際には，NTM 治療の経験豊富な医療機関，医師へのコンサルトも積極的に行ってほしい．

文　献

1) Tsukamura M. *Mycobacterium shimoidei* sp. nov. nom. rev., a lung pathogen. Int J Syst Bacteriol 1982；**32**：67-69
2) Mayall B, et al. Identification of *Mycobacterium shimoidei* by molecular techniques：case report and summary of the literature. Int J Tuberc Lung Dis 1999；**3**：169-173
3) Sundman K, et al. *Mycobacterium shimoidei*, an easily misdiagnosed nontuberculous pulmonary mycobacterium. Scand J Infect Dis 2000；**32**：450-451
4) Koukila-Kdhkold P, et al. Characterisation of a new isolate of *Mycobacterium shimoidei* from Finland. J Med Microbiol 2000；**49**：93740
5) Nagano H. Mycobacterium shimoidei, a rare non-tuberculous mycobacteria pathogen identified by matrix-assisted laser desorption/ionization time-of-flight mass spectrometry. Respirol Case Rep 2019；**7**：e00428
6) Nagano H, et al. Causative species of nontuberculous mycobacterial lung disease and comparative investigation on clinical features of *Mycobacterium abscessus* complex disease：a retrospective analysis for two major hospitals in a subtropical region of Japan. PLoS One 2017；**12**：e0186826
7) Genc GE, et al. Evaluation of MALDI-TOF MS for identification of nontuberculous mycobacteria isolated from clinical specimens in mycobacteria growth indicator tube medium. New Microbiol 2018；**41**：214-219
8) Baird TM, et al. *Mycobacterium shimoidei*, a rare pulmonary pathogen, Queensland, Australia. Emerg Infect Dis 2017；**23**：1919-1922

21 *M. shinjukuense*

1 菌の性状

　非結核性抗酸菌（NTM）症は 2023 年現在で 200 を超える種および亜種が知られている[1]. *M. shinjukuense* は 2011 年に日本ではじめて報告され，新種として認められた NTM である[2]. Runyon 分類ではⅢ群菌に属し，至適温度は 30～37℃で約 2～3 週間で培養される．NTM の菌種同定法として以前に用いられていた DNA-DNA hybridization 法（DDH マイコバクテリア®，極東製薬工業）では同定ができず，シーケンス法で 16S rRNA，*rpoB*，*hsp65* の遺伝子配列との相同性を確認することで同定を行っていた．過去の TRC 法や MTD テストでは，結核菌との 16S rRNA 塩基遺伝子配列の高い相同性から，結核菌偽陽性を示すことが報告されている[3, 4]. 近年は質量分析法（MALDI バイオタイパー®，ブルカー社）での同定が可能となっており，安価かつ一般検査室レベルでの同定が可能となっている．

2 疫学

　M. shinjukuense による呼吸器感染症は 2023 年現在まで表 1 の通り 17 例の文献的報告がされている．韓国からの 1 例を除きそのほか全例が本邦からの報告であった．過去の報告では，比較的高齢の女性に多い傾向があり，既往症では肺結核が多く認められた．実地臨床では先述の菌の特徴から，本菌種と同定されず菌種不明の抗酸菌症，もしくは肺結核と誤診されている症例も少なからず存在したことが推測される．

3 症状

　過去の報告ではほかの NTM 症と同様に，咳嗽・喀痰・発熱・体重減少が一般的な症状であった．画像所見としては気管支拡張・結節影・空洞影・浸潤影などが報告されており，結節・気管支拡張型が多い傾向であった．無治療で病勢が進行している症例の報告が多かったが，*M. shinjukuense* の病原性については報告が少なく不明確である．

4 治療

　治療介入の必要性，および適切な治療タイミングや最適な治療レジメンは確立していない．肺 MAC 症と同様に，有空洞例や症状・画像の進行が目立つ症例に対して治療が行われている報告が多い．肺結核と誤診され治療介入を開始し，後に本菌種と同定されている報告も複数例認められた[3, 4, 8, 11].

　治療開始前に *M. shinjukuense* と同定し得た報告では，同じく Runyon 分類Ⅲ群菌である肺 MAC 症と同様にクラリスロマイシン（CAM），エタンブトール（EB），リファンピシン（RFP）の 3 剤併用療法が用いられていることが多かった．CAM に対する MIC 値が低いこと，INH による副作用を避ける理由などが治療レジメン選択の別の根拠として考えられている．しかしながら，ほかの NTM 症と同様に MIC 値の意義は不明確である．カナマイシン（KM）による初期強化治療を行っている報告も認められた[10]. 治療開始時に肺結核と誤診されていたため，肺結核に準じた

表1　*M. shinjukuense* による呼吸器感染症の文献的報告

番号	年齢	性別	症状	既往歴	画像	治療レジメン	治療期間	効果	報告年	文献
1	73	女	不明	不明	空洞影	不明	不明	不明	2011	2
2	64	女	咳嗽	なし	気管支拡張, 結節影	RFP, EB, CAM	6ヵ月	改善	2011	5
3	80	女	咳嗽	不明	気管支拡張, 結節影	INH, RFP, EB	不明	改善	2013	3
4	73	女	なし	なし	気管支拡張, 結節影	INH, RFP, EB	不明	改善	2015	6
5	56	女	湿性咳嗽	結核	気管支拡張, 結節影, 無気肺	不明	なし	不明	2015	7
6	75	男	咳嗽, 喀痰, 体重減少	結核, 糖尿病	空洞影, 左荒蕪肺, 浸潤影	INH, RFP, EB, PZA →INH, RFP, EB	12ヵ月	改善	2016	4
7	93	男	不明	結核, 心不全	空洞影, 気管支拡張, 結節影	INH, RFP, EB→EM	不明	不変	2016	4
8	82	男	不明	結核, 前立腺癌	空洞影, 気管支拡張, 結節影	INH, RFP, EB	不明	改善	2016	4
9	83	女	不明	肺気腫, 高血圧	気管支拡張, 結節影	INH, RFP, EB →RFP, EB, CAM	不明	改善	2016	4
10	72	男	不明	高血圧, 脂質異常症	気管支拡張, 結節影	INH, RFP, EB, PZA →INH, RFP, EB	不明	改善	2016	4
11	57	男	不明	甲状腺腫	気管支拡張, 結節影	EM	不明	改善→再燃	2016	4
12	85	女	発熱, 咳嗽	結核	気管支拡張, 浸潤影	CAM 半年→再燃 →INH, RFP, EB	6ヵ月	改善	2016	8
13	72	女	咳嗽, 喀痰	PMR, 緑内障	空洞影, 気管支拡張, 結節影	INH, RFP, CAM→肝障害 →RFP, CAM, LVFX	18ヵ月	改善	2018	9
14	62	男	咳嗽	高血圧	気管支拡張, 結節影	RFP, EB, CAM	2.5年	改善	2018	10
15	68	女	血痰	高血圧, 脂質異常症	気管支拡張, 結節影	RFP, EB, CAM	4ヵ月で中止	改善	2018	10
16	66	女	咳嗽	なし	気管支拡張, 結節影, 浸潤影	INH, RFP, EB, PZA →INH, RFP, EB	12ヵ月	改善	2020	11
17	59	女	なし	乳癌	空洞影, 気管支拡張, 結節影	REP, EB, CAM	24ヵ月	改善	2023	12

※ RFP：リファンピシン, EB：エタンブトール, CAM：クラリスロマイシン, INH：イソニアジド, PZA：ピラジナミド, EM：エリスロマイシン, LVFX：レボフロキサシン, PMR：リウマチ性多発筋痛症

治療が行われていることも多かった．本菌種で認められる気管支拡張症に対して，エリスロマイシン（EM）やCAMといったマクロライド系単剤での治療が行われた報告もあるが，改善は一時的なものにとどまり，のちに再燃した経過が示されている[4, 8]．

適切な治療期間は不明であり，肺結核に準じた6ヵ月間治療のほか，肺MAC症と同様に喀痰培養の結果を確認しながら12ヵ月以上の治療期間が行われている報告が多かった．

5 症例

62歳男性．検診で胸部異常陰影を指摘され受診．無症状．

既往歴：高血圧．

生活歴：非喫煙者，56歳より家庭菜園．

初診時現症：BMI 20.7，バイタルサイン正常．

検査所見：血算・生化学に特記所見を認めず，CRP陰性．

画像所見：胸部単純X線写真では右中肺野末梢に粒状影を認め，胸部CTでは右肺上葉に気管支拡張と粒状影を認めた．

経過：喀痰検査で診断にいたらず，気管支鏡検査を施行．気管支洗浄液の抗酸菌培養が液体培地3週間で陽性となったが，核酸増幅検査は*M. tuberculosis*, *M. avium*, *M. intracellulare*いずれも陰性で，DDH法でも同定不能であった．シーケンス法で*M. shinjukuense*と16S rRNA，*hsp65*遺伝子配列が100%一致したため同菌と同定した．無治療経過観察の方針としたが，1年後から咳嗽が出現し，1年半後には陰影の悪化を認め，CAM（800 mg/日），EB（750 mg/日），RFP（600 mg/日）の3剤併用療法と，初期強化療法として3週間KM（750 mg/日）の連日注射を併用し，治療を開始した．2年半治療を行い，自覚症状と画像所見の改善を認め，気管支洗浄液で抗酸菌培養の陰性化を確認し治療終了とした．

文献

1) Genus Mycobacterium|LPSN-List of Prokaryotic names with Standing in Nomenclature＜https://www.bacterio.net/genus/mycobacterium＞（2023年12月31日閲覧）

2) Saito T, et al. *Mycobacterium shinjukuense* sp. nov.；a slowly growing, nonchromogenic species isolated from human clinical specimens. Int J Syst Evol Microbial 2011；**61**：1927-1932

3) Watanabe K, et al. *Mycobacterium shinjukuense* lung disease that was successfully treated with anti-tuberculous drugs. Intern Med 2013；**52**：2653-2655

4) Takeda K, et al. Six cases of pulmonary *Mycobacterium shinjukuense* infection at a single hospital. Intern Med 2016；**55**：787-791

5) Futatsugi K, et al. Case report：a case of pulmonary infectious disease due to *Mycobacterium shinjukuense*. Nihon Naika Gakkai Zasshi 2011；**100**：3637-3639

6) Oshima K, et al. Pulmonary infection caused by *Mycobacterium shinjukuense*. Ann Am Thorac Soc 2015；**12**：958-959

7) Seong MM, et al. Nontuberculous mycobacterial lung disease caused by *Mycobacterium shinjukuense*：the first reported case in Korea. Tuberc Respir Dis 2015；**78**：416-418

8) Hayashi M, et al. Clarithromycin-resistant *Mycobacterium shinjukuense* lung disease：case report and literature review. Showa Univ J Med Sci 2016；**28**：373-377

9) Meda Y, et al. A case of pulmonary *Mycobacterium shinjukuense* disease with polymyalgia rheumatica. Kekkaku 2018；**93**：473-477

10) Arai N, et al. Two cases of pulmonary *Mycobacterium shinjukuense* that required therapeutic intervention due to disease progression during treatment-free follow-up. Kekkaku 2018；**93**：35-39

11) Taoka T, et al. *Mycobacterium shinjukuense* pulmonary disease progressed to pleuritis after iatorogenic pneumothorax：a case report. J Clin Tuberc Other Mycobact Dis 2020；**19**：100160

12) Nakamura K, et al. *Mycobacterium shinjukuense* infection successfully treated with clarithromycin, rifampicin, and ethambutol. Respir Med Case Rep 2023；**45**：101894

22 *M. simiae*

肺 *M. simiae* 症は，まれな非結核性抗酸菌（NTM）症である[1]．*M. simiae* は人畜ともに感染症を起こしうるが，水道水など環境中からも検出され，ヒトの上気道に保菌されているだけのこともあるため，培養検体から検出される *M. simiae* が臨床的意義を持つか否か，判断に注意を要する．

1 疫学

肺 *M. simiae* 症の多くが，カリブ海周辺国（キューバなど），中東（イスラエルやイランなど），米国南西部（アリゾナ州など）から報告されており，疫学的にクラスターがみられる[1]．

2 微生物学

M. simiae はサルから分離され，1965 年に新種として認識された．遅発育性で，45℃でもよく発育するため，温水からも検出される．Runyon 分類では *M. avium*，*M. intracellulare* と同じ光不発色菌に属する．ときにナイアシンテストが陽性となり，結核菌と混同される[1]．*in vitro* では，多くの抗結核薬に対して耐性[2]であり，イソニアジド（INH），リファンピシン（RFP），エタンブトール（EB），ピラジナミド（PZA）に対してほぼ100%耐性である．ストレプトマイシン（SM），シプロフロキサシン（CPFX），クラリスロマイシン（CAM），スルファメトキサゾール・トリメトプリム（ST）合剤，サイクロセリンには感受性のこともある．ただし，感受性の判断基準は未確立である．

3 臨床像

ヒトに病原性を示すことはまれである．ATS の診断基準を満たすのは，呼吸器検体で検出された *M. simiae* のうち4~21%であったとの報告がある[3]．よって，診断は症状や画像を踏まえて慎重に行う必要がある．診断例の報告としては，免疫不全や肺の基礎疾患を背景に，肺病変をきたす症例が多い[1]が，肺の孤立性病変・浸潤影，胸膜炎，リンパ節炎，髄膜炎，骨髄炎，播種性病変[4]まで報告があり，*M. simiae* 症は幅広い臨床像を呈する．上述のとおり疫学的頻度が比較的高い地域（国）があるため，渡航歴の確認も有用な場合がある．

非 HIV 患者の 102 例のイスラエルの *M. simiae* 症の症例報告では，患者背景として COPD（37%），免疫抑制薬（31%），糖尿病（29%），心疾患（28%），気管支拡張症（19%），陳旧性肺結核（18%），悪性腫瘍（15%）を有していた[5]．

肺結核 121 例と *M. simiae* 症 102 例の臨床像について比較した検討[6]では，*M. simiae* 症例のほうが，喫煙，COPD，悪性腫瘍，糖尿病合併が多く，HIV 患者が少なかった．症状はより軽微で，中下葉，片側性，非空洞性浸潤影が多いと報告されている．

4 治療

臨床試験によって比較検討された治療レジメンはない．イスラエルの 102 例の報告[5]では，CAM，EB，RFP による 12ヵ月以上の治療と平均 24ヵ月のフォローアップの結果，治療失敗や再発例は

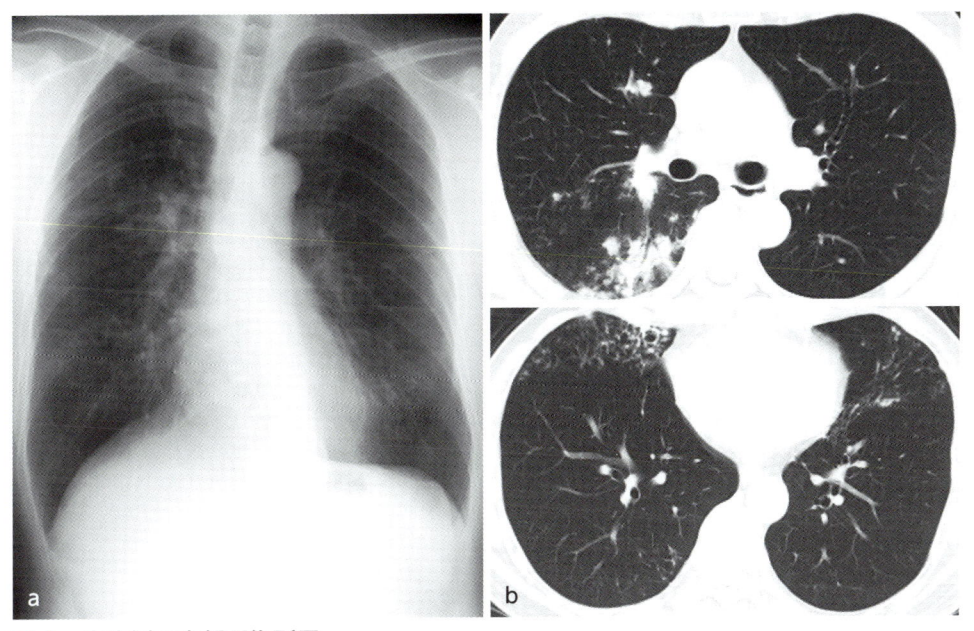

図1　本症例の胸部画像所見

なかったと報告されている．しかし，2022 年の ATS，ERS，ESCMID，IDSA のガイドライン作成委員によるコンセンサス[3]では，既報のレビューの結果，アジスロマイシン（または CAM）を中心とした 3 剤以上の多剤併用療法として，薬剤感受性に応じて，アジスロマイシン 200〜500 mg を 1 日 1 回（または CAM 500 mg 1 日 2 回），モキシフロキサシン 400 mg 1 日 1 回，クロファジミン（100〜200 mg を 1 日 1 回），ST 合剤（トリメトプリム換算 800 mg），アミカシン（15〜20 mg/kg/日か 15〜25 mg/kg 週 3 回静脈注射）のうち 3 剤以上の併用が推奨されている．有空洞例や重症例にはアミカシン使用が推奨されている．最適な治療期間は明確ではないものの，培養陰性化少なくとも 12 ヵ月以上とされ，状況に応じて治療をステップダウン（アミカシンの中止など）も考慮されると記載がある．手術が検討される場合もある．

5　症例

71 歳男性．主訴：胸部異常影（無症状）．
現病歴：8 年前に健康診断で胸部異常影を指摘され，精査のため当院を受診した．既往歴：慢性 C 型肝炎，インターフェロン治療済．

生活歴：1 日 20 本 5 年間の喫煙歴あり，5 年間アスベスト吸入歴あり，機会飲酒，仕事のためここ 2 年間メキシコに在住し，土木工事の指揮をしていた．観光でのキューバへの渡航歴がある．家族歴：特記事項なし．

内服薬：グリチルリチン酸，ウルソ®，アシノン®．アレルギー：なし．

Review of systems：発熱・倦怠感なし，呼吸器症状，消化器症状，泌尿器症状，筋・骨格系症状なし．

バイタル：体温 36℃，呼吸 12 回/分，SpO$_2$ 98%（室内気）．身体所見：頸部リンパ節腫脹なし，肺音清，そのほか明らかな異常所見なし．

採血：WBC 6,290，Hb 16.3，Plt 21.8，CRP 0.12，肝・腎機能，電解質に異常なし．

胸部 X 線：図 1a．胸部 CT：図 1b．右 S^2，中葉舌区に気管支拡張を伴う小粒状影，結節影，浸潤影．

・経過：

胸部 X 線，胸部 CT 所見から NTM 症が考慮された．喀痰検査を施行するも診断にいたらず，気管支鏡検査を施行．気管支洗浄液，気管支擦過

から抗酸菌塗抹陽性，*M. simiae* 培養陽性となり，肺 *M. simiae* 症と診断された（16S rRNA 法，rpoB 法）．無症状であり経過観察となった．

　5 年後に急激な陰影の増悪を認めたため，CAM 600 mg，RFP 450 mg，EB 750 mg，レボフロキサシン（LVFX）300 mg 1 日 1 回が開始された．治療により陰影の改善を認め，計 24 ヵ月治療した時点で *M. simiae* 症に対する治療は終了された．

文　献

1) Griffith DE, et al. An Official ATS/IDSA Statement ; diagnosis, treatment, and prevention of nontuberculous mycobacterial diseases. Am J Respir Crit Care Med 2007 ; **175** : 367-416
2) van Ingen J, et al. Drug susceptibility testing and pharmacokinetics question current treatment.

3) regimens in *Mycobacterium simiae* complex disease. Int J Antimicrob Agents 2012 ; **39** : 173-176
3) Lange C, et al. Consensus management recommendations for less common non-tuberculous mycobacterial pulmonary diseases. Lancet Infect Dis 2022 ; **22** : e178-e190
4) Balkis MM, et al. Fatal disseminated *Mycobacterium simiae* infection in a non-HIV patient. Int J Infect Dis 2009 ; **13** : e286-e287
5) Shitrit D, et al. Clinical and radiological features of *Mycobacterium kansasii* infection and *Mycobacterium simiae* infection. Respir Med 2008 ; **102** : 1598-1603
6) Maoz C, et al. Pulmonary *Mycobacterium simiae* infection ; comparison with pulmonary tuberculosis. Eur J Clin Microbiol Infect Dis 2008 ; **27** : 945-950

23 *M. szulgai*

1　診療のポイント

感染臓器は肺が最も多く，ほかに皮膚，関節，リンパ節，骨髄，播種性の報告がある．確定診断は，特徴的な画像所見を認め，細菌学的基準として異なる検体から培養検査にて2回以上菌を検出することである．薬剤感受性は *M. kansasii* に類似し，治療反応性が高い．治療レジメンは確立されたものはないが，基本的にはリファンピシン（RFP），クラリスロマイシン（CAM）（またはアジスロマイシン（AZM）），エタンブトール（EB）の3剤から開始する．治療期間も確立されたものはないが，培養陰性化後12ヵ月間の治療継続が推奨されている．

2　疾患の解説

M. szulgai は緩徐発育型の非結核性抗酸菌（NTM）で，Runyon 分類Ⅱ群（暗所培養でコロニーが橙黄色に着色）に属する．Szulgai の語源はポーランド人の細菌学者シュルガに由来し，Marks らによって1972年に新菌種として報告された[1]．ヒトからヒトへの感染は報告されていない．カタツムリおよび熱帯魚から分離されたという報告があるものの，環境中から分離培養されることは少なく，本菌が臨床検体から検出された場合には必ず病原菌の可能性や定着との鑑別を検討しなければならない．

Benator らは *M. szulgai* による NTM 症の臨床像について英文報告症例48例のレビューを行っている[2]．ほかの論文[3]と同様に，感染臓器は肺が最も多く，ほかに皮膚，関節，リンパ節，骨髄，播種性の報告があるが，NTM 症全体に占める割合は1%以下とまれである．しかし，*M. szulgai* による肺感染症の症例報告が増加しており，肺結核やほかの NTM 症との鑑別のうえでも注目すべき疾患であると考える．Benator らの論文を含み，これまでに集積された *M. szulgai* 肺感染症の報告[2~6]では，1歳未満の子供から80歳代後半までに発症しており，患者の発症平均年齢は50歳前後（女性のみの平均では30歳代後半と報告）で，男性に多い．COPD，肺抗酸菌症（陳旧性肺結核を含む）など肺に基礎疾患のある二次感染型が多いものの，健常肺に発症する一次感染型と推測される症例も38.5%（MAC 症は14.5%）いることから，MAC に比べ *M. szulgai* は感染力が強く，健常肺にも病変を起こしうることを示唆している[7]．なお，本邦の多数症例を報告している論文[4~6]とわれわれの症例を統括し，臨床的特徴を表1にまとめた．基礎疾患には，肺以外の胃潰瘍や食道癌術後など，上部消化管疾患の報告例も目立つ．喫煙歴やアルコール多飲などの生活歴を有することが多く，症状は非特異的であり，長く続く咳，発熱，喀血，体重減少などがみられる．

3　診断・検査

画像所見では，気道散布陰影である結節性陰影・分枝状陰影・細気管支拡張（nodular-bron-chiectatic pattern：NB タイプ），壁肥厚を伴う空洞性病変（fibro-cavitary pattern：FC タイプ）を認める（表1）．上葉優位であることが多く，右肺に多く認められる．上葉の空洞を伴う浸潤影を呈することがあり，特に古典的な肺 MAC 症に

表1　本邦の *M. szulgai* 肺感染症の主な症例報告の臨床的特徴

Case	Sex	Age	Smoking	Underlying lung disease	Underlying general disease	Imaging		Treatment		Outcome
						pattern	location	drugs and operation	duration	
1	F	43	Cs	None	None	FC	RUL	TRES→RE	10 m	Improved
2	M	47	Cs	Pn, *M. kansasii*, COPD	None	FC	RUL	TRES→TRCCp	5 y	No change
3	M	44	Cs	None	duodenal ulcer, ureteral cancer	FC	LUL	TRE→RE	6 m	died for other disease
4	M	52	Cs	Pn	diabetes mellitus	FC	LUL	TRE→CL	2 y	Worse
5	M	59	Es	Tb	None	destroyed lung	RL	TRE→TRCSp→ope	10 y	Improved
6	M	42	Cs	bulla	None	FC	RUL	HRT→ope	1 y	Improved
7	M	51	Cs	None	None	FC	RUL	TRE	1.3 y	Improved
8	F	57	Cs	Tb	None	FC	BL	HRE	1 y	Improved
9	M	44	Cs	None	None	consolidation	LUL	REL	1 y	Improved
10	M	21	Ns	None	None	FC	RUL	HRE (3 m)→RET (1 y)	1.3 y	Improved
11	M	33	–	Pn	None	FC	RUL	HRE	n.d.	Improved
12	M	70	–	chronic empyema	None	NB	LLL	HRSZ (1 m)→REST (1 m)→RET (20 m)	2 y	Improved
13	M	54	+	Pn	None	FC	BL	HR (1 m)→Cp (8 m)→L (40 m)→HRS (3 m)→HRE (4 m)→RET (11 m)→RETL (1 y)→RT (7 m)	7 y	Improved
14	F	25	+	pleuritis	None	FC	RUL	HSKCp	n.d.	No change
15	M	50	+	None	gastric ulcer	FC	LUL	HRS (4 m)→HR (6 m)	10 m	Improved
16	M	47	+	Tb	None	FC	RUL	REK	n.d.	Improved
17	M	46	+	bulla	None	FC	LUL	HRS→HRE	19 m	Improved
18	M	59	+	None	esophageal cancer	FC	RUL	HRSp	n.d.	Improved
19	M	45	+	None	gastrectomy	NB	LUL	HRE	n.d.	Improved
20	M	87	+	MAC	None	NB	RL	HRS	n.d.	died for other disease
21	M	67	+	Tb	None	NB	RML	HRE	1 y	Improved
22	M	37	+	Pn	None	FC	RUL	HRE	n.d.	Improved
23	M	73	+	Tb, COPD	myeloma	NB	LUL	HR	1 y	Improved
24	M	48	+	None	None	FC	RUL	HR (2 y)→HE (1 y)→RETK (3 m)→EKLC (6 m)→ope→EKLC (n.d.)	n.d.	Improved
25	M	49	+	None	None	FC	LUL	HRE	n.d.	Improved
26	M	80	+	Tb	None	NB	RUL, LLL	HRE (2 m)→HST (4 m)→T (2 y)→TC (1 y)	3.5 y	Improved

No.	Sex	Age	Smoking	Underlying disease	Complication	Pattern	Site	Treatment	Duration	Outcome
27	M	37	+	None	None	FC	RUL	HRE (6 m) →HR (3 m)	9 m	Improved
28	M	55	+	Pleuritis	None	FC	RUL	HRE	1 y	Improved
29	M	39	+	None	None	FC	RUL	HRE	1 y	Improved
30	M	46	+	bulla	None	FC	RUL	HRE (6 m) →recurrence→RTL (6 m)	1.5 y	Improved
31	M	70	+	Tb	None	FC	RML, RLL	HRC (n.d.) →recurrence→RTC (n.d.)→ope→TSp (1 y)	n.d.	Improved
32	M	42	+	*M. kansasii*	None	FC	RUL	HRE (1 y) →recurrence→ope→RCL (1 y)	1 y	Improved
33	M	75	+	Tb, COPD	None	FC	RUL	HRE (1 m) →HRE (n.d)	n.d.	Improved
34	M	73	+	Tb, MAC, aspergillosis	None	FC	RUL, LLL	REK	n.d.	died for other disease
35	F	20	+	None	None	NB	RUL	HRE (1 m)→HREC (15 m)	1.3 y	Improved
36	M	52	+	Tb	None	FC	RLL	HRS (8 m)→ES (6 m)→HRECL (3 m)→HCL (3 m)	1.7 y	Improved
37	M	69	Cs	Pa, Px	None	FC	n.d.	HREZ (16 d)→HS (46 d)	2 m	Worse (dead)
38	M	63	Cs	Tb	hepatitis C, gastric ulcer	FC	n.d.	HRE (32 d)→E (118 d)→C (87 d)	2 y	Improved
39	F	53	Cs	Pa, lung cancer	cholecystectomy	NB	n.d.	HRE	0.5 m	Worse (dead)
40	M	51	Cs	Tb	diabetes mellitus	FC	n.d.	REKT	1 y	No change
41	M	61	Es	Tb	diabetes mellitus	FC	n.d.	REC	1 y	Improved
42	M	35	Ns	Tb, MAC	IgA nephropathy	NB	n.d.	CG	1.2 y	Improved
43	M	59	Cs	COPD	rheumatoid arthritis	FC	n.d.	REC	1 y	Improved
44	F	58	Ns	None	gastric ulcer	NB	n.d.	HRE	2 m	No change
45	M	63	Es	Tb, MAC	gastric ulcer	FC	n.d.	REC→ope	4.5 m	Improved
46	M	51	Cs	*M. kansasii*	diabetes mellitus	FC	n.d.	HRE	2.7 y	Improved
47	M	64	Cs	None	hepatitis C, gastric ulcer	FC	n.d.	HRE (611 d) →RET (233 d)	2.3 y	Improved
48	M	59	Cs	empyema	esophageal cancer	FC	n.d.	REC	1.3 y	Improved
49	F	21	Ns	None	None	FC	RUL	REC	1.5 y	Improved

M : male, F : female
Ns : non-smoker, Es : ex-smoker, Cs : current smoker
Pa : pneumonis, Px : pneumothorax, Tb : tuberculosis, MAC : *M. avium* complex
FC : fibro-cavitary pattern, NB : nodular-bronchiectatic pattern
RUL : right upper lobe, RML : right middle lobe, RLL : right lower lobe, LUL : left upper lobe, LLL : left lower lobe, RL : right lung, BL : bilateral lung
H : isoniazid, R : rifampicin, E : ethambutol, Z : pyrazinamide, S : streptomycin
K : kanamycin, T : ethionamide, C : clarithromycin, G : gatifloxacin, Cp : ciplofloxacin, L : levofloxacin, Sp : sparofloxacin, ope : operation
* outcome : Improved=negative converted, No change=sustain positive, Worse=dead or getting worse of imaging findings
n.d. : not described

(文献 4~6, 10 より引用作成)

表2　*M. szulgai* 感染症に対して推奨される抗菌薬

No. of drugs	Drugs	Dosing frequency	Duration of therapy	Comments
≧3	Azithromycin (Clarithromycin)	Once daily（Azi）, twice daily（Cla）	12 months or 12 months beyond culture conversion if a treatment with a macrolide, rifamycin and ethambutol cannot be used.	• Very low level of evidence • Drugs should be selected according to DST results, when available • Fluoroquinolones（moxifloxacin or levofloxacin）, clofazimine or aminoglycosides（streptomycin or amikacin）may be used in case of intolerance or drug-resistance to macrolides, rifamycins or ethambutol. • Caution about oto-vestibular/nephrotoxicity of aminoglycosides
	Rifampicin (Rifabutin)	Once daily		
	Ethambutol	Once daily		
	(Fluoroquinolones)	Once daily		
	(Clofazimine)	Once daily		
	(Amikacin [i.v.])	Once daily Three times a week		

（Lange C, et al. Lancet Infect Dis 2022；**22**：e178–e190[9]）より作成）

類似する．画像からは肺結核症，*M. kansasii* 肺感染症，肺MAC症などとの鑑別が重要と考える．

臨床検体から培養されたコロニーを質量分析法（Matrix-assisted laser desorption ionization-time of flight mass spectrometry：MALDI-TOF MS）で同定する．

診断に関しては，本邦では結核病学会が2024年に提案したNTM症の診断基準が汎用されている[8]．画像所見を認め，細菌学的基準として異なる喀痰から培養検査にて2回以上菌を検出することが必要とされ，*M. szulgai* はまれな菌種に該当することから気管支鏡下で病巣部の気管支から採取された気管支洗浄液なら1回で可という条項を認めず，検体種類を問わず2回以上の培養陽性と菌種同定検査を原則として専門家の見解を必要とするという項目に該当することに注意が必要である．

4　治療法

抗結核薬に対する薬剤感受性に関しては，*M. kansasii* に類似しMACよりはるかに感受性が高いが，感受性のパターンは様々である．化学療法の治療レジメンは確立されたものはないが，2022年に発表された総説[9]によると感受性試験に基づいて有効な3剤以上を使用することが推奨されている（表2）．基本的にはリファンピシン（RFP）600 mg/日，クラリスロマイシン（CAM）1,000 mg/日（分2）（またはアジスロマイシン（AZM）250〜500 mg/日），エタンブトール（EB）15 mg/kg/日の3剤で治療している症例報告が多い．また，RFPをベースとして，ほかにイソニアジド（INH），EB，フルオロキノロン系薬，エチオナミド（ETM），アミカシン（AMK）点滴静注のなかから2〜3剤が選ばれているのが現況である（表1）．INHは耐性である可能性が高いので用いない．RFPおよびCAM/AZMベースのレジメンで治療された症例の85%で転帰は良好であった．

治療効果の指標としては喀痰培養陰性化が重要で，治療期間は培養陰性化後12ヵ月間の治療継続が望ましいとされている．治療反応性は比較的良好であり，ほとんどの症例で軽快がみられている．通常は，外科療法は必要ないとされているが，表1で示したように難治例に適応し奏効するケースもある．

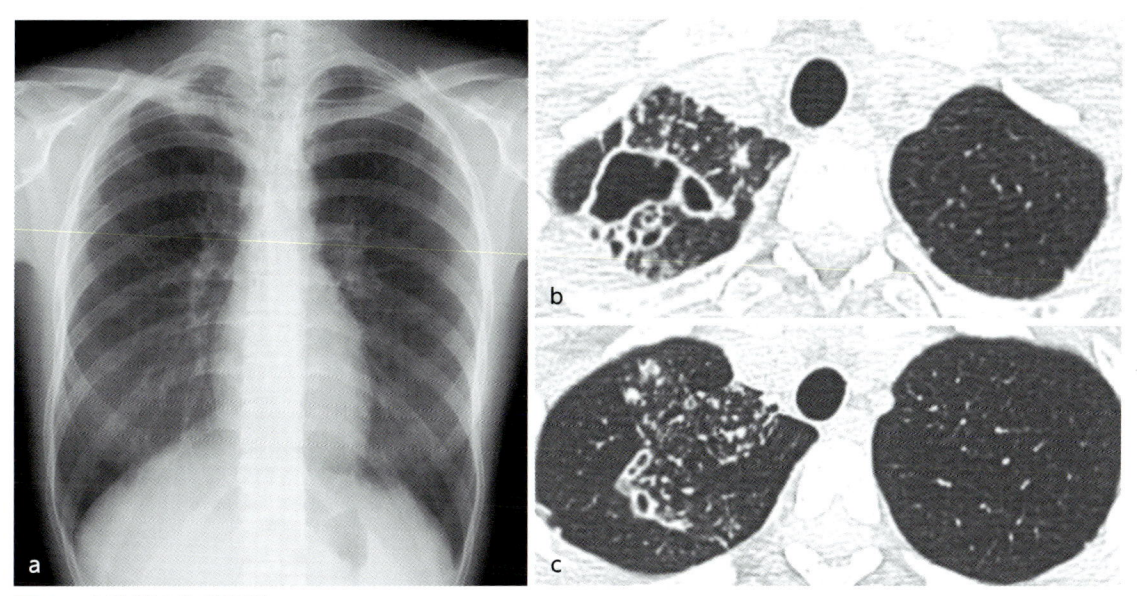

図1　自験例の胸部画像

a：胸部 X 線．右肺尖部に空洞を伴う異常陰影を認める．

b, c：胸部単純 HRCT 写真．右肺上葉（S^1）に気管支壁に沿って小結節病変の集積があり tree-in-bud appearance を形成．肺野末梢に不整形の空洞病変が多発．右肺上葉（S^2，S^3）の末梢において小結節性病変が散見される．

5　症例

　当院で経験した症例[10]）を示す．

　症例は 20 歳代女性．X 年 4 月定期健康診断における胸部 X 線で異常を指摘され当科を受診した．初診時現症では特記すべき異常はなく自覚症状もみられなかった．

　血液検査：WBC 6,950/μL，CRP 0.009 mg/dL，MAC 抗体<0.5，T-SPOT 陰性．

　胸部 X 線（図 1a）：右肺尖部に空洞を伴う異常陰影を認める．

　胸部単純 CT（図 1b, c）：右肺上葉（S^1）に気管支壁に沿って小結節病変の集積があり tree-in-bud appearance を形成．肺野末梢に不整形の空洞病変が多発．右肺上葉（S^2，S^3）の末梢において小結節性病変が散見される．

　複数回の喀痰検査と気管支鏡検査で得られた検体より抗酸菌が検出され，DDH 法にて同定し本例を *M. szulgai* による肺感染症と診断した．RFP，EB，CAM による治療を開始し，抗酸菌培養検査は陰性化した．その後約 1 年間治療を行い終了した．再発を認めていない．

文　献

1) Marks J, et al. *Mycobacterium szulgai*-a new pathogen. Tubercle 1972；**53**：210-214

2) Benator DA, Kanv, Gordin FM. *Mycobacterium szulgai* infection of the lung：Case report and review of an unusual pathogen. Am J Med Sci 1997；**313**：346-351

3) Ingen J, et al. Clinical relevance of *Mycobacterium szulgai* in The Netherlands. Clin Infect Dis 2008；**46**：1200-1205

4) 小林信之ほか．*M. abscessus*，*M. szulgai* による肺感染症．日胸臨 2007；**66**：558-566

5) 関根朗雅ほか．*Mycobacterium szulgai* 肺感染症の4 例と本邦報告例の文献的考察．日呼吸会誌 2008；**46**：880-886

6) 佐々木由美子ほか．過去 10 年間の当院における肺 *Mycobacterium szulgai* 症 12 例の臨床・細菌学的検討．結核 2012；**87**：391-396

7) 下出久雄ほか．非定型抗酸菌症の臨床的研究，第 12報，*Mycobacterium szulgai* による肺感染症と診断上の問題点について．日胸 1981；**40**：131-137

8) 日本結核・非結核性抗酸菌症学会 非結核性抗酸菌症対策委員会，日本呼吸器学会 感染症・結核学術部会．肺非結核性抗酸菌症診断に関する指針― 2024 年改

訂. 結核 2024；**99**：267-270

9) Lange C, et al. Consensus management recommendations for less common NTM pulmonary diseases. Lancet Infect Dis 2022；**22**：e178-e190

10) 千葉祐貴ほか. リスクファクターのない健康な若年女性に発症した *M. szulgai* による肺非結核性抗酸菌症の1例. 仙台赤十字病院医学雑誌 2017；**26**：83-86

24　*M. terrae*

1　*M. terrae* の特徴

M. terrae は 1950 年に大根の洗浄液より分離され，当初は土壌腐生菌であり，病原性を有さない微生物と考えられていた[1]．ところが，その後，関節・腱滑膜・肺などの感染症の患者からも同菌が分離され，原因菌として報告されるようになった[2]．*M. terrae* は非結核性抗酸菌（NTM）の遅発育菌群に属し，Runyon 分類で非光発色菌群（Ⅲ群：nonchromogen）に分類され，*M. nonchromogenicum*, *M. hiberniae*, *M. triviale* とともに *M. terrae* complex を形成する[2]．*M. terrae* complex については，遺伝子学的手法の発達により，近年新菌種の報告が相次いでおり，菌種が増加し続けている．海外の *M. terrae* 感染症の報告では，患者背景としては外傷歴があるものが多く，好発部位としては上肢が 59％，肺が 26％と上位を占めている．基礎疾患については，糖尿病，悪性腫瘍などの指摘があったが，基礎疾患と発症について有意な関係は示されていない[3]．

われわれは，咳嗽を主訴に来院した患者から *M. terrae* が検出され，治療を行うなかで，胆管癌の肺転移が判明したまれな症例を経験しているので提示する[4]．

2　症例

64 歳，男性．趣味：園芸．咳嗽が続き，他院を受診し，胸部 X 線検査で多発結節，空洞影を認め肺癌・肺結核などを疑われ，当院に紹介された．来院時の胸部 X 線，CT（図 1）でも同様の所見を認め，抗酸菌培養・同定検査で *M. terrae* が複

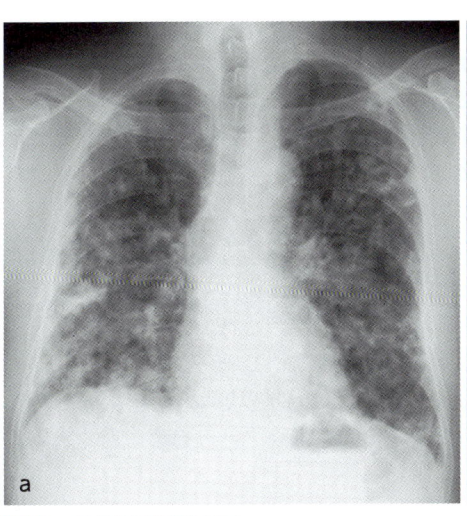
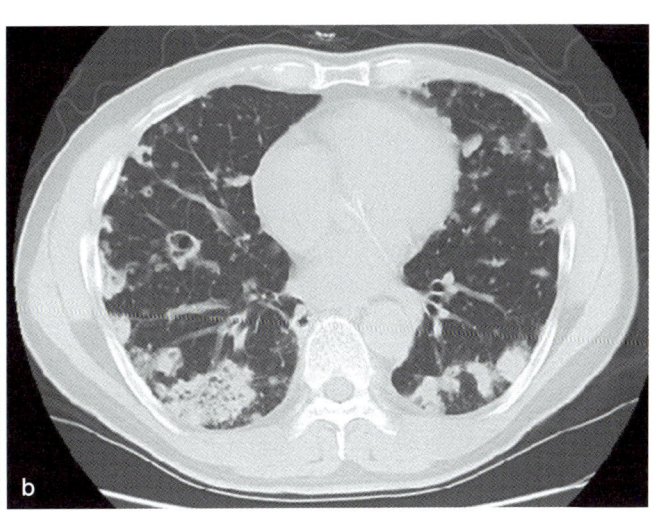

図 1　入院時画像所見
a：胸部 X 線
b：CT

表1　国内で肺病変より *M. terrae*（complex）が分離された症例

番号	著者	年	年齢	性別	基礎疾患・既往	治療	文献番号
	文献		患者				
1	Kuze F	1983	52	男	家族に結核の既往歴	INH+RFP+EB	5)
2	Tsukamura M	1983	68	男	記載なし	EB+RFP+KM	6)
3	下出久雄	1983	不明	不明	肺結核既往歴	記載なし	7)
4	筒井清行	1999	62	男	腺癌	記載なし	8)
5	河田典子	2005	55	男	記載なし	RFP+EB+CAM	9)
6	八木光昭	2010	65	男	記載なし	INH+RFP+EB+PZA+CAM	10)
7	八木光昭	2010	77	男	結核既往歴	INH+RFP+EB+PZA+CAM	10)
8	橋本成修	2010	73	男	記載なし	RFP+EB+CAM	11)
9	井畑　淳	2011	42	男	HIV	RFP+EB+CAM	12)
10	市川元司	2012	72	男	じん肺・気管支喘息	TFLX	13)
11	林　右	2013	81	女	慢性腎不全・透析	INH+RFP+EB+PZA	14)
12	窪田綾子	2018	64	男	胆管癌	RFP+EB+CAM	4)

INH：イソニアジド，RFP：リファンピシン，EB：エタンブトール，KM：カナマイシン，TFLX：トスフロキサシン，CAM：クラリスロマイシン

数回検出された．リファンピシン（RFP）+エタンブトール（EB）+クラリスロマイシン（CAM）による3剤併用化学療法を開始し，約3ヵ月後に *M. terrae* は陰性化したが，経過中に胆管癌・多発肺転移が判明した．同菌の国内報告はまれであり，基礎疾患として癌なども考慮する必要があると考えられた．

3　*M. terrae* の臨床的特徴

　M. terrae 感染症は非常にまれな疾患で，抄録も含めわれわれが検索し得た範囲では明確に *M. terrae*（complex）と明記されている本邦での呼吸器感染症は12例であった[4~14]．国内の肺 *M. terrae*（complex）症をまとめると，年齢は42~81歳，平均64.6歳で，男性がほとんどであった（表1）．海外の肺 *M. terrae* 症の解析結果と比べると[15]，年齢層が高く，男性が多いという結果が得られた．肺 *M. terrae* 症は咳・血痰などがあり，画像所見で結節影や空洞性病変を認めるときに鑑別にあげられる疾患である．土壌腐生菌

であることから，問診において，今回のように園芸を趣味にしている人や農業従事者などであるかどうか，土壌に触れる機会が多いかどうかを確認することも診断の助けになると考えられる．

　菌の検出は喀痰（連続複数回），気管支洗浄液，生検組織などで行われ，同定検査は本症例ではDNA-DNA ハイブリダイゼーション（DDH）法にて行ったが，近年では多菌種が高感度・高精度に同定できる質量分析法などが用いられている．

　基礎疾患については，海外の肺 *M. terrae* 症17例のレビュー[15] では，71%が何らかの基礎疾患を有していた．国内の肺 *M. terrae* 症12例のなかでは，HIV，じん肺，結核の既往，慢性腎不全・透析，悪性腫瘍（腺癌）などが基礎疾患として認められた症例が報告されており，当症例も胆管癌が背景にあった．これらのことから，*M. terrae* 検出時には，免疫状態の確認，癌の精査も含めた全身検索も併せて行う必要があると考えられる．

　治療法については，現時点で確立したものはない．マクロライド系抗菌薬とEBが有効であるという報告や[3]，シプロフロキサシンやリネゾリ

ド[16]に感受性を示したとの報告もある．本邦においては，RFP＋EB＋マクロライド系抗菌薬から導入することが望ましいとする報告があり，本例もこの3剤で治療を行い，喀痰培養検査が陰性となった．しかし，表1でもわかるように，いまだ確立された治療法はなく，様々な化学療法が試みられており，今後さらなる症例の検討が必要と考えられる．

投与期間については，やはり確立したものはないものの，臨床効果が得られ始めてから12ヵ月治療を継続することが望ましいとされている[3]．

文 献

1) Richmond L, et al. An evaluation of methods of testing the virulence of acid-fast bacilli. Am Rev Tuberc 1950；**62**：632-637

2) Griffith DE, et al. An official ATS/IDSA statement：diagnosis, treatment, and prevention of nontuberculous mycobacterial diseases. Am J Respir Crit Care Med 2007；**175**：367-416

3) Smith DS, et al. *Mycobacterium terrae*：case reports, literature review, and in vitro antibiotic susceptibility testing. Clin Infect Dis 2000；**30**：444-453

4) 窪田綾子ほか．*Mycobacterium terrae* による呼吸器感染症の1例．日内会誌 2018；**107**：2498-2504

5) Kuze F, et al. Chronic pulmonary infection caused by *Mycobacterium terrae* complex：a resected case. Am Rev Respir Dis 1983；**128**：561-565

6) Tsukamura M, et al. A study of the taxonomy of the *Mycobacterium nonchromogenicum* complex and report of six cases of lung infection due to *Mycobacterium nonchromogenicum*. Microbiol Immunol 1983；**27**：219-236

7) 下出久雄ほか．稀な非定型抗酸菌症（*M. terrae, M. fortuitum, M. shimoidei*）による肺感染症例について．日胸疾患会誌 1983；**21**：394

8) 筒井清行ほか．同一腔空洞内に肺腺癌を合併した *Mycobacterium terrae* 感染症の1例．結核 1999；**74**：699

9) 河田典子ほか．広汎な病変を認めた肺 *M. terrae* 症の1例．結核 2005；**80**：394

10) 八木光昭ほか．喀痰培養検査にて *M. terrae* が同定された2例．結核 2010；**85**：763

11) 橋本成修ほか．肺 *Mycobacterium terrae* 症の1例．結核 2010；**85**：565

12) 井畑 淳ほか．*Mycobacterium terrae* による菌血症をきたした HIV 感染症の一例．日化療会誌 2011；**59**：143

13) 市川元司ほか．無治療で経過観察している肺 *Mycobacterium terrae* 症の1例．結核 2012；**87**：383

14) 林 右．血液の添加により分離できた *M. terrae* complex の1例．室蘭病医誌 2013；**38**：36-39

15) Duran M, et al. Pulmonary infection caused by *Mycobacterium terrae*：a case report and literature review. Cereus 2019；**11**：e6228

16) Brown-Elliott BA, et al. *In vitro* activity of linezolid against slowly growing nontuberculous mycobacteria. Antimicrob Agents Chemother 2003；**47**：1736-1738

25 *Mycolicibacterium toneyamachuris*

注：*Mycolicibacterium toneyamachuris* は正式に認められた菌種ではないことから，本項目では 'Mycolicibacterium toneyama-churis' と記載する．

1 背景

ヒト感染症を引き起こす非結核性抗酸菌（NTM）は 200 種近く存在するため，NTM の菌種同定検査は，時間・費用・労力を費やす検査となる．当院の菌種同定検査フローでは，最初に transcription reserve transcription concerted reaction 法（TRC 法）により結核菌，*M. avium*, *M. intracellulare* の判定を行い，これらにすべて陰性の場合は，最近まではアキュプローブ®，コバス®MAI，DDH マイコバクテリアを使用して，現在は質量分析法を使用して行う．しかし，これらの検査を経ても臨床現場では今も同定不能菌の検出は続いている．現在われわれが共同研究開発を進めている MGIT seq 法は亜種情報まで含めた網羅的菌種同定や薬剤感受性予測まで迅速に解析できる新たな手法である[1,2]，MGIT-seq 法開発の過程で，肺 NTM 症疑いの患者から採取した喀痰由来の菌株のなかに，既知の NTM 菌にあてはまらないいくつかの菌株が存在した．その後の解析でこれらはすべて新種の菌株であることが判明した．'Mycolicibacterium toneyamachuris' はそのような菌株から明らかになった新種のひとつである[3~5]．

2 症例

44 歳女性，非喫煙者．小児期より喘息を発症し，吸入ステロイド治療を継続使用してきた．また小児期に複数回肺炎の既往がある．慢性的な咳・膿性痰のため当院を紹介された．胸部 CT 検査では，中葉と両側下葉優位に小葉中心性結節と気管支拡張を認めた．当初，エリスロマイシン少量持続投与が開始されたが，症状改善効果は認められなかった．喀痰からは繰り返し迅速発育する NTM 菌株（TY81）が検出されたが，この TY81 は従来法では菌種同定不能であり，MGIT-seq 法でも *Mycolicibacterium mucogenicum* 近縁の NTM 菌としか判定できなかった．

同定不能菌による肺 NTM 症の治療は試行錯誤で行われる．通常，近縁菌に比較的推奨されている化学療法レジメンをベースに *in vitro* の薬剤感受性試験結果によって調整することが多い[6]．*Mycolicibacterium mucogenicum* 感染症に対してマクロライド，キノロン，アミカシンが用いられるため[7]，われわれはクラリスロマイシン（800 mg/日），モキシフロキサシン（400 mg/日），アミカシン（400 mg/日），イミペネム/シラスタチン（1,500 mg/日）の 4 剤による入院治療を 1ヵ月行い，退院後はクラリスロマイシン（800 mg/日），シタフロキサシン（200 mg/日）による治療を 15ヵ月継続した．治療開始 2ヵ月後の時点では，自覚症状や画像所見は治療前と比較して顕著に改善した（図 1）．治療開始後 3 年半，陰影の再増悪は認めるものの，抗酸菌の排菌は認めていない．

治療開始前　　　　　　　　　　　　　　治療開始 2ヵ月後

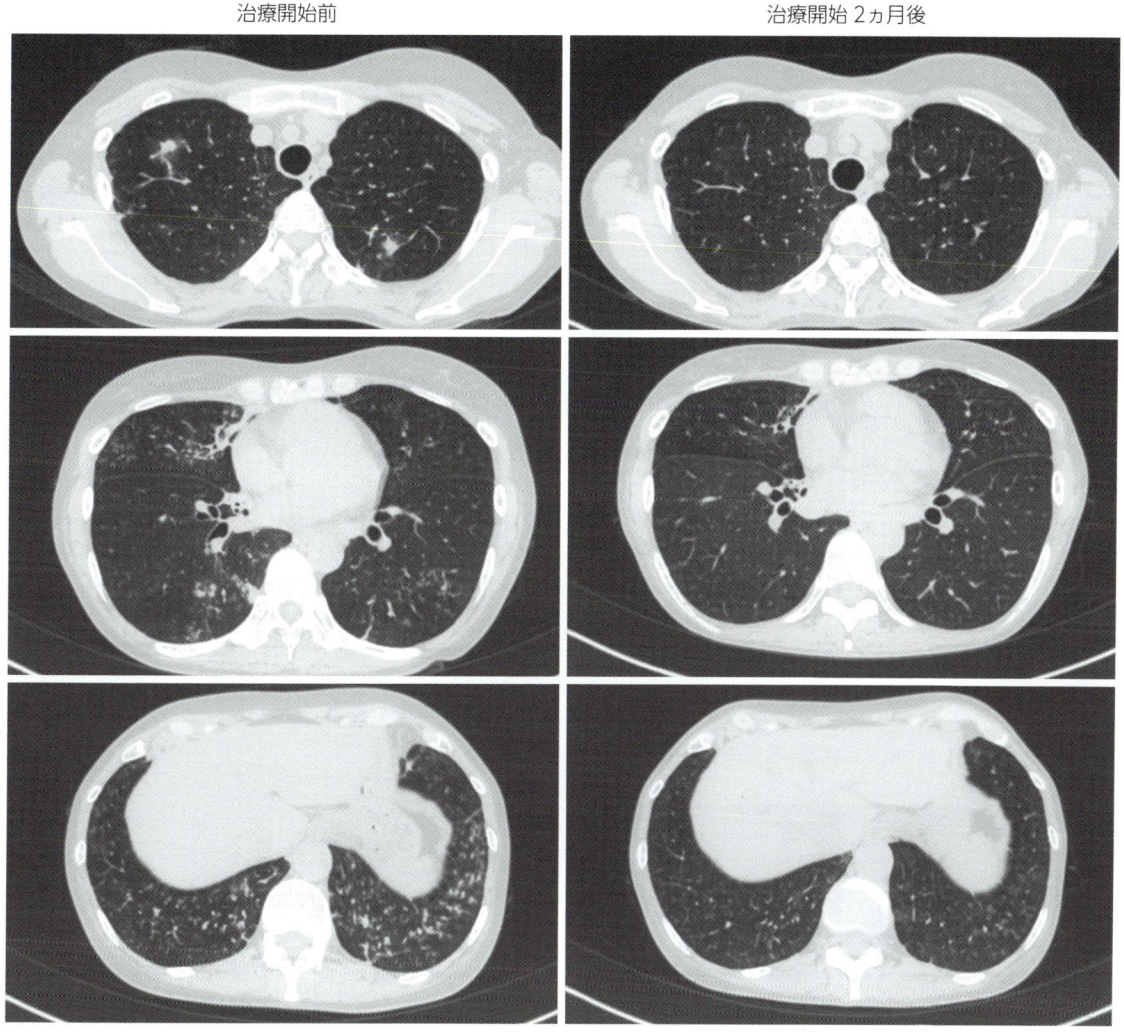

図 1　治療開始前，治療開始 2ヵ月後の胸部 CT
CAM（800 mg/日），MFLX（400 mg/日），AMK（400 mg/日），IPM/CS（1,500 mg/日）による治療開始 2ヵ月後，右中葉，両側下葉優位の粒状影は顕著に改善した.

3　'Mycolicibacterium toneyamachuris'

TY81 についてはその後全ゲノム配列を決定し，詳細な解析を試みた. TY81 は，*Mycolicibacterium* 属の細菌が有する 4 つの conserved signature indels（CSIs）のうち，Lac I family transcriptional regulator gene の第 197〜201 位における 5 アミノ酸残基（グリシン-アスパラギン-アラニン-グルタミン - セリン）挿入，CDP-diacylglycerol-glycerol-3-phosphate 3-phos-

phatidyl transferase gene の 60 位におけるプロリン残基挿入，CDP-diacylglycerol-serine O-phosphatidyl transferase gene の 128 位における 1 アミノ酸残基欠失，の 3 つを有していた. 16S rRNA 配列を使った解析では，average nucleotide identity（ANI）は，175 種の NTM 菌中 *Mycolicibacterium mucogenicum*（CSUR P2099 株）の 93.3%が最高であった. 系統樹解析では，TY81 は *Mycolicibacterium mucogenicum* やその近縁株と近い関係にあることが示された（図 2a）. また念のため 455 個のコア

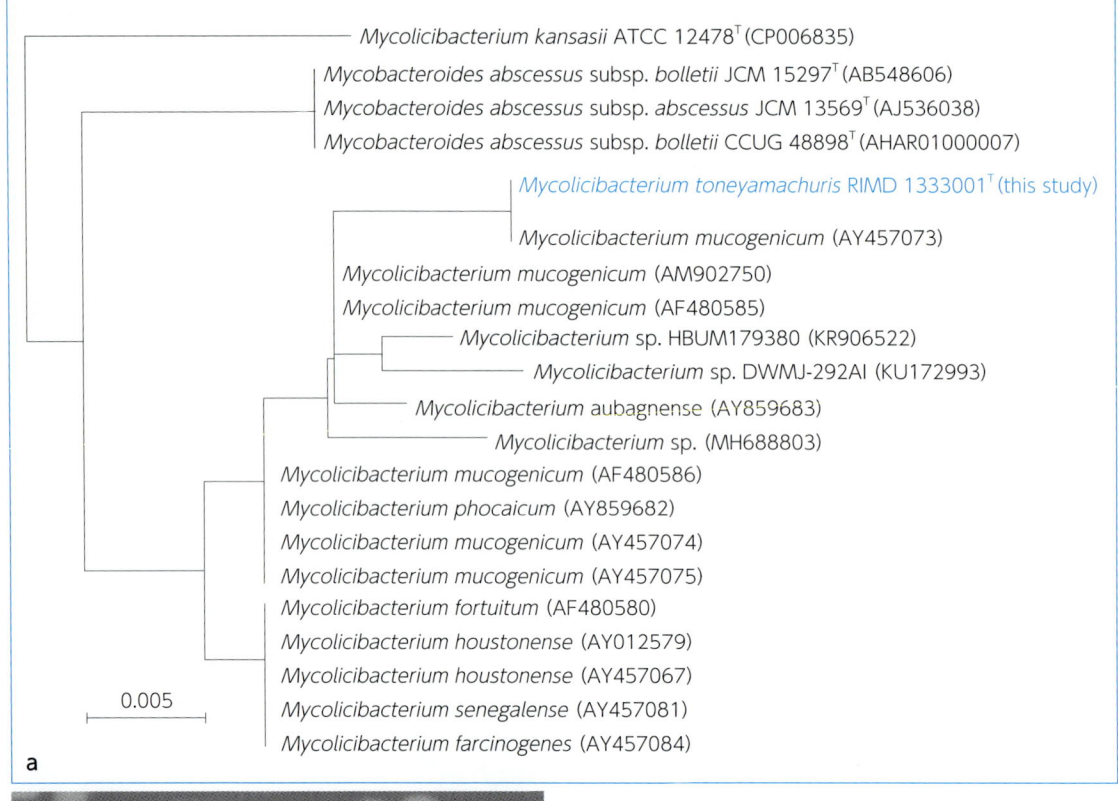

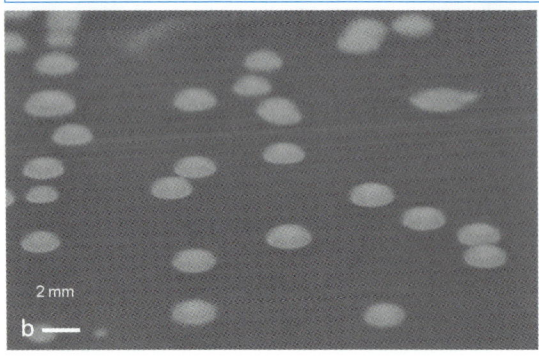

図2　系統樹解析と培地上のコロニー形態

a：16S rRNA 配列を使った系統樹解析により TY81 は *Mycolicibacterium mucogenicum* 菌株と近い関係にあることが示された.

b：TY81 はトリプチケースソイ寒天培地，30℃，7 日間培養で smooth 型，灰白色のコロニーを形成した.

(Kuge T, et al. BMC Infect Dis 2020；**20**：888 より引用)

ゲノム配列を使って，*Mycolicibacterium mucogenicum* 6 株，*Mycolicibacterium phocaicum*，*Mycolicibacterium aubagnense* 基準株と解析を行ったが，16r RNA 配列を使用して行った解析と同様に，系統樹解析で TY-81 が *Mycolicibacterium mucogenicum* 菌株と近い関係にあることが示され，TY-81 とすべての *Mycolicibacterium mucogenicum* 菌株との間で ANI は最大で 93.5% であった．TY-81 はトリプチケースソイ寒天培地，30℃，7 日間培養で smooth 型，灰白色のコロニーを形成した（図 2b）．これらの結果は，TY81 は *Mycolicibacterium* 属，*Mycolicibacterium mucogenicum* 近縁の新種であることを示し，われわれはこの新種を TY81 が発見された場所にちなんで，'*Mycolicibacterium toneyamachuris*' と名づけた．

同定不能菌による肺 NTM 症の治療では，近縁菌の手がかりを得ることが先決である．今回単

表1　TY81 の薬剤感受性試験

薬剤	感受性	最小発育阻止濃度 (μg/mL)
Clarithromycin（CAM）3 days		0.5
CAM	S	0.5
Azithromycin（AZM）3 days		2
AZM		4
Cefoxitin（CFX）	S	16
Imipenem（IPM）	S	1
Meropenem（MEPM）	S	4
Faropenem（FRPM）		8
Amikacin（AMK）	S	4
Tobramycin（TOB）	R	16
Minomycin（MINO）	R	>16
Doxycyclin（DOXY）	R	>16
Linezolid（LZD）	S	≦4
Moxifloxacin（MFLX）	I	2
Ciprofloxacin（CPFX）	R	16
Levofloxacin（LVFX）		4
Sulfamethoxazole-trimethoprim（ST）	S	≦2/38

S：susceptible, I：Intermediate, R：resistant

離された TY81 は *Mycolicibacterium muco-genicum* 近縁菌であることが MGIT seq 法により判明した結果，*Mycolicibacterium muco-genicum* 症に準じた治療を早期に開始することができた．その後全ゲノム解析で，TY81 は新種の *Mycolicibacterium* であることが明らかとなり，'*Mycolicibacterium toneyamachuris*' と名づけられた．

文　献

1) Matsumoto Y, et al. Comprehensive subspecies identification of 175 nontuberculous mycobacteria species based on 7547 genomic profiles. Emerg Microbes Infect 2019；**8**：1043-1053
2) Fukushima K, et al. MGIT-seq for the identification of nontuberculous mycobacteria and drug resistance：a prospective study. J Clin Microbiol 2023；**61**：e0162622
3) Kuge T, et al. Pulmonary disease caused by a newly identified mycobacterium：*Mycolicibacterium toneyamachuris*：a case report. BMC Infect Dis 2020；**20**：888
4) Abe Y, et al. *Mycobacterium senriense* sp. nov., a slowly growing, non-scotochromogenic species, isolated from sputum of an elderly man. Int J Syst Evol Microbiol 2022；**72**（5）. doi：10.1099/ijsem.0.005378
5) Kuge T, et al. Chronic pulmonary disease caused by *Tsukamurella toyonakaense*. Emerg Infect Dis 2022；**28**：1437-1441
6) 倉島篤行. 比較的に稀な菌種による肺非結核性抗酸菌症の治療. 結核 2011；**86**：923-932
7) Adekambi T. *Mycobacterium mucogenicum* group infections：a review. Clin Microbiol Infect 2009；**15**：911-918

26　*M. triplex*

1　*M. triplex* の特徴

M. triplex は 1996 年に US の Floyd らにより
はじめて報告された菌種であり，主に喀痰やリン
パ節の検体より分離された[1]．非光発色の遅発育
菌であり，Runyon 分類Ⅲ群に分類される．高
速液体クロマトグラフィー法（HPLC）によるミ
コール酸の特徴や，16S rRNA の配列は *M. simiae*
に類似する．*M. avium* complex（MAC）プロー
ブには反応しない．なお，*triplex* という名前は
HPLC によるミコール酸解析で3つのクラスター
を示すことに由来する．

2　臨床像

近年は *M. triplex* による肺感染症の報告が中
心であり，*M. triplex* 感染症に関する症例報告
12 例のうち，7 例が肺感染症であった[2~7]．肺以
外の症例は，HIV 感染者の播種性感染症 2 例[8,9]，
小児の頸部リンパ節炎 2 例[10,11]，肝移植後の漿膜
炎 1 例[12] であった．本邦における学会報告（医
中誌で検索し得た）6 例は，すべて肺感染症の症
例であった．肺 *M. triplex* 症は，主に非免疫抑
制宿主で，50 歳以上の女性に多い．画像所見は
結節・気管支拡張型をとることが多く，臨床像は
肺 MAC 症に類似している（肺 *M. triplex* 症既
報告例は表 1 参照）．

さらに，最近，オーストラリアから *M. triplex*
を分離した症例に関するケースシリーズが報告さ
れた[13]．*M. triplex* は 16 年間で 43 名から分離さ
れ，39 名が気道検体からの分離であり，肺感染症
の細菌学的診断基準を満たす症例は 17 例（43.6%）

であった．画像所見は結節・気管支拡張型が 19
例（48.7%），線維空洞型が 6 例（15.4%）であっ
た．肺感染症の診断基準を満たした 17 例のうち，
6 例で多剤抗菌薬併用治療が実施され，5 例が治
療成功（排菌陰性化）した一方，1 例は本症の悪
化で死亡していた．また，未治療例のうち 4 例で
肺病変が悪化していた．*M. triplex* が喀痰から検
出された場合，colonization のことも多いが，進
行する症例もあるため慎重な経過観察が必要である．

3　化学療法

肺 *M. triplex* 症は経過観察も可能だが，本菌
が繰り返し検出され，画像所見で空洞のある症例
や経時的な進行がある症例では，治療を考慮すべ
きである．肺 *M. triplex* 症の薬物治療は，肺 MAC
症に準じてマクロライドを含む，複数の抗菌薬を
併用することが多いが，確立されたレジメンはな
い．既報では，クラリスロマイシン（CAM）に
加え，エタンブトール（EB），リファンピシン
（RFP），ニューキノロン系，アミノグリコシド系
を組み合わせて治療が行われており，多くの症例
で改善が得られていた（表 1）．

薬剤感受性検査が評価された報告は少ないが，
通常マクロライド感性である[13]．ほかの薬剤に関
する結果は報告によって異なり，解釈が難しい．
一方，筆者らは EB 中止後に CAM 耐性となり，難
治化した肺 *M. triplex* 症 2 例を報告した[6]．

表1　肺 M. triplex 症例報告例のまとめ（英語文献）

報告年 [文献]	2001 [2]	2002 [3]	2004 [4]	2015 [5]	2018 [6]	2018 [6]	2019 [7]
国	フィンランド	北アイルランド	イタリア	ブラジル	日本	日本	日本
診断時年齢/性別	67/女性	54/女性	54/女性	51/女性	59/女性	68/女性	80/男性
症状	喀血	咳嗽、喀血	咳嗽	咳嗽、寝汗	喀血	咳嗽、喀痰	なし
併存症	なし	甲状腺機能低下 卵巣子宮摘出後	なし	HIV治療中 (CD4=514) 肺結核治療後	肺結核治療後	乳癌術後 肺MAC症	脂腺癌 肺結核治療後
画像所見	結節 気管支拡張	結節 浸潤影	結節 気管支拡張 空洞	結節 空洞	結節 気管支拡張 空洞	結節 気管支拡張 浸潤影	結節 気管支拡張 浸潤影
治療	RFP+EB +CAM +CPFX	INH+RFP +CAM	INH+RFP +EB → EB+CAM → EB+CAM +LVFX	EB+CAM +OFLX +AMK	RFP+EB +CAM → RFP+CAM +STFX	RFP+CAM +LVFX → RFP+CAM +STFX → RFP+CAM +KM → RFP+CAM +STFX	RFP+CAM → RFP+CAM +LVFX
薬剤感受性 (MIC μg/mL)	CAM感性 (MIC不明)	不明	CAM感性 (MIC=8)	不明	CAM感性 (MIC=1) →耐性獲得 (MIC>32)	CAM感性 (MIC=1) →耐性獲得 (MIC>32)	CAM感性 (MIC=0.06)
転帰	治癒	改善	改善	治癒	悪化	悪化	改善

4　症例[6]

a 症例 1

50歳代女性。20歳代に肺結核で治療歴あり。喫煙歴なし。X年に胸部CTで左舌区と左下葉の気管支拡張および同周囲の粒状影あり。喀痰抗酸菌培養で陽性となり、16S rRNA配列の解析よりM. triplexと同定された。X+1年に血痰の自覚と胸部画像所見の悪化があり、気管支洗浄液の培養でもM. triplex陽性となった。X+2年からCAM、EB、RFPによる治療を開始。X+3年に視力障害でEBを中止し、シタフロキサシン(STFX)が追加された。この時点ではCAM感性(最小発育阻止濃度[MIC]=1μg/mL)であった。その後、胸部画像所見は徐々に悪化し、X+8年には左舌区と左下葉に複数の空洞病変が出現し、CAM耐性(MIC>32μg/mL)が判明し、排菌も持続している。

b 症例 2

60歳代女性。乳癌手術既往があるが、抗癌薬治療は受けていない。喫煙歴なし。X年に肺MAC症の診断で治療を開始されたが、X+2年に視神経障害のため治療中止となった。X+7年に喀痰抗酸菌培養が再び陽性となり、16S rRNA配列の解析よりM. triplexと同定された。この時点ではCAM感性(MIC=8μg/mL)であった。X+8年にCAM、RFP、レボフロキサシン(LVFX)による治療を開始。X+9年に胸部CTで右肺野を中心に粒状影の増加があり、LVFXからSTFXへ変更、カナマイシン(KM)を併用した。X+

11年時点でCAM耐性（MIC＞32 μg/mL）と判明し，排菌も持続している．

　これら2症例のCAM耐性となった分離株を用い，23S rRNAの*rrl*遺伝子に関して解析を行ったところ，いずれも同遺伝子の点変異が明らかとなった．これはMACのマクロライド耐性機序と同じであり，2症例ともEB中止後にCAM耐性となった経過から，*M. triplex*でもEBはマクロライド耐性化を抑制する可能性が示唆された．以上より，肺*M. triplex*症も肺MAC症と同様に，CAMに加え極力EBも含むレジメンでの治療が望ましいと考えられる．

文　献

1) Floyd MM, et al. Characterization of an SAV organism and proposal of *Mycobacterium triplex* sp. nov. J Clin Microbiol 1996 ; **34** : 2963-2967

2) Suomalainen S, et al. Pulmonary infection caused by an unusual, slowly growing nontuberculous Mycobacterium. J Clin Microbiol 2001 ; **39** : 2668-2671

3) McMullan R, et al. *Mycobacterium triplex* pulmonary infection in an immunocompetent patient. J Infect 2002 ; **44** : 263-264

4) Piersimoni C, et al. *Mycobacterium triplex* pulmonary disease in immunocompetent host. Emerg Infect Dis 2004 ; **10** : 1859-1862

5) Campos CE, et al. First detection of *Mycobacterium triplex* in Latin America. Int J Mycobacte-riol 2016 ; **5** : 89-91

6) Matsuda S, et al. *Mycobacterium triplex* pulmonary disease with acquired macrolide resistance in immunocompetent patients. Clin Microbiol Infect 2018 ; **24** : 671-672

7) Shirata M, et al. *Mycobacterium triplex* pulmonary disease in an immunocompetent host : A case report and literature review. IDCases 2019 ; **18** : e00648

8) Cingolani A, et al. Brief report : disseminated mycobacteriosis caused by drug-resistant *Mycobacterium triplex* in a human immunodeficiency virus-infected patient during highly active antiretroviral therapy. Clin Infect Dis 2000 ; **31** : 177-179

9) Zeller V, et al. Disseminated infection with a mycobacterium related to *Mycobacterium triplex* with central nervous system involvement associated with AIDS. J Clin Microbiol 2003 ; **41** : 2785-2787

10) Hazra R, et al. Novel mycobacterium related to *Mycobacterium triplex* as a cause of cervical lymphadenitis. J Clin Microbiol 2001 ; **39** : 1227-1230

11) Caruso G, et al. Cervical Lymphadenitis by *Mycobacterium triplex* in an Immunocompetent Child : Case Report and Review. Indian J Microbiol 2013 ; **53** : 241-244

12) Hoff E, et al. *Mycobacterium triplex* infection in a liver transplant patient. J Clin Microbiol 2001 ; **39** : 2033-2034

13) Gibson J, et al. The clinical significance of *Mycobacterium triplex*. Respir Med 2019 ; **159** : 105808

27 M. ulcerans

1 M. ulcerans 感染症と疫学

　M. ulcerans による感染症と思われる皮膚潰瘍例の最初の報告は 1897 年のウガンダでの診療録にさかのぼる. ウガンダの Buruli（ブルーリ）地方で大きな皮膚潰瘍を持つ患者が多く発見されたことから，Buruli 潰瘍と呼ばれるようになった[1]. Buruli 潰瘍は WHO（世界保健機関）から「顧みられない熱帯病（neglected tropical diseases：NTDs）」21 疾患のひとつに指定されている[1].

　西アフリカやオーストラリアが好発地域であり，世界の 33 ヵ国より報告がある. 2010 年までは年間約 5,000 例が報告されていたが，症例数は減少しており，2019 年には 2,271 件となった. しかし，疾患の認知度が低いことから見逃されているケースも少なくないと考えられる.

2 外毒素マイコラクトン

　M. ulcerans はマイコラクトンと呼ばれる脂質性の外毒素を分泌し，これにより細胞の壊死およびアポトーシスが誘導される. マイコラクトンは，M. ulcerans 以外でも M. liflandii, M. pseudoshottsii および一部の M. marinum などの近縁種でも合成されるが，これらは脂肪酸側鎖の構造が異なる亜型を合成している[1]. マイコラクトンは局所の免疫抑制作用もあるため，組織像では細胞浸潤を欠くゴースト様の壊死組織像を呈する. また，末梢神経の Schwann 細胞を傷害するために，大きな潰瘍であっても痛みをあまり感じないという特徴もある[1, 2].

3 感染源，感染経路

　ヒトからヒトへの感染は極めてまれであると考えられている. 患者発生が，環境中の水系の近くに分布しており，菌が生息する環境中の水系からの直接感染が主体であると考えられるが，媒介生物を介した感染も否定できない. また，自然宿主も明らかではない. しかしながら，M. ulcerans の DNA は種々の水生昆虫や魚介類，カメ，ザリガニ，蚊などから検出されている. オーストラリアでは近年 Buruli 潰瘍の増加が報告されているが，ポッサムという有袋類の生息域と患者発生地域に密接な関係があり，ポッサムの糞から M. ulcerans DNA が検出されている[3]. このように，環境中の様々なサンプルや生物から PCR 法によって M. ulcerans の DNA は検出されているが，菌そのものが環境サンプルから分離培養できたという報告は極めて少ない.

4 臨床像

　皮膚結節として始まることが多く，大きな硬結，びまん性浮腫，潰瘍と進行し，疼痛を伴わないまま拡大していく. 場合によっては，骨髄炎を起こし，重大な変形を引き起こすことがある. 好発部位は裸露部の四肢であり，時に顔面に生じることがある. 上肢に 35％，下肢に 55％，ほかの部分に 10％生じることが報告されている（図 1）. 重度の瘢痕や変形が生じるとともに，関節可動部に及ぶ潰瘍では，治癒後も皮膚の拘縮が残り可動性が失われるなど，長期的な障害につながる可能性がある.

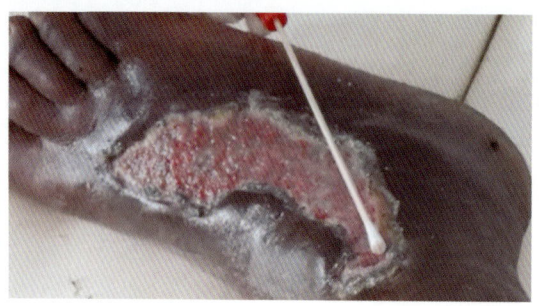

図1　西アフリカ症例
足背に大きな潰瘍を認める.

Buruli 潰瘍は皮疹の重症度により3つのカテゴリーに分類される. カテゴリーⅠは直径5cm未満の単一の小さな病変, カテゴリーⅡは硬結のサイズ（潰瘍の有無にかかわらず）と浮腫の範囲が5〜15cmの病変, カテゴリーⅢは直径15cmを超える病変で骨髄炎や関節病変などを伴う場合はカテゴリーⅢとする. 世界全体では, 各々約30%の発生報告がある[2]. しかしながら皮膚病変だけでは確定診断が困難であり, 潰瘍病変においては糖尿病性潰瘍, 循環障害性潰瘍, 森林梅毒（yaws）, 皮膚リーシュマニアなどと, 結節病変では虫刺症, オンコセルカ症, 深部真菌感染症など多くの疾患との鑑別を要す. 特に好発地のオーストラリアでは, 虫刺症と混同されることが少なくない.

5　診断

血清学的検査法はなく患部からの *M. ulcerans* の証明が必要である. 検体は潰瘍から綿棒を用いた擦過, または生検により採取されるが, 菌は潰瘍周辺の真皮深層にごく一部確認されるだけである場合が多く, 複数箇所からの採取が必要である. Ziehl-Neelsen 染色で抗酸菌を証明可能であるが, *M. ulcerans* と同定するためにはさらなる検査が必要である. *M. ulcerans* は, 抗酸菌のRunyon 分類では, Ⅲ群（非発色菌）に分類され, 28〜33℃程度の低温で1ヵ月以上の培養の後に小川培地上にS型のコロニーを形成する. 非発色群に分類されているが, コロニーは黄色がかった色調を呈する. 分離された菌は, ナイアシン試験陽性で硝酸塩還元試験陰性を示す. 培養による同定には時間がかかることから, WHOはPCR法による繰り返し挿入配列 IS*2404* の同定を推奨している[1,2]. しかしながら, Buruli 潰瘍患者が多い西アフリカ諸国では, 熟達した医師による臨床診断に頼っていることも多いのが現状である.

6　治療

WHO はリファンピシン（10 mg/kg, 1日1回）とクラリスロマイシン（7.5 mg/kg, 1日2回）の併用8週間, またはリファンピシン（10 mg/kg, 1日1回）とモキシフロキサシン（400 mg, 1日1回）の併用8週間を推奨している. 潰瘍は壊死組織のデブリドマンを行い, 難治の場合は植皮術などを含めた外科処置を行う[1]. 抗菌薬治療された患者の約20%で immune reconstitution inflammatory reaction として知られる paradoxical reaction による病変悪化が報告されている. paradoxical reaction を起こした場合は原因菌の存在が陰性であることを確認の上, プレドニゾロンを1日0.5〜1.0 mg/kg, 4〜8週間かけて漸減投与が推奨されている. この場合, 抗菌薬投与期間は WHO の定める8週から12週間まで延長が必要になることがある[4].

文　献

1) Yotsu RR, et al. Buruli Ulcer：a Review of the Current Knowledge. Curr Trop Med Rep 2018；**5**：247-256
2) WHO＜https://www.who.int/news-room/fact-sheets/detail/buruli-ulcer-（Mycobacterium-ulcerans-infection）＞（2024年1月3日閲覧）
3) Vandelannoote K, et al. Statistical modeling based on structured surveys of Australian native possum excreta harboring *Mycobacterium ulcerans* predicts Buruli ulcer occurrence in humans. Elife 2023：**12**：e84983
4) O'Brien DP, et al. Incidence, clinical spectrum, diagnostic features, treatment and predictors of paradoxical reactions during antibiotic treatment of *Mycobacterium ulcerans* infections. BMC Infect Dis 2013；**13**：416

28 *M. ulcerans* subsp. *shinshuense*

注：*M. ulcerans* subsp. *shinshuense* は正式に認定された亜種ではないことから，本項では ‘*M. ulcerans* subsp. *shinshuense*’ と記載する.

1 日本における Buruli（ブルーリ）潰瘍

抗酸菌によるものと思われる左肘の皮膚潰瘍を呈した 19 歳の女性例が 1982 年に報告され，海外渡航歴がないことなどから国内感染例と考えられた．この患者から分離された菌の DNA 塩基配列は *M. ulcerans* のそれに極めて類似していることが後に判明したが，この日本株はミコール酸の組成やいくつかの生物学的，生化学的特性において，報告された *M. ulcerans* 株と異なっていたことから，‘*M. ulcerans* subsp. *shinshuense*’ という亜種として認定された[1]．第 2 例目の報告は 2003 年になされ，その後，毎年数例の報告があり 2023 年末までに 87 例が確認されている．

2 ‘*M. ulcerans* subsp. *shinshuense*’ の特徴

‘*M. ulcerans* subsp. *shinshuense*’（ATCC 33728）の全ゲノム解析の結果，*M. ulcerans*（Agy99）より *M. liflandii*（128FXT）に近いことが明らかとなった．ゲノムの系統解析により，*M. ulcerans* が *M. marinum* の前駆株から分岐して以来，少なくとも 2 つの異なる系統に進化したことが示された．また，‘*M. ulcerans* subsp. *shinshuense*’ に加えて，中国，南米，メキシコの株は，*M. marinum* に，より近縁な系統，すなわち「祖先的」系統に属することが示さ

れ，一方，アフリカとオーストラリアの株は，大規模なゲノム再編成を経た「古典的」系統に属することが示された．ゲノムワイド SNPs に基づく高分解能系統樹解析によって，古典的系統の分離株である *M. ulcerans*（Agy99）のゲノムと比較したところ，日本株において 26,564 個の一塩基多型（SNPs）がみつかった．さらに，進化の時間スケールの計算によると，*M. ulcerans*（Agy99）を含むガーナの亜型が *M. marinum* の祖先から分岐したのは約 1,000〜3,000 年前であり，‘*M. ulcerans* subsp. *shinshuense*’ が分岐したのはそれよりはるかに早い，約 394,000〜529,000 年前であると推定された．

3 日本の Buruli 潰瘍の特徴

好発部位は裸露部である上肢や下肢が多いが，顔面に出現した症例も報告されている[2]．症状は虫刺症様の紅斑や紅色丘疹から始まり，皮下結節に進行したあとに潰瘍を形成する（図 1）．潰瘍は *M. ulcerans* が産生する外毒素 mycolactone によるが，mycolactone は末梢神経を傷害することなどから痛みはないか軽度とされている（前項参照）．しかし，国内の症例では疼痛を自覚する症例も約半数に認められる．アフリカの *M. ulcerans* 株で発見された 5 つの mycolactone 類似体のうち，‘*M. ulcerans* subsp. *shinshuense*’ は mycolactone A/B を生成することの関与が推定されるが，詳細は未解明である[1,3]．

国内例では，男性 32 例と女性 55 例とやや女性が多い．また，アフリカでは子供の症例が多いのに比べ，国内では 15 歳以上が 67 例と成人例が多く，さらに 50 歳以上と高齢者の発症年齢分

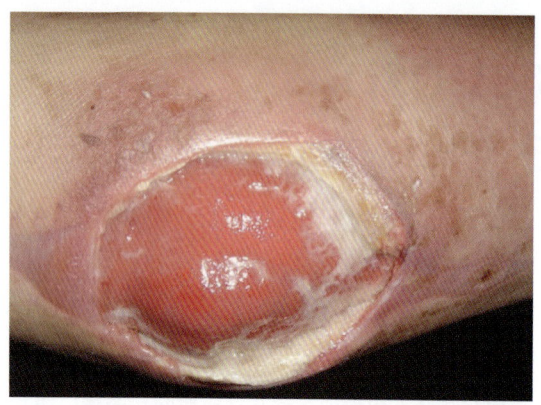

図1　20歳，女性，日本人．'*M. ulcerans* subsp. *shinshuense*' による右肘の Buruli 潰瘍
（国立療養所多磨全生園　石井則久先生ご提供）

布が多いことは平均発症年齢が60歳のオーストラリアと同様，アフリカとは異なる特徴である．これは，自然の水系に接する頻度と関係がある可能性が考えられる．カテゴリー分類Ⅰが60例以上を占める（カテゴリー分類は前項参照）．発生地域は，岡山県11例，滋賀県11例，鳥取県9例とほかの地域より多く報告されている．しかし，その他，様々な地域からの報告があることから，菌は国内の多くの水系に存在していると考えられる．

4　日本における治療

　リファンピシン（RFP），ミノサイクリン（MINO），クラリスロマイシン（CAM），レボフロキサシン（LVFX），ガチフロキサシン（GFXN），ノルフロキサシン（NFX），エタンブトール（EB），イソニアジド（INH），エチオナミド（ETH），および小児例にはトスフロキサシン（TFLX）など多くの抗菌薬が使用されてきたが，効果不十分で手術回避ができない症例も多かった．'*M. ulcerans* subsp. *shinshuense*' の薬剤感受性テストが施行された結果，EB，ETH，および INH には耐性がある一方，RFP，CAM，LVFX には感受性であることが判明し，以降，RLC 療法と呼ばれる RFP（450 mg/日），LVFX（500 mg/日），CAM（800 mg/日）による3剤併用抗菌療法が多く使用されている[4]．国内における3剤併用療法の治療奏効率は約80%と報告されているが[4]，海外においてはストレプトマイシンやリファンピシンに対する耐性も報告されている．治療期間に関しては海外のプロトコルでは8週間投与が推奨されているが，国内では上皮化するまで長期間投与されることが多い傾向にある[4]．

文　献

1) Suzuki K, et al. Buruli Ulcer in Japan. In Buruli Ulcer：*Mycobacterium ulcerans* disease, Ed. Gerd Pluschke and Katharina Röltgen, Springer, p.87-105, 2019
2) Luo Y, et al. Detection of *Mycobacterium ulcerans* subsp. *shinshuense* DNA from a water channel in familial Buruli ulcer cases in Japan. Future Microbiol 2015；**10**：461-469
3) Nakanaga K, et al. Naturally occurring a loss of a giant plasmid from *Mycobacterium ulcerans* subsp. *shinshuense* makes it non-pathogenic. Sci Rep 2018；**8**：8218
4) Sugawara M, et al. Exploration of a standard treatment for Buruli ulcer through a comprehensive analysis of all cases diagnosed in Japan. J Dermatol 2015；**42**：588-595

29　*M. xenopi*

1　菌の性状

M. xenopi はアフリカツメガエル（*Xenopus laevis*）の皮膚より分離され，海鳥やツバメの糞，ネコ，ウシ，特にブタから高頻度に検出される．Runyon 分類で一般にはⅢ群に，一部はⅡ群に分類されることもある非光発色の遅発育抗酸菌である．Löwenstein-Jensen medium で黄色から橙色の pigment formation を呈し，S 型・平坦，22～37℃では発育せず，至適発育温度は 42～45℃とされる．遅発育菌のうち 45℃で発育するのは本菌のみである．

2　疫学

ヒトへの感染は 1959 年にはじめて報告された[1]．日本においては 1984 年に第 1 例が報告され[2]，その後は現在まで散発的に報告されている．イギリスやフランス，北欧やカナダにおいては非結核性抗酸菌（NTM）症の主要な起因菌のひとつとされ，発生頻度に地域差を認める．感染経路については不明な点が多いが，環境，特に温水などの水から検出されるとの報告が多く，環境常在菌のひとつと考えられる．病院施設内への循環水，貯留水からも検出されている．ヒトまたは動物からヒトへの感染は報告されていない．*M. xenopi* は過去に DDH（DNA-DNA hybridization）で同定されていたなかで，治療への反応性が良好な *M. heckeshornense* が含まれていることが指摘されており[3]，質量分析や遺伝子検査による同定が可能となって以降の症例数の推移が注目される．

3　症状・検査所見

肺 NTM 症の診断に関しては 2007 年のガイドライン[4] に記載されている診断基準（Clinical and Microbiologic Criteria for Diagnosis of Nontuberculous Mycobacterial Pulmonary Disease）により診断する．*M. xenopi* の主な感染臓器は肺であり，分離検体としては呼吸器検体，特に喀痰が最も多く，その他気管支洗浄液や気管支生検，尿や便，脳脊髄液，心膜からの分離報告がある．自覚症状としては，咳嗽や喀痰，発熱などの呼吸器感染症状を伴うものや無症状，検診異常で発見されるものなど様々で，特徴的な症状はない．*M. xenopi* の肺病変（*M. xenopi* pulmonary disease）に関して，以下は肺 *M. xenopi* 症と記載する．肺 *M. xenopi* 症は 40～60 歳の男性に多く，肺結核後遺症，慢性閉塞性肺疾患，糖尿病，多量の飲酒歴，胃切除後などの患者に続発しており，AIDS や移植後など免疫力の低下した患者での発症例が多いが，基礎疾患のない症例も認められる．経過も亜急性のものから慢性の経過をとるものまで様々である．

画像上は COPD や肺結核後遺症を基礎疾患とする患者では空洞を呈する例が多いとされる一方で，基礎疾患のない患者では結節性病変を呈した症例が多いとの報告がある[5]．肺 MAC 症よりは肺 *M. kansasii* 症に類似性を認め，病変は主に上葉で空洞，tree-in-bud appearance，pre-existing emphysema などの所見が多いとされる[6] が，特有のものではなく，病理組織も結核結節とほぼ同様であり，画像所見や病理組織学的所見からの診断は困難である．肺 *M. xenopi* 症では空洞を伴う結節影が多発性にあり，気管支拡張所

見や散布影を伴うことが多く，空洞は70%，散布影は50%の症例にみられたとの報告がある[7, 8]，日本の報告[9]では全例に空洞影がみられたとされ，空洞を呈する症例が多いと考えられている．

4 治療

2020年の診療ガイドライン[10]の推奨内容に準じて記載する．推奨度はいずれも条件付きで，効果の見込みの確実性が非常に低い（conditional recommendation, low certainty in estimates of effect）ものであり，確立した治療とはいい難い現状である．まず一般論として同ガイドラインでは診断基準を満たした肺NTM症に対して，特に鏡検陽性例や空洞形成例に関して慎重な経過観察よりも治療開始を推奨している．

肺 *M. xenopi* 症患者は，無治療群の生存期間中央値が10ヵ月，治療介入群でも生存期間中央値が32ヵ月で予後不良とされ[11]，その高い死亡率から積極的に治療されるべきであるとされる[11~13]．肺 *M.xenopi* 症の治療に関しては，肺MAC症と異なり薬剤感受性試験に基づいた化学療法を勧めるだけの根拠には乏しいとされる．2020年カナダより肺 *M. xenopi* 症と肺MAC症のマッチドコホート研究が報告[14]されており，治療反応性は肺 *M. xenopi* 症群で有意に良好，死亡率に有意差はないものの肺 *M. xenopi* 症群でやや高い傾向が報告されており，死亡の原因は背景疾患によるものと推測されている．

肺 *M. xenopi* 症ではモキシフロキサシン（MFLX）あるいはマクロライドを含めた多剤併用化学療法を行うことが条件付きで推奨されている．*In vitro* のデータではマクロライド，フルオロキノロンともに有効であり，一方でリファンピシン（RFP），エタンブトール（EB）は不良と報告されている[15]．フランスで行われているRFP，EBにクラリスロマイシン（CAM）またはMFLXを加えた前向き比較試験のpreliminaryデータ[16]では両群に治療成功率で差異は認められなかったことが報告され，これをふまえ2020年の診療ガイドライン[10]では肺 *M. xenopi* 症患者においてRFP，EBの2剤に加えマクロライド

系およびフルオロキノロン系（例：MFLX）の少なくとも3剤を含む毎日レジメンを推奨している．死亡率が高く，治療失敗のリスクが大きいため，少なくとも3剤以上のレジメンが必要とされるのである．ただし，MFLX以外のフルオロキノロン系薬に関してはエビデンスが少なく考慮する必要がある．また，空洞型あるいは進行・重症気管支拡張型の肺 *M. xenopi* 患者では注射用アミカシンを治療レジメンに加え，専門家へのコンサルトを推奨している．

治療期間に関しては肺 *M. xenopi* 症患者では培養陰性化後少なくとも12ヵ月は治療を継続することを条件付きで推奨している．治療期間が長い症例で成績が良好であったことが報告[11, 17]されており，治療期間の長期化による成績の改善が有害事象のリスクを上回ると判断されている．過去の報告では治療の奏効率は80%前後であり，培養陰性化後に約15%で再発を認めるとの報告がある[11]．

肺 *M. xenopi* 症には外科切除が奏効したとの報告が海外[7, 18]および日本[19, 20]からもあり，有効性が示唆されている．一方，切除例が経過観察中に再発したとの報告[21]もあり，術後も長期経過観察が必要である．肺NTM症の外科切除前後の化学療法に関しては，術前は3～6ヵ月程度，術後は1年以上行うべきとされている[22]が，肺 *M. xenopi* 症においては術後化学療法の有効性や必要性に関して十分なエビデンスがあるとは言い難い[18, 19]．外科切除に関しては今後もエビデンスの蓄積が必要と考えられ，抗酸菌治療の専門家へのコンサルトを検討すべきである．

5 症例

自施設例（診断時63歳女性）[23]

CTで左肺上葉に空洞影を認め，喀痰と気管支洗浄液から *M. xenopi* が同定され診断（図1）．術前化学療法後に主病巣の外科切除を施行，外科切除後1年間の術後化学療法を行い経過観察（図2）．経過観察5年後に陰影増悪を認め（図3），喀痰より *M. intracellulare* が検出．*M. xenopi* は検出されなかった．*M. xenopi* の治療成功例で

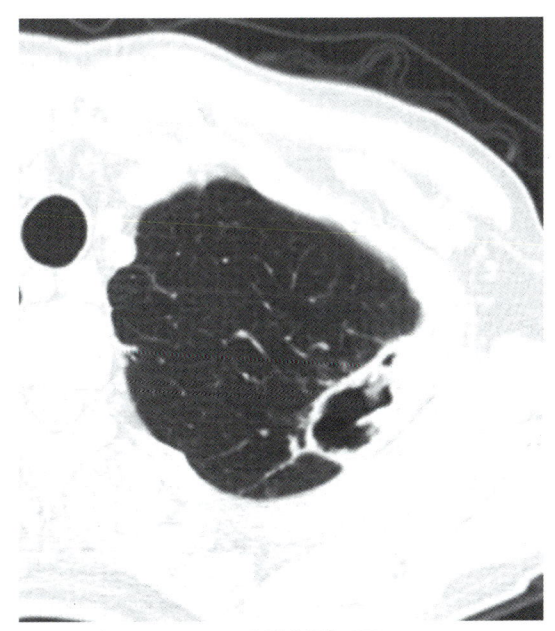

図 1 肺 *M. xenopi* 症診断時 CT

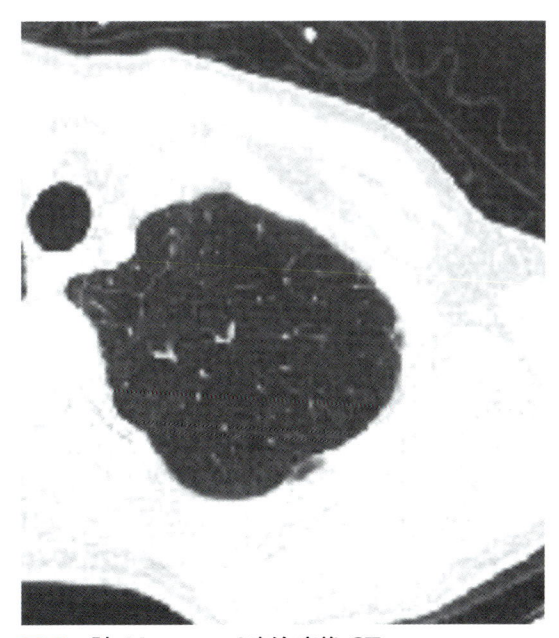

図 2 肺 *M. xenopi* 症治療後 CT

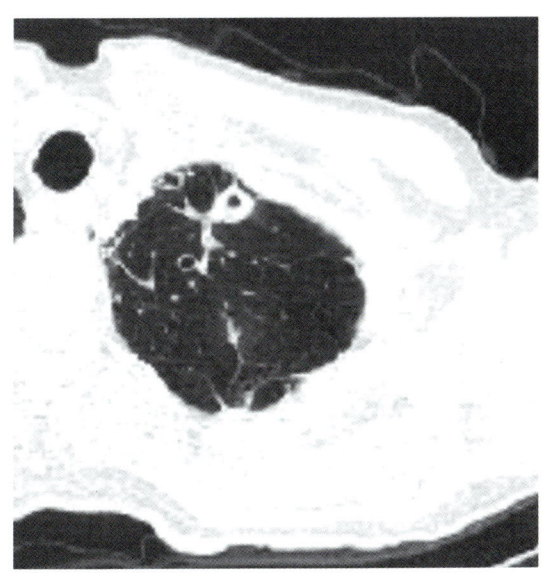

図 3 肺 *M. xenopi* 症治療後 5 年. 肺 *M. intra-cellulare* 症診断時 CT

も，ほかの菌種への注意も必要と考えられる.

文 献

1) Schwabacher H. A strain of mycobacterium isolated from skin lesions of a cold-blooded animal, Xenopus laevis, and its relation to atypical acid-fast bacilli occurring in man. J Hyg（Lond）1959 ; **57** : 57-67

2) Tsukamura M, et al. Lung infection due to *Mycobacterium xenopi* : report of the first case in Japan. Microbiol Immunol 1984 ; **28** : 123-127

3) Morimoto K, et al. *Mycobacterium heckeshornense* lung infection that was diagnosed as *Mycobacterium xenopi* disease by DNA-DNA hybridization（DDH）. Intern Med 2011 ; **50** : 1251-1253

4) Griffith DE, et al. An official ATS/IDSA statement : diagnosis, treatment, and prevention of nontuberculous mycobacterial diseases. Am J Respir Crit Care Med 2007 ; **175** : 367-416

5) Wittram C, et al. *Mycobacterium xenopi* pulmonary infection : evaluation with CT. J Comput Assist Tomogr 1998 ; **22** : 225-228

6) Hollings NP. : Comparative appearances of nontuberculous mycobacteria species : a CT study. Eur Radiol 2002 ; **12** : 2211-2217

7) Varadl RG, et al. Pulmonary *Mycobacterium xenopi* infection in non-HIV-infected patients : a systematic review. Int J Tuberc Lung Dis 2009 ; **13** : 1210-1218

8) Marras TK, et al. Chest computed tomography predicts microbiological burden and symptoms in pulmonary *Mycobacterium xenopi*. Respirology 2013 ; **18** : 92-101

9) 松井芳憲ほか. 肺 *Mycobacterium xenopi* 症の 11

例と本邦報告 18 例の検討. 結核 2010；**85**：647-653

10) Daley CL, et al. Treatment of Nontuberculous Mycobacterial Pulmonary Disease：An Official ATS/ERS/ESCMID/IDSA Clinical Practice Guideline. Clin Infect Dis 2020；**71**：905-913

11) Andréjak C,et al. *Mycobacterium xenopi* pulmonary infections：a multicentric retrospective study of 136 cases in north-east France. Thorax 2009；**64**：291-296

12) Marras TK, et al. Pulmonary Nontuberculous Mycobacteria-Associated Deaths, Ontario, Canada, 2001-2013. Emerg Infect Dis 2017；**23**：468-476

13) Jenkins PA, et al. Pulmonary disease caused by *Mycobacterium xenopi* in HIV-negative patients：five year follow-up of patients receiving standardised treatment. Respir Med 2003；**97**：439-444

14) Zaheen A, et al. Clinical outcomes in *Mycobacterium xenopi* versus *Mycobacterium avium* complex pulmonary disease：A retrospective matched cohort study. Respir Med 2020；**167**：105967

15) van Ingen J, et al. Synergistic activity of rifampicin and ethambutol against slow-growing nontuberculous mycobacteria is currently of questionable clinical significance. Int J Antimicrob Agents 2013；**42**：80-82

16) Andrejak C, et al. Camomy Trial：a prospective randomized clinical trial to compare six-months sputum conversion rate with a clarithromycin or moxifloxacin containing regimen in patients with a *M. xenopi* pulmonary infection：intermediate analysis. Am J Respir Crit Care Med 2016；**193**：A3733

17) Banks J, et al. Pulmonary infection with *Mycobacterium xenopi*：review of treatment and response. Thorax 1984；**39**：376-382.

18) Lang-Lazdunski L, et al. Pulmonary resection for *Mycobacterium xenopi* pulmonary infection. Ann Thorac Surg 2001；**72**：1877-1882

19) 小松弘明ほか. *Mycobacterium xenopi* 肺感染症の 2 切除例. 日呼外会誌 2015；**29**：745-750

20) 関原圭吾ほか. 非結核性抗酸菌症に対する外科切除の成績. 結核 2019；**94**：409-412

21) Parrot RG, et al. Post-surgical outcome of 57 patients with *Mycobacterium xenopi* pulmonary infection. Tubercle 1998；**69**：47-55

22) 日本結核病学会非結核性抗酸菌症対策委員会. 肺非結核性抗酸菌症に対する外科治療の指針. 結核 2008；**83**：527-528

23) 山崎　進ほか. *M. xenopi* による肺非結核性抗酸菌症治療後に *M. intracellulare* による肺非結核性抗酸菌症を発症した 1 例. 日本結核病学会関東支部学会・日本呼吸器学会関東地方会合同学会プログラム・抄録集 176 回・236 回　Page18.

Ⅵ章

患者の不安に即した
肺非結核性抗酸菌症
Q＆A

患者の不安に即した肺非結核性抗酸菌症 Q & A

肺非結核性抗酸菌（NTM）症に対する日常診療のなかで重要なことのひとつとして，不安を抱える患者さんや家族の疑問や質問に丁寧に答えていくことがあげられる．本項目は，2021 年 11 月に開催された非結核性抗酸菌症・気管支拡張症研究コンソーシアム（NTM-JRC）主催の市民公開講座のなかで，実際に患者さんや家族から寄せられた疑問・質問に対しての回答を Q & A という形で講演したものを可能な限りオリジナルな内容で掲載した．

質問 ①

気管支鏡検査を勧められています．必ず受けたほうがよいでしょうか．

▶回答 ①

- 気管支鏡検査を勧められるということはまだ診断がついてないということになります．鑑別診断として肺癌などを疑っているような場合には早期に診断を確定する必要があります．
- 本疾患を強く疑う場合でも検査により原因菌種が確定すれば悪化時の治療にすぐ対応できるため，検査で診断を確定する意義は十分にあります．
- 以上を考慮しても検査を受けたくない場合は，当面喀痰検査・血液検査や画像フォローのみとし，画像悪化時や自覚症状の出現もしくは悪化時に改めて気管支鏡検査を受けるかどうかの判断をすることになります．

質問 ②

軽症といわれていて治療していません．すぐに始めたほうがよいでしょうか．

▶回答 ②

- 診断後すぐに治療を開始したほうがよいケースと未治療で経過観察し増悪傾向が明らかな場合に治療を開始するケースとがあります．
- 画像で空洞性病変がある，病変が広範囲に広がっている，咳・痰・血痰などの自覚症状が強く喀痰検査で塗抹陽性などのケースは診断後すぐに治療することが推奨されています．一方，自覚症状がほとんどなく，画像で空洞性病変がなく，病変の範囲も少ないケースなどは診断後すぐに治療を開始せず画像で経過観察することになります．ただ少なくとも半年に 1 回程度は画像フォローし，明らかに増悪傾向が認められる場合には治療開始を考えることになります．
- 本疾患の経過は個人差があり，数年にわたり悪化しない場合もありますが，1 年以内でも明らかに悪化する場合もあり，定期的な経過観察は重要です．

質問 ③

6ヵ月ごとに CT を撮影されています．被曝は問題ないのでしょうか．痰を調べていませんがよいのでしょうか．

▶回答 ③

- 通常成人であれば胸部 CT 検査を 6ヵ月ごとに行っても発がんリスクに関しての影響はほとんどないとされています．
- 治療中であれば定期的な喀痰検査は必要です．経過観察中の場合は画像の悪化や自覚症状の悪化などがあれば喀痰検査を行います．
- 無症状健診発見例などで経過観察している場合，画像の悪化や自覚症状の出現がなければ喀痰検査をしないことはあります．

質問 ④

診断されて 4 年で受診を終了しようといわれています．大丈夫なのでしょうか．

▶回答④

- 診断後の経過観察で悪化傾向がない，という場合にひとつの区切りとしていわれたのではないでしょうか．本疾患の悪化時期は個人差が大きいため長期的なフォローに関しては患者さんと医師の話し合いで決めることが多いと思います．
- 4年以後も年1回健診代わりに胸部 X 線で経過フォローすることはよくあります．
- 患者さんの受診終了希望がある場合，定期的な受診は終了し，調子が悪くなったときに随時受診していただくということもあります．

質問⑤

治療効果に個人差はあるのでしょうか．

▶回答⑤

- 個人差はあります．
- 薬剤耐性菌に感染している患者さんは薬剤感受性菌に感染している患者さんに比べ治療効果が低下します．
- 基礎疾患や合併症などで体が弱っている場合に効果が得られにくいことがあります．
- 副作用などで標準治療薬が使用できず，種類を減らしたり量を減らしたりする場合は治療効果が減弱します．
- 原因はまだわかりませんが，薬剤耐性の問題や基礎疾患・合併症の問題がなくても治療に対する反応性の違いが出ることはあります．

質問⑥

4年間薬を飲んでいます．いつまで続けるのでしょう．

▶回答⑥

- 薬剤内服を終了するのは喀痰検査で NTM が培養陰性化してから1年間という基準がありますが，画像で空洞性病変がある場合にはさらに3〜6ヵ月程度延長することもあります．
- 喀痰検査で NTM の培養陽性が継続している場合，画像の安定が得られず徐々に悪化している場合，自覚症状が改善しない場合などでは内服が長期化し，4年以上治療を継続することもあります．このような難治性の場合には，内服薬に加え注射薬もしくは吸入薬の併用が推奨されています．

- もし現在喀痰検査で NTM が培養陰性化し1年以上が経過しており，画像や症状が安定していればいったん終了し経過観察することが可能であると考えます．ただし，薬剤終了後に悪化する場合には再治療を考慮することになります．なお再治療に際しては喀痰検査で NTM が培養陽性になることを確認できればより確実なものになります．

質問⑦

アミカシン硫酸塩吸入用製剤を使っています．どのくらい続けるのでしょうか．外来で開始できないでしょうか．

▶回答⑦

- 使用期間の基本は，喀痰検査で MAC 菌が培養陰性化したあと1年間継続治療します．
- 吸入治療開始6ヵ月以上経過しても喀痰検査で MAC 菌が培養陰性化しない場合は中止することもあります．
- この薬剤はまだ使用経験が少ないため，薬剤の副作用チェックおよび吸入器の扱いの習得を考慮し，現状では入院で開始する施設が多いようです．なおすでに外来で開始している施設もありますが，今後使用症例の増加とともに，外来での使用開始に関する安全性や使用確実性などで問題がないと考えられる場合には，外来で開始する施設が増加すると考えられます．

質問⑧

エタンブトールの目への副作用を防ぐ方法を教えてください．

▶回答⑧

- エタンブトールの使用により副作用として視神経障害による視力低下や視野狭窄になることがあります．症状が出現したあとにも内服を継続した場合には不可逆性の視力障害を残す可能性があります．
- 目の副作用が誰に起こるかはわかりません．また予防薬などはありませんが，対策として①エタンブトール投与前に眼科医を受診し現在の眼の状態をチェックする．②眼科医より投与可能といわれ投与を開始した場合，眼科医の定期チェック（1〜3ヵ月に1回程度）に加え，患

者さん自身が，新聞・雑誌・パソコン・スマホなどを用い片眼ずつ一定の距離で毎朝文字を読み，前日に比べ見にくくなっていないかを確認します．もし見にくくなった場合にはまずエタンブトールの内服を中止し，眼科で再度チェックしてもらうことが重要です．

- 異常を発見し内服を中止した場合しばらくは見にくい状態が続きますが，時間の経過（数ヵ月〜半年程度）とともに多くの患者さんは以前の状態にまで戻ります．したがって早期発見し直ちに内服を中止することが重要です．

質問 ⑨

肺 MAC 症と気管支拡張症は同じ病気なのでしょうか．緑膿菌に感染しているといわれています．治療は必要でしょうか．

▶回答 ⑨

- 肺 MAC 症と気管支拡張症は別の病気です．ただし，肺 MAC 症の患者さんの画像では気管支拡張所見が多くみられます．肺 MAC 症の病状が進行し気管支拡張になる場合や，逆に気管支拡張症の患者さんに MAC 菌が感染し肺 MAC 症になる場合もあります．
- 慢性型の肺 MAC 症は，①結節・気管支拡張型，②線維空洞型，の2つに分類され，①が大部分を占めています．
- 緑膿菌が痰から検出されても病状悪化には関係していないことがあります．この場合には緑膿菌に対する治療は行わず経過をみます．しかし，咳・痰の増悪，発熱，画像で肺炎様陰影の出現，血液検査で炎症反応の上昇などが認められる場合には MAC 症の増悪か否かを鑑別したうえで，緑膿菌に対する抗菌薬治療を行うこともあります．

質問 ⑩

漢方薬を月1回処方してもらっていますがよくなりません．通常の治療を受けたほうがよいのでしょうか．

▶回答 ⑩

- 通常の治療を受けたほうがよいと考えます．
- 漢方薬は主に症状を緩和する薬剤であり，抗菌薬のように直接殺菌する作用はありません．病

気の原因である感染菌を減少・消失させなければ病状の改善は得にくいと考えます．

- 症状や全身状態の改善を目的とし，通常の治療に加え漢方薬を併用することはあります．

質問 ⑪

インフルエンザワクチンは受けたほうがよいですか．新型コロナウイルスに感染すると重症化しやすいですか．

▶回答 ⑪

- ワクチンの予防接種に関しては，新型コロナワクチン，インフルエンザワクチン，肺炎球菌ワクチンなどの接種が望ましいと考えます．
- 新型コロナウイルス感染が肺 NTM 症を悪化させるという報告は今のところありません．ただし，肺 NTM 症の病状がすでに重い場合には新型コロナウイルス感染による肺障害が加わり重症化することは考えられます．

質問 ⑫

風呂は入ってよいのでしょうか．水道水は飲んでよいのでしょうか．野菜や果物は洗ってよいのでしょうか．

▶回答 ⑫

- 入浴自体に問題はありませんが，浴槽水は毎日新しい水を沸かしてください．また，浴室はできるだけ清潔・乾燥を保つことが重要であると考えます．
- 水道水を飲むことに問題はありません．
- 水道水は特に問題ありませんので野菜や果物の洗浄も大丈夫です．
- 水道水で気をつけることがあるとすれば，ときどきしか使わない蛇口はしばらく水を流してから使用することをお勧めします．また，非常に古くなった蛇口は新しいものに交換することをお勧めします．

質問 ⑬

病気を改善するために，薬以外で日常生活に気をつけることを教えてください．

▶回答 ⑬

- どの病気でも同じですが，睡眠不足を避けストレスをため込まない生活を心がけてください．

- 食事制限は必要ありません．重労働でなければ仕事も趣味も今までと変わりなく行えます．ただし薬剤服用中はアルコール摂取を控えめにしてください．
- 菌は汚い水や土中に多く含まれますので，自宅浴室の清潔・乾燥に心がけてください．また，土埃が舞うような庭仕事や家庭菜園時にはマスクの着用をお勧めします．
- ワクチンの予防接種に関しては，新型コロナワクチン，インフルエンザワクチン，肺炎球菌ワクチンなどの接種が望ましいと考えます．
- プールや温泉をたまに利用する程度であれば心配ありませんが，できるだけ清掃の行き届いている施設を利用し，ジャグジーなど水しぶきを浴びる設備の使用は控えましょう．

質問 ⑭

治療をやめる予定ですが，今後の経過を教えてほしいです．

▶回答 ⑭

- 現在がどのような状況かで異なります．
- 治療が順調に進み NTM の培養陰性化が得られ標準的な治療期間が終了する場合は経過観察になります．治療終了後の経過は個人差があり，再燃・再発が 5 年以上なく順調に経過するケースもありますが，治療終了後数ヵ月で再燃するケース，治療終了後数年で再発（再感染）するケースなど様々です．再燃・再発した場合には再治療することになります．
- 現在治療中だが改善しないため治療をやめる場合，治療により悪化を防いでいた可能性がありますので，治療終了後比較的早期に病状が悪化することがあります．この場合は治療を再開することになります．

質問 ⑮

一度治療が終わったあとに徐々に咳や痰が増えてきています．去痰薬のみが処方されていますがこのままでよいでしょうか．

▶回答 ⑮

- 自覚症状の悪化が認められる場合には画像検査と喀痰検査が必要です．
- 画像検査が治療終了時と比較して悪化している場合や喀痰検査で NTM 培養が陽性になるときには再治療を検討することになります．
- 気管支拡張性病変がある患者さんでは，NTM 以外の微生物が感染することもあります．喀痰検査で抗酸菌以外の微生物を検出した場合には，その微生物に対する抗菌薬などを使用することもあります．

参考資料

- 日本結核病学会（編）．非結核性抗酸菌症診療マニュアル（2015），肺 MAC 症治療開始時期の考え方フローチャート
- アリケイス吸入液 590 mg 添付文書情報
- 第 95 回総会ジョイントシンポジウム　日本眼科学会・日本神経眼科学会「エタンブトール（EB）による視神経障害」．結核 2021；96（3）：71-81
- CT 検査による医療被ばくの低減に関する提言，日本学術会議 臨床医学委員会 放射線・臨床検査分科会，2017

今後の NTM 研究に求められるもの
―臨床医，研究者へ―

本項では私がおよそ 40 年間臨床医・研究者として経験してきたことをお伝えしたい．

呼吸器内科医として働き始めてから肺非結核性抗酸菌（NTM）症を強く意識し始めたのは，肺結核の既往歴や COPD などの合併のない一次性の肺 NTM 症患者が慢性感染症としては比較的急速に進行し呼吸不全となり死亡した症例を経験したことだった．臨床医としては病状の軽重にかかわらず患者の病状を改善し治癒に導きたいと思うので，死亡にいたるのはどうしても避けたい，そのためには何が問題なのか，どのような対策をとるのがベターなのかを考えることになる．まずは当該疾患に対し，そこまでに積み上げられてきた知見を注意深く検討することにより患者にとって最良と考えられる治療法を選択し実行するが，それだけではどうしても壁に突き当たってしまう．そのとき，これ以上の方法はないので仕方ないと考えるか，現行治療をブレークスルーし新たな知見を得ようと考えるのかが研究を開始する分岐点になる．NTM 症はまだ解明されていないことの多い疾患であるため，治癒に導く強力な治療法の開発だけではなく，感染を防御する方法，感染しても増悪させない方法などいくつもの側面を宿主因子や菌側因子を考慮して研究を進めていくことになる．これらの研究を進めていくには，臨床医からの実臨床情報をもとにした各分野の基礎研究者との共同研究が必須となる．すなわち研究ネットワークの構築により，それぞれ個別の研究ではブレークスルーできなかった難しい課題でも，分野の違う研究者からの思いもよらないアイデアが入ることにより新たな道が切り開かれることになる．そのためネットワークを構築した臨床医と基礎研究者との定期的なコミュニケーションが大変重要になる．各人が受け持った研究の進捗状況を確認し，その時点での研究成果や問題点を共有し今後の進め方を再検討することや，普段研究しながらあまり重要ではないかもしれないと思いながらもモヤモヤしていた部分がある場合は，そのことを共同研究者にも伝え，いっしょになって考えてもらうことである．重要ではないかもしれないと考えていたことが，見方が変わることにより，実は大変重要なポイントだった，とわかることがある．以上の点は私が NTM 研究やアスペルギルス研究に携わっていた際に，医学系だけではなく，獣医学系，薬学系，工学系，理学系の研究者と議論を交わしながら進めたことにより，当初予想もしていなかった新しい知見を得ることができたという経験に基づいている．本書の執筆者や読者の方々は，すでに研究に対する高いモチベーションをお持ちであると思うので，ここで述べた点を参考にしていただき今後の研究活動がより有意義なものになることを願う．

最後に，今までに蓄積されてきた知見を現在活躍している研究者や臨床医がさらに前進させ，現在の肺結核と同様に NTM 症が難治性疾患から治癒可能な感染症になることを強く祈念する．

国立病院機構東名古屋病院呼吸器内科

小川 賢二

索 引

非結核性抗酸菌症診療 Up to Date

2025 年 4 月 20日　　発行	監修者　倉島篤行, 小川賢二
	編集者　森本耕三, 中川　拓
	発行者　小立健太
	発行所　株式会社 南 江 堂
	〒113-8410 東京都文京区本郷三丁目 42 番 6 号
	☎ (出版)03-3811-7198　（営業)03-3811-7239
	ホームページ　https://www.nankodo.co.jp/

印刷・製本　永和印刷
装丁　葛巻知世（Amazing Cloud Inc.）

Nontuberculous Mycobacterial Diseases：Up to Date
© Nankodo Co., Ltd., 2025